【「動詞に結びつく主語のカテゴリーの表」における，主語となる名詞（代名詞）の分類】

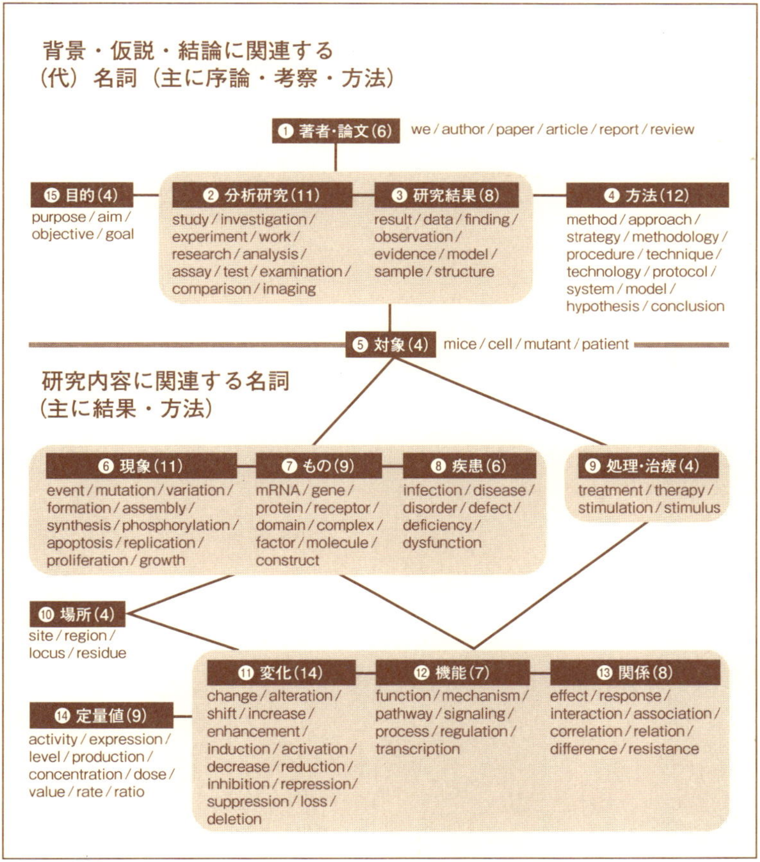
背景・仮説・結論に関連する
（代）名詞（主に序論・考察・方法）
❶ 著者・論文(6)
we / author / paper / article / report / review
⓯ 目的(4)
purpose / aim / objective / goal
❷ 分析研究(11)
study / investigation / experiment / work / research / analysis / assay / test / examination / comparison / imaging
❸ 研究結果(8)
result / data / finding / observation / evidence / model / sample / structure
❹ 方法(12)
method / approach / strategy / methodology / procedure / technique / technology / protocol / system / model / hypothesis / conclusion
❺ 対象(4)
mice / cell / mutant / patient
研究内容に関連する名詞
（主に結果・方法）
❻ 現象(11)
event / mutation / variation / formation / assembly / synthesis / phosphorylation / apoptosis / replication / proliferation / growth
❼ もの(9)
mRNA / gene / protein / receptor / domain / complex / factor / molecule / construct
❽ 疾患(6)
infection / disease / disorder / defect / deficiency / dysfunction
❾ 処理・治療(4)
treatment / therapy / stimulation / stimulus
❿ 場所(4)
site / region / locus / residue
⓫ 変化(14)
change / alteration / shift / increase / enhancement / induction / activation / decrease / reduction / inhibition / repression / suppression / loss / deletion
⓬ 機能(7)
function / mechanism / pathway / signaling / process / regulation / transcription
⓭ 関係(8)
effect / response / interaction / association / correlation / relation / difference / resistance
⓮ 定量値(9)
activity / expression / level / production / concentration / dose / value / rate / ratio

詳細は，本文9ページおよび『ライフサイエンス論文を書くための英作文＆用例500』を参照

JN275279

ライフサイエンス英語

動詞使い分け辞典

著／河本　健，大武　博
監修／ライフサイエンス辞書プロジェクト

動詞の類語がわかれば
アクセプトされる論文が書ける！

羊土社
YODOSHA

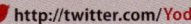

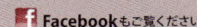

まえがき

「先生，このAの単語とBの単語の意味はほとんど同じなんですが，どう使い分けるのでしょうか？」と尋ねられることがよくある．筆者は英語の専門家ではないので，そのような質問にはなかなか答えることができない．そこでこのような問題を体系的にまとめるために，『ライフサイエンス英語類語使い分け辞典』（羊土社, 2006 年発行）を上梓した．画期的な内容であったと思うが，使い分けを示すという意味では十分でない部分もあったようだ．どうすれば，個々の動詞の使い方や類義語の使い分けを的確に示すことができるのか？ その後の６年間の試行錯誤の結果が本書である．

ある動詞の意味や使い方は，その前後の語（主語や目的語）が何であるかによって大きく変わってくる．そのため動詞だけを並べて意味の違いを論じたところで，一面的な解釈しか得ることはできない．ひとつの動詞をとってみても，その意味する内容は状況によって微妙に変わってくる．ある場合にあてはまる説明が，別の場合にはあてはまらないということがよく起こるのだ．そのため違いを明確に知るには，実際の用例をたくさん調べてみることが必須となる．本書は，論文でよく使われる動詞の用法 – 前後にどのような語が使われるのか – を丹念に調べてまとめたものである．

筆者らは主語を中心に動詞との組み合わせをまとめて『ライフサイエンス論文を書くための英作文＆用例 500』を執筆したが（羊土社, 2009 年発行），本書ではそれをさらに掘り下げ，動詞を中心に「主語＋動詞＋目的語」の組み合わせを示すことを試みた．しかし，「主語＋動詞」のような２つの単語の組み合わせに比べると，３つの組み合わせは種類が圧倒的に多くなる．一方で，個々の組み合わせの出現回数は激減するので，これらを限られたスペースの中でまとめることはほとんど不可能に近い．そこで考案したのが，「主語＋動詞」と「動詞＋目的語」とを左右に同時に示す方法である．これならば２種類の情報を非常にわかりやすく並べることができる．もちろん左右に示したすべての単語が組み合わせ可能というわけではないが，実際の組み合わせ例も示してあるのでそれを参考に工夫していただきたい．本書では，「主語＋動詞＋目的語」に加えて「主語＋動詞＋補語」，「主語＋動詞＋前置詞＋名詞」，「主語＋be 動詞＋形容詞＋前置詞＋名詞」についても示してある．

さらに類義語は比較する必要がある．そのために本書の見出し語は意味によって分類してある．単なる意味というよりも実質的な内容による分類なので，ページを順にめくっていくだけで類義語の違いや使い分けについておのずと見えて来るはずである．前後に同じ単語が用いられる動詞は置き換えが可能であるので，それに注目することが類義語の使い分けの大きな鍵となる．

本書の内容は，『ライフサイエンス英語類語使い分け辞典』を作り始めたときに描いたイメージに近い．内容を動詞（および be 動詞＋形容詞）に絞ってシンプルにまとめることによって，それを実現することができた．だが一方では，名詞・副詞および形容詞の一部の用法については割愛せざるを得なかった．主語として使われる名詞の用法および副詞の使い分けについては『ライフサイエンス論文を書くための英作文＆用例500』，「形容詞＋名詞」の組み合わせについては『ライフサイエンス組み合わせ英単語』（羊土社，2011 年発行），重要単語の用法全般については『ライフサイエンス英語表現使い分け辞典』（同，2007 年発行）に示してあるので合わせてご参照いただければ幸いである．

科学論文において，適切な用語を使って文法的にも慣用的にも正しい英文を書くことは必須条件である．本書を活用して動詞の使い方・文の組み立て方を習得し，自信をもって論文を仕上げていただけることを心から願っている．

2012 年 9 月

著者を代表して
河本　健

❊ 執筆者一覧 ❊

著　者

河本　健　広島大学医歯薬保健学研究院基礎生命科学部門
口腔生化学助教

大武　博　福井県立大学学術教養センター教授

監　修

ライフサイエンス辞書プロジェクト

金子周司　京都大学大学院薬学研究科教授

鵜川義弘　宮城教育大学環境教育実践研究センター教授

大武　博　福井県立大学学術教養センター教授

河本　健　広島大学医歯薬保健学研究院基礎生命科学部門
口腔生化学助教

竹内浩昭　静岡大学理学部生物科学科教授

竹腰正隆　東海大学医学部基礎医学系分子生命科学講師

藤田信之　製品評価技術基盤機構バイオテクノロジーセンター

本書の特徴と使い方

❖本書の特徴

本書の目的には，２つのことがある．一つは，「書く内容にふさわしい**動詞を見つける**こと」．もう一つは，「使える**動詞のボキャブラリーを増やす**こと」だ．そのために次の２つの工夫を行った．

１）動詞を，意味によって分類した

分類は，拙著『ライフサイエンス英語類語使い分け辞典』で最初に示したものであるが，さらに検討を加えて改良した．

主な変更点としては，見出し語の選定をより柔軟に行い，同じ動詞でも意味や用法によって以下のように別々の見出し語にした．

- 他動詞の能動態と受動態を別の見出し語として示した
- 同じ単語で自動詞と他動詞がある場合，別々の見出し語で示した
- 複数の意味で使われる動詞についても，別見出しにした

能動態と受動態はほとんど裏返しの関係にあり，使い方が大きく異なる．別にすることによって，それぞれの使い方が非常にわかりやすくなった．

さらに，be 動詞＋形容詞も見出し語に加えてカバーする文型の範囲を広げた．

さらなる変更点として，同一の分類に入る動詞の数を増やしたことがある．意味が非常に近い単語だけでなく，実質的に同じような内容を表す動詞，同じような使い方をする動詞を，できるだけひとつの分類にまとめた．これらの改良によって，単語を探すときの選択肢が広がり，動詞を見つけたり使い方を比較したりする作業が格段に行いやすくなったはずである．

2）動詞の前後に来る語の組み合わせを示した

２番目の工夫は，動詞の用法を詳細に検討して収録したことである．動詞の前で主語となる語，および動詞のあとに続く語（目的語など）を定量的に調べて，よく使われるものから順に示した．これが『類語使い分け辞典』と比較して大きくグレードアップした点である．これらを参考にすれば，それぞれの動詞をどのように使うのかがよくわかる．類義語との違いも，前後の語の組み合わせを確認することによって理解できる．さらに本書には，**見出し語の出現回数（用例数**※1：11 ページ参照）も示してあるので，それも動詞選択の参考にするとよいだろう．

論文では同じようなパターンの内容を何度も述べることがあり，どうしても同じ単語を繰り返し使いがちだ．このようなときにこそ本書を使って，置き換えて使える単語を見つけよう．もし類義語の中で迷ったら，出現回数の多いものから順に使っていけばよい．いろいろな単語を使ってみることによって，書くための動詞のボキャブラリーを増やすことができる．

❖本書の構成と使い方

①本書は，前述したように動詞を意味で分類しており，大きく３つの章に分かれる．各章はさらに細かく節に分かれており，詳しくはこの後の単語分類リスト（13 ～ 20 ページ）を参照していただきたい．まずはここを探して目的の単語を見つけよう．

②各節のはじめのページに，同じ分類に含まれる動詞の一覧を示しており（次ページの**上図**を参照），意味が似ている単語の使い方を比較することができる．

③各動詞の解説ページにて，詳しい使い方や例文などを調べよう（次ページの**下図**を参照）．

●動詞の一覧

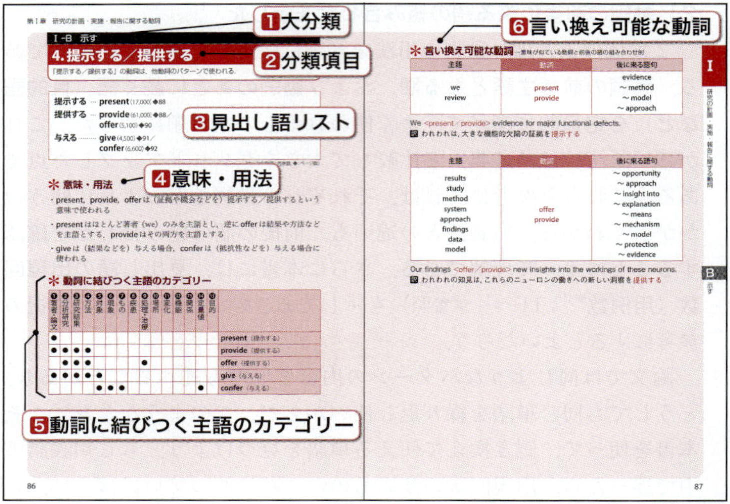

●各動詞の解説

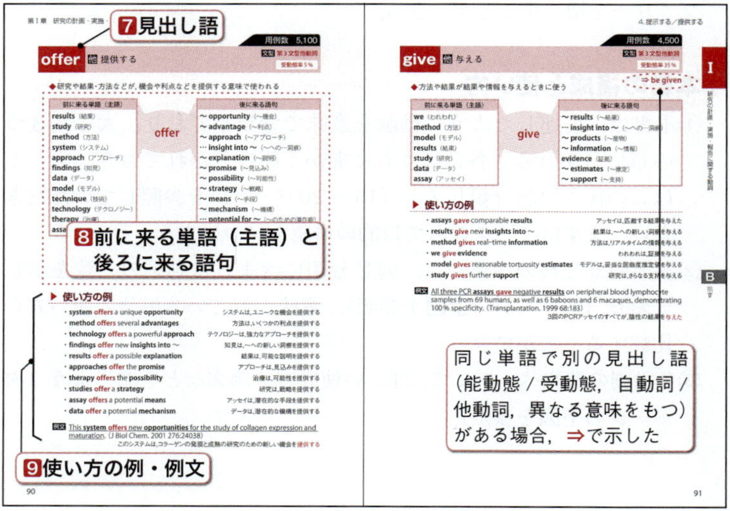

1 大分類

収録した見出し語は意味別にⅠ-AからⅢ-Dまでの12項目に大きく分類してある〔単語分類リスト（13～20ページ）も参照のこと〕．分類は右ページの灰色のインデックスに対応している．

2 分類項目

似た意味の見出し語がさらに細かくグループ分けされており，これが実質的な分類である．どのような表現のパターンで用いられるかの説明も下に記載してある．

3 見出し語リスト

日本語訳，単語，出現回数（用例数※1）を一覧に示す．

4 意味・用法

どのような場合に使われるか，意味が似ている単語の使い分けなどについて概説した．

5 動詞に結びつく主語のカテゴリー

ライフサイエンス分野の論文において主語としてよく用いられる語を15のグループに分類し（次ページの**図**を参照），動詞との対応を表に示した．意味が同じ動詞でも主語として使える単語のジャンルに違いがあることがわかる．なお分類に関する詳細は拙著『ライフサイエンス論文を書くための英作文＆用例500』を参照していただきたい．

6 言い換え可能な動詞

意味・用法が似ている動詞と，前後の語の組み合わせ例を示した．ここで挙げられている動詞は，互いに入れ替えて用いることができる．

7 見出し語

日本語訳のほかに，他動詞/自動詞の区別，用例数，文型も併せて示す．文型については665～719ページにて詳しく解説している．他動詞の場合は受動態率も示した．

8 前に来る単語（主語）と後ろに来る語句

前述の本書の特徴の2）を参照．特に頻出する語は下線で示した．

9 使い方の例・例文

8の組み合わせの例とその訳を挙げた．例文は，PubMed論文抄録から典型的な生の論文を引用．論文を書く際に参考となる英文が満載である．なお，日本語訳は下線部分のみに対応している．

● 主語となる名詞（代名詞）の分類

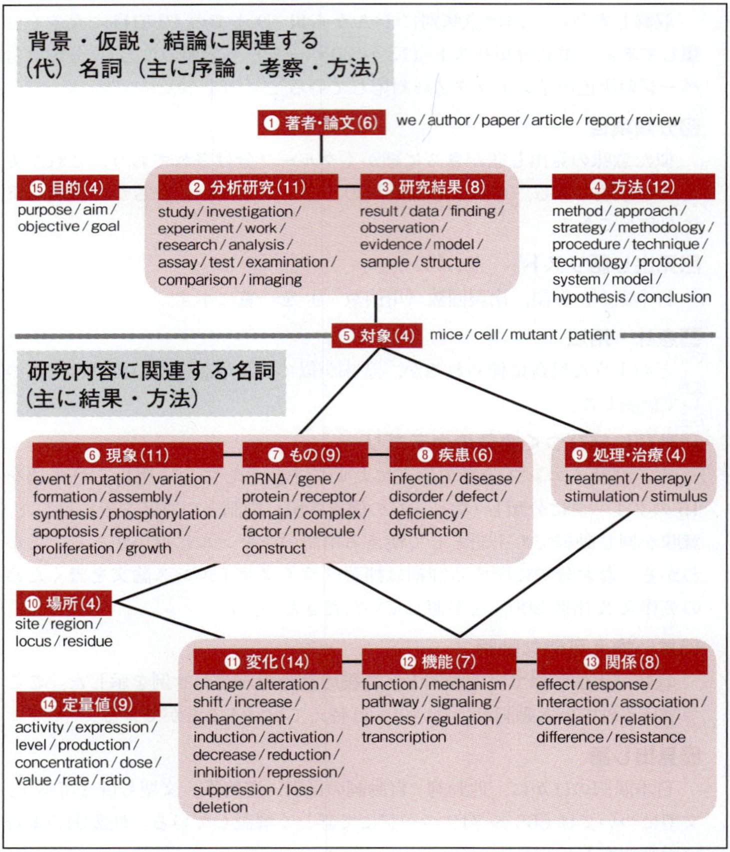

詳細は，『ライフサイエンス論文を書くための英作文 & 用例 500』を参照

※1：用例数の算出方法

本書に示す数字は，LSDコーパス※2中での用例数を表している．ただし，算出にあたって以下の点を考慮した．「過去形と過去分詞形」あるいは「動詞と名詞」が同形の場合，形の上からは区別できない．そこで一定数の文を実際に読んで確認し，全体数を推定で算出した．「be動詞＋副詞＋過去分詞」の数も同様に算出して，用例数に加えた．「be動詞＋形容詞」では，be動詞＋形容詞＋名詞の数を差し引いて算出した．また，ing形は論文では分詞としての用例が圧倒的に多い．進行形で用いられる場合もあるが，原則として用例数としてはカウントしなかった．

動詞の前あるいは後に来る語についても，数字は省略したが多いものから順に示してある．主語は必ずしも動詞の直前にくるとは限らないが，主語が直前にくる場合の主語＋動詞のパターンの比率は，その名詞と動詞が実際に主語と動詞の関係である場合の比率をおおむね反映している．そこで直前の名詞＋動詞の数を判断基準とした．ただし，この場合のカウントでは，主語の単数形・複数形などと動詞の三人称単数形・複数形などとが文法的に矛盾しない場合だけを選んで計算した．また，名詞が複数形で使われることが多い場合には，本書でも複数形で示した．通常，単数形が多い名詞の中で複数形で多く使われるということは，それだけ特有の用法を反映していることが多いからだ．複数形で示してある名詞は，まずは複数形で使うことを考えよう．

※2：LSDコーパスについて

本書の内容のもとになっているのは，ライフサイエンス辞書（LSD）プロジェクトが独自に構築したライフサイエンス分野の専門英語のコーパスである．コーパスとは，言語研究などのために一定の基準に従って収集された言語データのことを言うが，ここでは「論文抄録のデータベース」のことを指している．

ライフサイエンス分野ではPubMedと呼ばれる無料の文献データベースがあるが，LSDでは，そこから主要な学術誌（約150誌）を選び，1998年から2008年までの間にアメリカまたはイギリスの研究機関から出された論文抄録（総語数約7,700万語）を集めてコーパスを構築してある．論文コーパスのコンピュータ解析によって得られた頻度情報（本書では用例数として示している）を最大限考慮して編纂することによって，本書では，実際の学術論文で好んで使用される「活きた英語」を提示できているものと思う．

LSDコーパスは，LSDプロジェクトのホームページ，WebLSD（http://lsd-project.jp/ja/index.html）から利用できる．本書と合わせて，ぜひ論文執筆などに活用していただきたい．

（河本　健）

ライフサイエンス英語

動詞 使い分け辞典

動詞の類語がわかればアクセプトされる論文が書ける！

目次

意味別 単語分類リスト

第I章 研究の計画・実施・報告に関する動詞

I-A 考えられる／予想する

I-B 示す

I -C 明らかにする

9. 調べる ………… 112
examine, investigate, dissect, study, evaluate, assess, analyze, probe, explore, address, test, ascertain, compare, search, search for, ask

10. 解明する ………… 134
define, determine, characterize, understand, elucidate, clarify, uncover, reveal, disclose, confirm, verify, validate

11. 調べられる／評価される ………… 153
be examined, be studied, be analyzed, be tested, be illustrated, be evaluated, be assessed, be confirmed, be compared, be searched, be determined

12. 見つける ………… 165
identify, detect, find, discover, observe, isolate

13. 見つけられる ………… 171
be found, be detected, be identified, be discovered, be observed, be seen

14. 区別する／区別される ………… 180
distinguish（自動詞）, distinguish（他動詞）, be distinguished

I -D 研究を行う

15. 行う ………… 184
perform, carry out, conduct, apply, purify, achieve

16. 行われる ………… 190
be performed, be carried out, be conducted, be done, be accomplished, be achieved, be applied

17. 使用する ………… 200
use, employ, utilize

18. 使用される ………… 204
be used, be employed, be utilized

19. 計測する ………… 209
measure, quantify, quantitate, assay

20. 測定される …… 214
be measured, be quantified, be quantitated, be assayed

21. 位置づける …… 219
map, localize

22. 作る …… 222
construct, create, generate, develop（他動詞）

23. 置換される／代わりになる …… 226
be substituted, be replaced, substitute for, replace

24. 分けられる／分かれる …… 233
be isolated, be separated, be purified, segregate, be divided,
be selected, be chosen

25. 与えられる …… 242
be fed, be vaccinated, be administered（第４文型）, be given,
be provided, be administered（第３文型）, be presented

26. 処置される …… 251
be treated, be added, be cured, receive, undergo, be exposed,
be challenged

27. 可能にする／仕向ける …… 258
allow, enable, permit, prompt, lead

28. 注目する …… 269
focus on, shed light on, has been paid to

29. ～しようとする …… 273
seek to, attempt to, try to, need to, aim to

第Ⅱ章 変化を意味する動詞
：(～が)起こる／(～を)起こす／変化する

Ⅱ-A　発生・生成する

30. 生じる／起因する …… 278
emerge, arise, originate, be derived, derive from, come from,
stem from, be attributed, be ascribed, result from, occur, take place,
be caused

31. 集められる／得られる……291
be acquired, be obtained, be collected, be drawn, be harvested, be recovered

32. 作られる……298
be constructed, be created, be generated, be developed, be prepared, be formed, be synthesized, be produced, be established, be raised, be introduced

Ⅱ-B 引き起こす／誘導する

33. 引き起こす／つながる……310
cause, produce, result in, lead to, yield, contribute, induce, provoke, elicit, evoke, give rise to, catalyze

34. 促進する……323
promote, facilitate, accelerate, stimulate, activate, augment, enhance, potentiate, up-regulate, elevate, increase（他動詞）

35. 増加する／誘導される……334
increase（自動詞）, be increased, be elevated, be up-regulated, be induced, be enhanced, be activated, be stimulated, be elicited, be evoked, be catalyzed

36. 増殖・増幅・進行する……346
grow, proliferate, replicate, be grown, be cultured, be incubated, be amplified, be expanded, be extended, proceed, progress

37. 広げる……357
extend, expand, prolong, amplify

Ⅱ-C 低下・消失する

38. 低下する／抑制される……361
decrease（自動詞）, be decreased, be reduced, decline, be diminished, be down-regulated, be lowered, be attenuated, be inhibited, be suppressed, be repressed

39. 消失する／妨げられる……374
be blocked, be prevented, be abolished, be abrogated, be eliminated, disappear, be lost

40. 破壊される／除去される……382
be impaired, be disrupted, be deleted, be removed

41. 切断される ………… 386
be cleaved, be digested, be truncated, be processed

42. 抑制する／低下させる ………… 390
inhibit, suppress, repress, interfere, relieve, alleviate, weaken, attenuate, diminish, reduce, decrease（他動詞）, lower, down-regulate

43. 消失させる／妨げる ………… 404
block, prevent, abrogate, abolish, eliminate, disrupt, impair, delete, cleave

Ⅱ-D 変化・移動・影響する

44. 変化する／変えられる ………… 414
be altered, be changed, be converted, be modified, be transformed

45. 発生／分化／進化する ………… 419
develop（自動詞）, differentiate, evolve

46. 変化させる ………… 423
alter, change, convert, modify, shift

47. 移動する／移される ………… 429
translocate, be translocated, be transported, be transfected, be transferred, move, migrate, be shifted, be recruited

48. 影響する ………… 440
affect, influence, have no effect on

49. 影響を受ける ………… 445
be affected, be influenced, be unaffected

50. ～になる／ならない ………… 449
become, render, make it ～ to …, be rendered

51. 始める／続ける ………… 454
begin（他動詞）, begin（自動詞）, undertake, be undertaken, continue（他動詞）, continue（自動詞）

52. 病気にかかる／起こす ………… 460
develop（他動詞）, suffer from（自動詞）, suffer（他動詞）, predispose to（自動詞）, predispose（他動詞）, infect, be infected, experience, undergo

第Ⅲ章 状態・性質を示す動詞：～である

Ⅲ-A 性質（～である）

53. ～である …… 469
be（＋名詞），belong，represent，remain

54. もつ …… 475
have，possess，hold，harbor，contain，include，maintain，retain，assume

55. 欠けている …… 484
be deficient，be defective

56. ～から成る／構成する …… 487
consist of，be composed of，be comprised of，comprise，constitute，form，assemble，be assembled，be organized，be incorporated，be included

57. 蓄積する／濃縮される …… 500
be enriched，be concentrated，be deposited，accumulate

Ⅲ-B 重要である

58. 重要である …… 504
be important，be critical，be crucial，be central

59. 有用である …… 512
be useful，help，be available，be effective，be efficacious，be active

60. 必要である …… 518
require，be required，be needed，be necessary，be essential，be sufficient

61. 特有である …… 528
be specific，be characteristic，be unique

62. 通常である …… 532
be normal，be common

63. 原因である …… 535
be responsible for，be due to

Ⅲ-C　一致・関連する

64. 一致する ………… 538
coincide, be coincident, agree, be fitted, be fit, fit, be compatible, be consistent, match, be matched, be equal, be identical, be indistinguishable, correspond

65. 似ている ………… 551
be comparable, resemble, be similar, be analogous, be homologous

66. 関与する ………… 556
be involved, participate, be implicated, involve, play ～ role in

67. 関連する ………… 564
be linked, be associated, be related, relate to, correlate with, be correlated, be relevant

68. 伴う ………… 574
be accompanied by, be followed by, be coupled

69. 関係づける ………… 578
implicate, relate, link

70. 適している ………… 581
be ～ suited, be suitable, be appropriate

71. 異なる ………… 584
be different, be distinct, differ, vary, be independent

72. 依存する ………… 591
depend, rely, be dependent, be based

73. 位置する ………… 596
be located, be positioned, be mapped, reside, be localized, occupy, be occupied, exist, be present, be expressed

Ⅲ-D　機能する

74. 反応する／認識される ………… 607
respond, react, recognize, be recognized, communicate, interact

75. 結合する ···· 613
bind（自動詞），bind（他動詞），be bound，associate，attach，be attached，be tethered，be joined，be connected，be conjugated，adhere

76. 機能する ···· 624
function，act，serve，behave，operate，express

77. 調節する ···· 633
regulate，control，modulate，mediate，drive

78. 調節される ···· 639
be regulated，be controlled，be modulated，be mediated，be driven

79. 調整される／適応する ···· 646
be adjusted，be adapted，adapt to

80. 最適化する ···· 649
optimize，be optimized，maximize，minimize

81. 制限される ···· 653
be restricted，be confined，be limited

82. 避ける ···· 656
avoid，circumvent

83. できる／できない ···· 658
be able to，be capable of，be unable to，fail to

ライフサイエンス英語

動詞 使い分け辞典

動詞の類語がわかれば

アクセプトされる論文が書ける！

Ⅰ-A　考えられる／予想する

1. 考えられる／予想される

「考えられる／予想される」の表現には，他動詞受動態以外にもさまざまなパターンがある．受動態の後にto不定詞が続く場合が多いが，このto不定詞は文法的には補語であり，第５文型受動態を作る．この文型では，to不定詞の意味上の主語が文の主語と一致することに注意しよう．

考えられる	**be thought** (7,300) ◆26／**be considered** (1,800) ◆27
定義される	**be defined** (5,800) ◆29
信じられている	**be believed** (2,600) ◆30
知られている	**be known** (19,000) ◆31／**be learned** (270) ◆34
知られていない	**be unknown** (6,600) ◆34
明らかでない	**be unclear** (3,700) ◆36
理解されている	**be understood** (9,600) ◆37
予想される	**be predicted** (3,600) ◆38／**be expected** (2,600) ◆40
推定される	**be estimated** (2,600) ◆41
仮定される	**be hypothesized** (1,500) ◆43／ **be postulated** (1,200) ◆44
提唱される	**be proposed** (12,000) ◆45
思われる	**appear** (30,000) ◆46／**seem** (5,100) ◆49
〜する傾向がある	**tend to** (2,200) ◆51
〜のようである	**be likely** (8,000) ◆52
〜でありそうにない	**be unlikely** (1,200) ◆53

(カッコ内数字：用例数，◆：ページ数)

✻ 意味・用法

- be thought，be considered，be defined，be believed，be known，be predicted，be expected，be estimated，be hypothesized，be postulated，be proposedは，第５文型受動態（特にS＋V＋O＋to do）で，「〜することが考えられる／信じられている／予想される／仮定される」の意味で用いられる．be consideredだけは，to不定詞以外の語も補語とする
- appear，seem，tend，be likely，be unlikelyはto不定詞を伴って，「〜するように思われる／〜する傾向がある」などの意味で用いられる
- be considered，be known，be learned，be predicted，be expected，be estimatedは，第５文型受動態だけでなく第３文型受動態の形でも用いられ

る．一方，**be defined**，**be understood**，**be learned** は第3文型受動態のみで使われる

- **be unknown**，**be unclear**，**be poorly understood**（37ページ）は，機構や機能が知られていないときに用いられる．**be known**，**be understood**，**be learned** では，直後に about を伴うパターンも多い
- **be believed**，**be known**，**be hypothesized**，**be postulated**，**be proposed** などは，it＋be動詞＋過去分詞＋that節の構文でもよく使われる（694ページ：It ～ that構文の項を参照）．同様に，it appears that，it seems that，it is likely that，it is unlikely that の構文も使われる

✻ 動詞に結びつく主語のカテゴリー

❶著者・論文	❷分析研究	❸研究結果	❹方法	❺対象	❻現象	❼もの	❽疾患	❾処理・治療	❿場所	⓫変化	⓬機能	⓭関係	⓮定量値	⓯目的	
				●		●	●			●	●		●		**be thought**（考えられる）
		●		●		●	●	●							**be considered**（考えられる）
				●		●	●		●			●			**be defined**（定義される）
			●	●		●	●				●	●	●		**be believed**（信じられている）
			●	●		●	●			●	●				**be known**（知られている）
							–								**be learned**（知られている）
											●				**be unknown**（知られていない）
											●				**be unclear**（明らかでない）
											●				**be understood**（理解されている）
					●	●	●		●		●				**be predicted**（予想される）
			●	●	●	●						●			**be expected**（予想される）
							●						●		**be estimated**（推定される）
				●		●									**be hypothesized**（仮定される）
					●	●					●		●		**be postulated**（仮定される）
		●	●	●		●			●	●	●				**be proposed**（提唱される）
		●	●	●	●	●			●	●	●	●	●		**appear**（思われる）
		●	●	●		●	●				●	●	●		**seem**（思われる）
				●	●	●			●				●		**tend to**（～する傾向がある）
				●	●	●					●	●	●		**be likely**（～のようである）
					●	●	●					●			**be unlikely**（～でありそうにない）

＊ 言い換え可能な動詞 ―意味が似ている動詞と前後の語の組み合わせ例

主語	動詞	後に来る語句
proteins factors activity	be thought be believed be postulated be hypothesized	to play to contribute to to function to mediate to regulate to be involved

These proteins are <thought／believed／postulated／hypothesized> to play an important role in mammalian fertilization.

訳 これらのタンパク質は，哺乳類の受精において重要な働きを果たすと思われる

	動詞	後に来る語句
little less much	be known be understood	about the mechanisms about the function of

Little is <known／understood> about the function of this protein.

訳 このタンパク質の機能についてほとんど知られていない

	動詞	後に来る語句
much	is known has been learned	about the mechanisms about the role of

Much <is known／has been learned> about the role of integrins in growth promotion.

訳 成長促進におけるインテグリンの役割についてたくさんのことが知られている

主語	be動詞＋形容詞
function mechanism	be unknown be unclear

The underlying mechanism is <unclear／unknown>.

訳 根底にある機構は明らかでない

it＋be動詞＋形容詞	後に来る語句
it be unknown it be unclear	whether how if which what why

It is <unclear／unknown> how these antibodies affect the pathogenic activities.

訳 どのようにこれらの抗体が病原性活性に影響するかは明らかでない

主語	動詞	不定詞
effect cells protein gene activity mechanism pathway	appear seem	to have to play to involve to occur to act to require to be associated with to be mediated to be involved in to be required

This protein <appears／seems> to play a key role in the activation of peripheral T cells.

訳 このタンパク質は, 末梢T細胞の活性化において重要な働きを果たすように思われる

主語	動詞	補語
cells activity result	appear seem	normal necessary promising critical important

Some gastric epithelial cells <appeared／seemed> normal.

訳 いくつかの胃上皮細胞は正常のようであった

用例数　7,300

be thought 考えられる

文型 第5文型受動態＋to *do*
受動態率 99％

◆S＋V＋O＋to *do*（第5文型）の受動態として用いられる
◆受動態しか用いられない
◆be thought to *do*（～すると考えられる）の用例が圧倒的に多い

頻度分析 to *do*（94%）

前に来る単語（主語）		後に来る語句
protein（タンパク質）	**be thought to**	**play ～**（～を果たす）
cells（細胞）		**contribute to ～**（～に寄与する）
activity（活性／活動）		**involve ～**（～に関わる／～を含む）
complex（複合体）		**occur**（起こる）
domain（ドメイン）		**function**（機能する）
channel（チャネル）		**act**（働く）
process（過程）		**mediate ～**（～を仲介する）
factors（因子）		**result from ～**（～に由来する）
mechanism（機構）		**regulate ～**（～を調節する）
activation（活性化）		**arise**（生じる）
disease（疾患）		**require ～**（～を要求する）
neurons（ニューロン）		**be involved in ～**（～に関与している）
signaling（シグナル伝達）		**be important**（重要である）
		be responsible for ～（～に責任がある）
		be critical（決定的に重要である）

▶ 使い方の例

- **factors are thought to play ～**　因子は,～を果たすと考えられる
- **activity is thought to contribute to ～**　活性は,～に寄与すると考えられる
- **activation is thought to involve ～**　活性化は,～に関わると考えられる
- **signaling is thought to occur**　シグナル伝達は,起こると考えられる
- **proteins are thought to function**　タンパク質は,機能すると考えられる
- **complex is thought to mediate ～**　複合体は,～を仲介すると考えられる
- **disease is thought to result from ～**　疾患は,～に由来すると考えられる
- **neurons are thought to regulate ～**　ニューロンは,～を調節すると考えられる
- **cells are thought to arise**　細胞は,生じると考えられる
- **domain is thought to be involved in ～**　ドメインは,～に関与していると考えられる
- **channels are thought to be responsible for ～**　チャネルは,～に責任があると考えられる

・**process is thought to be critical** 過程は，決定的に重要であると考えられる

例文 Synaptic **activity is thought to play** an important role in the maturation of dendritic arbors, but the signaling pathways that couple neuronal activity and morphological changes in dendrites are not well understood.（Proc Natl Acad Sci USA. 2006 103:1924） シナプス活動は重要な役割を果たすと考えられる

用例数 1,800

be considered ～と考えられる

文型 第5文型受動態＋to *do*／第3文型受動態 受動態率70％

⇒ consider

◆S＋V＋O＋C（第5文型），S＋V＋O＋to *do*（第5文型）あるいはS＋V＋O（第3文型）の受動態として用いられる
◆受動態でのみ第5文型が使われる
◆逆に能動態（考慮する）の文は，第3文型のみで用いられる

第5文型のbe considered

◆後に続く補語としては，to不定詞・形容詞・名詞が用いられる
◆主語のカテゴリー：❺対象，❸結果，❼もの，❾処置
◆第5文型の受動態率は100％

頻度分析 to *do*（17％）

前に来る単語（主語）		後に来る語句
patients（患者）	**be considered**	**to play ～**（～を果たすと）
result（結果）		**to indicate ～**（～を示すと）
protein（タンパク質）		**to represent ～**（～を表すと）
cells（細胞）		**to occur**（起こると）
factors（因子）		**important**（重要な）
gene（遺伝子）		**positive**（陽性の）
treatment（処置）		**essential**（必須の）
		significant（有意な）
		eligible（適格な）
		critical（決定的に重要な）
		abnormal（異常な）
		successful（成功した）
		a candidate（候補）
		a contraindication（禁忌）

▶ 使い方の例

- ・**proteins are considered to play ～** タンパク質は,～を果たすと考えられる
- ・**reactions are considered to occur** 反応は,起こると考えられる
- ・**cells are considered important** 細胞は,重要であると考えられる
- ・**patients were considered positive** 患者は,陽性であると考えられた
- ・**genes are considered essential** 遺伝子は,必須であると考えられる
- ・**patients were considered eligible** 患者は,適格であると考えられた
- ・**treatment was considered successful** 治療は,成功したと考えられた

例文 Sixty-seven **patients were considered to** have resectable disease, and 61 resections were performed. (Ann Surg. 1996 223:134)
67名の患者は,切除可能な疾患をもつと考えられた

Treatment was considered successful when all motor and electroencephalographic seizure activity ceased within 20 minutes after the beginning of the drug infusion and there was no return of seizure activity during the next 40 minutes. (N Engl J Med. 1998 339:792)
治療は成功したと考えられた

第３文型の be considered

◆should be consideredの用例が非常に多い

よく使われる前置詞 ▶ ❶ in (9%) / ❷ as (9%) / ❸ for (6%)

should be considered 考慮されるべきである 用例数 990

◆主語のカテゴリー：❾処置, ❼もの, ❺対象, ❽疾患

よく使われる前置詞 ▶ ❶ in (23%) / ❷ for (15%) / ❸ as (13%)

前に来る単語（主語）		後に来る語句
therapy（治療）	**should be considered**	**in patients**（患者において）
factors（因子）		**in the differential diagnosis**（鑑別診断において）
patients（患者）		**in ～ design**（～デザインにおいて）
disease（疾患）		**in ～ studies**（～研究において）
transplantation（移植）		**as ～ therapy**（～治療として）
		as ～ target（～標的として）
		as ～ option（～選択肢として）
		for patients（患者に対して）
		for ～ therapy（～治療に対して）
		for ～ trial（～治験に対して）

▶ 使い方の例

- **disease should be considered in the differential diagnosis**
  疾患は，鑑別診断において考慮されるべきである
- **transplantation should be considered as** a treatment **option**
  移植は，治療の選択肢として考慮されるべきである
- **transplantation should be considered for patients**
  移植は，患者に対して考慮されるべきである
- **disease should be considered for** lipid lowering **therapy**
  疾患は，脂質低下療法に対して考慮されるべきである
- **patients should be considered for** clinical **trials**
  患者は，臨床治験に対して考慮されるべきである

例文 Tacrolimus **therapy should be considered** even **in patients** at high risk for diabetes, because the benefit of reduced acute rejection incidence and severity, as demonstrated in other studies, outweighs the risk of PTDM. (Transplantation. 2002 73:379)
タクロリムスによる治療は，糖尿病のリスクの高い患者においてでさえ考慮されるべきである

用例数 5,800

be defined 定義される

文型 第3文型受動態
受動態率 35％

⇒ **define**

◆be defined as 〜（〜として定義される）の用例が多い

よく使われる前置詞 ❶ as（37%）/❷ by（19%）

be defined

前に来る単語（主語）	後に来る語句
response（反応）	**as the presence of 〜**（〜の存在として）
disease（疾患）	**as 〜 score**（〜スコアとして）
group（群）	**as … ratio of 〜**（〜の…比として）
failure（失敗）	**as an increase in 〜**（〜の増大として）
progression（進行）	**as a decrease**（低下として）
success（成功）	**as a reduction**（低下として）
patients（患者）	**by the presence of 〜**（〜の存在によって）
region（領域）	**by … expression of 〜**（〜の…発現によって）
outcome（結果）	**by … ability to 〜**（〜する…能力によって）
infection（感染）	**by 〜 analysis**（〜解析によって）
proteins（タンパク質）	

▶ 使い方の例

・infection **was defined** as the presence of ～	感染は,～の存在によって定義された
・response **was defined** as a score	反応は,スコアとして定義された
・progression **was defined** as an increase in ～	進行は,～の増大として定義された
・response **was defined** as a decrease	反応は,低下として定義された
・success **was defined** as 70％ reduction	成功は,70％低下として定義された
・proteins **are defined** by the presence of ～	タンパク質は,～の存在によって定義される

例文 Dry eye **disease is defined as** an abnormality of tear film resulting in changes in the ocular surface. (Curr Opin Ophthalmol. 2004 15:299)

ドライアイ疾患は,涙膜の異常として定義される

用例数　2,600

be believed　信じられている

文型 第5文型受動態＋to *do*

受動態率 75％

⇒ believe

◆S+V+O+to *do*（第5文型）の受動態の用例が非常に多い

◆be believed to *do*（～すると信じられている）の形で用いられる

◆that節を伴う場合は, it is believed thatのパターンで使われる（694ページ：It ～ that構文の項を参照）

◆能動態では, we believe thatの用例が多い

頻度分析▶ ❶ to *do*（92％）/❷ that節（7％）

前に来る単語（主語）		後に来る語句
protein（タンパク質）	**be believed to**	**play ～**（～を果たす）
cells（細胞）		**contribute to ～**（～に寄与する）
activity（活性）		**function**（機能する）
stress（ストレス）		**involve ～**（～に関わる）
complex（複合体）		**mediate**（仲介する）
factors（因子）		**result from ～**（～に由来する）
system（システム）		**occur**（起こる）
receptor（受容体）		**form ～**（～を形成する）
reaction（反応）		**regulate ～**（～を調節する）
disease（疾患）		**be involved in ～**（～に関与している）
mechanism（機構）		**be important**（重要である）
process（過程）		**be mediated**（仲介される）
response（応答）		**be responsible for ～**（～に責任がある）

▶ 使い方の例

- stress **is believed to** play ～ ストレスは，～を果たすと信じられている
- factors **are believed to** contribute to ～ 因子は，～に寄与すると信じられている
- systems **are believed to** function システムは，機能すると信じられている
- diseases **are believed to** involve ～ 疾患は，～に関わると信じられている
- receptor **is believed to** mediate ～ 受容体は，～を仲介すると信じられている
- mechanism **is believed to** result from ～ 機構は，～に由来すると信じられている
- reactions **are believed to** occur 反応は，起こると信じられている
- proteins **are believed to** form ～ タンパク質は，～を形成すると信じられている
- proteins **are believed to** regulate ～ タンパク質は，～を調節すると信じられている
- processes **are believed to** be important 過程は，重要であると信じられている
- responses **are believed to** be mediated 応答は，仲介されると信じられている

例文 These **cells are believed to** divide infinitely and to support spermatogenesis throughout life in the male. (Dev Cell. 2006 11:125)
これらの細胞は，無限に分裂すると信じられている

用例数　19,000

be known 知られている

文型 第５文型受動態＋to *do*／第３文型受動態　受動態率95％

◆S＋V＋O＋to *do*（第5文型）あるいはS＋V＋O（第3文型）の受動態として用いられる

◆knowはほとんど受動態でのみ用いられ，特にbe known to *do*とbe known aboutの用例が多い

◆it is known thatの構文でも用いられる（694ページ：It ～ that構文の項を参照）

◆be known about, be known of, be known regardingはほぼ同じ意味である

頻度分析 ❶ to *do*（第5文型：42％）／
〔以下は第3文型〕❷ about（37％）／❸ that節（3％）／❹ of（3％）／
❺ regarding（2％）

第5文型のbe known

◆be known to *do*（～することが知られている）の形で用いられる

be known to

前に来る単語（主語）	後に来る語句
protein（タンパク質）	**play ～**（～を果たす）
gene（遺伝子）	**have ～**（～をもつ）
cells（細胞）	**cause ～**（～を引き起こす）
receptor（受容体）	**regulate ～**（～を調節する）
factor（因子）	**induce ～**（～を誘導する）
pathway（経路）	**bind**（結合する）
system（システム）	**inhibit ～**（～を抑制する）
molecule（分子）	**interact**（相互作用する）
signaling（シグナル伝達）	**occur**（起こる）
enzyme（酵素）	**mediate ～**（～を仲介する）
activity（活性）	**activate ～**（～を活性化する）
domain（ドメイン）	**promote ～**（～を促進する）
infection（感染）	**affect ～**（～に影響する）
neurons（ニューロン）	**increase ～**（～を増大させる）
activation（活性化）	**be involved in ～**（～に関与している）

▶ 使い方の例

- **proteins are known to play ～**　タンパク質は,～を果たすことが知られている
- **system is known to have ～**　システムは,～をもつと知られている
- **factors are known to regulate ～**　因子は,～を調節することが知られている
- **activation is known to induce ～**　活性化は,～を誘導することが知られている
- **enzyme is known to bind**　酵素は,結合することが知られている
- **pathway is known to inhibit ～**　経路は,～を抑制することを知られている
- **domains are known to mediate ～**　ドメインは,～を仲介することが知られている
- **receptors are known to activate ～**　受容体は,～を活性化することが知られている
- **activity is known to promote ～**　活性は,～を促進することが知られている
- **genes are known to affect ～**　遺伝子は,～に影響することが知られている
- **infection is known to increase ～**　感染は,～を増大させることが知られている
- **signaling is known to be involved in ～**　シグナル伝達は,～に関与していることが知られている

例文 Membrane **proteins are known to play** crucial roles in various cellular functions. (Bioinformatics. 2006 22:e40)
膜タンパク質は,決定的な役割を果たすことが知られている

第3文型の be known

◆be known aboutの用例が多い

前に来る単語		後に来る語句
little（ほとんど～ない）	be known	**about the mechanisms**（機構について）
less（さらにわずかしか～ない）		**about the role of ～**（～の役割について）
nothing（何も～ない）		**about the molecular mechanisms**（分子機構について）
much（たくさん）		**about the effect of ～**（～の効果について）
		about the regulation of ～（～の調節について）
		about the function of ～（～の機能について）
		of the mechanisms（機構について）
		of the role（役割について）
		regarding the role of ～（～の役割に関して）

▶ 使い方の例

- **little is known about the mechanisms** 機構についてはほとんど知られていない
- **nothing is known about the role of ～** ～の役割については何も知られていない
- **less is known about the effects of ～** ～の効果についてはさらにわずかしか知られていない
- **much is known about the function of ～** ～の機能についてはたくさんのことが知られている
- **little is known of the mechanisms** 機構についてはほとんど知られていない
- **little is known regarding the role of ～** ～の役割に関してはほとんど知られていない

例文 **Little is known about the role of** cellular immunity in respiratory virus infections after bone marrow transplantation. (Transplantation. 2001 72:1460)
細胞性免疫の役割についてはほとんど知られていない

用例数　270

be learned 知られている

文型 第3文型受動態
受動態率35％

◆「知られている」の意味で使われ，be learned aboutの用例が多い
◆be learned aboutは，be known aboutと意味が近い
◆much has been learned aboutとmuch remains to be learned aboutの用例が非常に多い

よく使われる前置詞 ❶ about（44％）/❷ from（13％）/❸ in（5％）

前に来る単語		後に来る語句
much has（たくさんのことが～されてきた） **much remains to**（たくさんのことが～のままである）	**be learned**	**about ～ mechanisms**（～機構について） **about the role of ～**（～の役割について） **from ～ study**（～研究から）

▶ 使い方の例

・**much remains to be learned about** the **mechanisms**
機構についてたくさんのことが知られていないままである

・**much has been learned about the role of** ～
～の役割についてたくさんのことが知られてきた

例文 **Much has been learned about** the underlying **mechanisms**, but much remains to be determined. (J Clin Invest. 2005 115:3329)
根底にある機構についてたくさんのことが知られてきた

用例数　6,600

be unknown 知られていない

文型 第2文型自動詞

◆S＋be動詞＋形容詞のパターン
◆機構や機能が知られていないという意味で使われる
◆unknownで終わる文が多い

前に来る単語（主語）	
function（機能） **mechanism**（機構）	**be unknown**

▶ 使い方の例

- **function is unknown** 機能は知られていない
- **mechanism is unknown** 機構は知られていない

例文 The disease **mechanism is unknown** but is postulated to involve position effect. (Genomics. 2002 79:210)
その疾患の機構は知られていない

it be unknown 知られていない　用例数 540

◆ itは, unknownの直後のwhetherなどで導かれる節を受ける
◆ it be not knownと意味も使い方もほとんど同じである

頻度分析 ❶ whether (65%) / ❷ how (12%) / ❸ if (7%)

it be unknown

後に来る語句
whether 〜 (〜かどうか)
how 〜 (どのように〜か)
if 〜 (〜かどうか)
which 〜 (どの〜か)
what 〜 (何の〜か)
why 〜 (なぜ〜か)

▶ 使い方の例

- **it is unknown whether** 〜 〜かどうかは知られていない
- **it is unknown how** 〜 どのように〜かは知られていない
- **it is unknown which** 〜 どの〜かは知られていない

例文 **It is unknown whether** coronary microcirculation is affected after high-fat meals. (Ann Intern Med. 2002 136:523)
冠微小循環が高脂肪食のあと影響を受けるかどうかは知られていない

用例数　3,700

be unclear 明らかでない

文型 第2文型自動詞

◆S＋be動詞＋形容詞のパターン
◆機構や機能が明らかでないという意味で使われる
◆unclearで終わる文が多い

前に来る単語（主語）
mechanism（機構）
function（機能）

→ **be unclear**

▶ 使い方の例

・**mechanisms are unclear**　機構は明らかでない
・**function is unclear**　機能は明らかでない

例文 AQP9 is present in some glia and neurons, but its **function is unclear**. (Trends Neurosci. 2008 31:37)
それの機能は明らかでない

it be unclear 明らかでない

用例数　1,100

◆itは, unclearの直後のwhetherなどで導かれる節を受ける
◆it be not clearと意味も使い方もほとんど同じである

頻度分析 ❶ whether (53%) / ❷ how (19%)

it be unclear →

後に来る語句
whether 〜（〜かどうか）
how 〜（どのように〜か）
if 〜（〜かどうか）
which 〜（どの〜か）
what 〜（何の〜か）
why 〜（なぜ〜か）
to what extent 〜（どの程度〜か）

▶ 使い方の例

・**it is unclear whether 〜**　〜かどうかは明らかでない
・**it is unclear what 〜**　何の〜かは明らかでない
・**it is unclear to what extent 〜**　どの程度〜かは明らかでない

例文 It is unclear if therapy aimed at eliminating the toxin would be beneficial. (Nat Genet. 2006 38:1066)
その毒素を除去することを目標とする治療が有益であるかどうかは明らかでない

用例数 9,600

be understood 理解されている

文型 第3文型受動態
受動態率 55％

⇒ understand

◆以下のような否定に近い表現が多い.

be poorly understood	あまり理解されていない
be not well understood	よく理解されてはいない
be not understood	理解されていない
be not fully understood	完全には理解されていない
be incompletely understood	不完全に理解されている

このうち, be poorly understood, be not well understood, be not fully understoodは使い方が非常に近い.

◆上記の文はunderstoodで終わることが多いが, little is understood aboutのような表現もよく使われる.

◆ここでは, be poorly understoodとbe understood aboutについてのみ示す

be poorly understood　用例数 2,600
あまり理解されていない

前に来る単語（主語）
mechanism（機構）
function（機能）

→ **be poorly understood**

▶ 使い方の例

・**mechanisms are poorly understood**　機構はあまり理解されていない
・**functions are poorly understood**　機能はあまり理解されていない

例文 The underlying **mechanisms are poorly understood**, and investigations have been hampered by the absence of animal models that reflect the human condition of generalized atherosclerosis and lupus. (Proc Natl Acad Sci USA. 2006 103:7018)
根底にある機構はあまり理解されていない

be understood about
～について理解される

用例数　90

前に来る単語		後に来る語句
little（ほとんど～ない） **less** （さらにわずかしか～ない）	**be understood about**	**～ mechanism**（～機構について） **～ function**（～機能について） **how ～**（どのように～かについて）

▶ 使い方の例

- **less is understood about** the **mechanisms**　機構についてさらにわずかしか理解されていない
- **little is understood about** the **function**　機能についてほとんど理解されていない
- **little is understood about how** ～　どのように～かについてほとんど理解されていない

例文 However, **little is understood about** the physiological **function** of elevated polyamine levels. (Plant Physiol. 2000 124:1315)
上昇したポリアミンのレベルの生理学的機能についてほとんど理解されていない

be predicted 予測される

用例数　3,600

文型 第5文型受動態＋to *do*／第3文型受動態　受動態率25％

⇒ **predict**

◆S＋V＋O＋to *do*（第5文型）あるいはS＋V＋O（第3文型）の受動態として用いられる
◆be predicted to *do*の用例が多い
◆能動態では，predict thatの用例が多い

頻度分析 ❶ to *do*（第5文型：63％）/❷ by（第3文型：11％）/❸ from（第3文型：5％）

第5文型のbe predicted

◆be predicted to *do*（〜すると予想される）の形で使う
◆主語のカテゴリー：❼もの，❻現象，❿場所

前に来る単語（主語）		動詞
protein（タンパク質）	**be predicted to**	**encode 〜**（〜をコードする）
gene（遺伝子）		**have 〜**（〜をもつ）
mutation（変異）		**form 〜**（〜を形成する）
residue（残基）		**contain 〜**（〜を含む）
product（産物）		**result in 〜**（〜という結果になる）
region（領域）		**disrupt 〜**（〜を破壊する）
sequence（配列）		**occur**（起こる）
domain（ドメイン）		**bind**（結合する）

▶ 使い方の例

- **gene is predicted to encode** 〜　遺伝子は，〜をコードすると予想される
- **product is predicted to have** 〜　産物は，〜をもつと予想される
- **regions are predicted to form** 〜　領域は，〜を形成すると予想される
- **protein is predicted to contain** 〜　タンパク質は，〜を含むと予想される
- **mutation is predicted to result in** 〜　変異は，〜という結果になると予想される
- **mutation is predicted to disrupt** 〜　変異は，〜を破壊すると予想される
- **sequence is predicted to occur**　配列は，起こると予想される
- **domains are predicted to bind**　ドメインは，結合すると予想される

例文 Both **proteins are predicted to contain** six transmembrane helices. (Proc Natl Acad Sci USA. 2002 99:12753)
両方のタンパク質が，6つの膜貫通ヘリックスを含んでいると予想される

第3文型のbe predicted

◆主語のカテゴリー：⓬機能，❽疾患

前に来る単語（主語）		後に来る語句
outcome（結果）	**be predicted**	**by 〜 model**（〜モデルによって）
function（機能）		**by 〜 analysis**（〜解析によって）
mortality（死亡率）		**by 〜 modeling**（〜モデリングによって）
disease（疾患）		**by 〜 studies**（〜研究によって）

▶ 使い方の例

- **disease** is predicted **by** these **models**　疾患は,これらのモデルによって予測される
- **functions** were predicted **by** computer **analysis**　機能は,コンピュータ解析によって予測された
- **disease** is predicted **by** screening **studies**　疾患は,スクリーニング研究によって予測される

例文 Although celiac **disease is predicted by** screening **studies** to affect approximately 1% of the population of the United States and is seen both in children and in adults, 10%-15% or fewer of these individuals have been diagnosed and treated.（J Clin Invest. 2007 117:41）
セリアック病はスクリーニング検査によって予測される

用例数　2,600

be expected　予想される／期待される

文型 第5文型受動態＋to *do*／第3文型受動態　受動態率85%

◆S＋V＋O＋to *do*（第5文型）の受動態の用例が多いが, S＋V＋O（第3文型）の受動態でも用いられる

頻度分析▶ ❶ to *do*（第5文型：65%）/❷ from（第3文型：5%）

前に来る単語（主語）		動詞
mutation（変異）	be expected to	**have ～**（～をもつと）
selection（選択）		**increase**（増大すると）
proteins（タンパク質）		**provide**（提供すると）
approach（アプローチ）		**result in ～**（～という結果になると）
interaction（相互作用）		**occur**（起こると）
cells（細胞）		**reduce**（低下させると）
ions（イオン）		**lead to ～**（～につながると）
genome（ゲノム）		**produce ～**（～を産生すると）
		play ～（～を果たすと）
		contribute to ～（～に寄与すると）

▶ 使い方の例

- **proteins** are expected to **have** ～　タンパク質は,～をもつと予想される
- **mutations** are expected to **occur**　変異は,起こると予想される
- **selection** is expected to **reduce** ～　選択は,～を低下させると予想される
- **approach** is expected to **contribute to** ～　アプローチは,～に寄与すると予想される

例文 Thus the hyperactivating **mutations are expected to result in** an increase in the GTP-bound/GDP-bound ratio of Rhb1. (Mol Microbiol. 2005 58:1074)
過剰活性化変異は，増大という結果になると予想される

用例数 2,600

be estimated 推定される

文型 第5文型受動態＋to *do*／第3文型受動態 受動態率40％

⇒ estimate

◆ S＋V＋O＋to *do*（第5文型）あるいはS＋V＋O（第3文型）の受動態として用いられる
◆ estimateは名詞の用例もかなり多い
◆ 数量的，統計的に見積もる場合に使う
◆ 能動態では，we estimate thatの用例が多い

頻度分析 ❶ to *do*（第5文型：28%）
〔以下，第3文型〕❷ by（15%）/❸ from（12%）/❹ using（8%）

第5文型の be estimated

◆ be estimated to *do*（～すると推定される）の形で用いられる
◆ 主語のカテゴリー：⓮定量値，❽疾患

前に来る単語（主語）		後に来る語句
rate（速度／割合）	**be estimated to**	**have ～**（～をもつ）
genome（ゲノム）		**affect ～**（～に影響する）
infection（感染）		**occur**（起こる）
prevalence（有病率）		**contain ～**（～を含む）
size（大きさ）		**contribute to ～**（～に寄与する）
sensitivity（感受性）		**range from ～ to …**（～から…の範囲である）
value（値）		**be ～ μM**（～μMである）
concentration（濃度）		**be ～ kDa**（～kDaである）
heritability（遺伝力）		**be ～ nm**（～nmである）
		be ～-fold（～倍である）
		be ～ times（～倍である）

▶ 使い方の例

・**infections are estimated to affect ～** 感染は，～に影響すると推定される
・**genome is estimated to contain ～** ゲノムは，～を含むと推定される
・**prevalence was estimated to range from ～ to …** 有病率は，～から…の範囲であると推定された

- **size is estimated to be** 186 **kDa**　大きさは，186 kDaであると推定される
- **size is estimated to be** around 14 **nm**　大きさは，およそ14 nmであると推定される
- **rate is estimated to be** approximately 60-165 **times**　速度は，およそ60〜165倍であると推定される

例文 The average transport **rate was estimated to be** at least 130 μm/h（3.1 mm/d），and approximately 90％ of the accumulated neurofilament protein remained in the axon after detergent extraction, suggesting that it was present in a polymerized form.（J Cell Biol. 1999 144:447）
平均輸送速度は，少なくとも130μm/hであると推定された

第3文型のbe estimated

◆主語のカテゴリー：⑭定量値

前に来る単語（主語）		後に来る語句
rate（速度／割合）	**be estimated**	**by 〜 method**（〜方法によって）
ratios（割合）		**by 〜 analysis**（〜分析によって）
survival（生存率）		**from 〜 data**（〜データから）
parameters（パラメータ）		**from 〜 literature**（〜文献から）
activity（活性）		**using 〜**（〜を使って）
level（レベル）		
intervals（間隔）		

▶ 使い方の例

- **rates were estimated by** the **method** of 〜　速度は，〜の方法によって推定された
- **ratios were estimated by** logistic regression **analysis**　割合は，ロジスティック回帰分析によって推定された
- **parameters were estimated from** the **literature**　パラメータは，文献から推定された
- **survival was estimated using** 〜　生存率は，〜を使って推定された

例文 Odds **ratios were estimated by** logistic regression with adjustment for age and by conditional logistic regression with stratification on families.（Am J Hum Genet. 1996 58:803）
オッズ比はロジスティック回帰分析によって推定された

用例数 1,500

be hypothesized 仮定される

文型 第5文型受動態＋to *do*／第3文型受動態 受動態率20％

⇒ hypothesize

- ◆S＋V＋O＋to *do*（第5文型）あるいはS＋V＋O（第3文型）の受動態として用いられる
- ◆直後にto不定詞あるいはthat節を伴うことが多い
- ◆that節を伴う場合は，it is/has been/was hypothesized thatのパターンで使われる（694ページ：It ～ that構文の項を参照）
- ◆能動態では，we hypothesize thatの用例が多い

頻度分析 ❶ that節（48％）/❷ to *do*（46％）

前に来る単語（主語）		動詞
protein（タンパク質）	be hypothesized to	**play ～**（～を果たす）
domain（ドメイン）		**function**（機能する）
cells（細胞）		**contribute to ～**（～に寄与する）
factor（因子）		**have ～**（～をもつ）
neurons（ニューロン）		**result from ～**（～に由来する）
		mediate ～（～を仲介する）
		be involved in ～（～に関与している）

▶ 使い方の例

- **factors are hypothesized to play ～** 因子は，～を果たすと仮定される
- **protein is hypothesized to function** タンパク質は，機能すると仮定される
- **cells are hypothesized to contribute to ～** 細胞は，～に寄与すると仮定される
- **domain is hypothesized to have** ドメインは，～をもつと仮定される
- **proteins are hypothesized to be involved in ～** タンパク質は，～に関与していると仮定される

例文 Dietary **factors are hypothesized to play** a significant role in prostate cancer, and have proven to be important in managing prevalent comorbidities in this patient population (cardiovascular disease, diabetes, and osteoporosis). (Curr Opin Urol. 2007 17:168)　食事性因子は，重要な役割を果たすと仮定される

用例数 1,200

be postulated 仮定される

文型 第5文型受動態＋to *do*／第3文型受動態 受動態率55％

⇒ postulate

- S＋V＋O＋to *do*（第5文型）あるいはS＋V＋O（第3文型）の受動態として用いられる
- 直後にto不定詞もしくはthat節を伴うことが多い
- postulateは，名詞としても用いられる
- thatを伴う場合は，it is/has been/was postulated thatのパターンで使われる（694ページ：It ～ that構文の項を参照）
- 能動態では，we postulate thatの用例が多い

頻度分析 ❶ to *do*（61％）/❷ that節（23％）

前に来る単語（主語）	be postulated to	動詞
proteins（タンパク質）		**play ～**（～を果たす）
enzyme（酵素）		**have ～**（～をもつ）
factors（因子）		**contribute to ～**（～に寄与する）
receptor（受容体）		**function**（機能する）
apoptosis（アポトーシス）		**occur**（起こる）
domain（ドメイン）		**mediate ～**（～を仲介する）
signaling（シグナル伝達）		**regulate ～**（～を調節する）
activity（活性）		**be involved**（関与している）

▶ 使い方の例

- **signaling is postulated to play ～** シグナル伝達は，～を果たすと仮定される
- **factors are postulated to contribute to ～** 因子は，～に寄与すると仮定される
- **activity is postulated to mediate ～** 活性は，～を仲介すると仮定される
- **enzymes are postulated to regulate ～** 酵素は，～を調節すると仮定される
- **apoptosis is postulated to be involved** アポトーシスは，関与していると仮定される

例文 Although some zinc-containing **enzymes are postulated to regulate** energy expenditure, data are limited on the effect of restricted dietary zinc on metabolic responses during exercise. (Am J Clin Nutr. 2005 81:1045)

いくつかの亜鉛含有酵素は，エネルギー消費を調節すると仮定される

用例数 12,000

be proposed 提唱される

文型 第5文型受動態＋to *do*／第3文型受動態 受動態率40％

⇒ propose

◆S＋V＋O＋to *do*（第5文型）あるいはS＋V＋O（第3文型）の受動態として用いられる

◆it is/has been/was proposed thatのパターンで，直後にthatを伴う場合も多い（694ページ：It ～ that構文の項を参照）

◆能動態では，we propose thatの用例が多い

頻度分析 ❶ to *do*（第5文型：37％）／〔以下，第3文型〕❷ that節（20％）／❸ as（10％）／❹ for（6％）

第5文型の be proposed

◆be proposed to *do*（～すると提唱される）の形で用いられる

前に来る単語（主語）		動詞
model（モデル）	**be proposed to**	**play ～**（～を果たす）
mechanism（機構）		**explain ～**（～を説明する）
protein（タンパク質）		**function**（機能する）
residue（残基）		**account for ～**（～を説明する）
complex（複合体）		**act**（働く）
domain（ドメイン）		**mediate ～**（～を仲介する）
method（方法）		**have ～**（～をもつ）
cells（細胞）		**regulate ～**（～を調節する）
enzyme（酵素）		**form ～**（～を形成する）
region（領域）		**contribute to ～**（～に寄与する）
process（過程）		**involve ～**（～に関わる）
change（変化）		**be involved in ～**（～に関与している）

▶ 使い方の例

- **proteins are proposed to play ～** タンパク質は，～を果たすと提唱される
- **mechanism is proposed to explain ～** ～を説明する機構が提唱される
- **residue is proposed to function** 残基は，機能すると提唱される
- **model is proposed to account for ～** ～を説明するモデルが提唱される
- **complexes are proposed to act** 複合体は，働くと提唱される
- **change is proposed to mediate ～** 変化は，～を仲介すると提唱される
- **cells are proposed to form ～** 細胞は，～を形成すると提唱される
- **domains are proposed to contribute to ～** ドメインは，～に寄与すると提唱される
- **process is proposed to involve ～** 過程は，～に関わると提唱される

例文 A **mechanism** is proposed to **account for** reduction in burst amplitude of CTS-containing DNA that is consistent with the results of both single nucleotide addition and dissociation experiments.（Biochemistry. 2005 44:5346）
低下を説明する機構が提唱される

第3文型のbe proposed

前に来る単語（主語）		後に来る語句
model（モデル） **mechanism**（機構） **method**（方法）	**be proposed**	**for ～ binding**（～結合に対して） **for the role of ～**（～の役割に対して） **for ～ analysis**（～分析に対して） **for ～ formation**（～形成に対して）

▶ 使い方の例

- **model** is proposed **for** the **binding**　モデルが，結合に対して提唱される
- **model** is proposed **for the role of** ～　モデルが，～の役割に対して提唱される
- **mechanism** is proposed **for** the **formation**　機構が，形成に対して提唱される

例文 A **model** is proposed **for the roles of** these proteins in terms of restarting collapsed replication forks from recombinational intermediates.（Mol Microbiol. 1999 34:91）
これらのタンパク質の役割に対するモデルが提唱される

用例数　30,000

appear　思われる

文型 第2文型自動詞／第1文型自動詞

◆S＋V＋to *do*の自動詞．S＋V＋C（第2文型）の自動詞，S＋V（第1文型）の自動詞（現れる）としても使われる
◆to不定詞を伴うことが非常に多い
◆it appears thatの構文でも使われる（694ページ：It ～ that構文の項参照）
◆seemと近いが，用例数はappearの方がはるかに多い

頻度分析 ▶ to *do*（80%）

■ S+V+to *do*のパターン

◆ 主語のカテゴリー：❺対象, ❼もの, ⓭関係, ⓮定量値, ⓬機能, ❻現象, ❿場所, ⓫変化, ❹方法

前に来る単語（主語）		動詞
cells（細胞）	**appear to**	**have 〜**（〜をもつ）
protein（タンパク質）		**play 〜**（〜を果たす）
gene（遺伝子）		**involve 〜**（〜に関わる）
effect（効果）		**function**（機能する）
activity（活性）		**result from 〜**（〜に由来する）
pathway（経路）		**act**（作用する）
expression（発現）		**require 〜**（〜を必要とする）
interaction（相互作用）		**occur**（起こる）
mutation（変異）		**contribute to 〜**（〜に寄与する）
domain（ドメイン）		**affect 〜**（〜に影響を及ぼす）
site（部位）		**regulate 〜**（〜を調節する）
mechanism（機構）		**reflect 〜**（〜を反映する）
response（反応）		**represent 〜**（〜を代表する）
receptor（受容体）		**mediate 〜**（〜を仲介する）
complex（複合体）		**be mediated**（仲介される）
region（領域）		**be involved in 〜**（〜に関与している）
factor（因子）		**be due to 〜**（〜のせいである）
enzyme（酵素）		**be important**（重要である）
activation（活性化）		**be associated with 〜**（〜と関連している）
residue（残基）		**be required**（必要とされる）
process（過程）		**be related**（関連している）
system（システム）		**be independent**（独立している）
		be essential（必須である）

▶ 使い方の例

- **receptors appear to have** 〜　受容体は,〜をもつように思われる
- **complex appeared to play** 〜　複合体は,〜を果たすように思われた
- **process appears to involve** 〜　過程は,〜に関わるに思われる
- **enzymes appear to function**　酵素は,機能するように思われる
- **activation appears to result from** 〜　活性化は,〜に由来するように思われる
- **proteins appear to act**　タンパク質は,作用するように思われる
- **genes appear to require** 〜　遺伝子は,〜を必要とするように思われる
- **effect appears to occur**　効果は,起こるように思われる

- **mechanisms appear to contribute to ～** 　機構は,～に寄与するように思われる
- **mutation appears to affect ～** 　変異は,～に影響を及ぼすように思われる
- **cells appear to reflect ～** 　細胞は,～を反映するように思われる
- **region appears to mediate ～** 　領域は,～を仲介するように思われる
- **response appeared to be mediated** 　反応は,仲介されるように思われた
- **factors appear to be involved in ～** 　因子は,～に関与しているように思われる
- **interactions appear to be important** 　相互作用は,重要であるように思われる
- **pathway appears to be associated with ～** 　経路は,～と関連しているように思われる
- **activity appears to be required** 　活性は,必要とされるように思われる
- **expression appears to be independent** 　発現は,独立しているように思われる
- **residues appear to be essential** 　残基は,必須であるように思われる

例文 Enhanced adrenergic **activity appears to mediate** the effects in both the normal and ischemic hearts.（J Am Coll Cardiol. 2001 37:1719）
増強されたアドレナリン作動性活性は効果を仲介するように思われる

S+V+Cのパターン

◆主語のカテゴリー：❺対象, ⓬機能, ❿場所, ❸結果

前に来る単語（主語）		後に来る語句
cells（細胞）	**appear**	**normal**（正常な）
activity（活性）		**similar**（類似した）
mice（マウス）		**necessary**（必要な）
region（領域）		**promising**（有望である）
function（機能）		**likely**（ありそうな）
change（変化）		**unaffected**（影響されない）
results（結果）		**critical**（決定的に重要な）
		important（重要な）

▶ 使い方の例

- **mice appeared normal** 　マウスは,正常であるように思われた
- **changes appeared similar** 　変化は,類似しているように思われた
- **function appears necessary** 　機能は,必要であるように思われる
- **results appear promising** 　結果は,有望であるように思われる
- **cells appeared unaffected** 　細胞は,影響されないように思われた
- **region appears critical** 　領域は,決定的に重要であるように思われる
- **activity appears important** 　活性は,重要であるように思われる

例文 The heterozygous **mice appeared normal**, although the protein level was reduced.（Mol Cell Biol. 2003 23:6798） ヘテロ接合性マウスは正常であるように思われた

用例数　5,100

seem 自 思われる

文型 第2文型自動詞

◆S+V+to *do*の自動詞またはS+V+C（第2文型）の自動詞として用いられる
◆to不定詞を伴うことが非常に多い
◆it seems thatの構文については694ページ：It ～ that構文の項を参照

頻度分析 to *do*（75%）

S+V+to *do*のパターン

◆主語のカテゴリー：⑬関係，❺対象，❼もの，⑭定量値，⑫機能，❽疾患

前に来る単語（主語）		動詞
effect（効果）	seem to	**have ～**（～をもつ）
cells（細胞）		**play ～**（～を果たす）
protein（タンパク質）		**involve ～**（～に関わる）
gene（遺伝子）		**occur**（起こる）
activity（活性）		**act**（作用する）
mechanism（機構）		**require ～**（～を必要とする）
pathway（経路）		**be associated with ～**（～に関連している）
function（機能）		**be mediated**（仲介される）
disease（疾患）		**be involved in ～**（～に関与している）
		be required（必要とされる）

▶ 使い方の例

- **cells seem to have** ～　細胞は，～をもつように思われる
- **pathway seems to play** ～　経路は，～を果たすように思われる
- **mechanism seems to involve** ～　機構は，～に関わるように思われる
- **effects seem to occur**　効果は，起こるように思われる
- **proteins seem to require** ～　タンパク質は，～を必要とするように思われる
- **disease seems to be associated with** ～　疾患は，～に関連しているように思われる
- **effect seems to be mediated**　効果は，仲介されるように思われる
- **gene seems to be involved in** ～　遺伝子は，～に関与しているように思われる
- **activity seems to be required**　活性は，必要とされるように思われる

例文 The normal PV **seems to have** the necessary substrate to support reentry as well as focal activity. Although reentry occurred more distally in the vein, focal activity seemed to occur more proximally. (Circulation. 2003 107:1816)
正常なPVは必要な基質をもっているように思われる

S＋V＋Cのパターン

◆「名詞＋seem＋形容詞」のパターン以外に，it seems likely thatのタイプの用例もかなりある

◆主語のカテゴリー：⑬関係，⑤対象，⑦もの，⑫機能，④方法，⑭定量値，③結果

前に来る単語（主語）		後に来る語句
it（それ：that節）	seem	**likely**（ありそうな）
effect（効果）		**unlikely**（ありそうにない）
cells（細胞）		**possible**（可能な）
protein（タンパク質）		**necessary**（必要な）
gene（遺伝子）		**normal**（正常な）
mechanism（機構）		**appropriate**（適切な）
system（システム）		**plausible**（もっともらしい）
activity（活性）		**reasonable**（妥当な）
process（過程）		**critical**（決定的に重要な）
result（結果）		**consistent**（一致している）
pathway（経路）		**important**（重要な）
response（応答）		**promising**（有望な）
		warranted（保証された）

▶ 使い方の例

・**system seems normal**　システムは，正常のように思われる

・**results seem consistent**　結果は，一致しているように思われる

・**activity seems important**　活性は，重要であるように思われる

・**processes seem promising**　過程は，有望であるように思われる

例文 Patterned spontaneous **activity seems important** in the development of the retina and its projections, and it has now been shown that early retinal activity is faithfully transmitted through the thalamus. (Curr Biol. 1997 7:R324)

パターン化された自発性活性は，発生において重要であるように思われる

It seems likely that a high level of expression of G and F would be desirable for a live RSV vaccine. (J Virol. 2002 76:11931)　～ということはありそうに思われる

用例数　2,200

tend to 自 ～する傾向がある

文型 自動詞

◆S＋V＋to *do*の自動詞として用いられる
◆tendは，to不定詞を直後に伴う用例が圧倒的に多い

頻度分析 to *do*（97%）

前に来る単語（主語）		動詞
patients（患者）	tend to	**have ～**（～をもつ）
genes（遺伝子）		**increase**（増大する）
cells（細胞）		**occur**（起こる）
levels（レベル）		**decrease**（低下する）
mutations（変異）		**cluster**（クラスター形成する）
group（グループ）		**reduce ～**（～を低下させる）
protein（タンパク質）		**form ～**（～を形成する）
sites（部位）		**show ～**（～を示す）
expression（発現）		**exhibit ～**（～を示す）
neurons（ニューロン）		**be more ～**（より～である）
rate（速度／割合）		
tumors（腫瘍）		

▶ 使い方の例

- **patients tended to have** ～　患者は，～をもつ傾向があった
- **levels tended to increase**　レベルは，増大する傾向があった
- **genes tend to occur**　遺伝子は，起こる傾向がある
- **mutations tend to reduce** ～　変異は，～を低下させる傾向がある
- **sites tend to form** ～　部位は，～を形成する傾向がある
- **tumors tended to show** ～　腫瘍は，～を示す傾向があった
- **group tended to exhibit** ～　グループは，～を示す傾向があった
- **cells tended to be more** ～　細胞は，より～である傾向があった

例文 Pancreatic polypeptide **levels tended to increase** in CON and decrease in PDN in response to mild hypoglycemia, indicative of parasympathetic denervation. (Diabetes. 2001 50:2487)　膵臓のポリペプチドレベルは，増大する傾向があった

用例数　8,000

be likely　～のようである

文型 第2文型自動詞

◆be likely to *do*（～しそうである）のパターンが非常に多い
◆it is likely thatの用例も多い（694ページ：It ～ that構文の項を参照）

頻度分析 ❶ to *do*（64%）/❷ that節（9%）

前に来る単語（主語）		動詞
protein（タンパク質）	be likely to	**have ～**（～をもつ）
gene（遺伝子）		**play ～**（～を果たす）
effect（効果）		**contribute to ～**（～に寄与する）
mechanism（機構）		**involve ～**（～に関わる）
factor（因子）		**occur**（起こる）
cells（細胞）		**provide ～**（～を提供する）
activity（活性）		**represent ～**（～を表す）
pathway（経路）		**function**（機能する）
interaction（相互作用）		**reflect ～**（～を反映する）
function（機能）		**affect ～**（～に影響を与える）
receptor（受容体）		**be important**（重要である）
mutation（変異）		**be involved in ～**（～に関与している）
expression（発現）		**be mediated ～**（～に仲介される）
patient（患者）		**be due to ～**（～のせいである）
it（形式主語）		

▶ 使い方の例

- **patients are likely to have ～**　患者は，～をもちそうである
- **interactions are likely to play ～**　相互作用は，～を果たしそうである
- **effects are likely to contribute to ～**　効果は，～に寄与しそうである
- **mechanism is likely to involve ～**　機構は，～に関わりそうである
- **interaction is likely to occur**　相互作用は，起こりそうである
- **genes are likely to represent ～**　遺伝子は，～を表しそうである
- **proteins are likely to function**　タンパク質は，機能しそうである
- **cells are likely to be important**　細胞は，重要でありそうである
- **factors are likely to be involved in ～**　因子は，～に関与していそうである
- **function is likely to be mediated**　機能は，仲介されそうである

例文 These rapid **effects are likely to be mediated** by extranuclear estrogen receptors associated with the plasma membrane and/or cytoplasmic organelles.
これらの急速な効果は，仲介されそうである

用例数　1,200

be unlikely 〜でありそうにない

文型 第２文型自動詞

- be likelyの否定形で逆の意味をもつ
- be unlikely to *do*（〜しそうにない）のパターンが非常に多い
- it is unlikely thatの用例も多い（694ページ：It 〜 that構文の項を参照）

頻度分析 ❶ to *do*（74%）/❷ that節（15%）

前に来る単語（主語）	be unlikely to	動詞
mutation（変異）		**have 〜**（〜をもつ）
gene（遺伝子）		**play 〜**（〜を果たす）
protein（タンパク質）		**account for 〜**（〜を説明する）
vaccine（ワクチン）		**explain 〜**（〜を説明する）
receptor（受容体）		**contribute to 〜**（〜に寄与する）
effect（効果）		**affect 〜**（〜に影響する）
defect（欠損）		**be due to 〜**（〜のせいである）
factor（因子）		**be involved in 〜**（〜に関与している）
difference（違い）		**be responsible for 〜**（〜に責任がある）
it（形式主語）		**be mediated**（仲介される）

▶ 使い方の例

- **patients are unlikely to have** 〜　患者は，〜をもちそうにない
- **factors are unlikely to play** 〜　因子は，〜を果たしそうにない
- **differences are unlikely to account for** 〜　違いは，〜を説明しそうにない
- **mutation is unlikely to affect** 〜　変異は，〜に影響しそうにない
- **defect is unlikely to be due to** 〜　欠損は，〜のせいでありそうにない
- **gene is unlikely to be responsible for** 〜　遺伝子は，〜に責任がありそうにない
- **effect is unlikely to be mediated**　効果は，仲介されそうにない

例文 Moreover, these **mutations are unlikely to have** negative effects on the secondary structure of each protomer of the dimeric receptor.（J Biol Chem. 2004 279:14147）
これらの変異は，負の効果をもちそうにない

Ⅰ-A　考えられる／予想する

2. 予想する／考慮する

「予想する／考慮する」の動詞は，他動詞のパターンで使われる．that節を目的語にするものが多い．

提唱する ………	**propose** (12,000) ◆56
仮定する ………	**hypothesize** (6,100) ◆56／ **postulate** (1,100) ◆57／ **assume** (500) ◆58
推測する ………	**speculate** (1,000) ◆58
予想する ………	**predict** (10,000) ◆59
推定する ………	**estimate** (4,100) ◆60
信じている ……	**believe** (880) ◆60
考慮する ………	**consider** (2,300) ◆61
組み込む ………	**incorporate** (2,000) ◆62
挑戦する ………	**challenge** (790) ◆62

（カッコ内数字：用例数，◆：ページ数）

✻ 意味・用法

- **propose**，**hypothesize**，**postulate**，**assume**，**estimate**，**speculate**，**predict**，**believe** はthat節を目的語にする．特にthat節を目的語とする割合が高い動詞に注意しよう
- **consider**，**incorporate**，**challenge** はthat節を目的語にしない
- 主語にはweが使われることが多いが，**challenge** にはweではなく結果が主語になることが多い

✻ 動詞に結びつく主語のカテゴリー

❶著者・論文	❷分析研究	❸研究結果	❹方法	❺対象	❻現象	❼もの	❽疾患	❾処理・治療	❿場所	⓫変化	⓬機能	⓭関係	⓮定量値	⓯目的	
●															**propose**（提唱する）
●															**hypothesize**（仮定する）
●		●	●												**postulate**（仮定する）
●		●	●	●		●									**assume**（仮定する）
●															**speculate**（推測する）
●	●	●	●												**predict**（予想する）
●	●	●													**estimate**（推定する）
●															**believe**（信じている）
●		●													**consider**（考慮する）
●		●	●												**incorporate**（組み込む）
		●													**challenge**（挑戦する／曝露する）

✻ 言い換え可能な動詞―意味が似ている動詞と前後の語の組み合わせ例

主語	動詞	後に来る語句
we	hypothesize postulate assume estimate speculate predict believe propose	that節

We <hypothesize／postulate／assume／estimate／speculate／predict／believe／propose> that this protein is involved in the regulation of cell proliferation.

訳 われわれは，このタンパク質は細胞増殖の調節に関与しているということを仮定する

用例数　12,000

propose 他 提唱する

文型 第3文型他動詞
受動態率 40%

⇒ be proposed

◆S＋V＋that節の他動詞またはS＋V＋Oの他動詞として用いられる
◆that節が目的語となることが非常に多い
◆weが主語になることが圧倒的に多い

頻度分析 that節(75%)

前に来る単語（主語）		後に来る語句
we（われわれ） **model**（モデル） **hypothesis**（仮説） **the authors**（著者ら）	**propose**	**that 節**（～ということ） **a model**（モデル） **a mechanism**（機構） **～ method**（～方法） **the existence of ～**（～の存在）

▶ 使い方の例

・we **propose** that ～　われわれは,～ということを提唱する
・we **propose** a model　われわれは,モデルを提唱する

例文 We **propose** that this interaction delays formation of the active apoptosome, promoting cell survival during short bursts of oxidative stress. (J Biol Chem. 2007 282:20340)
われわれは,～ということを提唱する

用例数　6,100

hypothesize 他 仮定する（～という仮説を立てる）

文型 第3文型他動詞
受動態率 20%

⇒ be hypothesized

◆S＋V＋that節の他動詞として用いられる
◆目的語には, that節だけが用いられる
◆weが主語になることが圧倒的に多い

頻度分析 that節(99.9%)

前に来る単語（主語）		後に来る語句
we（われわれ） **the authors**（著者ら）	**hypothesize**	**that 節**（～ということ）

▶ 使い方の例

・**we hypothesized that** ～　　われわれは,～ということを仮定した

例文 **We hypothesize that** estrogen prevents cardiomyocyte apoptosis and the development of CHF. (Circulation. 2007 115:3197)

われわれは,～ということを仮定する

用例数 1,100

postulate 他 仮定する

文型 第3文型他動詞

受動態率 55%

⇒ **be postulated**

◆ S＋V＋that節の他動詞またはS＋V＋Oの他動詞として用いられる

◆ that節が目的語となることが圧倒的に多い

◆ weが主語となることが多い

頻度分析▶ that節 (90%)

前に来る単語（主語）		後に来る語句
we（われわれ）	**postulate**	**that 節**（～ということ）
model（モデル）		**the existence of ～**（～の存在）
hypothesis（仮説）		
the authors（著者ら）		
theory（理論）		

▶ 使い方の例

・**we postulate that** ～　　われわれは,～ということを仮定する

・**hypothesis postulates the existence of** ～　　仮説は,～の存在を仮定する

例文 **We postulate that** activity loss is caused by partitioning to the slower tracks, and that structural unfolding limits this process. (J Mol Biol. 2005 350:906)

われわれは,～ということを仮定する

用例数　500

assume that　他 ～ということを仮定する

文型 第3文型他動詞
受動態率 30%

◆S＋V＋that節の他動詞として用いられる
◆that節を目的語として,「～ということを仮定する」ときに使う
◆assumeは,「(形を)とる」という意味でも用いられる ⇒ **assume**

頻度分析 that節(25%)

前に来る単語（主語）		後に来る語句
we（われわれ） **model**（モデル）	**assume**	**that節**（～ということ）

▶ 使い方の例

・**we assume that** ～　われわれは,～ということを仮定する
・**model assumes that** ～　モデルは,～ということを仮定する

例文 Here **we assume that** these growth modes correspond to three stable states of an underlying regulatory circuit, which is a relatively simple and to a large degree autonomous subsystem of an otherwise complex cellular control system.（J Theor Biol. 2005 237:210）
ここにわれわれは,～ということを仮定する

用例数　1,000

speculate　他 推測する

文型 第3文型他動詞
受動態率 15%

◆S＋V＋that節の他動詞として用いられる
◆目的語には,that節だけが用いられる
◆weが主語になることが圧倒的に多い

頻度分析 that節(98%)

前に来る単語（主語）		後に来る語句
we（われわれ） **the authors**（著者）	**speculate**	**that節**（～ということ）

▶ 使い方の例

・**we speculate that** ～　われわれは,～ということを推測する

例文 **We** further **speculate that** an important role of these proteins is ensuring that polymerization of the outer coat layers occurs in such a manner that contiguous shells, and not unproductive aggregates, are formed. (J Bacteriol. 2005 Dec;187(24):8278)
われわれはさらに，～ということを推測する

用例数 10,000

predict 他 予想する

文型 第3文型他動詞
受動態率 25%
⇒ be predicted

◆S＋V＋Oの他動詞またはS＋V＋that節の他動詞として用いられる
◆weよりも, model, theory, analysisなどが主語としてよく用いられる

頻度分析 that節（15%）

前に来る単語（主語）		後に来る語句
model（モデル）	predict	**that節**（～ということ）
we（われわれ）		**the presence of ～**（～の存在）
theory（理論）		**a protein**（タンパク質）
analysis（分析）		**the risk of ～**（～のリスク）
calculations（計算）		**the development of ～**（～の発症）
results（結果）		**the effect of ～**（～の効果）
sequence（配列）		**the existence of ～**（～の存在）
data（データ）		**the outcome of ～**（～の結果）
simulation（シミュレーション）		
hypothesis（仮説）		

▶ 使い方の例

- **model predicts that** ～ モデルは，～ということを予測する
- **analysis predicts the presence of** ～ 分析は，～の存在を予測する
- **sequence predicts a protein** of ～ 配列は，～のタンパク質を予測する
- **results predict the existence of** ～ 結果は，～の存在を予測する
- **we predict the outcomes of** ～ われわれは，～の結果を予測する

例文 Besides the BMH conformations these **results predict the existence of** two functionally equivalent types of LDI conformations. (Nucleic Acids Res. 2005 Dec 20;33(22):7151)
これらの結果は，2つの機能的に等価なタイプのLDI高次構造の存在を予測する

用例数　4,100

estimate 他 推定する

文型 第3文型他動詞

受動態率40％

⇒ be estimated

◆S＋V＋Oの他動詞またはS＋V＋that節の他動詞として用いられる

◆数量的，統計的に見積もる場合に使う

◆weが主語になることが多いが，用例数はto estimateのパターンの方が多い

頻度分析 that節（15％）

前に来る単語（主語）		後に来る語句
we（われわれ）	**estimate**	**that 節**（～ということ） **the number of ～**（～の数） **～ risk**（～リスク） **the rate**（速度） **～ effects**（～効果） **the prevalence of ～**（～の罹患率）

▶ 使い方の例

・**we estimate that ～**　われわれは，～ということを推定する

・**we estimated the number of ～**　われわれは，～の数を推定した

・**we estimated the prevalence of ～**　われわれは，～の罹患率を推定した

例文 **We estimated the number of** average-risk persons aged 50 years or older not screened for colorectal cancer, the number of procedures required for this population, and the endoscopic capacity to satisfy this unmet need.（Gastroenterology. 2004 127:1661）

われわれは，50歳以上の平均的リスクの人たちの数を推定した

用例数　880

believe 他 信じている

文型 第3文型他動詞

受動態率75％

⇒ be believed

◆S＋V＋that節の他動詞またはS＋V＋Oの他動詞として用いられる

◆that節が目的語となることが非常に多い

◆weが主語になることが圧倒的に多い

頻度分析 that節（70％）

前に来る単語（主語）		後に来る語句
we（われわれ） **the authors**（著者ら）	**believe**	**that 節**（～ということ） **～ results**（～結果）

▶ 使い方の例

・**we believe that ～** われわれは,～ということを信じている

例文 **We believe that** DNA synthesis came to a halt after a short time, because cells no longer entered the S phase. (Mol Cell Biol. 1982 2:1558)
われわれは,～ということを信じている

用例数 2,300

consider 他 考慮する

文型 第3文型他動詞
受動態率 70%
⇒ be considered

◆第3文型だけでなく,第5文型でも用いられる
⇒ **be considered** 参照
◆weが主語になることが多い

前に来る単語（主語）		後に来る語句
we（われわれ） **review**（総説） **model**（モデル） **article**（論文） **paper**（論文）	**consider**	**the possibility that ～** （～という可能性） **the role of ～**（～の役割） **the effect of ～**（～の効果） **～ evidence**（～証拠） **the problem of ～**（～の問題） **the implications of ～**（～の意味）

▶ 使い方の例

・**we considered the possibility that ～** われわれは,～という可能性を考慮した
・**review considers the role of ～** 総説は,～の役割を考慮する
・**article considers the evidence** 論文は,証拠を考慮する

例文 **We considered the possibility that** glial dysfunction leads to Purkinje cell degeneration, and generated mice that express ataxin-7 in Bergmann glia of the cerebellum with the Gfa2 promoter. (Nat Neurosci. 2006 9:1302)
われわれは,～という可能性を考慮した

用例数 2,000

incorporate 他 組み込む

文型 第3文型他動詞

受動態率 45%

⇒ be incorporated

◆情報や基質を組み込む意味で使われる

前に来る単語（主語）		後に来る語句
we（われわれ）	incorporate	**information**（情報）
model（モデル）		**nucleotides**（ヌクレオチド）
method（方法）		**data**（データ）
approach（アプローチ）		**these findings**（これらの知見）
		phosphate（リン酸塩）

▶ 使い方の例

- **approach incorporates information** アプローチは，情報を組み込む
- **we incorporate these findings** われわれは，これらの知見を組み込む

例文 An integrated retrieval system, known as Entrez, **incorporates data** from the major DNA and protein sequence databases, along with genome maps and protein structure information. (Nucleic Acids Res. 1997 25:1)
統合された検索システムは，Entrezとして知られているが，主なDNAおよびタンパク質配列のデータベースからのデータを組み込んでいる

用例数 790

challenge 他 挑戦する／曝露する

文型 第3文型他動詞

受動態率 50%

⇒ be challenged

◆結果が従来の概念に挑戦するときに用いられる

前に来る単語（主語）		後に来る語句
results（結果）	challenge	**the notion that 〜**（〜という概念）
finding（知見）		**the view that 〜**（〜という考え）
data（データ）		**the concept**（概念）
observations（観察）		**the assumption that 〜**（〜という仮定）

▶ 使い方の例

- **findings challenge the notion that 〜** 知見は，〜という概念に挑戦する
- **observations challenge the view that 〜** 観察は，〜という考えに挑戦する
- **data challenge the concept** データは，概念に挑戦する

・**results challenge the assumption that ～**　結果は，～という仮定に挑戦する

例文 These **data challenge the notion that** all twenty aminoacyl-tRNA synthetases are essential for the viability of a cell. (Proc Natl Acad Sci USA. 2001 98:14292)
これらのデータは，～という概念に挑戦する

Ⅰ-B　示す

3. 示す

「示す」の動詞は他動詞型（他動詞能動態）のパターンで使う.

示す …………	**exhibit** (31,000) ◆71／**display** (16,000) ◆72／**show** (150,000) ◆72／**indicate** (62,000) ◆73
結論する …………	**conclude** (13,000) ◆74
実証する …………	**demonstrate** (84,000) ◆75
図解する …………	**illustrate** (2,700) ◆76
示唆する …………	**suggest** (110,000) ◆77
可能性を示唆する ……	**raise the possibility** (1,600) ◆78
確立する …………	**establish** (10,000) ◆78
意味する …………	**imply** (4,000) ◆79
報告する …………	**report** (18,000) ◆80
記述する …………	**describe** (17,000) ◆81
説明する …………	**explain** (8,200) ◆82／**account for** (8,000) ◆82
証明する …………	**prove** (他動詞) (460) ◆83
判明する …………	**prove** (自動詞) (4,100) ◆84

（カッコ内数字：用例数，◆：ページ数）

✻ 意味・用法・使い分け

- この分類の動詞には，「①著者や研究結果が，研究成果を示す」場合と「②研究対象が，ある性質を示す」場合の２つのパターンがあり，①の動詞が多い
- 「示す」の４つの動詞のうち，**exhibit** と **display** は②の動詞である．**show** は①と②両方のパターンで使える．**indicate** は①の動詞であるが，we を主語にできないという特徴がある
- ①の動詞の中では，**describe** と **report**，**explain** と **account for** にそれぞれ特徴的な目的語が用いられる（表 1-3-1 参照）
- that 節を目的語にする動詞が多いが，そうでない動詞もあるので注意しよう．**conclude** には，ほとんど that 節のみが目的語となる．また，人（著者）を主語にしない動詞などもあるので，主語と動詞の組み合わせにも注意しよう（表 1-3-2）
- **prove** には，「証明する（他動詞）」と「判明する（自動詞）」の２つの意味がある

✻ 動詞に結びつく主語のカテゴリー

❶著者・論文	❷分析研究	❸研究結果	❹方法	❺対象	❻現象	❼もの	❽疾患	❾処理・治療	❿場所	⓫変化	⓬機能	⓭関係	⓮定量値	⓯目的	
				●		●									**exhibit**（示す）
				●		●									**display**（示す）
●	●	●		●											**show**（示す）
	●	●													**indicate**（示す）
●															**conclude**（結論する）
●	●	●													**demonstrate**（実証する）
●	●	●													**illustrate**（例証する／図解する）
●	●	●													**suggest**（示唆する）
	●	●													**raise the possibility**（可能性を示唆する）
●	●	●													**establish**（確立する）
●	●	●													**imply**（意味する）
●	●														**report**（報告する）
●	●														**describe**（記述する）
●		●													**explain**（説明する）
		●			●						●				**account for**（説明する）
●	●	●													**prove**（他動詞）（証明する）
	●	●	●	●		●		●							**prove**（自動詞）（判明する）

✻ 表1-3-1 動詞と目的語の各組み合わせごとの用例数※

exhibit（示す）	display（示す）	show（示す）	indicate（示す）	conclude（結論する）	demonstrate（実証する）	illustrate（例証する／図解する）	suggest（示唆する）
40	28	15	1	0	3	0	1
47	24	115	1	0	37	0	1
102	35	334	57	0	103	0	42
46	15	30	42	0	12	0	61
5	1	29	99	0	123	1	72
0	0	6	54	0	38	15	794
1	0	1	2	0	2	0	740
0	0	4	21	0	26	1	127
0	0	39	383	0	365	2	1,801
4	0	334	698	1	607	4	736
0	0	71	231	0	296	5	686
0	0	110	229	0	570	110	173
0	0	21	140	0	81	5	405
0	0	37	19	0	482	74	22
0	0	9	4	0	129	39	35
0	0	13	12	0	11	2	11
0	0	5	1	0	5	1	2
0	0	0	0	0	0	0	0
0	0	1	0	0	5	0	2
2	3	23	9	0	41	12	6
0	0	26	18	0	396	14	5
0	0	4	17	0	12	0	15
0	0	2	0	0	1	2	1
0	18	92,787	52,778	13,593	54,557	464	87,892

※ 用例数は，LSDコーパス（11ページ参照）中での出現回数

establish（確立する）	imply（意味する）	report（報告する）	describe（記述する）	explain（説明する）	account for（説明する）	動詞 ／ 目的語
1	0	1	1	0	0	a phenotype
0	0	3	1	0	0	increased expression
0	2	16	1	0	0	an increase in
1	6	0	2	0	0	a defect in
14	10	1	2	0	0	a requirement for
37	14	22	54	3	1	a mechanism
54	0	0	1	0	0	a model
55	1	4	0	0	0	a link between
165	83	20	37	1	0	a role for
60	40	110	32	21	16	the presence of
57	101	45	14	11	10	the existence of
2	3	13	25	15	19	the importance of
9	18	10	11	3	1	the involvement of
25	0	2	5	0	0	the utility of
6	0	187	213	4	1	the use of
0	2	205	158	11	8	the development of
1	0	711	152	0	1	the identification of
0	0	469	221	0	0	the cloning
0	0	412	217	0	0	the isolation
18	0	113	115	47	67	the effect of
10	0	18	17	48	34	the ability of
0	2	0	0	54	44	the lack of
1	0	1	5	68	59	the difference in
3,256	2,853	11,711	320	8	7	that

✻ 表1-3-2　主語と動詞の各組み合わせごとの用例数※

主語＼動詞	exhibit（示す）	display（示す）	show（示す）	indicate（示す）	conclude（結論する）	demonstrate（実証する）	illustrate（例証する／図解する）
paper	1	0	47	6	5	44	11
we	3	7	39,035	7	11,833	18,035	277
study	10	9	5,068	3,995	36	5,411	197
results	5	9	6,898	13,834	4	8,635	257
data	10	9	3,241	7,124	2	4,105	107
analysis	1	3	4,343	2,991	1	2,265	20
mice	1,564	813	1,758	174	1	533	2
mutant	898	518	1,039	238	1	219	3
model	44	19	338	186	0	167	13

※　用例数は，LSDコーパス（11ページ参照）中での出現回数

✻ 言い換え可能な動詞 ─意味が似ている動詞と前後の語の組み合わせ例

主語	動詞	目的語
mice cells mutant protein enzyme	exhibit display	～ activity ～ phenotype ～ increase in ～ levels of ～ pattern of

These mice <exhibited／displayed> an increase in water and salt intake.

訳 これらのマウスは，水と食塩の摂取量の増加を示した

主語	動詞	目的語
results study analysis data assay	show indicate	the presence of the existence of the importance of an increase in

The result clearly <shows／indicates> the presence of two metal ions bound.

訳 結果は，結合した２つの金属イオンの存在を明確に示す

suggest（示唆する）	establish（確立する）	imply（意味する）	report（報告する）	describe（記述する）	explain（説明する）	account for（説明する）
14	7	0	169	488	2	0
3,874	920	2	22,419	9,230	68	9
5,015	508	56	724	521	5	3
20,952	818	607	170	144	83	4
13,770	355	320	135	95	18	3
1,466	66	14	15	15	6	5
170	13	4	3	17	1	2
184	19	7	16	25	2	0
447	14	14	7	101	73	62

主語	動詞	目的語
results data findings observations	suggest imply	the existence of a role for the presence of the involvement of

Our data <suggest／imply> a role for these cells in disease.

訳 われわれのデータは，疾患におけるこれらの細胞の役割を示唆する

主語	動詞	目的語
we results study data findings	demonstrate illustrate	the importance of the utility of the potential of

These studies <demonstrate／illustrate> the utility of this novel functional approach.

訳 これらの研究は，この新規の機能的アプローチの有用性を実証する

主語	動詞	後に来る語句
we paper article	describe report	the use of the development of the identification the cloning the isolation

We <describe／report> the identification of two similar neurological phenotypes.
訳 われわれは，2つの類似の神経学的表現型の同定を報告する

主語	動詞	目的語
model	explain account for	the difference in the lack of the ability of

This model <explains／accounts for> fundamental differences in the underlying mechanisms.
訳 このモデルは，根底にある機構の根本的相違を説明する

主語	動詞	目的語
results data findings	indicate imply suggest show demonstrate establish	that節

These results <indicate／imply／suggest／show／demonstrate／establish> that the kinase complexes are important for transcription from the viral promoter.
訳 これらの結果は，キナーゼ複合体がウイルスプロモータからの転写にとって重要であることを示す

主語	動詞	目的語
we	conclude report show demonstrate establish prove	that節

We <conclude／report／show／demonstrate／establish／prove> that the shape of the centromere is important for spindle assembly.
訳 われわれは，セントロメアの形は紡錘体構築にとって重要であることを示す

用例数　31,000

exhibit 他 示す

文型 第3文型他動詞

受動態率 0.5%

◆研究対象を主語とする文を作る
◆受動態は使われない

前に来る単語（主語）		後に来る語句
mice（マウス）	exhibit	**~ activity**（~活性）
cells（細胞）		**~ phenotype**（~表現型）
mutant（変異体）		**~ increase in …**（…の~増大）
protein（タンパク質）		**~ levels of …**（…の~レベル）
enzyme（酵素）		**~ pattern of …**（…の~パターン）
neurons（ニューロン）		**~ degree of …**（~程度の…）
animals（動物）		**~ affinity**（~親和性）
strain（株）		**~ defects**（~欠損）
line（株）		**~ sensitivity**（~感受性）
embryos（胚）		**~ properties**（~性質）
		~ expression of …（…の~発現）
		~ differences in …（…の~相違）

▶ 使い方の例

- **enzyme exhibited** optimal **activity**　酵素は,至適な活性を示した
- **mutants exhibited** stable **phenotypes**　変異体は,安定した表現型を示した
- **mice exhibited** a marked **increase in** ~　マウスは,~の顕著な増大を示した
- **cells exhibited** higher **levels of** ~　細胞は,より高いレベルの~を示した
- **neurons exhibited** multiple **patterns of** ~　ニューロンは,複数のパターンの~を示した
- **embryos exhibit** several **defects**　胚は,いくつかの欠損を示す
- **lines exhibited** low **expression of** ~　株は,~の低い発現を示した
- **strains exhibit** dramatic **differences in** ~　株は,~の劇的な相違を示す

例文 Surprisingly, ELMOD2 also **exhibited** GAP **activity** against Arf proteins even though it does not contain the canonical Arf GAP sequence signature.（J Biol Chem. 2007 282:17568）　ELMOD2は,また,Arf タンパク質に対するGAP活性を示した

用例数　16,000

display 他 示す

文型 第3文型他動詞
受動態率1％

◆名詞としても使われる
◆exhibitと同様に研究対象を主語とする文を作る
◆受動態は使われない

前に来る単語（主語）		後に来る語句
mice（マウス）	display	**～phenotype**（～表現型）
cells（細胞）		**～activity**（～活性）
mutant（変異体）		**～levels of …**（～レベルの…）
protein（タンパク質）		**～increase in …**（…の～増大）
animals（動物）		**～pattern of …**（～パターンの…）
enzyme（酵素）		**～defects**（～欠損）
patients（患者）		**～affinity**（～親和性）
embryos（胚）		**～reduction in …**（…の～低下）
neurons（ニューロン）		**～sensitivity to …**（…への～感受性）
		～expression of …（…の～発現）

▶ 使い方の例

- **cells displayed** the functional **phenotype**　細胞は，機能的な表現型を示した
- **enzyme displayed** significant **activity**　酵素は，顕著な活性を示した
- **mutants display** reduced **levels of ～**　変異体は，低下したレベルの～を示した
- **mice displayed** a uniform **pattern of ～**　マウスは，一様なパターンの～を示した
- **embryos displayed** severe **defects**　胚は，重篤な欠損を示した
- **protein displayed** operator **affinity**　タンパク質は，オペレーターの親和性を示した

例文 Mice lacking TR4 also **display reduction** of PEPCK expression with impaired gluconeogenesis.（Diabetes. 2007 56:2901）
TR4を欠くマウスは，また，PEPCK発現の低下を示す

用例数　150,000

show 他 示す

文型 第3文型他動詞
受動態率15％

⇒ **be shown**

◆S＋V＋that節の他動詞またはS＋V＋Oの他動詞として用いられる
◆著者・結果・研究だけでなく，研究対象（miceなど）も主語として使われる
◆受動態は，be shown to *do*のパターンが多い

頻度分析 that節（60％）

前に来る単語（主語）		後に来る語句
we（われわれ）	show	that節（～ということ）
results（結果）		the presence of ～（～の存在）
study（研究）		an increase in ～（～の増大）
analysis（分析）		a decrease in ～（～の減少）
data（データ）		a reduction in ～（～の低下）
mice（マウス）		increased expression（増大した発現）
experiments（実験）		the importance of ～（～の重要性）
assay（アッセイ）		～ activity（～活性）
mutant（変異体）		… levels of ～（～の…レベル）
findings（知見）		… association with ～（～との…関連）
		… effect on ～（～に対する…効果）

▶ 使い方の例

- we **show** that ～ ／ われわれは，～ということを示す
- data **show** the presence of ～ ／ データは，～の存在を示す
- mutants **showed** an increase in ～ ／ 変異体は，～の増大を示した
- mice **show** a decrease in ～ ／ マウスは，～の減少を示す
- analysis **showed** a reduction in ～ ／ 分析は，～の低下を示した
- results **show** the importance of ～ ／ 結果は，～の重要性を示す

例文 **We** also **show that** prions in this subline of N2a cells are transmitted primarily from mother to daughter cells, rather than horizontal cell-to-cell transmission. (Invest Ophthalmol Vis Sci. 2007 48:1615)
われわれは，また，～ということを示す

Western blot **analysis showed** an **increased** NF-κB p50 and MT1-MMP **expression** and activity by 5 minutes in lactate-treated TM cells compared with that of control cells. (Invest Ophthalmol Vis Sci. 2007 48:1615)
ウエスタンブロット解析は，NF-κB p50とMT1-MMPの発現の増大を示した

用例数 62,000

indicate 他 示す

文型 第３文型他動詞
受動態率１%

- ◆S＋V＋that節の他動詞またはS＋V＋Oの他動詞として用いられる
- ◆結果や研究が主語となり，人（著者）は主語にはならない
- ◆受動態は使われない
- ◆that節が目的語になることが非常に多い
- ◆現在形の用例が多い

頻度分析 that節（85%）

I 研究の計画・実施・報告に関する動詞

B 示す

前に来る単語（主語）		後に来る語句
results（結果） **data**（データ） **study**（研究） **findings**（知見） **analysis**（分析） **experiments**（実験） **evidence**（証拠） **observations**（観察） **assay**（アッセイ）	**indicate**	**that節**（～ということ） **the presence of ～**（～の存在） **a role for ～**（～の役割） **the existence of ～**（～の存在） **the importance of ～**（～の重要性） **the involvement of ～**（～の関与） **a requirement for ～**（～の必要性／～の要求性） **a lack of ～**（～の欠如） **the formation of ～**（～の形成）

▶ 使い方の例

- **analysis indicated the presence of** ～　分析は,～の存在を示した
- **studies indicate a role for** ～　研究は,～の役割を示す
- **findings indicate the existence of** ～　知見は,～の存在を示す
- **results indicate the importance of** ～　結果は,～の重要性を示す
- **data indicate the involvement of** ～　データは,～の関与を示す
- **results indicate that** ～　結果は,～ということを示す

例文 These **findings indicate that** a defect in brain glucose sensing could play a critical role in the etiology of the metabolic syndrome. (Nat Med. 2007 13:171)

これらの知見は,～ということを示す

These **data indicate the importance of** genetic variability in opioid modulation of sucrose intake. (Brain Res. 2007 1135:136)

これらのデータは,遺伝的変動の重要性を示す

用例数　13,000

conclude 他 結論する

文型 第3文型他動詞

受動態率 10%

◆S＋V＋that節の他動詞として用いられる
◆ほとんどthat節のみが目的語になる
◆主語は, weが圧倒的に多い

頻度分析 that節（95%）

前に来る単語（主語）		後に来る語句
we（われわれ） **the authors**（著者ら） **study**（研究）	**conclude**	**that節**（～ということ）

▶ 使い方の例

- we **conclude** that　われわれは,〜ということを結論する

例文 We therefore conclude that genomic drift plays an important role for generating intra- and interspecific CNVs of sensory receptor genes. Similar results were obtained when all annotated genes were analyzed. (Proc Natl Acad Sci USA. 2007 104:20421)　われわれは,それゆえ,〜ということを結論する

用例数　84,000

demonstrate 他 実証する

文型 第3文型他動詞

受動態率 10%

◆S+V+that節の他動詞またはS+V+Oの他動詞として用いられる
◆ハッキリと示すことを意味する

頻度分析 that節(60%)

前に来る単語(主語)
we (われわれ)
results (結果)
study (研究)
data (データ)
analysis (分析)
findings (知見)
experiments (実験)

demonstrate

後に来る語句
that 節 (〜ということ)
the presence of 〜 (〜の存在)
the importance of 〜 (〜の重要性)
the utility of 〜 (〜の有用性)
the ability (能力)
a role for 〜 (〜の役割)
the feasibility of 〜 (〜の可能性)
the existence of 〜 (〜の存在)
an increase (増大)
the potential of 〜 (〜の潜在能)
a requirement for 〜 (〜の必要性/〜の要求性)
a correlation between 〜 (〜の間の相関)
an interaction between 〜 (〜の間の相互作用)

▶ 使い方の例

- we **demonstrate** that 〜　われわれは,〜ということを実証する
- analysis **demonstrated** the presence of 〜　分析は,〜の存在を実証した
- results **demonstrate** the importance of 〜　結果は,〜の重要性を実証する
- study **demonstrates** the utility of 〜　研究は,〜の有用性を実証する

- we **demonstrate** the ability　　われわれは,能力を実証する
- data **demonstrate** a role for ～　　データは,～の役割を実証する
- experiments **demonstrate** the feasibility of ～　　実験は,～の可能性を実証する
- findings **demonstrate** the existence of ～　　知見は,～の存在を実証する

例文 Our **results demonstrate that** WRN is a novel cellular cofactor for HIV-1 replication and suggest that the WRN helicase participates in the recruitment of PCAF/P-TEFb-containing transcription complexes. (J Biol Chem. 2007 282:22414)
われわれの結果は,～ということを実証する

用例数 2,700

illustrate 他 例証する／図解する

文型 第3文型他動詞
受動態率 15%

⇒ **be illustrated**

◆現在形の用例が多い
◆図によって説明することを意味する場合が多い

前に来る単語（主語）		後に来る語句
we（われわれ）	illustrate	**the importance of ～**（～の重要性）
results（結果）		**the utility of ～**（～の有用性）
study（研究）		**the potential of ～**（～の潜在能）
data（データ）		**the power of ～**（～の力）
findings（知見）		**the use of ～**（～の使用）
work（研究）		**the complexity of ～**（～の複雑性）
		the value of ～（～の価値）

▶ 使い方の例

- data **illustrate** the importance of ～　　データは,～の重要性を例証する
- results **illustrate** the potential of ～　　結果は,～の潜在能を例証する
- study **illustrates** the power of ～　　研究は,～の力を例証する
- we **illustrate** the use of ～　　われわれは,～の使用を例証する
- findings **illustrate** the complexity of ～　　知見は,～の複雑性を例証する
- work **illustrates** the value of ～　　研究は,～の価値を例証する

例文 These **data illustrate the importance of** Brca2 during nervous system development and underscore the tissue-specific requirements for DNA repair factors. (EMBO J. 2007 26:2732)
これらのデータは,Brca2の重要性を例証する

用例数 110,000

suggest 他 示唆する

文型 第3文型他動詞
受動態率5%

◆S+V+that節の他動詞またはS+V+Oの他動詞として用いられる
◆現在形の用例が多い
◆結果やデータが主語となることが多い
◆that節が目的語となることが非常に多い

頻度分析 that節(80%)

前に来る単語(主語)		後に来る語句
results(結果)	suggest	**that節**(〜ということ)
data(データ)		**a role for 〜**(〜の役割)
findings(知見)		**a mechanism**(機構)
study(研究)		**a model**(モデル)
we(われわれ)		**the presence of 〜**(〜の存在)
evidence(証拠)		**the existence of 〜**(〜の存在)
observations(観察)		**the possibility**(可能性)
analysis(分析)		**the involvement of 〜**(〜の関与)
experiments(実験)		**the importance of 〜**(〜の重要性)
		a link between 〜(〜の間の関連)
		an association(関連)

▶ 使い方の例

- **data suggest that 〜** データは,〜ということを示唆する
- **results suggest a role for 〜** 結果は,〜の役割を示唆する
- **findings suggest a mechanism** 知見は,機構を示唆する
- **data suggest a model** データは,モデルを示唆する
- **experiments suggest the presence of 〜** 実験は,〜の存在を示唆する
- **observations suggest the existence of 〜** 観察は,〜の存在を示唆する
- **studies suggest a link between 〜** 研究は,〜の間の関連を示唆する
- **evidence suggests an association** 証拠は,関連を示唆する

例文 These **data suggest that** S1P activity is necessary for a specialized ER stress response required by chondrocytes for the genesis of normal cartilage and thus endochondral ossification. (J Cell Biol. 2007 179:687)
これらのデータは〜ということを示唆する

These **data suggest** new **roles for** the TGF-beta pathway in regulating tumor cell dynamics that are independent of direct effects on proliferation. (Cancer Res. 2007 67:8643) これらのデータは,TGF-β経路の新しい役割を示唆する

用例数　1,600

raise the possibility

可能性を示唆する

文型 第3文型他動詞

◆論文でよく使われる慣用句

◆raise the possibility thatの場合が多い

前に来る単語（主語）		後に来る語句
results（結果） findings（知見） data（データ） observation（観察） study（研究）	raise the possibility	that節（〜という） of〜（〜の）

▶ 使い方の例

・results **raise the possibility** that 〜　　結果は，〜という可能性を示唆する

例文 Our **data raise the possibility that** PS1 may prevent development of AD pathology by activating the PI3K/Akt signaling pathway.（EMBO J. 2004 23:2586）
われわれのデータは，〜という可能性を示唆する

用例数　10,000

establish 他 確立する

文型 第3文型他動詞

受動態率 40％

⇒ be established

◆S＋V＋Oの他動詞またはS＋V＋that節の他動詞として用いられる

◆suggestと用法が近い

頻度分析 that節（25％）

前に来る単語（主語）		後に来る語句
we（われわれ）	**establish**	**that 節**（～ということ）
results（結果）		**a role for ～**（～の役割）
study（研究）		**the role of ～**（～の役割）
findings（知見）		**the importance of ～**（～の重要性）
data（データ）		**the presence of ～**（～の存在）
analysis（分析）		**the existence of ～**（～の存在）
experiments（実験）		**a link between ～**（～の間の関連）
		a model（モデル）
		the diagnosis（診断）
		a mechanism（機構）

▶ 使い方の例

- **studies establish a role for ～** 研究は，～の役割を確立する
- **experiments establish the importance of ～** 実験は，～の重要性を確立する
- **analysis established the presence of ～** 分析は，～の存在を確立した
- **data establish the existence of ～** データは，～の存在を確立する
- **results establish a link between ～** 結果は，～の間の関連を確立する
- **we established a model** われわれは，モデルを確立した
- **results establish that ～** 結果は，～ということを確立する
- **to establish the role of ～** ～の役割を確立するために

例文 These **findings establish a model** of TLR2 coreceptor function and, moreover, suggest novel mechanisms of adjuvanticity by non-toxic derivatives of type II enterotoxins dependent upon GD1a/TLR2 cooperative activity. (J Biol Chem. 2007 282:7532)
これらの知見は，TLR2共受容体機能のモデルを確立する

用例数 4,000

imply 他（暗に）意味する

文型 第3文型他動詞
受動態率1％

- ◆S＋V＋that節の他動詞またはS＋V＋Oの他動詞として用いられる
- ◆受動態は使われない
- ◆結果や研究が主語となり，人（著者）は主語にはならない
- ◆現在形の用例が多い
- ◆that節が目的語となることが多い

頻度分析 that節（70％）

前に来る単語（主語）		後に来る語句
results（結果） **data**（データ） **findings**（知見） **observations**（観察）	**imply**	**that 節**（〜ということ） **the existence of 〜**（〜の存在） **a role for 〜**（〜の役割） **the presence of 〜**（〜の存在） **the involvement of 〜**（〜の関与）

▶ 使い方の例

- **results imply the existence of 〜**　結果は，〜の存在を意味する
- **findings imply a role for 〜**　知見は，〜の役割を意味する
- **data imply the involvement of 〜**　データは，〜の関与を意味する
- **results imply that 〜**　結果は，〜ということを意味する

例文 These **observations imply that** cooperative binding requires dimerization.
(Nucleic Acids Res. 2007 35:812)　これらの観察は，〜ということを意味する

用例数　18,000

report 他 報告する

文型 第3文型他動詞
受動態率35％
⇒ be reported

◆ S＋V＋that節の他動詞またはS＋V＋Oの他動詞として用いられる
◆ 名詞の用例も多い
◆ 著者・論文のみが主語となる

頻度分析 that節（60%）

前に来る単語（主語）		後に来る語句
we（われわれ） **paper**（論文） **article**（論文）	**report**	**that 節**（〜ということ） **the identification of 〜**（〜の同定） **the cloning**（クローニング） **the isolation**（単離） **the crystal structure of 〜**（〜の結晶構造） **the development of 〜**（〜の開発） **the characterization of 〜**（〜の特徴づけ） **the use of 〜**（〜の使用） **the discovery of 〜**（〜の発見） **the synthesis**（合成）

▶ 使い方の例

- **we report that ～** われわれは,～ということを報告する
- **paper reports the identification of ～** 論文は,～の同定を報告する
- **we report the isolation** われわれは,単離を報告する
- **article reports the development of ～** 論文は,～の開発を報告する

例文 Here **we report that** a drug used as an antidepressant in humans increases C. elegans lifespan. (Nature. 2007 450:553) ここに,われわれは～ということを報告する

We report the isolation of a gene encoding a mammalian Snail family member that is restricted to the nervous system. (Proc Natl Acad Sci USA. 2001 98:4010) われわれは遺伝子の単離を報告する

用例数 17,000

describe 他 記述する／述べる

文型 第3文型他動詞
受動態率 30 %
⇒ be described

◆ reportと意味や用法が近いが, that節は目的語にならない

前に来る単語（主語）		後に来る語句
we（われわれ）	describe	**～ approach**（～アプローチ）
paper（論文）		**the identification**（～同定）
study（研究）		**a method**（方法）
report（報告）		**the cloning**（クローニング）
review（総説）		**the isolation**（単離）
article（論文）		**the use of ～**（～の使用）
work（研究）		**the development**（開発）
		the synthesis（合成）
		the effect of ～（～の効果）
		the characterization of ～（～の特徴づけ）
		the generation（生成）
		the role of ～（～の役割）

▶ 使い方の例

- **paper describes a new approach** 論文は,新しいアプローチを記述する
- **report describes the identification** 報告は,同定を記述する
- **article describes a method** 論文は,方法を記述する
- **study describes the cloning** 研究は,クローニングを記述する
- **we describe the isolation** われわれは,単離を記述する

・**work describes the role of ～**　研究は，～の役割を記述する

例文 Here, **we describe a** small-scale **method** for production of WCE that can be used to study NER.（Nucleic Acids Res. 2007 35:e152）
われわれは，小規模な方法を記述する

用例数　8,200

explain 他 説明する

文型 第3文型他動詞
受動態率25％
⇒ **be explained**

◆that節は目的語にならない
◆to explain の用例が一番多い

前に来る単語（主語）		後に来る語句
results（結果） **model**（方法） **we**（われわれ）	**explain**	**the mechanism**（機構） **the difference in ～**（～の違い） **the lack of ～**（～の欠如） **the ability of ～**（～の能力） **the effect of ～**（～の効果） **the association**（関連） **how ～**（どのように～か）

▶ 使い方の例

・**model explains the mechanism**　モデルは，機構を説明する
・**results explain the effects of ～**　結果は，～の効果を説明する
・**we explain how ～**　われわれは，どのように～かを説明する

例文 This **explains how** the BoNTs recognize and cleave specific coiled SNARE substrates and provides insight into the development of inhibitors to prevent botulism.（J Biol Chem. 2007 282:9621）
これは，どのようにBoNTが～を認識するかを説明する

用例数　8,000

account for 説明する

受動態率10％

◆他動詞として働く句動詞
◆受動態でも使われる
◆explainと意味は近いが使い方は少し異なり，変化を説明するために用いられる
◆現象や機能が主語となる一方で，人（著者）は主語にならない

前に来る単語（主語）		後に来る語句
model（モデル） **mutations**（変異） **mechanism**（機構）	**account for**	**the majority of ～**（～の大部分） **the effect of ～**（～の効果） **the difference in ～**（～の違い） **the lack of ～**（～の欠損） **the increase in ～**（～の増大） **the ability of ～**（～の能力）

▶ 使い方の例

- **models account for the effect of** ～　モデルは,～の効果を説明する
- **mutations accounted for the differences in** ～　変異は,～の違いを説明した
- **mechanism accounts for the ability of** ～　機構は,～の能力を説明する

例文 Chromosomal losses **accounted for the majority of** genomic imbalances. (Cancer Res. 1999 59:450)　染色体の喪失は,ゲノムの不均衡の大部分を説明した

用例数　460

prove 他 証明する

文型 第3文型他動詞
受動態率40％

◆S＋V＋that節の他動詞またはS＋V＋Oの他動詞として用いられる
◆自動詞の用例が多い(⇒次項参照)が,他動詞としても使われる

頻度分析 that節(60%)

前に来る単語（主語）		後に来る語句
we（われわれ） **result**（結果） **study**（研究） **experiment**（実験） **finding**（知見） **data**（データ）	**prove**	**that節**（～ということ） **the efficacy of ～**（～の有効性） **the existence of ～**（～の存在）

▶ 使い方の例

- **we prove that** ～　われわれは,～ということを証明する

例文 Our **study proves that** the identification of broad patterns in naturally-occurring splice sites, through the analysis of genomic datasets, provides mechanistic and evolutionary insights into pre-mRNA splicing. (Nucleic Acids Res. 34:3955)　われわれの研究は,～ということを証明する

I 研究の計画・実施・報告に関する動詞

B 示す

用例数　4,100

prove 自 ～であると判明する

文型 第2文型自動詞

◆S＋V＋C（第2文型）の自動詞またはS＋V＋to *do*の自動詞として用いられる
◆mayやshouldなどの助動詞が直前に用いられたり，完了形が使われたりすることがかなり多い
◆他動詞としても使われるが（⇒前項参照），第２文型の自動詞としての用例が多い
◆補語には，形容詞やto不定詞が用いられる
◆prove to be usefulよりprove usefulの方が，用例数ははるかに多い
◆他動詞（証明する）の用例も多い

頻度分析 to *do*（40%）

S＋V＋Cのパターン

◆主語のカテゴリー：❸結果，❹方法，❾処置，❷研究

前に来る単語（主語）		後に来る語句
model ～（モデル～）	prove	**useful**（有用な）
method ～（方法～）		**difficult**（困難な）
system ～（システム～）		**effective**（効果的な）
approach ～（アプローチ～）		**valuable**（価値がある）
therapy ～（治療～）		**beneficial**（有益な）
assay ～（アッセイ～）		**elusive**（とらえどころのない）
strategy ～（戦略～）		**important**（重要な）
technique ～（技術～）		**successful**（成功する）
inhibitors ～（阻害剤～）		**efficacious**（効果的な）
treatment ～（処置～）		

▶ 使い方の例

- **model** should **prove useful**　モデルは，有用であると判明するはずである
- **system has proven difficult**　システムは，困難であると判明した
- **treatment has proven effective**　処置は，効果的であると判明した
- **model** should **prove valuable**　モデルは，価値があると判明するはずである
- **therapy** might **prove beneficial**　治療は，有益であると判明するかもしれない
- **technique has proved successful**　技術は，成功であると判明した
- **strategy** may **prove efficacious**　戦略は，効果的であると判明するかもしれない

例文 The TAT **system proved essential** for the export of phospholipases, proteins involved in pyoverdine-mediated iron-uptake, anaerobic respiration, osmotic

stress defense, motility, and biofilm formation. Proc Natl Acad Sci USA. 2002 99:8312)
TATシステムは搬出に必須であると判明した

S＋V＋to *do*のパターン

◆主語のカテゴリー：❼もの, ❹方法, ❷研究, ❺対象

前に来る単語（主語）		動詞
protein（タンパク質）	prove to	**have 〜**（〜をもつ）
compound（化合物）		**be useful**（有用である）
method（方法）		**be effective**（効果的である）
assay（アッセイ）		**be important**（重要である）
approach（アプローチ）		**be essential**（必須である）
mutant（変異体）		**be valuable**（価値がある）
analogue（類似体）		**be difficult**（困難である）
technique（技術）		**be a 〜**（〜である）

▶ 使い方の例

- **mutant proved to have 〜** 変異は,〜をもつと判明した
- **approach proved to be useful** アプローチは,有用であると判明した
- **technique proved to be effective** 技術は,効果的であると判明した
- **protein proved to be essential** タンパク質は,必須であると判明した
- **method proved to be a 〜** 方法は,〜であると判明した

例文 This **method proved to be a** powerful tool for the comparison of large concerted atomic motions in SH3. (Biophys J. 1996 70:684)
この方法は強力な手段であると判明した

Ⅰ-B　示す

4. 提示する／提供する

「提示する／提供する」の動詞は，他動詞のパターンで使われる．

提示する … **present** (17,000) ◆88
提供する … **provide** (61,000) ◆88／
offer (5,100) ◆90
与える ……… **give** (4,500) ◆91／
confer (6,600) ◆92

(カッコ内数字：用例数，◆：ページ数)

✻ 意味・用法

・**present**, **provide**, **offer** は（証拠や機会などを）提示する／提供するという意味で使われる

・**present** はほとんど著者（we）のみを主語とし，逆に **offer** は結果や方法などを主語とする．**provide** はその両方を主語とする

・**give** は（結果などを）与える場合，**confer** は（抵抗性などを）与える場合に使われる

✻ 動詞に結びつく主語のカテゴリー

❶著者・論文	❷分析研究	❸研究結果	❹方法	❺対象	❻現象	❼もの	❽疾患	❾処理・治療	❿場所	⓫変化	⓬機能	⓭関係	⓮定量値	⓯目的	
●															**present**（提示する）
●	●	●	●												**provide**（提供する）
	●	●	●					●							**offer**（提供する）
●	●	●	●	●											**give**（与える）
				●	●	●							●		**confer**（与える）

✻ 言い換え可能な動詞 ─意味が似ている動詞と前後の語の組み合わせ例

主語	動詞	後に来る語句
we review	present provide	evidence 〜 method 〜 model 〜 approach

We <present／provide> evidence for major functional defects.

訳 われわれは，大きな機能的欠陥の証拠を提示する

主語	動詞	後に来る語句
results study method system approach findings data model	offer provide	〜 opportunity 〜 approach 〜 insight into 〜 explanation 〜 means 〜 mechanism 〜 model 〜 protection 〜 evidence

Our findings <offer／provide> new insights into the workings of these neurons.

訳 われわれの知見は，これらのニューロンの働きへの新しい洞察を提供する

用例数　17,000

present 他 提示する

文型 第3文型他動詞

受動態率 20％

⇒ be presented

◆著者が，証拠などを提示するときに用いられる

前に来る単語（主語）		後に来る語句
we（われわれ）	present	**evidence**（証拠）
paper（論文）		**～ method**（～方法）
article（論文）		**～ model**（～モデル）
report（報告）		**… structure of ～**（～の…構造）
review（レビュー）		**… analysis of ～**（～の…分析）
		～ approach（～アプローチ）
		… results of ～（～の…結果）
		～ algorithm（～アルゴリズム）
		… characterization of ～（～の…特徴づけ）
		… overview of ～（～の…概要）

▶ 使い方の例

- **we present evidence**　われわれは，～の証拠を提示する
- **article presents** a new **method**　論文は，新しい方法を提示する
- **report presents** an **analysis of** ～　報告は，～の分析を提示する
- **paper presents** a novel **approach**　論文は，新規のアプローチを提示する
- **review presents** an **overview of** ～　レビューは，～の概要を提示する

例文 **We present** a **model** for the origin of this new gene and discuss genetic and evolutionary factors affecting the evolution of new genes and functions. (Genetics. 2005 170:207)　われわれは，この新しい遺伝子の起源のモデルを提示する

用例数　61,000

provide 他 提供する

文型 第3文型他動詞

受動態率 5％

⇒ be provided

◆著者よりも結果やデータが主語となることが多い
◆証拠や洞察などを提供するときに使う

前に来る単語（主語）		後に来る語句
results（結果）	**provide**	**evidence**（証拠）
we（われわれ）		**… insight into ～**（～への…洞察）
data（データ）		**～ mechanism**（～機構）
study（研究）		**… basis for ～**（～の…基盤）
findings（知見）		**～ information**（～情報）
model（モデル）		**～ support**（～支持）
observations（観察）		**～ means**（～手段）
structure（構造）		**～ opportunity**（～機会）
work（研究）		**… explanation for ～**（～の…説明）
analysis（分析）		**～ framework**（～フレームワーク）
method（方法）		**～ tool**（～道具）
system（システム）		**… model for ～**（～の…モデル）
approach（アプローチ）		**～ approach**（～アプローチ）
experiments（実験）		**～ protection**（～保護）
information（情報）		**～ method**（～方法）
mice（マウス）		**～ system**（～システム）
review（レビュー）		**～ data**（～データ）
		… example of ～（～の…例）
		a rationale for ～（～の理論的な解釈）

▶ 使い方の例

- **we provide evidence** — われわれは，証拠を提供する
- **results provide** new **insights into** ～ — 結果は，～への新しい洞察を提供する
- **studies provide** a potential **mechanism** — 研究は，潜在的機構を提供する
- **findings provide** a molecular **basis for** ～ — 知見は，～の分子基盤を提供する
- **data provide** important **information** — データは，重要な情報を提供する
- **observations provide** strong **support** — 観察は，強力な支持を提供する
- **approach provides** a **means** — アプローチは，手段を提供する
- **system provides** a unique **opportunity** — システムは，ユニークな機会を提供する
- **model provides** a plausible **explanation for** ～ — モデルは，～のもっともらしい説明を提供する
- **structure provides** a **framework** — 構造は，フレームワークを提供する
- **mice provide** a valuable **tool** — マウスは，有用な道具を提供する
- **experiments provide** a **model for** ～ — 実験は，～のモデルを提供する
- **method provides** a novel **approach** — 方法は，新規のアプローチを提供する
- **work provides** a **method** — 研究は，方法を提供する

例文 **We provide evidence** for a novel CRC susceptibility gene. (Hum Mol Genet. 2006 15:2903)
われわれは，新規のCRC感受性遺伝子の証拠を提供する

用例数 5,100

offer 他 提供する

文型 第3文型他動詞

受動態率5％

◆研究や結果・方法などが，機会や利点などを提供する意味で使われる

前に来る単語（主語）
results（結果）
study（研究）
method（方法）
system（システム）
approach（アプローチ）
findings（知見）
data（データ）
model（モデル）
technique（技術）
technology（テクノロジー）
therapy（治療）
assay（アッセイ）

offer

後に来る語句
～ opportunity（～機会）
～ advantage（～利点）
～ approach（～アプローチ）
… insight into ～（～への…洞察）
～ explanation（～説明）
～ promise（～見込み）
～ possibility（～可能性）
～ strategy（～戦略）
～ means（～手段）
～ mechanism（～機構）
… potential for ～（～のための潜在能）
～ benefit（～利点）
～ model（～モデル）
～ protection（～保護）
～ target（～標的）
～ evidence（～証拠）

▶ 使い方の例

- **system offers** a unique **opportunity** システムは，ユニークな機会を提供する
- **method offers** several **advantages** 方法は，いくつかの利点を提供する
- **technology offers** a powerful **approach** テクノロジーは，強力なアプローチを提供する
- **findings offer** new **insights into** ～ 知見は，～への新しい洞察を提供する
- **results offer** a possible **explanation** 結果は，可能な説明を提供する
- **approaches offer** the **promise** アプローチは，見込みを提供する
- **therapy offers** the **possibility** 治療は，可能性を提供する
- **studies offer** a **strategy** 研究は，戦略を提供する
- **assay offers** a potential **means** アッセイは，潜在的な手段を提供する
- **data offer** a potential **mechanism** データは，潜在的な機構を提供する

例文 This **system offers** new **opportunities** for the study of collagen expression and maturation. (J Biol Chem. 2001 276:24038)

このシステムは，コラーゲンの発現と成熟の研究のための新しい機会を提供する

用例数　4,500

give 他 与える

文型 第3文型他動詞

受動態率 35％

⇒ **be given**

◆方法や結果が結果や情報を与えるときに使う

前に来る単語（主語）		後に来る語句
we（われわれ）	give	**〜 results**（〜結果）
method（方法）		**… insight into 〜**（〜への…洞察）
model（モデル）		**〜 products**（〜産物）
results（結果）		**〜 information**（〜情報）
study（研究）		**evidence**（証拠）
data（データ）		**〜 estimates**（〜推定）
assay（アッセイ）		**〜 support**（〜支持）

▶ 使い方の例

- **assays gave** comparable **results**　アッセイは，匹敵する結果を与えた
- **results give** new **insights into** 〜　結果は，〜への新しい洞察を与える
- **method gives** real-time **information**　方法は，リアルタイムの情報を与える
- **we give evidence**　われわれは，証拠を与える
- **model gives** reasonable tortuosity **estimates**　モデルは，妥当な屈曲度推定値を与える
- **study gives** further **support**　研究は，さらなる支持を与える

例文 All three PCR **assays gave** negative **results** on peripheral blood lymphocyte samples from 69 humans, as well as 6 baboons and 6 macaques, demonstrating 100％ specificity.（Transplantation. 1999 68:183）

3回のPCRアッセイのすべてが，陰性の結果を与えた

I 研究の計画・実施・報告に関する動詞

B 示す

用例数 6,600

confer 他 与える

文型 第3文型他動詞
受動態率 5%

◆変異が抵抗性などを与えるときに用いられる
◆renderとの使い方の違いに注意しよう ⇒ render

前に来る単語（主語）
mutation（変異）
cells（細胞）
allele（アレル）
expression（発現）
domain（ドメイン）
sequence（配列）
overexpression（過剰発現）

confer

後に来る語句
resistance to ～（～への抵抗性）
protection（保護）
～ advantage（～優位性）
～ activity（～活性）
～ sensitivity（～感受性）
～ risk（～リスク）
～ phenotype（～表現型）
susceptibility to ～（～に対する感受性）
～ specificity（～特殊性）
～ responsiveness（～応答性）

▶ 使い方の例

- **overexpression conferred resistance to** ～ 過剰発現は,～への抵抗性を与えた
- **cells confer protection** 細胞は,保護を与える
- **expression confers** a growth **advantage** 発現は,成長優位性を与える
- **sequence conferred** XT **activity** 配列は,XT活性を与えた
- **mutations conferred** increased **sensitivity** 変異は,増大した感受性を与えた
- **allele confers susceptibility to** ～ アレルは,～に対する感受性を与える
- **domain confers** signal **specificity** ドメインは,シグナル特異性を与える

例文 Point **mutations confer** cefotaxime **resistance**, but they compromise ampicillin resistance. (J Mol Evol. 2007 64:215)
点変異は,セフォタキシム抵抗性を与える

Ⅰ-B 示す

5. 報告される／示される

「報告される／示される」の動詞は，第３文型あるいは第５文型の受動態の形で使う．

示される ………… **be shown** (24,000) ◆94
報告される ……… **be reported** (9,700) ◆95
記述される ……… **be described** (17,000) ◆97
特徴づけられる … **be characterized** (9,800) ◆98
説明される ……… **be explained** (3,000) ◆99

（カッコ内数字：用例数，◆：ページ数）

✻ 意味・用法

- **be shown**，**be reported** は，S＋V＋O＋to do（第５文型）の受動態（〜するために示される／報告される）あるいはS＋V＋O（第３文型）の受動態で使われる
- **be described** は，S＋V＋O（第３文型）の受動態のみで用いられる
- **be characterized**，**be explained** はbyを伴って，「〜によって特徴づけられる／説明される」の意味で使われる

✻ 動詞に結びつく主語のカテゴリー

❶著者・論文	❷分析研究	❸研究結果	❹方法	❺対象	❻現象	❼もの	❽疾患	❾処理・治療	❿場所	⓫変化	⓬機能	⓭関係	⓮定量値	⓯目的	
		●	●	●	●	●			●				●		**be shown**（示される）
		●			●	●							●		**be reported**（報告される）
			●												**be described**（記述される）
				●		●	●					●			**be characterized**（特徴づけられる）
		●										●			**be explained**（説明される）

用例数　24,000

be shown 示される

文型 第5文型受動態＋to *do*

受動態率15％

⇒ show

- ◆S＋V＋O＋to *do*（第5文型）の受動態の用例が多い
- ◆to不定詞を伴って，「～することが示される」のパターンで使われることが非常に多い
- ◆完了形の用例が多い
- ◆that節を伴う場合は，it is/has been/was shown thatのパターンで使われる（694ページ：It ～ that構文の項を参照）
- ◆能動態では，show thatの用例が多い

頻度分析 ❶ to *do*（78%）/❷ that節（9%）

be shown to

前に来る単語（主語）	後に来る語句
protein（タンパク質）	**have ～**（～をもつ）
cells（細胞）	**bind**（結合する）
activity（活性）	**play ～**（～を果たす）
mutant（変異体）	**inhibit ～**（～を抑制する）
domain（ドメイン）	**induce ～**（～を誘導する）
method（方法）	**interact**（相互作用する）
complex（複合体）	**regulate ～**（～を調節する）
expression（発現）	**increase**（増大する）
sequence（配列）	**contain ～**（～を含む）
mutation（変異）	**cause ～**（～を引き起こす）
compound（化合物）	**reduce ～**（～を低下させる）
site（部位）	**mediate ～**（～を仲介する）
model（モデル）	**function**（機能する）
receptor（受容体）	**activate ～**（～を活性化する）
enzyme（酵素）	**occur**（起こる）
factor（因子）	**promote ～**（～を促進する）
system（システム）	**enhance ～**（～を増強する）
mice（マウス）	**improve ～**（～を改善する）
	act（働く）
	be essential（必須である）
	be required for ～（～のために必要とされる）
	be involved in ～（～に関与している）
	be important（重要である）
	be effective（効果的である）

▶ 使い方の例

- mice **were shown to** have ～ マウスは，～をもつことが示された
- complex **was shown to** bind 複合体は，結合することが示された
- protein **was shown to** play ～ タンパク質は，～を果たすことが示された
- compounds **were shown to** inhibit ～ 化合物は，～を抑制することが示された
- receptors **were shown to** induce ～ 受容体は，～を誘導することが示された
- enzyme **was shown to** interact 酵素は，相互作用することが示された
- activity **was shown to** increase 活性は，増大することが示された
- sequences **were shown to** contain ～ 配列は，～を含むことが示された
- mutations **were shown to** cause ～ 変異は，～を引き起こすことが示された
- domain **was shown to** mediate ～ ドメインは，～を仲介することが示された
- system **is shown to** function システムは，機能することが示される
- expression **was shown to** activate ～ 発現は，～を活性化することが示された
- mutant **was shown to** act 変異体は，働くことが示された
- factors **are shown to** be essential 因子は，必須であることが示される
- sites **were shown to** be required for ～ 部位は，～のために必要とされることが示された
- method **is shown to** be effective 方法は，効果的であることが示される

例文 Mutation of zinc ligands to alanine also abolished the enzymatic activity, and these mutant **proteins were shown to contain** decreased levels of zinc. (J Biol Chem. 2007 282:21169)

これらの変異タンパク質は，低下したレベルの亜鉛を含むことが示された

用例数 9,700

be reported 報告される

文型 第5文型受動態／第3文型受動態

受動態率 35％

⇒ report

◆S＋V＋O＋to *do*（第5文型）あるいはS＋V＋O（第3文型）の受動態として用いられる

◆主に論文で報告されることを意味する

◆完了形の用例がかなり多い

◆that節を伴う場合は，it has been reported thatのパターンで使われる（694ページ：It that構文の項参照）

頻度分析 ❶ to *do*（第5文型：26％）
〔以下，第3文型〕❷ in（14％）/❸ for（6％）/❹ that節（5％）

第5文型のbe reported

◆「主語＋be reported to *do*」の形で使う
◆「～することが報告される」のパターンで使われる
◆完了形がかなり多い
◆主語のカテゴリー：❼もの，⓮定量値

前に来る単語（主語）		動詞
proteins（タンパク質） **gene**（遺伝子） **activity**（活性）	**have been reported to**	**induce ～**（～を誘導する） **bind**（結合する） **be associated with ～**（～と関連している） **inhibit ～**（～を抑制する） **occur**（起こる）

▶ 使い方の例

- **activity has been reported to induce ～** 活性は，～を誘導すると報告されている
- **proteins have been reported to bind** タンパク質は，結合すると報告されている
- **activity has been reported to occur** 活性は，起こると報告されている

例文 Although several cellular **proteins have been reported to bind** to Vpr, the mechanism by which Vpr mediates its biological effects is unknown. (Proc Natl Acad Sci USA. 2007 104:4130)

いくつかの細胞性タンパク質は，Vprに結合すると報告されている

第3文型のbe reported

◆「主語＋be reported」の形で使う
◆主語のカテゴリー：❸結果，❻現象

前に来る単語（主語）		後に来る語句
results（結果） **data**（データ） **events**（事象） **cases**（症例）	**be reported**	**in ～ patients**（～患者において） **in ～ literature**（～文献において） **in ～ studies**（～研究において） **for ～ patients**（～患者に対する）

▶ 使い方の例

- **events were reported in** 10％ of **patients** 事象が，患者の10％において報告された
- **results are reported for** seven **patients** 7名の患者に対する結果が報告された

例文 Serious adverse **events were reported in** 10％ of **patients** in the certolizumab group and 7％ of those in the placebo group; serious infections were reported

in 2％ and less than 1％, respectively. (N Engl J Med. 2007 357:228)
深刻な有害事象が，10％の患者において報告された

用例数 17,000

be described 記述される

文型 第3文型受動態
受動態率 30％

⇒ describe

- ◆論文に記述されることを意味する
- ◆主に方法について用いられる
- ◆動詞の後の前置詞以下は，動詞よりも主語を修飾することが多い

頻度分析 ❶ in (13％)/❷ for (7％)/❸ as (6％)/❹ by (5％)/❺ that節 (4％)

前に来る単語（主語）		後に来る語句
method（方法）	**be described**	**in which ～**（～という）
system（システム）		**in terms of ～**（～に関して）
approach（アプローチ）		**in patients**（患者において）
technique（技術）		**in ～ paper**（～論文において）
procedure（手順）		**for … determination of ～**（～の…測定に関する）
model（モデル）		**for … synthesis of ～**（～の…合成に関する）
		for ～ preparation（～調製に関する）
		that ～（～する）

▶ 使い方の例

- **method is described in which** ～　～という方法が記述される
- **method is described for** the **determination of** ～　～の測定に関する方法が記述される
- **procedures are described for** the **synthesis of** ～　～の合成に関する手順が記述される
- **technique is described for** the **preparation**　調製に関する技術が記述される
- **approach is described that** ～　～するアプローチが記述される

例文 A **method is described for** the **determination of** glutathione reductase activity (GR; EC 1.6.4.2) in plant extracts utilizing HPLC quantitation of $NADP^+$ following the reduction of glutathione disulfides. (Anal Biochem. 1996 237:30)
グルタチオン還元酵素活性の測定のための方法が記述される

用例数　9,800

be characterized 特徴づけられる

文型 第3文型受動態
受動態率 45％

⇒ characterize

◆be characterized byの用例が多い
◆「～によって特徴づけられる」のパターンが非常に多い

よく使われる前置詞 ❶ by（63％）/❷ in（16％）

前に来る単語（主語）		後に来る語句
disease（疾患）	be characterized	**by the presence of ～**（～の存在によって）
cells（細胞）		**by ～ accumulation**（～蓄積によって）
mutant（変異体）		**by ～ expression**（～発現によって）
protein（タンパク質）		**by ～ loss**（～喪失によって）
infection（感染）		**by ～ formation**（～形成によって）
syndrome（症候群）		**by ～ level of …**（～レベルの…によって）
response（反応）		

▶ 使い方の例

・**proteins are characterized by the presence of ～**
タンパク質は，～の存在によって特徴づけられる

・**disease is characterized by** the **accumulation**　疾患は，蓄積によって特徴づけられる

・**infection is characterized by** the **expression**　感染は，発現によって特徴づけられる

・**syndromes are characterized by** extensive **loss**
症候群は，広範な喪失によって特徴づけられる

・**mutants are characterized by** the **formation**　変異体は，形成によって特徴づけられる

・**disease are characterized by** elevated **levels of ～**
疾患は，上昇したレベルの～によって特徴づけられる

例文 Alzheimer **disease is characterized by** the **accumulation of** aggregated amyloid beta-peptide（Abeta）in the brain.（J Biol Chem. 2006 281:27916）
アルツハイマー病は，～の蓄積によって特徴づけられる

用例数 3,000

be explained 説明される

文型 第3文型受動態
受動態率25％

⇒ explain

◆be explained byの用例が多い
◆結果がモデルなどによって説明されるときに使う

よく使われる前置詞 ❶ by（73%）/❷ in（10%）

前に来る単語（主語）		後に来る語句
result（結果） **difference**（違い） **effect**（効果） **finding**（知見） **data**（データ）	**be explained**	**by 〜 model**（〜モデルによって） **by 〜 mechanism**（〜機構によって） **by the presence of 〜**（〜の存在によって） **by the fact that 〜**（〜という事実によって） **by the ability of 〜**（〜の能力によって）

▶ 使い方の例

- **data are explained by** a **model** データは，モデルによって説明される
- **results are explained by** a **mechanism** 結果は，機構によって説明される
- **findings are explained by the presence of** ～ 知見は，～の存在によって説明される
- **difference is explained by the fact that** ～ 違いは，～という事実によって説明される
- **effects are explained by the ability of** ～ 効果は，～の能力によって説明される

例文 The **data are explained by** a **model** in which ERK activity is modulated by differential effects of PKC zeta and PKA on Raf isoforms. (J Biol Chem. 1999 274:5972)
それらのデータは，～というモデルによって説明される

Ⅰ-B　示す

6. 支持する／支持される

「支持する／支持される」の表現には，他動詞能動態・受動態のパターンがある．

支持する …… **support** (21,000) ◆101／
favor (1,600) ◆102
支持される … **be supported** (1,500) ◆103

（カッコ内数字：用例数，◆：ページ数）

✻ 意味・用法

・**support** は結果が仮説などを支持するとき，**be supported** は仮説がデータなどによって支持されるとき，**favor** は結果がモデルなどを支持するときに使う

✻ 動詞に結びつく主語のカテゴリー

❶著者・論文	❷分析研究	❸研究結果	❹方法	❺対象	❻現象	❼もの	❽疾患	❾処理・治療	❿場所	⓫変化	⓬機能	⓭関係	⓮定量値	⓯目的	
	●	●													**support**（支持する）
●		●													**favor**（支持する）
		●	●								●				**be supported**（支持される）

✻ 言い換え可能な動詞 ―意味が似ている動詞と前後の語の組み合わせ例

主語	動詞（be動詞＋形容詞）	後に来る語句
results data	support favor	the hypothesis that a model

The latter data <support／favor> a model for the structure of the complex.
訳 後者のデータは，その複合体の構造のモデルを支持する

用例数　21,000

support 他 支持する

文型 第3文型他動詞
受動態率10％
⇒ be supported

◆結果が仮説などを支持するときに使う

前に来る単語（主語）		後に来る語句
results（結果）	**support**	**the hypothesis that ～**（～という仮説）
data（データ）		**a model**（モデル）
findings（知見）		**a role for ～**（～の役割）
study（研究）		**the idea that ～**（～という考え）
observations（観察）		**the notion that ～**（～という考え）
evidence（証拠）		**the concept that ～**（～という考え）
analysis（分析）		**the view that ～**（～という考え）
experiments（実験）		**the conclusion that ～**（～という結論）
		the use of ～（～の使用）
		the existence of ～（～の存在）
		the role of ～（～の役割）
		～ replication（～複製）
		a mechanism（機構）
		the possibility（可能性）
		the importance of ～（～の重要性）
		the proposal that ～（～という提案）
		the presence of ～（～の存在）
		the contention that ～（～という主張）

▶ 使い方の例

- **results support the hypothesis that** ～　結果は,～という仮説を支持する
- **data support a model**　データは,モデルを支持する
- **findings support a role for** ～　知見は,～の役割を支持する
- **observations support the idea that** ～　観察は,～という考えを支持する
- **experiments support the notion that** ～　実験は,～という考えを支持する
- **evidence supports the concept that** ～　証拠は,～という考えを支持する
- **studies support the view that** ～　研究は,～という考えを支持する

例文 These **data support the hypothesis that** elevated MDM2 levels contribute to MYCN-induced genomic instability through altered regulation of centrosome replication in neuroblastoma. (Cancer Res. 2007 67:2448)
これらのデータは,～という仮説を支持する

用例数　1,600

favor 他 支持する／好む

文型 第３文型他動詞
受動態率５％

◆モデルなどを支持するときに使う

前に来る単語（主語）		後に来る語句
we（われわれ）	favor	**the formation of 〜**（〜の形成）
results（結果）		**a model in which 〜**（〜であるモデル）
evidence（証拠）		**the development of 〜**（〜の発生）
data（データ）		**the generation of 〜**（〜の生成）
conditions（状態）		**a mechanism**（機構）
		the use of 〜（〜の使用）
		the hypothesis that 〜（〜という仮説）

▶ 使い方の例

- **data favor a model in which 〜**　データは,〜というモデルを支持する
- **we favor a mechanism**　われわれは,機構を支持する
- **results favor the hypothesis that 〜**　結果は,〜という仮説を支持する

例文 **We favor a** TMD **model** that is alpha-helical with the external portion of the span at a lipid-protein boundary and the inner portion within the channel corpus in complex interactions.（Biophys J. 2007 93:2332）

われわれは,TMDモデルを支持する

用例数 1,500

be supported 支持される

文型 第3文型受動態

受動態率 10%

⇒ support

◆be supported byの用例が圧倒的に多い
◆結論や仮説が，研究データなどによって支持されるときに用いられる

よく使われる前置詞 ▶ by (89%)

be supported

前に来る単語（主語）
conclusion（結論）
hypothesis（仮説）
result（結果）
finding（知見）
model（モデル）
observation（観察）
mechanism（機構）
interpretation（解釈）
prediction（予測）

後に来る語句
by ～ observation（～観察によって）
by ～ finding（～知見によって）
by ～ studies（～研究によって）
by ～ data（～データによって）
by ～ analysis（～分析によって）
by ～ evidence（～証拠によって）
by ～ demonstration（～実証によって）
by the fact（事実によって）
by ～ result（～結果によって）

▶ 使い方の例

- **hypothesis is supported by** the **observation** 仮説は，観察によって支持される
- **conclusion is supported by** the **finding** 結論は，知見によって支持される
- **mechanism is supported by** four independent **studies** 機構は，4つの独立した研究によって支持される
- **predictions are supported by** our experimental **data** 予測は，われわれの実験データによって支持される
- **observations were supported by** statistical **analysis** 観察は，統計分析によって支持された
- **results are supported by** experimental **evidence** 結果は，実験的証拠によって支持される
- **model is supported by** the **demonstration** モデルは，実証によって支持される
- **interpretation is supported by the fact** 解釈は，事実によって支持される
- **finding is supported by** the **results** 知見は，結果によって支持される

例文 This **conclusion is supported by data** showing that ectopic expression of a wild type, but not a non-phosphorylatable S65A mutant of Bim (EL), potentiates sodium arsenite-induced apoptosis and by experiments showing direct phosphorylation of Bim (EL) at Ser-65 by p38 in vitro. (J Biol Chem. 2006 281:25215)
この結論は，～を示すデータによって支持される

Ⅰ-B　示す

7. 命名する／呼ぶ

「～を…と命名する／呼ぶ」の動詞は，第５文型を使って「主語＋動詞＋目的語＋補語（名詞）」のパターンで用いられる．補語に名詞のみが使われる第５文型の動詞は，これらだけである．

～を…と命名する …… **name** (440) ◆105／
designate (430) ◆105／
term (470) ◆106
～を…と呼ぶ ………… **call** (310) ◆106

（カッコ内数字：用例数，◆：ページ数）

✱ 意味・用法

・name，designate，term（命名する）は，意味・用法ともほとんど同じである．call（呼ぶ）も用法はほぼ同様である

✱ 動詞に結びつく主語のカテゴリー

❶著者・論文	❷分析研究	❸研究結果	❹方法	❺対象	❻現象	❼もの	❽疾患	❾処理・治療	❿場所	⓫変化	⓬機能	⓭関係	⓮定量値	⓯目的	
●															**name**（～を…と命名する）
●															**designate**（～を…と命名する）
●															**term**（～を…と命名する）
●															**call**（～を…と呼ぶ）

✱ 言い換え可能な動詞 ―意味が似ている動詞と前後の語の組み合わせ例

主語	動詞	目的語
we	name designate term call	～ protein ～ gene

We have <named／designated／termed／called> this gene the XYZ gene.
訳 われわれは，この遺伝子をXYZ遺伝子と命名した

用例数　440

name 他 ～を…と命名する

文型 第５文型他動詞
受動態率 40％

⇒ be named

◆S＋V＋O＋C（第5文型）の他動詞として用いられる
◆意味・用法は, designateやtermとほぼ同じである
◆名前の由来を示す場合は, その後に「for ～」とつなぐことができる（例文参照）

前に来る単語（主語）		後に来る語句
we（われわれ） **we have**（われわれ）	**name**	**～ gene**（～遺伝子） **～ protein**（～タンパク質） **～ domain**（～ドメイン）

▶ 使い方の例

- **we have named** this **gene** …　　われわれは,この遺伝子を…と命名した
- **we named** this **proteine** …　　われわれは,このタンパク質を…と命名した

例文 **We have named** these **genes** irg for invertase-related gene family. (J Bacteriol. 2005 187:1276)　　われわれは,～ゆえにこれらの遺伝子をirgと命名した

用例数　430

designate 他 ～を…と命名する

文型 第５文型他動詞
受動態率 60％

⇒ be designated

◆S＋V＋O＋C（第5文型）の他動詞として用いられる
◆意味・用法は, nameやtermとほぼ同じである
◆designateは,「明示する」の意味で第３文型他動詞としても使われる

前に来る単語（主語）		後に来る語句
we（われわれ） **we have**（われわれ）	**designate**	**～ gene**（～遺伝子） **～ protein**（～タンパク質） **～ enzyme**（～酵素）

▶ 使い方の例

- **we designated** this **gene** …　　われわれは,この遺伝子を…と命名した
- **we designated** these **proteins** …　　われわれは,これらのタンパク質を…と命名した
- **we designate** this **enzyme** …　　われわれは,この酵素を…と命名する

例文 Therefore, **we have designated** this **protein** L. major TSA protein. (Infect Immun. 1998 66:3279)　　われわれは,このタンパク質をL. major TSAタンパク質と命名した

用例数 470

term 他 ～を…と命名する

文型 第5文型他動詞
受動態率 25%
⇒ be termed

◆S+V+O+C(第5文型)の他動詞として用いられる
◆意味・用法は, nameやdesignateとほぼ同じである
◆名詞のterm(期間)の用例の方が, 圧倒的に多い

前に来る単語（主語）		後に来る語句
we（われわれ）	term	**～protein**（～タンパク質）
we have（われわれ）		**～gene**（～遺伝子）

▶ 使い方の例

・**we termed** this **protein** … われわれは,このタンパク質を…と命名した
・**we termed** this novel **gene** … われわれは,この新規の遺伝子を…と命名した

例文 We termed this gene WDR14 (WD40 repeat-containing gene deleted in VCFS). (Genomics. 2001 73:264) われわれは,この遺伝子をWDR14と命名した

用例数 310

call 他 ～を…と呼ぶ

文型 第5文型他動詞
受動態率 55%
⇒ be called

◆S+V+O+C(第5文型)の他動詞として用いられる
◆「～を…と呼ぶ」という意味で使う
◆用法は, name, designate, termに近い

前に来る単語（主語）		後に来る語句
we（われわれ）	call	**～protein**（タンパク質）
we have（われわれ）		**～approach**（アプローチ）
		～phenomenon（現象）
		～method（方法）

▶ 使い方の例

・**we call** these **proteins** … われわれは,これらのタンパク質を…と呼ぶ
・**we call** this **approach** … われわれは,このアプローチを…と呼ぶ
・**we call** this **phenomenon** … われわれは,この現象を…と呼ぶ

例文 **We have** **called** this **protein** chURP, for chicken U-related protein. (Eur J Biochem. 1999 261:137)
われわれは,このタンパク質をchURPと呼んできた

Ⅰ-B　示す

8. 命名される／呼ばれる

「～と命名される／呼ばれる」の動詞は，第５文型受動態すなわち「主語＋be動詞＋過去分詞＋補語（名詞）」のパターンで使われる．補語には名詞が用いられる．

～と命名される ……… **be named** (310) ◆109／
be designated (430) ◆110／
be termed (160) ◆110
～と呼ばれる …………… **be called** (390) ◆111

(カッコ内数字：用例数，◆：ページ数)

✻ 意味・用法

・**be named**，**be designated**，**be termed** は「～と命名される」，**be called** は「～と呼ばれる」の意味で使われる

・**named**，**designated**，**termed**，**called** は，「一般名詞＋過去分詞＋固有名詞」のパターンで使われることも多い（例：protein called huntingtin　訳；ハンチンチンと呼ばれるタンパク質）

✻ 動詞に結びつく主語のカテゴリー

❶著者・論文	❷分析研究	❸研究結果	❹方法	❺対象	❻現象	❼もの	❽疾患	❾処理・治療	❿場所	⓫変化	⓬機能	⓭関係	⓮定量値	⓯目的	
				●		●									**be named**（～と命名される）
						●			●						**be designated**（～と命名される）
						●									**be termed**（～と命名される）
			●												**be called**（～と呼ばれる）

用例数 310

be named ～と命名される

文型 第5文型他動詞受動態

受動態率 40%

⇒ name

- ◆S＋V＋O＋C（第5文型）の受動態として用いられる
- ◆「be named＋名詞」のパターンで使う
- ◆意味・用法は，be designatedやbe termedとほぼ同じである
- ◆動詞の直後の名詞（補語）のあとに，「～ゆえに」という意味で「for ～」が使われることがある

前に来る単語（主語）		後に来る語句
protein（タンパク質）	be named	**～ cells**（～細胞）
gene（遺伝子）		**～ factor**（～因子）
family（ファミリー）		**～ for …**（…ゆえに～）
cells（細胞）		
product（産物）		
enzyme（酵素）		

▶ 使い方の例

- **cells were named** BS **cells** 細胞は，BS細胞と命名された
- **protein was named** tumor differentiation **factor** タンパク質は，腫瘍分化因子と命名された
- **gene was named** poxB **for** ～ 遺伝子は，～ゆえにpoxBと命名された

例文 This **protein was named** tumor differentiation **factor** (TDF). (Proc Natl Acad Sci USA. 2004 101:1560) このタンパク質は，腫瘍分化因子（TDF）と命名された

用例数　430

be designated ～と命名される

文型 第5文型他動詞受動態／第3文型受動態　受動態率60%

⇒ designate

◆S+V+O+C(第5文型)あるいはS+V+O(第3文型)の受動態として用いられる
◆意味・用法は, be namedやbe termedとほぼ同じである
◆「be designated(～は…と命名される)」の場合が多いが,「be designated as(～は…と命名される)」の用例もある

よく使われる前置詞 as(20%)

前に来る単語（主語）	be designated	後に来る語句
gene（遺伝子）		**～ for …**（…ゆえに～と）
protein（タンパク質）		**as**（～と）
locus（座位）		
clone（クローン）		
sequence（配列）		
strain（系統）		

▶ 使い方の例

・**gene was designated** rcp **for** …　遺伝子は,…ゆえにrcpと命名された
・**protein was designated as** ～　タンパク質は,～と命名された

例文 This **protein is designated** Grap for Grb2-related adaptor protein. (J Biol Chem. 1996 271:12129)
このタンパク質は,Grapと命名される

The identified **protein is designated as** RSOR because it is renal-specific with properties of an oxido-reductase, and like ALR2 it may be relevant in the renal complications of diabetes mellitus. (Proc Natl Acad Sci USA. 2000 97:9896)
同定されたタンパク質は,RSORと命名される

用例数　160

be termed ～と命名される

文型 第5文型他動詞受動態　受動態率25%

⇒ term

◆S+V+O+C(第5文型)の受動態として用いられる
◆「be termed+名詞」のパターンで使う
◆意味・用法は, be namedやbe designatedとほぼ同じである

前に来る単語（主語）		後に来る語句
protein（タンパク質）	**be termed**	**～ genes**（～遺伝子）
gene（遺伝子）		**～ proteins**（～タンパク質）
phenomenon（現象）		**～ for …**（…ゆえに～と）

▶ 使い方の例

- **genes are termed** secondary response **genes**　遺伝子は，二次応答遺伝子と命名される
- **protein is designated** GLp109 **for** ～　タンパク質は，～ゆえにGLp109と命名される

例文 The locus **was termed** bdlA **for** biofilm dispersion locus.（J Bacteriol. 2006 188:7335）
その座位は，～ゆえにbdlAと命名された

用例数　390

be called ～と呼ばれる

文型 第5文型他動詞受動態

受動態率 55％

⇒ call

◆S＋V＋O＋C（第5文型）の受動態として用いられる

◆「be called＋名詞」のパターンで使う

◆用法は，be named, be designated, be termedに近く，意味もほぼ同じになることも多い

前に来る単語（主語）		後に来る語句
phenomenon（現象）	**be called**	**～ method**（～法）
method（方法）		**～ effect**（～効果）
approach（アプローチ）		**～ syndrome**（～症候群）

▶ 使い方の例

- **methods are called** complete data **methods**　方法は，完全データ法と呼ばれる

例文 This **phenomenon is called** hypoxic pulmonary vasoconstriction（HPV）, and is responsible for maintaining the ventilation-perfusion ratio during localized alveolar hypoxia.（J Physiol. 2006 570:53）　この現象は，低酸素性肺血管収縮と呼ばれる

I -C　明らかにする

9. 調べる／評価する

「調べる／評価する」の動詞は他動詞のパターンで使う.

調べる	**examine** (31,000) ◆119
精査する	**investigate** (13,000) ◆120／**dissect** (900) ◆121
研究する	**study** (14,000) ◆122
評価する	**evaluate** (14,000) ◆123／**assess** (12,000) ◆124
解析する	**analyze** (8,600) ◆125
探索する	**probe** (2,900) ◆126／**explore** (6,100) ◆127
取り組む／検討する	**address** (6,200) ◆128
テストする	**test** (13,000) ◆129
確かめる	**ascertain** (700) ◆130
比較する	**compare** (7,500) ◆131
検索する	**search** (360) ◆132
～を探索する	**search for** (600) ◆132
問う	**ask** (1,100) ◆133

(カッコ内数字：用例数, ◆：ページ数)

✻ 意味・用法・使い分け

- いずれの単語も著者・論文，研究（study）が，影響・役割・関連などを調べるというパターンが多い．置き換えて使える類似の単語が多いという特徴もある（「類語比較早見表」参照）
- analyze は examine と比較すると，装置を使って解析するという意味合いをもつが，使い方はほとんど変わらない．investigate，study，evaluate，assess なども使い方はほぼ同じである
- 表1–9–1に目的語の使い分けのパターンを示す．特に，address と search に使われる目的語は特別なものに限られている．search は「データベースを」検索するときに使う（search for だと「遺伝子やタンパク質」を探索するという意味になるので注意）
- 「whether ～」を目的語にする動詞としない動詞があるので注意が必要である
- 主語の種類は，非常に限られていて，主に著者・論文（we／authors など）と研究（study など）が使われる．いずれの単語も，to 不定詞の用例がかな

り多いことに注意しよう

✻ 動詞に結びつく主語のカテゴリー

❶著者・論文	❷分析研究	❸研究結果	❹方法	❺対象	❻現象	❼もの	❽疾患	❾処理・治療	❿場所	⓫変化	⓬機能	⓭関係	⓮定量値	⓯目的	
●	●														**examine**（調べる）
●	●														**investigate**（精査する）
●															**dissect**（精査する）
●															**study**（研究する）
●	●														**evaluate**（評価する）
●	●														**assess**（評価する）
●	●														**analyze**（解析する）
●															**probe**（探索する）
●	●														**explore**（探索する）
●	●														**address**（取り組む／検討する）
●	●														**test**（テストする）
●															**ascertain**（確かめる）
●	●														**compare**（比較する）
●															**search**（検索する）
●															**search for**（～を探索する）
●	●														**ask**（問う）

✻ 表 1-9-1　動詞と目的語の各組み合わせごとの用例数※

examine (調べる)	investigate (精査する)	dissect (精査する)	study (研究する)	evaluate (評価する)	assess (評価する)	analyze (解析する)	probe (探索する)	explore (探索する)
3,173	2,032	6	1,514	880	838	339	50	222
2,051	2,730	113	1,030	598	594	255	98	508
430	1,066	69	476	62	35	79	76	255
478	376	9	131	113	110	48	23	148
210	225	34	90	127	181	44	16	33
221	140	4	71	136	225	26	5	35
410	179	1	74	147	136	30	2	29
233	165	3	93	71	82	21	11	33
462	276	0	276	224	164	64	3	31
390	163	1	145	55	42	112	0	7
230	240	6	267	32	19	58	33	31
171	328	26	198	32	55	119	29	79
152	263	0	11	36	27	0	1	210
173	175	0	18	61	27	0	2	63
90	81	0	22	9	5	0	0	49
58	63	0	17	4	3	0	6	17
0	0	0	0	0	0	0	0	0
3	0	0	0	0	0	1	0	0
2,189	3,063	0	231	581	779	57	12	272

※　用例数は，LSDコーパス（11ページ参照）中での出現回数

address（取り組む／検討する）	test（テストする）	ascertain（確かめる）	compare（比較する）	search（検索する）	ask（問う）	動詞 ／ 目的語
44	480	22	458	0	0	the effect of
355	317	26	32	0	1	the role of
124	5	5	19	0	0	the mechanism
27	19	5	3	0	0	the relationship between
33	28	3	11	0	0	the contribution of
8	21	6	8	0	0	the impact of
7	32	3	11	0	0	the association
8	30	3	7	0	0	the influence of
11	301	1	183	0	0	the ability of
3	9	1	59	0	0	the expression of
4	16	0	17	0	0	the interaction
57	59	2	26	0	0	the function of
45	104	0	0	0	0	the possibility
67	3,464	0	0	0	0	the hypothesis that
675	0	0	0	0	0	this issue
532	3	0	0	0	0	this question
0	0	0	0	47	0	MEDLINE
0	0	0	0	20	0	the database
271	2,261	172	4	0	711	whether

＊ 言い換え可能な動詞 —意味が似ている動詞と前後の語の組み合わせ例

主語	動詞	目的語
we authors study	examine investigate study explore analyze evaluate assess test	the effect of the impact of the role of the mechanism the ability of the relationship between the association between the relation between the interaction the expression of

We <examined／investigated／studied／explored／analyzed／evaluated／assessed／tested> the effect of glucocorticoids on the hippocampus.

訳 われわれは，海馬に対するグルココルチコイドの効果を調べた

主語	動詞	目的語
we study	test examine investigate explore evaluate address	the hypothesis that the possibility that

We <tested／examined／investigated／explored／evaluated／addressed> the hypothesis that early defects are a component of brain dysfunction in Down syndrome.

訳 われわれは，早期の欠損はダウン症候群における脳の機能障害の構成要素であるという仮説をテストした

主語	動詞	目的語
we authors study	examine investigate explore evaluate assess test ask address	whether節

This study <examined／investigated／explored／evaluated／assessed／tested／asked／addressed> whether activation of these neurons is sufficient to elicit this behavior.

訳 この研究は，これらのニューロンの活性化がこの行動を誘発するのに十分であるかどうかを調べた

	動詞	名詞（目的語）
to	dissect probe examine investigate study explore analyze evaluate assess compare test address	the role of the mechanism the contribution of the function of the relationship between

We used these compounds to <dissect／probe／examine／investigate／study／explore／analyze／evaluate／assess／test／address> the role of isozymes in neoplastic diseases.

訳 われわれは，腫瘍性疾患におけるアイソザイムの役割を調べるためにこれらの化合物を使った

	動詞	名詞（目的語）
to	address explore	this issue this question

To <address／explore> this issue, we developed an integrated online system that enables comparative analyses.

訳 この問題に取り組むために，われわれは比較分析を可能にする統合されたオンラインシステムを開発した

	動詞	名詞節（目的語）
to	examine investigate explore evaluate assess test ask address	whether節

The present study was designed to <examine／investigate／explore／evaluate／assess／test／ask／address> whether these two inhibitory gating are related in schizophrenia patients.

訳 現在の研究は，これら２つの抑制性ゲーティングが統合失調症患者において関連しているかどうかを調べるために設計された

用例数 31,000

examine 他 調べる

文型 第3文型他動詞
受動態率 25%

⇒ be examined

◆効果や役割などを調べるときに用いる
◆weやstudyが主語になる

前に来る単語（主語）
we（われわれ）
study（研究）
the authors（著者ら）
review（総説）
to（〜するために）

examine

後に来る語句
the effect of 〜（〜の効果）
the role of 〜（〜の役割）
the relationship between 〜（〜の間の関連性）
the ability of 〜（〜の能力）
the mechanism（機構）
the association（関連）
the expression of 〜（〜の発現）
the relation（関連）
the influence of 〜（〜の影響）
the interaction（相互作用）
the impact of 〜（〜の影響）
the contribution of 〜（〜の寄与）
the hypothesis that 〜（〜という仮説）
the distribution（分布）
the function of 〜（〜の機能）
the possibility（可能性）
the regulation of 〜（〜の調節）
the consequences of 〜（〜の結果）
whether 節（〜かどうか）

▶ 使い方の例

- **study examined the effects of 〜** 研究は,〜の効果を調べた
- **we examined the role of 〜** われわれは,〜の役割を調べた
- **we examined the expression** われわれは,発現を調べた
- **we examined the ability of 〜** われわれは,〜の能力を調べた
- **the authors examined the association** 著者らは,関連を調べた
- **authors examined the relation** 著者らは,関連を調べた
- **we examined whether 〜** われわれは,〜かどうかを調べた
- **to examine the relationship between 〜** 〜の間の関連性を調べるために

例文 **We examined whether** these biomarkers were elevated at birth in offspring of type 1 diabetic mothers（OT1DM）.（Diabetes. 2007 56:2697）
われわれは,これらのバイオマーカーが1型糖尿病の母親の子の出生時に上昇していたかどうかを調べた

用例数　28,000

investigate 他 精査する

文型 第3文型他動詞
受動態率20％

◆役割や効果などをexamineよりも詳しく調べる意味合いがある
◆weやstudyが主語になる

前に来る単語（主語）		後に来る語句
we（われわれ）	investigate	**the role of ～**（～の役割）
study（研究）		**the effect of ～**（～の効果）
the authors（著者ら）		**the mechanism**（機構）
experiment（実験）		**the relationship between ～**（～の間の関連性）
report（報告）		**the function of ～**（～の機能）
work（研究）		**the ability of ～**（～の能力）
to（～するために）		**the possibility**（可能性）
		the expression（発現）
		the interaction（相互作用）
		the contribution（寄与）
		the association（関連）
		the hypothesis that ～（～という仮説）
		the regulation of ～（～の調節）
		the influence of ～（～の影響）
		the impact of ～（～の影響）
		the involvement of ～（～の関与）
		the importance of ～（～の重要性）
		the structure（構造）
		the nature（性質）
		the use of ～（～の使用）
		the extent（程度）
		the efficacy（有効性）
		the basis（基礎）
		the relation between ～（～の間の関連）
		whether 節（～かどうか）

▶ 使い方の例

- we **investigated** the role of ～ — われわれは,～の役割を精査した
- we **investigated** the effects of ～ — われわれは,～の効果を精査した
- we **investigated** the ability of ～ — われわれは,～の能力を精査した
- we **investigated** the expression — われわれは,発現を精査した
- we **investigated** the possibility that ～ — われわれは,～という可能性を精査した
- we **investigated** the relationship between ～ — われわれは,～の間の関連性を精査した
- the authors **investigated** the association — 著者らは,関連を精査した
- the authors **investigated** the relation between ～ — 著者らは,～の間の関連を精査した
- we **investigated** whether ～ — われわれは,～かどうかを精査した
- to **investigate** the role of ～ — ～の役割を精査するために
- to **investigate** the mechanism — 機構を精査するために
- to **investigate** the relationship between ～ — ～の間の関連性を精査するために
- to **investigate** the function of ～ — ～の機能を精査するために

例文 In this study, **the authors investigated the effects** of intraocular injections of type 2 scAAV.GFP in mice. (Invest Ophthalmol Vis Sci. 2007 48:3324)
著者らは2型scAAV.GFPの眼球内投与の効果を精査した

用例数 900

dissect 他 精査する

文型 第3文型他動詞
受動態率 20%

◆役割や機構を詳しく調べるときに使われる
◆to dissect ～(～を精査するために)の用例が非常に多い

前に来る単語（主語）		後に来る語句
we（われわれ） to（～するために）	dissect	the role of ～（～の役割） the mechanism（機構） the contribution of ～（～の寄与） the function of ～（～の機能） the relationship between ～（～の間の関連性）

▶ 使い方の例

- we **dissect** the contributions of ～ — われわれは,～の寄与を精査する
- to **dissect** the role of ～ — ～の役割を精査するために
- to **dissect** the mechanism — 機構を精査するために

例文 **To dissect the mechanism of** its toxicity, we assessed the transcriptional response of S. cerevisiae to amiodarone by DNA microarray.（J Biol Chem. 2007 282:37844）
それの毒性の機構を精査するために

用例数 14,000

study 他 研究する

文型 第3文型他動詞
受動態率45％
⇒ be studied

◆効果や役割などを研究するときに使われる
◆名詞の用例も非常に多い
◆weが主語になることが多い
◆また, study（名詞）は, study（動詞）の主語にはならない

前に来る単語（主語）		後に来る語句
we（われわれ）	**study**	**the effect of ～**（～の効果）
the authors（著者ら）		**the role of ～**（～の役割）
to（～するために）		**the mechanism**（機構）
		the interaction（相互作用）
		the expression（発現）
		the function of ～（～の機能）
		the relationship（関連性）
		the regulation of ～（～の調節）
		the structure（構造）
		the ability of ～（～の能力）
		the influence of ～（～の影響）
		the contribution of ～（～の寄与）
		the binding（結合）
		the distribution（分布）
		the kinetics（動力学）
		the dynamics of ～（～の動力学）
		the association（関連）
		the impact of ～（～の影響）
		the evolution of ～（～の進化）
		the properties of ～（～の特性）
		the pathogenesis of ～（～の病因）
		whether 節（～かどうか）

▶ 使い方の例

- **we studied the effects of ～** われわれは,～の効果を研究した
- **we studied the role of ～** われわれは,～の役割を研究した

- we **studied** the expression　われわれは,発現を研究した
- we **studied** the relationship between ～　われわれは,～の間の関連性を研究した
- we **studied** the mechanism　われわれは,機構を研究した
- we **studied** the impact of ～　われわれは,～の影響を研究した
- we **studied** the influence of ～　われわれは,～の影響を研究した
- the authors **studied** the association　著者らは,関連を研究した
- to **study** the role of ～　～の役割を研究するために
- to **study** the mechanism　機構を研究するために
- to **study** the function of ～　～の機能を研究するために

例文 Because the kidney plays a major role in the regulation of blood pressure, **we studied the regulation of** insulin receptor expression in the kidney during states of insulin resistance.（J Am Soc Nephrol. 2007 18:2661）

われわれは,インスリン受容体発現の制御を研究した

用例数　14,000

evaluate 他 評価する

文型 第3文型他動詞

受動態率 40％

⇒ **be evaluated**

◆効果や役割などを調べて評価する場合に使われる

◆weやstudyが主語になる

前に来る単語（主語）		後に来る語句
we（われわれ）	evaluate	**the effect of ～**（～の効果）
study（研究）		**the role of ～**（～の役割）
the authors（著者ら）		**the efficacy**（有効性）
review（総説）		**the ability of ～**（～の能力）
to（～するために）		**the safety**（安全性）
		the association（関連）
		the relationship（関連性）
		the impact of ～（～の影響）
		the contribution of ～（～の寄与）
		the performance of ～（～の性能）
		the use of ～（～の使用）
		the effectiveness of ～（～の有効性）
		the feasibility（可能性）
		the expression（発現）
		the influence of ～（～の影響）
		the importance of ～（～の重要性）
		the hypothesis that ～（～という仮説）
		whether節（～かどうか）

I 研究の計画・実施・報告に関する動詞

C 明らかにする

▶ 使い方の例

- ・we evaluated the effect of ～ われわれは,～の効果を評価した
- ・we evaluated the role of ～ われわれは,～の役割を評価した
- ・we evaluated the ability of ～ われわれは,～の能力を評価した
- ・study evaluated the efficacy 研究は,有効性を評価した
- ・the authors evaluated the association between 著者らは,～の間の関連を評価した
- ・to evaluate whether ～ ～かどうかを評価するために
- ・to evaluate the role of ～ ～の役割を評価するために
- ・to evaluate the efficacy of ～ ～の有効性を評価するために
- ・to evaluate the safety 安全性を評価するために

例文 We also evaluated the effect of MIP-1 α as an osteoclast activating factor. (J Periodontol. 2007 78:1627)
われわれは,また,MIP-1 α の効果を評価した

用例数 12,000

assess 他 評価する

文型 第3文型他動詞
受動態率40%

⇒ be assessed

- ◆効果や役割を調べて評価するときに使われる
- ◆weやstudyが主語になる
- ◆evaluateに意味や用法が近い

前に来る単語（主語）		後に来る語句
we（われわれ）	assess	the effect of ～（～の効果）
study（研究）		the role of ～（～の役割）
the authors（著者ら）		the impact of ～（～の影響）
to（～するために）		the contribution of ～（～の寄与）
		the efficacy（有効性）
		the ability of ～（～の能力）
		the relationship（関連性）
		the association（関連）
		the importance of ～（～の重要性）
		the safety（安全性）
		the relation（関連）
		the influence of ～（～の影響）
		the risk（リスク）
		the extent（程度）
		the effectiveness of ～（～の有効性）
		the expression（発現）
		the accuracy of ～（～の正確性）
		whether 節（～かどうか）

▶ 使い方の例

- we assessed the effect of ～ — われわれは,～の効果を評価した
- we assessed the ability of ～ — われわれは,～の能力を評価した
- study assessed the efficacy — 研究は,有効性を評価した
- The authors assessed the association — 著者らは,関連を評価した
- to assess the role of ～ — ～の役割を評価するために
- to assess the impact of ～ — ～の影響を評価するために
- to assess the contribution of ～ — ～の寄与を評価するために
- to assess the relationship — 関連性を評価するために
- to assess whether ～ — ～かどうかを評価するために

例文 Homer1 and Homer2 knock-out mice were used **to assess the role of** Homer in MPTP-induced redistribution of group I mGluRs. (J Neurosci. 2007 27:6249)
Homer1 および Homer2ノックアウトマウスが,Homerの役割を評価するために使われた

用例数 8,600

analyze 他 解析する

文型 第3文型他動詞
受動態率 50%
⇒ be analyzed

◆効果や役割などを特別な装置や方法を用いて調べるときに使われる
◆weが主語になることが多い

前に来る単語（主語）		後に来る語句
we（われわれ）	analyze	**the effect of ～**（～の効果）
the authors（著者ら）		**the role of ～**（～の役割）
study（研究）		**data**（データ）
to（～するために）		**the expression**（発現）
		the function of ～（～の機能）
		the mechanism（機構）
		the structure（構造）
		the distribution（分布）
		the ability of ～（～の能力）
		the interaction（相互作用）
		the relationship between ～（～の間の関連性）
		the data（データ）
		the contribution of ～（～の寄与）
		whether 節（～かどうか）

▶ 使い方の例

- **we analyzed the effects of ～** われわれは,～の効果を解析した
- **we analyzed the role of ～** われわれは,～の役割を解析した
- **we analyzed the expression** われわれは,発現を解析した
- **we analyzed the distribution of ～** われわれは,～の分布を解析した
- **we analyzed the ability of ～** われわれは,～の能力を解析した
- **the authors analyzed data** 著者らは,データを解析した
- **to analyze the function of ～** ～の機能を解析するために

例文 In this study, **we have analyzed the** cellular **functions of** C19ORF5. (Cancer Res. 2007 67:492)
われわれは,C19ORF5の細胞機能を解析してきた

用例数 2,900

probe 他 探索する

文型 第3文型他動詞
受動態率 20%

◆名詞の用例も多い
◆to probe ～(～を探索するために)の用例が非常に多い

前に来る単語(主語)		後に来る語句
we (われわれ) **to** (～するために)	**probe**	**the role of ～** (～の役割) **the mechanism of ～** (～の機構) **the effect of ～** (～の効果) **the structure of ～** (～の構造) **the function of ～** (～の機能) **the relationship between ～** (～の間の関連性) **the nature of ～** (～の性質) **the conformation of ～** (～の立体構造) **the interaction of ～** (～の相互作用) **the importance of ～** (～の重要性)

▶ 使い方の例

- **to probe the role of ～** ～の役割を探索するために
- **to probe the mechanism of ～** ～の機構を探索するために

例文 SPR imaging is used **to probe** the spatial distribution of antibody binding to the surface and, therefore, the outcome of the assay. (Anal Chem. 2007 79:3542)
SPRイメージング法が,表面に結合する抗体の空間分布を探索するために使われる

用例数 6,100

explore 他 探索する

文型 第3文型他動詞
受動態率 20％

◆役割や機構などを探索するときに使われる
◆weやstudyが主語になる

前に来る単語（主語）		後に来る語句
we（われわれ）	explore	**the role of ～**（～の役割）
study（研究）		**the mechanism**（機構）
review（総説）		**the effect of ～**（～の効果）
article（記事）		**the possibility**（可能性）
the authors（著者ら）		**the relationship between ～**（～の間の関連性）
paper（論文）		**the function of ～**（～の機能）
to（～するために）		**the hypothesis that ～**（～という仮説）
		the use of ～（～の使用）
		this issue（この問題）
		the basis（基礎）
		the feasibility of ～（～の可能性）
		the impact of ～（～の影響）
		the structure（構造）
		the influence of ～（～の影響）
		whether節（～かどうか）

▶ 使い方の例

- **we explored the role of ～** — われわれは,～の役割を探索した
- **we explored the effects of ～** — われわれは,～の効果を探索した
- **we explored the possibility** — われわれは,可能性を探索した
- **we explored the hypothesis that ～** — われわれは,～という仮説を探索した
- **study explores the mechanisms** — 研究は,機構を探索する
- **to explore the relationship between ～** — ～の間の関連性を探索するために
- **to explore this issue** — この問題を探索するために

例文 This **study explores the role of** lactogenic hormones, prolactin（PRL）and placental lactogen（PL）, in beta cell survival.（J Biol Chem. 2007 282:30707）
この研究は乳腺刺激ホルモンの役割を探索する

用例数　6,200

address 他 取り組む／検討する

文型 第3文型他動詞

受動態率15％

◆問題や課題に取り組むという意味で用いる
◆weやstudyが主語になる
◆to address ～（～に取り組むために）の用例が多い

前に来る単語（主語）		後に来る語句
we（われわれ） **study**（研究） **review**（総説） **paper**（論文） **article**（記事） **to**（～するために）	**address**	**this issue**（この問題） **this question**（この疑問） **the role of ～**（～の役割） **this problem**（この問題） **the mechanism**（機構） **the hypothesis that ～**（～という仮説） **the function of ～**（～の機能） **the possibility**（可能性） **the effect of ～**（～の効果） **the contribution of ～**（～の寄与） **the importance of ～**（～の重要性） **the relationship between ～**（～の間の関連性） **whether 節**（～かどうか）

▶ 使い方の例

- **we addressed this question** われわれは，この疑問に取り組んだ
- **we addressed the hypothesis that ～** われわれは，～という仮説に取り組んだ
- **we addressed the possibility that ～** われわれは，～という可能性に取り組んだ
- **study addressed the role of ～** 研究は，～の役割に取り組んだ
- **review addresses the mechanism** 総説は，機構に取り組む
- **papers address this problem** 論文は，この問題に取り組む
- **to address this issue** この問題に取り組むために
- **to address whether ～** ～かどうかに取り組むために

例文 To address this issue, we created a mouse model in which a mutation (C1) was introduced into the OHC motor protein prestin, based on previous results in transfected cells. (Proc Natl Acad Sci USA. 2007 104:12542)

この問題に取り組むために

用例数 13,000

test 他 テストする

文型 第3文型他動詞

受動態率 35 %

⇒ **be tested**

◆名詞としてもよく用いられる
◆仮説などをテストするときに使われる
◆weやstudyが主語になる
◆test the hypothesis thatの用例が非常に多い

前に来る単語（主語）		後に来る語句
we（われわれ）	**test**	**the hypothesis that 〜**（〜という仮説）
study（研究）		**the effect of 〜**（〜の効果）
to（〜するために）		**the role of 〜**（〜の役割）
		the ability of 〜（〜の能力）
		the efficacy of 〜（〜の有効性）
		the possibility（可能性）
		the importance of 〜（〜の重要性）
		the feasibility of 〜（〜の可能性）
		the function of 〜（〜の機能）
		the validity of 〜（〜の妥当性）
		the idea that 〜（〜という考え）
		the model（モデル）
		the effectiveness of 〜（〜の有効性）
		the association（関連）
		the influence of 〜（〜の影響）
		the involvement of 〜（〜の関与）
		whether 節（〜かどうか）

▶ 使い方の例

- **we tested the hypothesis that 〜** — われわれは，〜という仮説をテストした
- **we tested the effects of 〜** — われわれは，〜の効果をテストした
- **we tested the ability of 〜** — われわれは，〜の能力をテストした
- **we tested the possibility** — われわれは，可能性をテストした
- **study tested the efficacy 〜** — 研究は，〜の有効性をテストした
- **to test the role of 〜** — 〜の役割をテストするために
- **to test the function of 〜** — 〜の機能をテストするために
- **to test whether 〜** — 〜かどうかをテストするために

例文 We also **tested the hypothesis that** there was an association between bursting and two previously described morphologically distinct groups of pyramidal neurons (twin and single apical dendrites) in the CA1 region. (J Comp Neurol. 2008 506:535)
われわれは，また，～という仮説をテストした

用例数　700

ascertain 他 確かめる

文型 第３文型他動詞
受動態率 35％

◆to ascertain whether ～（～かどうかを確かめること）の用例がかなり多い

前に来る単語（主語）		後に来る語句
we（われわれ）	ascertain	**the role of ～**（～の役割）
to（～すること）		**the effect of ～**（～の効果）
		the prevalence of ～（～の有病率）
		the degree（程度）
		the relationship（関連性）
		the importance（重要性）
		the extent（範囲）
		the impact（影響）
		the efficacy（有効性）
		whether 節（～かどうか）

▶ 使い方の例

- **we ascertained the prevalence of** ～　われわれは，～の有病率を確かめた
- **to ascertain the role of** ～　～の役割を確かめること
- **to ascertain the effect of** ～　～の効果を確かめること
- **to ascertain whether** ～　～かどうかを確かめること

例文 The objective was **to ascertain whether** lymphocytes from choline-deficient humans had greater DNA damage and apoptosis than did those from choline-sufficient humans. (Am J Clin Nutr. 2006 84:88)
目的は，コリン欠乏のヒトからのリンパ球がより大きなDNA損傷とアポトーシスをもっているかどうかを確かめることであった

用例数 7,500

compare 他 比較する

文型 第3文型他動詞

受動態率 55%

⇒ be compared

◆複数のものを調べて比較するときに使われる
◆weやstudyが主語になる
◆compare A with B（AをBと比較する）のパターンが多い

前に来る単語（主語）		後に来る語句
we（われわれ）	compare	**the effect of ～**（～の効果）
study（研究）		**the results**（結果）
the authors（著者ら）		**the ability of ～**（～の能力）
to（～するために）		**the efficacy**（有効性）
		the expression（発現）
		the performance（性能）
		the frequency（頻度）
		the distribution of ～（～の分布）
		the safety（安全性）
		the responses（応答）
		the effectiveness of ～（～の有効性）
		the incidence（頻度）
		the properties of ～（～の特性）
		the kinetics（動力学）
		the gene expression profiles（遺伝子発現プロファイル）

▶ 使い方の例

- **we compared the effects of ～**　われわれは，～の効果を比較した
- **we compared the results**　われわれは，結果を比較した
- **we compared the ability of ～**　われわれは，～の能力を比較した
- **we compared the expression**　われわれは，発現を比較した
- **we compared the performance of ～**　われわれは，～の性能を比較した
- **we compared the responses of ～**　われわれは，～の応答を比較した
- **study compared the efficacy**　研究は，有効性を比較した
- **to compare the safety**　安全性を比較するために

例文 **We compared the effect of** interferon alone with that of interferon plus oral ribavirin for relapses of chronic hepatitis C. (N Engl J Med. 1998 339:1493)
われわれは，インターフェロン単独の効果をインターフェロンプラス経口のリバビリンのそれと比較した

I 研究の計画・実施・報告に関する動詞

C 明らかにする

用例数　360

search 他 検索する

文型 第3文型他動詞

受動態率45%

⇒ be searched

◆名詞が多いが，動詞としても使われる

◆searchは「データベース」を検索する意味で，search forは「遺伝子」などを探索する意味で使われる ⇒ search for

◆weが主語になることが多い

前に来る単語（主語）		後に来る語句
we（われわれ） **to**（～するために）	**search**	**MEDLINE**（メドライン） **the database**（データベース） **the genome**（ゲノム）

▶ 使い方の例

・**we searched MEDLINE**　　われわれは，メドラインを検索した

・**to search the database**　　データベースを検索するために

・**to search the genome**　　ゲノムを検索するために

例文 We searched MEDLINE (1966–May 20, 2007) and the Cochrane Central Register of Controlled Trials (second quarter, 2007) for English-language randomized controlled trials involving an incretin mimetic (glucagonlike peptide 1 [GLP-1] analogue) or enhancer (dipeptidyl peptidase 4 [DPP4] inhibitor). (JAMA. 2007 298:194)　　われわれは，メドラインを検索した

用例数　600

search for ～を探索する

◆S＋Vの自動詞

◆名詞の用例も多い

◆weが主語になることが多い

前に来る単語（主語）		後に来る語句
we（われわれ） **to**（～するために）	**search for**	**～ genes**（～遺伝子） **～ proteins**（～タンパク質） **mutations**（変異）

▶ 使い方の例

・**we searched for mutations** われわれは，変異を探索した
・**to search for** novel **genes** 新規の遺伝子を探索するために

例文 In this study, **we searched for** FRGY2a-interacting **proteins** and investigated the functional consequences of their interactions through a series of experiments. (J Biol Chem. 2006 281:8153)
われわれは，FRGY2a相互作用タンパク質を探索した

用例数 1,100

ask 他 問う

文型 第3文型他動詞
受動態率 25％

◆～かどうか（whetherやif）を調べるという場合に用いる
◆weが主語になることが多い

前に来る単語（主語）		後に来る語句
we（われわれ）	ask	**whether ～**（～かどうか）
study（研究）		**if ～**（～かどうか）
the authors（著者ら）		**how ～**（どのように～か）
to（～するために）		**what ～**（何が～か）
		the question（疑問）

▶ 使い方の例

・**we asked whether** ～ われわれは，～かどうかを問うた
・**we asked if** ～ われわれは，～かどうかを問うた

例文 In the present study, **the authors asked whether** SMCT1 and SMCT2 are also expressed in retina and, if so, in which particular retinal cell types. (Invest Ophthalmol Vis Sci. 2007 48:3356)
著者らは，SMCT1およびSMCT2は，また，網膜において発現しているかどうかを問うた

I 研究の計画・実施・報告に関する動詞
C 明らかにする

Ⅰ-C　明らかにする

10. 解明する

「解明する」の動詞は他動詞型（他動詞能動態）のパターンで使う.

定義する …………	**define** (10,000) ◆142
決定する …………	**determine** (39,000) ◆142
特徴づける ………	**characterize** (12,000) ◆144
理解する …………	**understand** (6,900) ◆145
解明する …………	**elucidate** (3,800) ◆145
明らかにする ……	**clarify** (1,400) ◆146／**uncover** (1,300) ◆147／**reveal** (48,000) ◆148／**disclose** (260) ◆149
確認する …………	**confirm** (12,000) ◆150
検証する …………	**verify** (1,100) ◆151／**validate** (1,800) ◆152

（カッコ内数字：用例数，◆：ページ数）

✱ 意味・用法

- **define**, **determine**, **characterize**, **understand**, **elucidate**, **clarify**, **uncover** は，影響や役割などを明らかにするというパターンが多い
- **reveal**, **disclose**, **confirm**, **verify** は，重要性や存在を明らかにする／検証するという場合が多い
- **determine**, **reveal**, **disclose**, **confirm**, **verify** は，that 節を目的語とする用例も多い
- 主語の種類が比較的限られており，**understand** など to 不定詞の用例も多い（表 1-10-1）．また，置き換えて使える類似の動詞が多い．表 1-10-2 に目的語の使い分けのパターンを示す
- 前掲の「調べる／評価する」の動詞と意味が近い．「調べて明らかにする」と考えればよいであろう

✻ 動詞に結びつく主語のカテゴリー

❶著者・論文	❷分析研究	❸研究結果	❹方法	❺対象	❻現象	❼もの	❽疾患	❾処理・治療	❿場所	⓫変化	⓬機能	⓭関係	⓮定量値	⓯目的	
●		●													**define**（定義する）
●	●														**determine**（決定する）
●	●														**characterize**（特徴づける）
－															**understand**（理解する）
●															**elucidate**（解明する）
●	●	●													**clarify**（明らかにする）
●		●													**uncover**（明らかにする）
	●	●				●									**reveal**（明らかにする）
	●	●													**disclose**（明らかにする）
●	●	●													**confirm**（確認する）
●	●														**verify**（検証する／立証する）
●	●	●													**validate**（有効であると認める／検証する）

✻ 表1-10-1　主語と動詞の各組み合わせごとの用例数※

動詞 / 主語	define（定義する）	determine（決定する）	characterize（特徴づける）	understand（理解する）	elucidate（解明する）	clarify（明らかにする）
we	779	3,786	2,120	31	93	23
study	243	238	158	0	47	19
analysis	70	86	5	0	6	4
results	350	5	25	0	45	41
findings	159	1	15	0	26	13
to（〜するために）	3,643	25,045	3,654	4,689	2,594	803

※　用例数は，LSDコーパス（11ページ参照）中での出現回数

One point
〜意味は似ているが使い方が異なる単語の使い分け〜

（1）「解明する／明らかにする」－ reveal
elucidate
uncover
clarify

1. revealとelucidateの違いは？

・Sequence analysis **revealed** the presence of two open reading frames.
シークエンス解析は，2つのオープンリーディングフレームの存在を明らかにした

・To **elucidate** the mechanism of its action, we examined the effect of drug treatment.
それの作用の機構を解明するために，われわれは薬剤処置の効果を調べた

revealは，「解析や研究が〜を**明らかにした**」というパターンでよく使われる．**elucidate**は，「機構や役割を**明らかにするために**」というパターンが多い．

uncover（明らかにする）	reveal（明らかにする）	disclose（明らかにする）	confirm（確認する）	verify（検証する／立証する）	validate（有効であると認める／検証する）
53	168	18	970	124	169
51	2,777	16	660	14	24
24	5,216	24	786	34	8
102	1,517	4	718	19	66
33	677	4	168	4	23
252	841	23	1,306	369	527

2. reveal と uncover の違いは？

・We **uncovered** a novel function for Cdc42.
われわれは,Cdc42の新規の機能を明らかにした

reveal（上述）は,「解析や研究が存在を明らかにした」などのパターンが多い. **uncover** は,「**われわれが**新しい機能や役割を明らかにした」場合に使われる.

3. elucidate と clarify の違いは？

・To **clarify** the role of this pathway, we developed a novel method.
この経路の役割を明らかにするために,われわれは新規の方法を開発した

elucidate（上述）と clarify の使い方は非常に近い. どちらも,「機構や役割を明らかにするために」というパターンでよく使われる.

表1-10-2　動詞と目的語の各組み合わせごとの用例数※

define（定義する）	determine（決定する）	characterize（特徴づける）	understand（理解する）	elucidate（解明する）	clarify（明らかにする）	uncover（明らかにする）
221	383	146	681	366	80	14
451	991	221	1,032	537	210	3
80	138	55	207	105	20	4
40	1,248	218	89	41	17	0
75	231	32	149	37	34	1
42	73	33	80	38	22	1
26	22	152	65	11	4	0
12	110	119	7	3	2	0
20	320	45	21	20	2	0
20	99	9	24	13	12	0
11	68	5	0	2	2	3
4	6	0	2	1	0	3
64	8	5	0	13	0	20
40	0	1	0	11	0	13
3	5	3	2	0	2	0
35	2,498	39	17	12	15	28

※　用例数は，LSDコーパス（11ページ参照）中での出現回数

reveal（明らかにする）	disclose（明らかにする）	confirm（確認する）	verify（検証する／立証する）	validate（有効であると認める／検証する）	動詞 目的語
54	2	2	0	2	the mechanism
0	0	145	10	8	the role of
11	0	18	3	2	the function of
11	0	7	1	1	the effect of
4	1	12	1	2	the relationship
19	0	8	0	0	the nature of
13	0	59	4	3	the interaction
42	0	59	10	5	the expression
15	0	19	0	1	the structure of
98	0	226	17	6	the importance of
1,027	11	504	35	2	the presence of
194	1	117	10	4	the existence of
117	1	68	2	1	a role for
115	0	0	0	0	a novel mechanism
3	0	6	2	77	the use of
21,091	59	5,029	301	24	that

＊ 言い換え可能な動詞 ―意味が似ている動詞と前後の語の組み合わせ例

主語	動詞	目的語
results we findings studies data	clarify define elucidate	the role of the mechanism the relationship between

These findings <clarified／defined／elucidated> the role of matrix metalloproteinases in tumor invasion.

訳 これらの知見は, 腫瘍浸潤におけるマトリックスメタロプロテアーゼの役割を明らかにした

主語	動詞	目的語
we study	determine define characterize	the role of the effect of the mechanism

We <determined／defined／characterized> the role of membrane trafficking in the morphological changes.

訳 われわれは, 形態学的変化における膜輸送の役割を決定した

主語	動詞	目的語
analysis studies results we	reveal confirm verify	the presence of the existence of

This analysis <reveals／confirms／verifies> the presence of multiple isoforms.

訳 この解析は, 複数のアイソフォームの存在を明らかにする

主語	動詞	目的語
analysis studies data	disclose reveal confirm	that節

The data <revealed／revealed／confirmed> that these transcripts result from a genomic alteration.

訳 データは, これらの転写物がゲノム変化に由来するということを明らかにした

	動詞	目的語
to	understand elucidate clarify ascertain determine define	the mechanism the role of the effect of

To <elucidate／understand／clarify／ascertain ／determine／define> the mechanism of this effect, we analyzed the transcriptional profiles of human fibroblast cells.

訳 この効果の機構を解明するために，われわれはヒトの線維芽細胞の転写プロファイルを解析した

	動詞	目的語
to	clarify determine ascertain	whether節

The purpose of this study was to <clarify／determine／ascertain> whether the effects of neonatal injury could be prevented by lidocaine administration.

訳 この研究の目的は，新生児損傷の影響がリドカイン投与によって妨げられうるかどうかを明らかにすることであった

用例数　10,000

define 他 定義する

文型 第3文型他動詞
受動態率 35％
⇒ be defined

◆to不定詞の用例も多い
◆to不定詞の場合，「定義するために」とは「解明するために」とほぼ同じことである

前に来る単語（主語）		後に来る語句
we（われわれ）	**define**	**the role of 〜**（〜の役割）
results（結果）		**the mechanism**（機構）
study（研究）		**the function of 〜**（〜の機能）
data（データ）		**the relationship**（関連性）
findings（知見）		**the region**（領域）
to（〜するために）		**the nature of 〜**（〜の性質）
		the structure（構造）
		the effect of 〜（〜の影響）
		the contribution of 〜（〜の寄与）

▶ 使い方の例

- **we define the structure**　われわれは，構造を定義する
- **results define the role of 〜**　結果は，〜の役割を定義する
- **data define the region**　データは，領域を定義する
- **findings define the mechanism**　知見は，機構を定義する
- **to define the function of 〜**　〜の機能を定義するために
- **to define the relationship**　関連性を定義するために
- **to define the nature of 〜**　〜の性質を定義するために
- **to define the contribution of 〜**　〜の寄与を定義するために

例文 This study was performed **to define the role of** IL-23 and Th17 cells in chronic colitis in mice. (Gastroenterology. 2007 132:2359)
この研究は，IL-23とTh17細胞の役割を定義するために行われた

用例数　39,000

determine 他 決定する

文型 第3文型他動詞
受動態率 35％
⇒ be determined

◆役割や影響を調べて明らかにする場合に用いられる
◆to不定詞の用例が非常に多い

頻度分析 ❶ whether節（25％）/❷ that節（5％）/❸ if節（5％）

前に来る単語（主語）
we（われわれ）
study（研究）
analysis（分析）
to（〜するために）

determine

後に来る語句
whether 節（〜かどうか）
that 節（〜ということ）
if 節（〜かどうか）
the effect of 〜（〜の影響）
the role of 〜（〜の役割）
the mechanism（機構）
the structure of 〜（〜の構造）
the extent（範囲）
the relationship（関連性）
the prevalence（有病率）
the rate（割合）
the contribution of 〜（〜の寄与）
the frequency（頻度）
the ability of 〜（〜の能力）
the number（数）
the function of 〜（〜の機能）
the specificity（特異性）
the efficacy（有効性）
the incidence（頻度）
the impact of 〜（〜の影響）
the location（位置）

▶ 使い方の例

- **we determined that 節** — われわれは，〜ということを決定した
- **we determined the effect of 〜** — われわれは，〜の影響を決定した
- **we determined the structure of 〜** — われわれは，〜の構造を決定した
- **we determined the ability of 〜** — われわれは，〜の能力を決定した
- **study determined the prevalence** — 研究は，有病率を決定した
- **to determine whether 節** — 〜かどうかを決定するために
- **to determine the role of 〜** — 〜の役割を決定するために
- **to determine the mechanism** — 機構を決定するために
- **to determine the extent** — 範囲を決定するために
- **to determine the relationship** — 関連性を決定するために
- **to determine the contribution of 〜** — 〜の寄与を決定するために

例文 **To determine whether** PTP1B can modify polygenic insulin resistance, we crossed PTP1B−/− mice with mice with a double heterozygous deficiency of IR and IRS-1 alleles（DHet）.（J Biol Chem. 2007 282:23829）

PTP1Bが多遺伝子性インスリン耐性を修飾できるかどうかを決定するために

To determine the roles of these genes in murine development and physiology, we disrupted mKng1, which is expressed primarily in the liver.（Blood. 2008 111:1274）
マウスの発生と生理機能におけるこれらの遺伝子の役割を決定するために

用例数 12,000

characterize 他 特徴づける

文型 第3文型他動詞
受動態率 45％
⇒ be characterized

◆役割や影響を調べて特徴づけする（明らかにする）ときに使う

前に来る単語（主語）		後に来る語句
we（われわれ）	characterize	**the role of ～**（～の役割）
study（研究）		**the effect of ～**（～の影響）
to（～するために）		**the interaction**（相互作用）
		the mechanism（機構）
		the expression（発現）
		the binding（結合）
		the structure（構造）
		the function of ～（～の機能）
		the kinetics（動力学）
		the nature of ～（～の性質）
		the properties of ～（～の特性）
		the ability of ～（～の能力）

▶ 使い方の例

- **we characterized the effects of ～** われわれは，～の影響を特徴づけた
- **we characterized the expression** われわれは，発現を特徴づけた
- **we characterized the binding** われわれは，結合を特徴づけた
- **we characterized the structure** われわれは，構造を特徴づけた
- **study characterizes the mechanism** 研究は，機構を特徴づける
- **to characterize the role of ～** ～の役割を特徴づけるために
- **to characterize the interaction** 相互作用を特徴づけるために

例文 To test this hypothesis, **we characterized the effects of** transgenic TGF-β1 in mice with wild type（WT）and null Bax loci.（J Biol Chem. 2007 282:7723）
われわれは，遺伝子導入したTGF-β1の効果を特徴づけた

用例数 6,900

understand 他 理解する

文型 第3文型他動詞

受動態率 55%

⇒ **be understood**

◆ to不定詞の用例が圧倒的に多い
◆「機構や役割を明らかにするために～を行う」という場合に用いられる
◆ elucidateと用法が近いが，ものが主語となることはない

頻度分析 ❶ how（15%）

前に来る単語		後に来る語句
to（～するために）	**understand**	**how 節**（どのように～か）
to better（よりよく～するために）		**the mechanism**（機構）
to further（さらに～するために）		**the role of ～**（～の役割）
to fully（完全に～するために）		**the molecular basis**（分子基盤）
		the function of ～（～の機能）
		the regulation of ～（～の制御）
		the nature of ～（～の性質）

▶ 使い方の例

- **to understand how ～** どのように～かを理解するために
- **to better understand the role of ～** ～の役割をよりよく理解するために
- **to understand the molecular basis** 分子基盤を理解するために
- **to** further **understand the mechanism** 機構をさらに理解するために

例文 **To understand how** E1B represses p53-mediated transcription in vivo, we expressed E1B in several tumor cell lines that express wild type p53.（J Biol Chem. 2007 282:7001）

どのようにE1Bが生体内でp53仲介性の転写を抑制するかを理解するために

用例数 3,800

elucidate 他 解明する

文型 第3文型他動詞

受動態率 30%

◆ 機構や役割を調べて解明する場合に使う
◆ to不定詞の用例が非常に多い

前に来る単語		後に来る語句
we（われわれ） **study**（研究） **results**（結果） **data**（データ） **findings**（知見） **to**（～するために） **to further** （さらに～するために）	**elucidate**	**the mechanism**（機構） **the role of ～**（～の役割） **the function of ～**（～の機能） **the molecular basis**（分子基盤） **the nature of ～**（～の性質） **how 節**（どのように～か）

▶ 使い方の例

- **to elucidate the mechanism**　機構を解明するために
- **to elucidate the role of ～**　～の役割を解明するために
- **to further elucidate the role of ～**　～の役割をさらに解明するために

例文 **To further elucidate the molecular basis** of the intrinsic fluorescence change (and the source of the slower rate constant), we examined the contributions of the three individual tryptophan residues in the N-lobe (Trp8, Trp128, and Trp264). (Biochemistry. 2007 46:10603)

内因性の蛍光変化の分子基盤をさらに解明するために

用例数　1,400

clarify **他** 明らかにする

文型 第3文型他動詞

受動態率 10％

- ◆役割や機構を明らかにする場合に使う
- ◆to不定詞の用例が非常に多い

前に来る単語（主語）		後に来る語句
results（結果） **we**（われわれ） **study**（研究） **findings**（知見） **data**（データ） **to**（～するために） **to further** （さらに～するために）	**clarify**	**the role of ～**（～の役割） **the mechanism**（機構） **the relationship between ～** （～の間の関連性） **this issue**（この問題） **the nature of ～**（～の性質） **how 節**（どのように～か） **whether 節**（～かどうか）

▶ 使い方の例

- results **clarify** the role of ～ 結果は,～の役割を明らかにする
- to **clarify** the mechanism 機構を明らかにするために
- to **clarify** the relationship between ～ ～の間の関連性を明らかにするために
- to **clarify** this issue この問題を明らかにするために

例文 **To clarify the role of** α7 integrin and dystrophin in muscle development and function, we generated integrin alpha7/dystrophin double-mutant knockout (DKO) mice. (Hum Mol Genet. 2006 15:989)
筋肉発達と機能におけるα7インテグリンとジストロフィンの役割を明らかにするために

用例数 1,300

uncover 他 明らかにする

文型 第3文型他動詞
受動態率15%

◆新しいことを明らかにする際に用いられる

前に来る単語(主語)		後に来る語句
we (われわれ)	uncover	**a role for ～** (～の役割)
results (結果)		**the mechanism** (機構)
study (研究)		**a novel function** (新規の機能)
findings (知見)		**a novel mechanism** (新規の機構)
data (データ)		**a novel role for ～** (～の新規の役割)
to (～するために)		**the molecular basis of ～** (～の分子基盤)

▶ 使い方の例

- results **uncover** a role for ～ 結果は,～の役割を明らかにする
- we **uncovered** a novel function われわれは,新規の機能を明らかにした
- to **uncover** the mechanism 機構を明らかにするために

例文 Our **findings uncover a** central **role for** these proteins in the regulation of transcriptional elongation and coordinated histone methylation, providing valuable insight into their contribution to leukemogenesis and neurodegeneration. (Hum Mol Genet. 2007 16:92)
われわれの知見は,これらのタンパク質の中心的な役割を明らかにする

用例数　48,000

reveal 他 明らかにする

文型 第3文型他動詞

受動態率5％

- S＋V＋Oの他動詞またはS＋V＋that節の他動詞として用いられる
- 未知のことを暴くという意味をもつ
- that節を目的語にすることが多い
- analysisやstudiesなどが主語になることが多く，weはあまり使われない

頻度分析 that節（45%）

前に来る単語（主語）		後に来る語句
analysis（解析）	reveal	**that 節**（～ということ）
study（研究）		**the presence of ～**（～の存在）
results（結果）		**the existence of ～**（～の存在）
data（データ）		**a role for ～**（～の役割）
experiments（実験）		**a novel mechanism**（新規の機構）
assay（アッセイ）		**the importance of ～**（～の重要性）
structure（構造）		**significant differences**（有意な違い）
findings（知見）		**an increase in ～**（～の増大）
microscopy（顕微鏡）		**the formation of ～**（～の形成）
sequence（配列）		
protein（タンパク質）		
gene（遺伝子）		
complex（複合体）		

▶ 使い方の例

- **analysis revealed that ～**　解析は，～ということを明らかにした
- **studies revealed that ～**　研究は，～ということを明らかにした
- **analysis revealed the presence of ～**　解析は，～の存在を明らかにした
- **findings reveal a novel mechanism**　知見は，新規の機構を明らかにする
- **results reveal the existence of ～**　結果は，～の存在を明らかにする
- **results reveal the importance of ～**　結果は，～の重要性を明らかにする
- **data reveal a role for ～**　データは，～の役割を明らかにする

例文 Genetic **analysis revealed that** overexpression of Dhh1p (a DEAD box helicase localized to P bodies) suppresses temperature-sensitive growth of the rpm2-100 mutant. (Nucleic Acids Res. 2007 35:1301)

遺伝的解析は，～ということを明らかにした

用例数 260

disclose 他 明らかにする

文型 第3文型他動詞
受動態率 25%

- ◆S+V+Oの他動詞またはS+V+that節の他動詞として用いられる
- ◆未知のことを暴くという意味をもつ
- ◆revealに近いが，使われる頻度は低い
- ◆analysisやstudiesなどが主語になることが多い
- ◆that節を目的語にすることも多い

頻度分析 that節（20%）

前に来る単語（主語）		後に来る語句
analysis（分析）	disclose	**that 節**（～ということ）
we（われわれ）		**the presence of ～**（～の存在）
study（研究）		
data（データ）		

▶ 使い方の例

- **analyses disclosed the presence of ～**　分析は，～の存在を明らかにした
- **studies disclosed that ～**　研究は，～ということを明らかにした

例文 TEM examination and immunohistochemical **analysis disclosed the presence of** neuronal and glial cells within the transplant.（Invest Ophthalmol Vis Sci. 2000 41:3142）
透過型電子顕微鏡検査および免疫組織化学的分析は，ニューロンおよびグリア細胞の存在を明らかにした

用例数　12,000

confirm 他 確認する

文型 第3文型他動詞

受動態率35％

⇒ be confirmed

◆S＋V＋Oの他動詞またはS＋V＋that節の他動詞として用いられる
◆あらかじめわかっていた存在や重要性を実験によって確認する場合に使う
◆that節を目的語にする用例も多い

頻度分析 that節（35％）

前に来る単語（主語）
we（われわれ）
results（結果）
analysis（解析）
study（研究）
data（データ）
experiments（実験）
assay（アッセイ）
findings（知見）

confirm

後に来る語句
that節（～ということ）
the presence of ～（～の存在）
the importance of ～（～の重要性）
the role of ～（～の役割）
the existence of ～（～の存在）
the identity of ～（～の同一性）
the results（結果）
the specificity of ～（～の特異性）
the involvement of ～（～の関与）
the expression（発現）
the interaction（相互作用）
the hypothesis that ～（～という仮説）
the ability of ～（～の能力）
the diagnosis（診断）
the association（関連）
the absence of ～（～の非存在）

▶ 使い方の例

・we **confirmed** that ～	われわれは,～ということを確認した
・analysis **confirmed** the presence of ～	分析は,～の存在を確認した
・results **confirm** the importance of ～	結果は,～の重要性を確認する
・results **confirm** the role of ～	結果は,～の役割を確認する
・results **confirm** the existence of ～	結果は,～の存在を確認する
・analysis **confirmed** the identity of ～	解析は,～の同一性を確認した
・experiments **confirmed** the results	実験は,結果を確認した
・we **confirmed** the specificity of ～	われわれは,～の特異性を確認した
・data **confirm** the involvement of ～	データは,～の関与を確認する
・analysis **confirmed** the expression	分析は,発現を確認した

- **assays confirmed the interaction** アッセイは,相互作用を確認した
- **findings confirm the hypothesis that ～** 知見は,～という仮説を確認する
- **results confirm the ability of ～** 結果は,～の能力を確認する
- **study confirms the association** 研究は,関連を確認する

例文 Immunohistochemical **analysis confirmed the presence of** APMV-1 antigen in sloughed alveolar cells in lung tissue from autopsy. (J Virol. 2007 81:12709)
免疫組織化学的解析は,APMV-1抗原の存在を確認した

用例数 1,100

verify 他 検証する／立証する

文型 第3文型他動詞
受動態率 40％

◆S＋V＋Oの他動詞またはS＋V＋that節の他動詞として用いられる
◆存在や重要性を実験によって検証するときに使う

頻度分析 that節（25％）

前に来る単語（主語）		後に来る語句
we（われわれ）	verify	**that節**（～ということ）
analysis（解析）		**the presence of ～**（～の存在）
experiments（実験）		**the importance of ～**（～の重要性）
results（結果）		**these findings**（これらの知見）
sequence（配列）		**the role of ～**（～の役割）
study（研究）		**the existence of ～**（～の存在）
assays（アッセイ）		**this hypothesis**（この仮説）
to（～するために）		**the expression of ～**（～の発現）
		the accuracy（正確性）
		the validity of ～（～の妥当性）

▶ 使い方の例

- **experiments verified that ～** 実験は,～ということを検証した
- **we verified the presence of ～** われわれは,～の存在を検証した
- **results verify the importance of ～** 結果は,～の重要性を検証する
- **analysis verified the expression** 解析は,発現を検証した
- **to verify these findings** これらの知見を検証するために

例文 Genetic **analysis verifies the importance of** YfiO and its interactions with NlpB in maintaining the functional integrity of the YaeT complex. (Mol Microbiol. 2006 61:151)
遺伝的解析は,YfiOの重要性を検証する

I 研究の計画・実施・報告に関する動詞
C 明らかにする

用例数　1,800

validate

他 有効であると認める／検証する

文型 第3文型他動詞

受動態率 35％

◆S＋V＋Oの他動詞として用いられる
◆方法やモデルが有効であると認める場合に用いられる

前に来る単語（主語）		後に来る語句
we（われわれ）	**validate**	**the use of ～**（～の使用）
results（結果）		**the model**（モデル）
study（研究）		**the method**（方法）
data（データ）		**the accuracy of ～**（～の正確性）
findings（知見）		**the approach**（アプローチ）
to（～するために）		**the utility of ～**（～の有用性）
		the results（結果）
		the assay（アッセイ）
		these findings（これらの知見）
		this hypothesis（この仮説）
		the microarray（マイクロアレイ）
		the concept（概念）

▶ 使い方の例

- **we validated the method**　われわれは，その方法を有効であると認めた
- **results validate the use of ～**　結果は，～の使用が有効であると認める
- **studies validate the approach**　研究は，そのアプローチを検証する
- **data validate the results**　データは，結果を検証する
- **to validate the model**　モデルを検証するために
- **to validate the accuracy of ～**　～の正確性を検証するために
- **to validate this hypothesis**　この仮説を検証するために
- **to validate the assay**　アッセイを検証するために

例文 **We validate our model** through the site-directed mutagenesis of residues predicted to coordinate the Cl(−) ion and through the observation of sequence conservation patterns in other Cl(−) -dependent transporters. (Proc Natl Acad Sci USA. 2007 104:12761)
われわれは，われわれのモデルを検証する

I -C　明らかにする

11. 調べられる／評価される

「調べられる／評価される」の動詞は，他動詞受動態のパターンで使う．「～において調べられる」「～によって調べられる」の用例が多い．

調べられる ……… **be examined** (11,000) ◆155
研究される ……… **be studied** (11,000) ◆156
分析される ……… **be analyzed** (8,000) ◆157
テストされる …… **be tested** (6,300) ◆158
例証される ……… **be illustrated** (530) ◆159
評価される ……… **be evaluated** (8,700) ◆160／**be assessed** (8,500) ◆161
確認される ……… **be confirmed** (6,200) ◆162
比較される ……… **be compared** (9,000) ◆162
検索される ……… **be searched** (360) ◆163
決定される ……… **be determined** (19,000) ◆164

(カッコ内数字：用例数，◆：ページ数)

✻ 意味・用法

それぞれの動詞は以下のような用法がある．

・研究対象や患者が調べられる（be examined，be studied）

・評価される（be evaluated，be assessed）

・データが分析される（be analyzed）

・仮説などがテストされる（be tested）

・方法が例証される（be illustrated）

・結果などが確認される（be confirmed）

・比較される（be compared）

・データベースが検索される（be searched）

・レベルや構造が決定される（be determined）

＊ 動詞に結びつく主語のカテゴリー

❶著者・論文	❷分析研究	❸研究結果	❹方法	❺対象	❻現象	❼もの	❽疾患	❾処理・治療	❿場所	⓫変化	⓬機能	⓭関係	⓮定量値	⓯目的	
				●		●					●		●		**be examined**（調べられる）
				●		●							●		**be studied**（研究される）
		●		●		●							●		**be analyzed**（分析される）
			●	●		●									**be tested**（テストされる）
			●												**be illustrated**（例証される）
			●	●							●	●	●		**be evaluated**（評価される）
											●	●	●		**be assessed**（評価される）
		●	●									●	●		**be confirmed**（確認される）
		●		●								●			**be compared**（比較される）
－															**be searched**（検索される）
		●											●		**be determined**（決定される）

用例数 11,000

be examined 調べられる

文型 第3文型受動態

受動態率 25％

⇒ examine

◆発現や患者などが調べられるときに使われる

頻度分析 ❶ in（22％）/❷ by（15％）/❸ for（9％）/❹ using（7％）

前に来る単語（主語）	be examined	後に来る語句
expression（発現）		using ～（～を使って）
cells（細胞）		in ～ cells（～細胞において）
patients（患者）		in ～ rat（～ラットにおいて）
activity（活性）		in ～ study（～研究において）
function（機能）		by using ～（～を使うことによって）
mutant（変異）		by ～ analysis（～解析によって）
gene（遺伝子）		by ～ microscopy（顕微鏡によって）
subjects（対象）		for … ability to ～（～する…の能力に関して）
activation（活性化）		for the presence of ～（～の存在に関して）
samples（試料）		for ～ expression（～発現に関して）
		for ～ effect（～効果に関して）

▶ 使い方の例

- **activity was examined using** ～　活性は，～を使って調べられた
- **function was examined in** Jurkat **cells**　機能は，Jurkat細胞において調べられた
- **patients were examined by using** ～　患者は，～を使うことによって調べられた
- **expression was examined by** Western blot **analysis**　発現は，ウエスタンブロット解析によって調べられた
- **samples were examined by** light **microscopy**　試料は，光学顕微鏡によって調べられた
- **mutants were examined for** their **ability to** ～　変異は，～するそれらの能力に関して調べられた
- **subjects were examined for the presence of** ～　対象は，～の存在に関して調べられた
- **cells were examined for** TLR4 **expression**　細胞は，TLR4発現に関して調べられた

例文 Gene **expression was examined using** gene array, quantitative RT-PCR, immunostaining, and immunoblotting.（Invest Ophthalmol Vis Sci. 2007 48:5038）
遺伝子発現は，遺伝子アレイを使って調べられた

I 研究の計画・実施・報告に関する動詞

C 明らかにする

用例数　11,000

be studied 研究される

文型 第3文型受動態

受動態率45％

⇒ **study**

◆患者などが研究されるときに使う

頻度分析 ❶ in（23%）/❷ by（14%）/❸ using（9%）

前に来る単語（主語）		後に来る語句
patients（患者） **subjects**（対象） **groups**（群） **animals**（動物） **expression**（発現） **protein**（タンパク質）	**be studied**	**using ～**（～を使って） **in ～ patients**（～患者において） **in ～ cells**（～細胞において） **in ～ model**（～モデルにおいて） **by ～ spectroscopy**（～分光法によって） **by ～ microscopy**（～顕微鏡法によって） **by ～ analysis**（～解析によって）

▶ 使い方の例

- **patients were studied using ～**　患者は,～を使って研究された
- **expression was studied in** NK **cells**　発現は,NK細胞において研究された
- **protein was studied by** mass **spectrometry**　タンパク質は,質量分析によって研究された
- **subjects were studied by** light and electron **microscopy**　対象は,光学および電子顕微鏡によって研究された

例文 Gene **expression was studied in** the **cells** under both basal culture conditions and following oxidative stress induced by serum withdrawal. (Hum Mol Genet. 2002 11:2061)

遺伝子発現は,基本培養条件と直後の酸化ストレス下の両方の細胞において研究された

用例数 8,000

be analyzed 分析される

文型 第3文型受動態

受動態率 50％

⇒ analyze

◆データが分析されるときに使う

頻度分析 ❶ by（23%）/❷ for（14%）/❸ in（11%）/❹ using（8%）

be analyzed

前に来る単語（主語）
data（データ）
samples（試料）
patients（患者）
expression（発現）
protein（タンパク質）
mutants（変異体）
products（産物）
specimens（標本）
tissue（組織）
levels（レベル）

後に来る語句
using ～（～を使って）
by using ～（～を使うことによって）
by ～ analysis（～分析によって）
by flow cytometry（フローサイトメトリーによって）
by ～ microscopy（～顕微鏡によって）
by ～ chromatography（～クロマトグラフィーによって）
by ～ spectrometry（～分光法によって）
for … ability to ～（～する…能力に関して）
for the presence of ～（～の存在に関して）
for ～ expression（～発現に関して）

▶ 使い方の例

- **proteins were analyzed using** ～ タンパク質は，～を使って分析された
- **data were analyzed by using** ～ データは，～を使うことによって分析された
- **data were analyzed by** chi square **analysis** データは，カイ二乗分析によって分析された
- **samples were analyzed by** scanning electron **microscopy** 試料は，走査型電子顕微鏡によって分析された
- **products were analyzed by** infrared **spectroscopy** 産物は，赤外分光法によって分析された
- **mutants were analyzed for** their **ability to** ～ 変異体は，～するそれらの能力に関して分析された
- **specimens were analyzed for the presence of** ～ 標本は，～の存在に関して分析された
- **tissues were analyzed for** WNV antigen **expression** 組織は，WNV抗原発現に関して分析された

例文 **Samples were analyzed by** high performance liquid **chromatography** with electrochemical detection. (Brain Res. 1997 763:69)
試料は，高速液体クロマトグラフィーによって分析された

用例数　6,300

be tested テストされる

文型 第3文型受動態
受動態率35%

⇒ test

◆仮説などがテストされるときに使う

よく使われる前置詞 ❶ for (25%) /❷ in (17%) /❸ by (13%)

be tested

前に来る単語（主語）
hypothesis（仮説）
samples（試料）
rats（ラット）
method（方法）
protein（タンパク質）
compounds（化合物）
isolates（単離体）
mutants（変異体）
strains（系統）
system（システム）

後に来る語句
for … ability to ～（～する…能力に関して）
for ～ activity（～活性に関して）
for ～ antibody（～抗体に関して）
for ～ effect（～効果に関して）
for the presence of ～（～の存在に関して）
in ～ model（～モデルにおいて）
in ～ trial（～治験において）
in ～ study（～研究において）
in ～ assay（～アッセイにおいて）
by using ～（～を使うことによって）

▶ 使い方の例

- **mutants were tested for** their **ability to** ～
  変異は，～するそれらの能力に関してテストされた
- **proteins were tested for** catalytic **activity**　タンパク質は，触媒活性に関してテストされた
- **samples were tested for** measles IgG **antibodies**
  試料は，麻疹IgG抗体に関してテストされた
- **strains were tested in** a mouse **model**　系統は，マウスモデルにおいてテストされた
- **compounds were tested in** an in vitro **assay**
  化合物は，試験管内アッセイにおいてテストされた
- **system was tested by using** ～　システムは，～を使うことによってテストされた

例文 The mutant **proteins were tested for** the **ability to** counteract hA3G, rhA3G, and agmA3G. (J Virol. 2006 80:5984)
変異タンパク質は，hA3G，rhA3GおよびagmA3Gに対抗する能力に関してテストされた

用例数 530

be illustrated 例証される

文型 第3文型受動態

受動態率15%

⇒ illustrate

◆方法に対して用いられる

頻度分析 ❶ by（42%）/❷ with（14%）/❸ using（10%）/❹ in（7%）/❺ for（6%）

前に来る単語（主語）		後に来る語句
method（方法） **approach**（アプローチ）	**be illustrated**	**by analysis of ～**（～の分析によって） **with examples**（例によって） **with ～ data**（～データによって）

▶ 使い方の例

- **method is illustrated by analysis of ～** 方法は，～の分析によって例証される
- **approach is illustrated with examples** アプローチは，例によって例証される

例文 The **method is illustrated by analysis of** published cystic fibrosis haplotypes, in which DeltaF508 is more accurately localized than by other association studies.（Proc Natl Acad Sci USA. 1998 95:1741）

その方法は，発表された嚢胞性線維症ハプロタイプの分析によって例証される

I 研究の計画・実施・報告に関する動詞

C 明らかにする

用例数　8,700

be evaluated 評価される

文型 第3文型受動態

受動態率40%

⇒ evaluate

◆患者や発現が評価されるときに使われる

頻度分析 ❶ in (18%) /❷ by (17%) /❸ for (14%) /❹ using (6%)

前に来る単語（主語）	be evaluated	後に来る語句
patients（患者）		**using ～**（～を使って）
expression（発現）		**in ～ patients**（～患者において）
compounds（化合物）		**in ～ trials**（～治験において）
method（方法）		**in ～ model**（～モデルにおいて）
response（反応）		**by using ～**（～を使うことによって）
function（機能）		**by measuring ～**（～を測定することによって）
images（イメージ）		**by comparing**（比較することによって）
activity（活性）		**by ～ analysis**（～解析によって）
performance（性能）		**for … ability to ～**（～する…能力に関して）
		for the presence of ～（～の存在に関して）

▶ 使い方の例

- **method was evaluated using ～** 方法は,～を使って評価された
- **compounds were evaluated in** animal **models** 化合物は,動物モデルにおいて評価された
- **images were evaluated by using ～** イメージは,～を使うことによって評価された
- **function was evaluated by measuring ～** 機能は,～を測定することによって評価された
- **performance was evaluated by comparing** 性能は,比較することによって評価された
- **expression was evaluated by** Western blot **analysis** 発現は,ウエスタンブロット解析によって評価された
- **compounds were evaluated for** their **ability to ～** 化合物は,～する能力に関して評価された
- **patients were evaluated for the presence of ～** 患者は,～の存在に関して評価された

例文 BC **expression was evaluated using** northern blots and BC/GUS fusion constructs in transgenic Arabidopsis. (Plant Mol Biol. 1997 35:539)

BC発現は,ノーザンブロット法を使って評価された

用例数 8,500

be assessed 評価される

文型 第3文型受動態
受動態率 40%

⇒ assess

◆機能や活性が評価されるときに使う

頻度分析 ❶ by (30%) /❷ in (15%) /❸ using (8%) /❹ with (6%) /❺ for (6%)

前に来る単語（主語）		後に来る語句
function（機能）	**be assessed**	**using ～**（～を使って）
activity（活性）		**by using ～**（～を使うことによって）
response（反応）		**by measuring ～**（～を測定することによって）
expression（発現）		**by ～ analysis**（～解析によって）
outcome（結果）		**by ～ microscopy**（～顕微鏡によって）
levels（レベル）		**by ～ assay**（～アッセイによって）
injury（傷害）		**by flow cytometry**（フローサイトメトリーによって）
status（状態）		**in ～ patients**（～患者において）
		for … ability to ～（～する…能力に関して）

▶ 使い方の例

- **responses were assessed using** ～　反応は，～を使って評価された
- **status was assessed by using** ～　状態は，～を使うことによって評価された
- **function was assessed by measuring** ～　機能は，～を測定することによって評価された
- **expression was assessed by** Northern blot **analysis**　発現は，ノーザンブロット解析によって評価された
- **changes were assessed by** light **microscopy**　変化は，光学顕微鏡によって評価された
- **activity was assessed by** a fluorometric **assay**　活性は，蛍光定量的アッセイによって評価された
- **expression was assessed by flow cytometry**　発現は，フローサイトメトリーによって評価された
- **outcomes were assessed in** all **patients**　結果は，すべての患者において評価された

例文 COX-2 **activity was assessed by measuring** prostaglandin E2 (PGE2) production by enzyme-linked immunosorbent assay. (Gastroenterology. 2001 Apr;120(5):1117)
COX-2活性は，プロスタグランジンE2（PGE2）産生を測定することによって評価された

I 研究の計画・実施・報告に関する動詞

C 明らかにする

用例数　6,200

be confirmed 確認される

文型 第3文型受動態
受動態率35％

⇒ confirm

◆結果などが確認されるときに使う
◆be confirmed byの用例が多い

よく使われる前置詞 ❶ by（57％）/❷ in（14％）

前に来る単語（主語）	be confirmed	後に来る語句
result（結果）		**by ～ analysis**（～解析によって）
finding（知見）		**by ～ study**（～研究によって）
interaction（相互作用）		**in vitro**（試験管内で）
expression（発現）		**in vivo**（生体内で）
observation（観察）		**in ～ cells**（～細胞において）
data（データ）		**in ～ studies**（～研究において）
hypothesis（仮説）		**in ～ patients**（～患者において）

▶ 使い方の例

・**expression was confirmed by** Western blot **analysis**
発現は，ウエスタンブロット解析によって確認された

・**results were confirmed by** immunohistochemistry **studies**
結果は，免疫組織化学的研究によって確認された

・**hypothesis was confirmed in vitro**　仮説は，試験管内で確認された

・**observations were confirmed in vivo**　観察は，生体内で確認された

・**interaction was confirmed in** human **cells**　相互作用は，ヒト細胞において確認された

・**findings are confirmed in** other **studies**　知見は，他の研究において確認される

例文 Enzyme **expression was confirmed by** RNA blot **analysis** and functional assays.
(J Biol Chem. 1997 272:16466)　酵素発現は，RNAブロット解析によって確認された

用例数　9,000

be compared 比較される

文型 第3文型受動態
受動態率55％

⇒ compare

◆結果などが「～と比較される」ときに使う
◆be compared withの用例が多いが，be compared toもほぼ同じ意味で用いられる

よく使われる前置詞 ❶ with（44％）/❷ to（16％）/❸ in（7％）

前に来る単語（主語）		後に来る語句
results（結果）	**be compared**	**with data**（データと）
data（データ）		**with 〜 results**（〜結果と）
group（群）		**with 〜 patients**（〜患者と）
patients（患者）		**with 〜 controls**（〜対象群と）
findings（知見）		**with 〜 findings**（〜知見と）
response（反応）		**to 〜 results**（〜結果と）
outcome（結果）		**to 〜 data**（〜データと）
		in patients（患者において）

▶ 使い方の例

- **results were compared with data** 結果は,データと比較された
- **data were compared with** previous **results** データは,以前の結果と比較された
- **outcomes were compared with** 153,486 **patients** 結果は，153,486名の患者と比較された
- **patients were compared with** 18 healthy **controls** 患者は,18名の健康な対象群と比較された
- **findings were compared with** histologic **findings** 知見は,組織学的知見と比較された
- **response is compared to** experimental **results** 反応は,実験結果と比較される
- **results are compared to** these **data** 結果は,これらのデータと比較される
- **outcomes were compared in patients** 結果は,患者において比較された

例文 **Patients were compared with** healthy **controls** by using two-sided t tests to evaluate statistically significant differences. (J Clin Oncol. 2005 23:5493)
患者は,健康な対象群と比較された

用例数 360

be searched 検索される

文型 第3文型受動態

受動態率 45%

⇒ search

◆「データベースが検索される」の意味で使う
◆be searched forの用例が多い

頻度分析 ❶ for (41%) /❷ from (9%) /❸ using (8%)

前に来る単語（主語）		後に来る語句
database（データベース）	**be searched**	**using 〜**（〜を使って）
MEDLINE（メドライン）		**for articles**（〜記事に関して）
		for studies（〜研究に関して）

▶ 使い方の例

・**databases** were searched **for articles**　データベースは,記事に関して検索された

例文 The MEDLINE **database** was searched **for** all relevant **articles** published between 1966 and September 1995.（JAMA. 1996 275:870）
メドラインデータベースは,すべての関連する記事に関して検索された

用例数　19,000

be determined　決定される

文型 第3文型受動態
受動態率 35％

⇒ determine

◆レベルや構造などが決定されるときに使う

よく使われる前置詞 ❶ by（31%）/❷ in（8%）/❸ to（7%）

前に来る単語（主語）		後に来る語句
levels（レベル）	be determined	**using 〜**（〜を使って）
structure（構造）		**by using 〜**（〜を使うことによって）
activity（活性）		**by measuring 〜**（〜を測定することによって）
expression（発現）		**by 〜 analysis**（〜解析によって）
sequence（配列）		**in 〜 patients**（〜患者において）
concentration（濃度）		**in 〜 assay**（〜アッセイにおいて）
genotype（遺伝子型）		**to 〜 resolution**（〜分解能まで）

▶ 使い方の例

・**concentrations** were determined **using** 〜　濃度は,〜を使って決定された
・**activity** was determined **by measuring** 〜　活性は,〜を測定することによって決定された
・**expression** was determined **by** Western blot **analysis**
発現は,ウエスタンブロット解析によって決定された
・**genotype** was determined **in** 132 **patients**
遺伝子型は,132名の患者において決定された
・**levels** were determined **by** enzyme-linked immunosorbent **assay**
レベルは,酵素結合免疫吸着測定法によって決定された
・**structure** was determined **to** 12-A **resolution**
構造は,12Aオングストロームの分解能まで決定された

例文 Chimerism **levels** were determined **using** a Q-PCR analysis.（Transplantation. 2004 May 27;77（10）:1500）
キメラ化レベルは,Q-PCR解析を使って決定された

I -C 明らかにする

12. 見つける

「見つける」の動詞は，他動詞のパターンで用いる．

同定する	… identify (47,000) ◆166	発見する	… discover (2,100) ◆168
検出する	… detect (11,000) ◆167	観察する	… observe (7,700) ◆169
見つける	… find (45,000) ◆167	単離する	… isolate (2,800) ◆170

(カッコ内数字：用例数，◆：ページ数)

✻ 意味・用法

・weを主語とする表現が多い．

・find, discover, observeでは，that節を目的語にする用例も多いが，identify, detect, isolateはthat節を目的語にしない

✻ 動詞に結びつく主語のカテゴリー

❶著者・論文	❷分析研究	❸研究結果	❹方法	❺対象	❻現象	❼もの	❽疾患	❾処理・治療	❿場所	⓫変化	⓬機能	⓭関係	⓮定量値	⓯目的	
●	●	●													identify（同定する）
●															detect（検出する）
●	●														find（見つける）
●															discover（発見する）
●															observe（観察する）
●															isolate（単離する）

✻ 言い換え可能な動詞 —意味が似ている動詞と前後の語の組み合わせ例

主語	動詞	後に来る語句
we analysis	identify detect	～ mutation ～ interaction ～ proteins

We <identified／detected> an interaction between the primary tumor and host tissues.

訳 われわれは，原発腫瘍とホスト組織との間の相互作用を同定した

用例数　47,000

identify 他 同定する

文型 第3文型他動詞
受動態率 35％
⇒ be identified

◆著者や研究・結果などが遺伝子やタンパク質を同定するという表現が多い

前に来る単語（主語）		後に来る語句
we（われわれ）	identify	～ **gene**（～遺伝子）
study（研究）		～ **protein**（～タンパク質）
results（結果）		～ **region**（～領域）
analysis（分析）		～ **factor**（～因子）
findings（知見）		～ **sequence**（～配列）
data（データ）		～ **mutation**（～変異）
		～ **residue**（～残基）
		～ **mechanism**（～機構）
		～ **role**（～役割）
		～ **targets**（～標的）

▶ 使い方の例

- **we identify** a **gene**　　われわれは，遺伝子を同定する
- **analysis identified** 10 **proteins**　　分析は，10個のタンパク質を同定した
- **results identify** a **region**　　結果は，領域を同定する
- **studies identify** a new **factor**　　研究は，新しい因子を同定する
- **findings identify** a novel **mechanism**　　知見は，新規の機構を同定する
- **data identify** a novel **role**　　データは，新規の役割を同定する

例文 **We identified** 16 **genes** that affect the expression of two different nonstop reporters.（Genetics. 2007 177:773）　　われわれは，16の遺伝子を同定した

detect 他 検出する

用例数 11,000

文型 第3文型他動詞

受動態率 65％

⇒ be detected

◆著者やアッセイなどが，発現や変異を検出するときに使う

前に来る単語（主語）		後に来る語句
we（われわれ）	detect	**～ expression**（～発現）
assay（アッセイ）		**～ mutation**（～変異）
analysis（分析）		**～ interaction**（～相互作用）
		～ activity（～活性）
		～ proteins（～タンパク質）
		～ increase（～増大）

▶ 使い方の例

- **we detected** high **expression**　われわれは，高い発現を検出した
- **assays detected** physical **interactions**　アッセイは，物理的相互作用を検出した
- **analysis detected** a 53％ **increase**　アッセイは，53％増大を検出した

例文 We detected expression of GRM1 in a number of human melanoma biopsies and cell lines but not in benign nevi and melanocytes. (Nat Genet. 2003 34:108)
われわれは，GRM1の発現を検出した

find 他 見つける

用例数 45,000

文型 第3文型他動詞

受動態率 45％

⇒ be finded

◆S＋V＋that節の他動詞またはS＋V＋Oの他動詞として用いられる
◆find thatの用例が非常に多い（解説編：他動詞+that節の項を参照）
◆著者が，証拠や関連などを見つける（見つけない）ときに用いられる

頻度分析 that節（65％）

前に来る単語（主語）		後に来る語句
we（われわれ）	find	**that節**（～ということ）
study（研究）		**no evidence**（証拠のない）
authors（著者ら）		**no difference in ～**（～に差異がない）
analysis（分析）		**no association between ～**（～の間に関連がない）
		a correlation between ～（～の間の相関）

▶ 使い方の例

- **we found that ～**　　われわれは,～ということを見つけた
- **study found no evidence**　　研究は,証拠を見いださなかった
- **we found no difference in ～**　　われわれは,～に差異がないことを見つけた
- **analysis found no association between ～**　　分析は,～の間に関連を見いださなかった
- **we found a correlation between ～**　　われわれは,～の間の相関を見つけた

例文 Here, **we found that** RSK2 is a critical serine/threonine kinase for the regulation of cell transformation. (Cancer Res. 2007 67:8104)　われわれは,～ということを見つけた

We found no association between HCoV infection and illness. (J Infect Dis. 2007 196:1321)　われわれは,HCoV感染と疾病の間に関連を見いださなかった

用例数　2,100

discover 他 発見する

文型 第3文型他動詞

受動態率 35%

⇒ **be discovered**

◆we discovered thatの用例が非常に多い
(解説編:他動詞+that節の項を参照)

◆to不定詞の用例もかなりある

頻度分析 that節(40%)

前に来る単語(主語)		後に来る語句
we (われわれ) **researchers** (研究者) **to** (～する)	**discover**	**that 節** (～ということ) **～ genes** (～遺伝子) **～ function** (～機能) **～ inhibitors** (～阻害剤) **～ molecules** (～分子)

▶ 使い方の例

- **we discovered that ～**　　われわれは,～ということを発見した
- **to discover ～ genes**　　～遺伝子を発見する

例文 Recently, **we discovered that** a Sinorhizobium meliloti gene, bluB, is necessary for DMB biosynthesis. (Nature. 2007 446:449)　われわれは,～ということを発見した

The results show that the 1H and ECL-2 cell lines can be used **to discover** novel **genes** expressed in the early cardiomyocyte. (Dev Biol. 2001 235:507)
1HおよびECL-2細胞株は,早期の心筋細胞において発現される新規の遺伝子を発見するために使われうる

用例数 7,700

observe 他 観察する

文型 第3文型他動詞
受動態率 80%
⇒ **be observed**

◆S＋V＋Oの他動詞またはS＋V＋that節の他動詞として用いられる
◆著者が, 増減などを観察するときに使う

頻度分析 that節（35%）

前に来る単語（主語）		後に来る語句
we（われわれ） **authors**（著者ら） **study**（研究）	**observe**	**that 節**（〜ということ） … **increase in 〜**（〜の…増大） … **correlation between 〜**（〜の間の…相関） … **difference in 〜**（〜の…違い） **〜 reduction**（〜低下） … **decrease in 〜**（〜の…低下）

▶ 使い方の例

- **we observed** an **increase in** 〜　われわれは,〜の増大を観察した
- **we observed** a strong **correlation between** 〜　われわれは,〜の間の強い相関を観察した

例文 **We observed** a significant **decrease** of plasma and brain Aβ40 and Aβ42 (approximately 35%) in the immunized mice as compared to controls. (FASEB J. 2007 21:3184)　われわれは,血漿と脳のAβ40とAβ42の有意な低下を観察した

I 研究の計画・実施・報告に関する動詞

C 明らかにする

用例数　2,800

isolate 他 単離する

文型 第3文型他動詞
受動態率70%

◆cDNAや遺伝子を単一のものとして得ることを意味する

前に来る単語（主語）		後に来る語句
we（われわれ）	**isolate**	**a cDNA**（cDNA） **the gene**（遺伝子） **mutants**（変異体） **a mutation**（変異） **the effect of ～**（～の効果）

▶ 使い方の例

- **we isolated a cDNA**　　われわれは,cDNAを単離した
- **we isolated mutants**　　われわれは,変異体を単離した
- **we isolated the gene**　　われわれは,遺伝子を単離した

例文 **We isolated a cDNA** encoding the human homologue of mDll1, designated human Delta-like-1 (hDll1).（Blood. 2000 95:1616）
われわれは,mDll1のヒトホモログをコードするcDNAを単離した

Ⅰ-C 明らかにする

13. 見つけられる

「見つけられる」の動詞は，他動詞受動態のパターンで用いる．後ろに続く前置詞は，inであることが多い．

見つけられる…**be found** (36,000) ◆173
検出される……**be detected** (19,000) ◆175
同定される……**be identified** (24,000) ◆176
発見される……**be discovered** (1,200) ◆177
観察される……**be observed** (32,000) ◆178
見られる………**be seen** (1,700) ◆179

(カッコ内数字：用例数，◆：ページ数)

✱ 意味・用法

- be found，be identified，be discovered は遺伝子やタンパク質が見つけられるときに使う
- be detected はタンパク質や発現が検出されるときに使う
- be observed，be seen は効果や違いが見られるときに使う
- be found は，後ろに to *do* を伴う第5文型受動態の用例が多い

✱ 動詞に結びつく主語のカテゴリー

❶著者・論文	❷分析研究	❸研究結果	❹方法	❺対象	❻現象	❼もの	❽疾患	❾処理・治療	❿場所	⓫変化	⓬機能	⓭関係	⓮定量値	⓯目的	
			●	●	●	●			●			●	●		**be found** (見つけられる)
				●	●	●						●	●		**be detected** (検出される)
				●	●	●			●				●		**be identified** (同定される)
					●	●	●								**be discovered** (発見される)
		●		●						●		●	●		**be observed** (観察される)
		●		●						●		●	●		**be seen** (見られる)

✻ 言い換え可能な動詞―意味が似ている動詞と前後の語の組み合わせ例

主語	動詞	後に来る語句
protein cells difference mutation gene expression activity	be detected be found	in ～ patient in ～ cells in ～ tissue in ～ case

Mutations were <detected／found> in 12 of 48 patients studied.

訳 変異は，研究された48名の患者のうち12名において検出された

主語	動詞	後に来る語句
gene protein mutation	be identified be discovered	in ～ screen in ～ genome in ～ cases in ～ laboratory by ～ screening by ～ analysis

These genes were <identified／discovered> in an RNA interference screen.

訳 これらの遺伝子は，RNA干渉スクリーニングにおいて同定された

主語	動詞	後に来る語句
effect difference response expression change activity cells	be seen be observed	in ～ patients in ～ cells in ～ mice in ～ cases in ～ animals

No responses were <seen／observed> in 12 of the 26 patients with neoplasia.

訳 26名の腫瘍の患者のうち12名において反応が見られなかった

用例数 36,000

be found 見つけられる

文型 第5文型他動詞受動態／第3文型受動態 受動態率 45%

⇒ find

◆S＋V＋O＋C（第5文型）あるいはS＋V＋O（第3文型）の受動態で用いられる

◆タンパク質や細胞などが見つけられるときに用いられる

◆it was found thatのパターンでも用いられる（694ページ：It that構文の項を参照）

◆能動態では，we find thatの用例が多い

頻度分析 ❶ to *do*（46%）/❷ in（25%）/❸ that節（5%）

第5文型の be found

◆「be found to *do*（～することが見つけられる）」の形で使う

◆主語のカテゴリー：❼もの，❺対象，⓮定量値，❿場所，❻現象，❹方法

前に来る単語（主語）		動詞
protein（タンパク質）	be found to	**have ～**（～をもつ）
gene（遺伝子）		**contain ～**（～を含む）
cells（細胞）		**bind**（結合する）
mutant（変異体）		**increase**（増大する）
mice（マウス）		**inhibit ～**（～を抑制する）
activity（活性）		**interact**（相互作用する）
expression（発現）		**induce ～**（～を誘導する）
patient（患者）		**correlate**（相関する）
compound（化合物）		**express ～**（～を発現する）
complex（複合体）		**exhibit ～**（～を示す）
domain（ドメイン）		**occur**（起こる）
region（領域）		**associate**（結合する）
enzyme（酵素）		**be associated with ～**（～と関連している）
mutation（変異）		**be expressed**（発現される）
level（レベル）		**be dependent**（依存している）
method（方法）		**be essential**（必須である）
sequence（配列）		**be a ～**（～である）

▶ 使い方の例

- **patients were found to have ～** 　患者らは，～をもつことが見つけられた
- **gene was found to contain ～** 　遺伝子は，～を含むことが見つけられた
- **domain was found to bind** 　ドメインは，結合することが見つけられた

- expression was found to increase　発現は,増大することが見つけられた
- compounds were found to inhibit　化合物は,～を抑制することが見つけられた
- region was found to interact　領域は,相互作用することが見つけられた
- levels were found to correlate　レベルは,相関することが見つけられた
- cells were found to express ～　細胞は,～を発現することが見つけられた
- mutants were found to exhibit ～　変異体は,～を示すことが見つけられた
- mutation was found to occur　変異は,起こることが見つけられた
- protein was found to associate　タンパク質は,結合することが見つけられた
- activity was found to be associated with ～　活性は,～と関連していることが見つけられた
- complex was found to be essential　複合体は,必須であることが見つけられた

例文 These **mice were found to exhibit** severe defects in N-methyl-D-aspartic acid (NMDA) receptor function, including decreased NMDA-evoked current amplitude, cytoplasmic Ca (++), and gene expression. (Genes Dev. 2007 21:2336)
これらのマウスは,重篤な欠損を示すことが見つけられた

第3文型の be found

◆主語のカテゴリー：❼もの, ❺対象, ⓭関係, ❻現象, ⓮定量値

前に来る単語（主語）		後に来る語句
protein（タンパク質）	be found	**in ～ patient**（～患者において）
cells（細胞）		**in ～ cells**（～細胞において）
difference（違い）		**in ～ region**（～領域において）
mutation（変異）		**in ～ tissue**（～組織において）
gene（遺伝子）		**in ～ case**（～症例において）
expression（発現）		**in ～ protein**（～タンパク質において）
activity（活性）		**in ～ fraction**（～画分において）
		in ～ cytoplasm（～細胞質において）

▶ 使い方の例

- mutations were found in four patients　変異は,4名の患者において見つけられた
- expression was found in all cells　発現は,すべての細胞において見つけられた
- neurons were found in several regions　ニューロンは,いくつかの領域において見つけられた
- protein was found in all tissues　タンパク質は,すべての組織において見つけられた
- genes were found in 5 cases　遺伝子は,5症例において見つけられた
- differences were found in the E protein　違いは,Eタンパク質において見つけられた
- activity is found in the insoluble fraction　活性は,不溶性画分において見つけられる
- protein was found in the cytoplasm　タンパク質は,細胞質において見つけられた

例文 In cerebellar cortex, Kv3.3 **expression** was found **in** Purkinje and granule **cells**. (J Comp Neurol. 2007 502:953)

Kv3.3発現は，プルキンエ細胞および顆粒細胞において見つけられた

用例数 19,000

be detected 検出される

文型 第３文型受動態

受動態率 65％

⇒ detect

◆「もの」や「現象」が検出されるときに用いられる
◆前置詞はinが続くことが多いが，典型的なパターンとしてはbe detected by（～によって検出される）である

よく使われる前置詞 ❶ in（46％）/❷ by（11％）

前に来る単語（主語）		後に来る語句
protein（タンパク質）	be detected	**in ～ cells**（～細胞において）
expression（発現）		**in ～ tissues**（～組織において）
mRNA		**in ～ patients**（～患者において）
activity（活性）		**in ～ samples**（～試料において）
cells（細胞）		**in ～ tumors**（～腫瘍において）
mutation（変異）		**in ～ extracts**（～抽出液において）
transcripts（転写物）		**in ～ case**（～症例において）
DNA（DNA）		**by ～ analysis**（～解析によって）
difference（違い）		**by ～ assay**（～アッセイによって）
gene（遺伝子）		**by ～ microscopy**（～顕微鏡観察によって）
response（反応）		**by ～ methods**（～方法によって）

▶ 使い方の例

- **protein** was detected **in** CHO **cells** タンパク質は，CHO細胞において検出された
- **mRNA** was detected **in** all **tissues** mRNAは，すべての組織において検出された
- **mutations** were detected **in** four **patients** 変異は，4名の患者において検出された
- **DNA** was detected **in** serum **samples** DNAは，血清試料において検出された
- **expression** was detected **in** both solid **tumors** 発現は，両方の固形腫瘍において検出された
- **activity** was detected **in** cell **extracts** 活性は，細胞抽出液において検出された
- **genes** were detected **in** 53 DLBCL **cases** 遺伝子は，53のDLBCL症例において検出された
- **transcripts** were detected **by** Northern blot **analysis** 転写物は，ノーザンブロット解析によって検出された

・**complex is detected by** two-hybrid **assay**
複合体は,ツーハイブリッドアッセイによって検出される

例文 Survivin **expression was detected in** all of the **tumors**. (Cancer Res. 2003 63:567)
サバイビン発現は,それらの腫瘍すべてにおいて検出された

Within 2h, recombinant OGT **was detected by** Western **analysis** in both cytosol and nucleosol. (Anal Biochem. 2003 319:304)
組換え体OGTはウエスタン解析によって検出された

用例数　24,000

be identified 同定される

文型 第3文型受動態
受動態率35%

⇒ **identify**

◆特定の「もの」として同定されるときに使われる
◆前置詞はinが続くことが多いが,典型的なパターンとしてはbe identified asである
◆完了形の用例がかなり多い

よく使われる前置詞 ❶ in (20%) /❷ as (15%) /❸ by (9%)

be identified

前に来る単語(主語)	後に来る語句
gene (遺伝子)	**in ～ patients** (～患者において)
protein (タンパク質)	**in ～ screen** (～スクリーニングにおいて)
mutation (変異)	**in ～ region** (～領域において)
site (部位)	**in ～ cells** (～細胞において)
cells (細胞)	**in ～ genome** (～ゲノムにおいて)
sequence (配列)	**in ～ family** (～ファミリーにおいて)
mutant (変異体)	**as ～ target** (～標的として)
element (エレメント)	**as ～ factor** (～因子として)
residue (残基)	**as ～ site** (～部位として)
variant (変異体)	**as ～ gene** (～遺伝子として)
neurons (ニューロン)	**as ～ receptor** (～受容体として)
product (産物)	**as ～ candidate** (～候補として)
transcripts (転写物)	**by ～ analysis** (～分析によって)
activity (活性)	**by ～ sequencing** (～配列決定によって)

▶ 使い方の例

・**mutations were identified in** 17 **patients**　変異は,17名の患者において同定された
・**mutant was identified in** a genetic **screen**
変異体は,遺伝的スクリーニングにおいて同定された

- **sites were identified in** the enhancer **region** 部位は,エンハンサー領域において同定された
- **transcripts were identified in** DA **cells** 転写物は,DA細胞において同定された
- **genes were identified in** the mouse **genome** 遺伝子は,マウスゲノムにおいて同定された
- **promoter is identified as** a **target** プロモーターは,標的として同定される
- **factors were identified as** risk **factors** 因子は,危険因子として同定された
- **residues were identified as** potential binding **sites** 残基は,潜在的結合部位として同定された
- **protein was identified by** Western blot **analysis** タンパク質は,ウエスタンブロット解析によって同定された
- **product was identified by** mass spectrometric **sequencing** 産物は,質量分析による配列決定によって同定された

例文 Both NK and NKT **cells were identified as** the source of IFN-γ. (J Virol. 2003 77:8272)
NK細胞およびNKT細胞の両方は,IFN-γの供給源として同定された

用例数 1,200

be discovered 発見される

文型 第3文型受動態

受動態率35%

⇒ **discover**

◆ 論文での用例数は比較的少ない

◆ 前置詞はinが続くことが多いが,典型的なパターンとしてはbe discovered by（〜によって発見される）である

◆ it was discovered thatやbe discovered to *do*のパターンでも用いられる（それぞれ694ページ:It that構文,689ページ:第5文型受動態+to *do*の項を参照）

頻度分析 ❶ in（20%）/❷ that節（13%）/❸ to *do*（6%）/❹ by（6%）

前に来る単語（主語）		後に来る語句
gene（遺伝子）	**be discovered**	**in 〜 screen**（〜スクリーニングにおいて）
protein（タンパク質）		**in 〜 genome**（〜ゲノムにおいて）
mutation（変異）		**in 〜 cases**（〜症例において）
motif（モチーフ）		**in 〜 laboratory**（〜研究室において）
disease（疾患）		**by 〜 screening**（〜スクリーニングによって）
analogues（アナログ）		**by 〜 analysis**（〜分析によって）
compounds（化合物）		
antagonists（拮抗薬）		
cancer（がん）		
enzymes（酵素）		

▶ 使い方の例

・**genes were discovered in** genetic **screens**　遺伝子は,遺伝的スクリーニングにおいて発見された
・**cancer was discovered in** 171 **cases**　がんは,171症例において発見された
・**enzymes were discovered in** our **laboratory**　酵素は,われわれの研究室において発見された

例文 The par **genes were discovered in** genetic **screens** for regulators of cytoplasmic partitioning in the early embryo of C. elegans, and encode six different proteins required for asymmetric cell division by the worm zygote. (Dev Cell. 2007 13:609)　par遺伝子は,遺伝子スクリーニングにおいて発見された

用例数　32,000

be observed　観察される

文型 第3文型受動態
受動態率 80%

⇒ observe

◆違いや効果が観察されるときに用いられる

よく使われる前置詞 ❶ in (34%) /❷ for (7%) /❸ with (5%)

前に来る単語（主語）	be observed	後に来る語句
difference（違い）		**in ～ cells**（～細胞において）
effect（効果）		**in ～ patients**（～患者において）
activity（活性）		**in ～ mice**（～マウスにおいて）
expression（発現）		**in ～ case**（～症例において）
change（変化）		**in ～ animals**（～動物において）
response（反応）		**for ～ mutant**（～変異体に対して）
correlation（相関）		**with ～ mutant**（～変異体で）
cells（細胞）		**with ～ treatment**（～処置によって）
level（レベル）		
results（結果）		

▶ 使い方の例

・**expression was observed in** B **cells**　発現は,B細胞において観察された
・**responses were observed in** six **patients**　反応は,6名の患者において観察された
・**levels were observed in** infected **mice**　レベルは,感染したマウスにおいて観察された
・**activity was observed in** EC131-treated **animals**　活性は, EC131処理された動物において観察された
・**effect was observed for** each **mutant**　効果は,それぞれの変異体に対して観察された

例文 ACR50 **responses** **were observed** **in** 41.6 % of **patients** in the high-dose doxycycline group, 38.9 % of those in the low-dose doxycycline group, and 12.5 % of patients in the placebo group. (Arthritis Rheum. 2006 54:621)
ACR50反応は,41.6%の患者において観察された

用例数 1,700

be seen 見られる

文型 第3文型受動態
受動態率 80%

◆口語的表現であり, 論文での用例数は少ない

よく使われる前置詞 ❶ in (42%) / ❷ with (7%)

前に来る単語 (主語)		後に来る語句
effect (効果)	**be seen**	**in ～ patients** (～患者において)
difference (違い)		**in ～ cells** (～細胞において)
response (反応)		**in ～ mice** (～マウスにおいて)
expression (発現)		**in ～ cases** (～症例において)
change (変化)		**in ～ animals** (～動物において)
activity (活性)		
cells (細胞)		
association (関連)		
results (結果)		
pattern (パターン)		

▶ 使い方の例

- **responses were seen in** 12 **patients** 反応は,12名の患者において見られた
- **effects were seen in** KM12L4 **cells** 効果は, KM12L4細胞において見られた
- **changes were seen in** all null **mice** 変化は,すべての欠損マウスにおいて見られた
- **pattern was seen in** 14 (20 %) **cases** パターンは,14(20%)の症例において見られた
- **differences were seen in** older **animals** 違いは,より高齢の動物において見られた

例文 PTEN **expression** **was seen** **in** the secretory **cells**. (Cancer Res. 1999 59:4291)
PTEN発現は,分泌細胞において見られた

I 研究の計画・実施・報告に関する動詞
C 明らかにする

Ⅰ-C　明らかにする

14. 区別する／区別される

「区別する／区別される」の意味の動詞としては，distinguishがある．
distinguishは，自動詞と他動詞の両方で用いられる．

区別する … **distinguish**（自動詞）（850）◆181／
distinguish（他動詞）（2,600）◆181
区別される … **be distinguished**（1,300）◆182

（カッコ内数字：用例数，◆：ページ数）

✻ 意味・用法

・自動詞の**distinguish between**は「～の間を区別する」という意味で，他動詞の**distinguish ～ from**は「～を…と区別する」という意味で使われる
・他動詞受動態の**be distinguished**は「区別される」という意味で用いられる
・類似の単語として**discriminate**もある

✻ 動詞に結びつく主語のカテゴリー

❶著者・論文	❷分析研究	❸研究結果	❹方法	❺対象	❻現象	❼もの	❽疾患	❾処理・治療	❿場所	⓫変化	⓬機能	⓭関係	⓮定量値	⓯目的	
●		●													**distinguish**（自動詞）（区別する）
●	●	●	●												**distinguish**（他動詞）（区別する）
				●		●									**be distinguished**（区別される）

用例数 850

distinguish 自 区別する

文型 第1文型自動詞

◆distinguish between（～を区別する）のパターンが圧倒的に多い
◆複数のものを区別するという意味である

よく使われる前置詞 between（90%）

前に来る単語（主語）		後に来る語句
we（われわれ） **results**（結果） **To**（～するために）	**distinguish**	**between ～ possibilities**（～可能性を） **between ～ models**（～モデルを） **between ～ mechanisms**（～機構を） **between ～ hypotheses**（～仮説を）

▶ 使い方の例

- **To distinguish between** these **possibilities**　これらの可能性を区別するために
- **To distinguish between** these two **hypotheses**　これら2つの仮説を区別するために
- **results distinguish between** existing **models**　結果は，存在するモデルを区別する

例文 **To distinguish between** these **models**, we compared rafts in the MEB-4 melanoma cell line and its GSL-deficient derivative, GM-95. (J Biol Chem. 1999 274:34459)
これらのモデルを区別するために

用例数 2,600

distinguish 他 区別する

文型 第3文型他動詞
受動態率 35%

◆distinguish ～ from …（～を…と区別する）のパターンがかなり多い

前に来る単語（主語）		後に来る語句
we（われわれ） **features**（特徴） **results**（結果） **method**（方法） **analysis**（分析） **To**（～するために）	**distinguish**	**patients**（患者） **the effects of ～**（～の効果） **～ strains**（～系統） **～ pathway**（～経路） **benign from malignant**（良性を悪性と） **the roles of ～**（～の役割）

I 研究の計画・実施・報告に関する動詞

C 明らかにする

▶ 使い方の例

- **analysis distinguished all strains**　分析は,すべての系統を区別した
- **results distinguish** two major **pathways**　結果は,2つの主要な経路を区別する
- **To distinguish the effects of ～**　～の効果を区別するために
- **To distinguish the role of ～**　～の役割を区別するために

例文 **To distinguish the effects of** sexual selection **from** those of natural selection on the evolution of arthropod paternal care, predictions concerning several life-history and behavioral traits resulting from both forms of selection are made and tested across all known taxa with exclusive paternal care. (Annu Rev Entomol. 2001 46:139)
性淘汰の効果を自然淘汰のそれらと区別するために

用例数　1,300

be distinguished 区別される

文型 第3文型受動態
受動態率 35%

◆主にbe distinguished from（～と区別される）とbe distinguished by（～によって区別される）の2つのパターンがある

よく使われる前置詞 ❶ from（39%）/❷ by（35%）

前に来る単語（主語）		後に来る語句
cells（細胞）	be distinguished	**from ～ cells**（～細胞と）
neurons（ニューロン）		**from ～ disease**（～疾患と）
protein（タンパク質）		**from ～ neurons**（～ニューロンと）
complex（複合体）		**by the presence of ～**（～の存在によって）
genes（遺伝子）		**by … ability to ～**（～する…能力によって）
channels（チャネル）		**by ～ expression**（～発現によって）
		by … pattern of ～（～の…パターンによって）
		by … level of ～（～の…レベルによって）
		by … sensitivity to ～（～する…感受性によって）

▶ 使い方の例

- **neurons were distinguished from** nonsensory **neurons**　ニューロンは,非感覚ニューロンと区別された

・**complex is distinguished by the presence of** ～
複合体は,～の存在によって区別される

・**genes are distinguished by** different **patterns of** ～
遺伝子は,～の異なるパターンによって区別される

・**channels are distinguished by** their differential **sensitivity to** ～
チャネルは,～するそれらの差動的感受性によって区別される

例文 Sensory **neurons were distinguished from** nonsensory **neurons** by the presence of a dendrite, by immunoreactivity for olfactory marker protein, and by the firing of action potentials. (J Neurosci. 1996 16:4625)
感覚ニューロンは,樹状突起の存在によって非感覚ニューロンと区別された

I -D　研究を行う

15. 行う

「行う」の動詞は，他動詞のパターンで使う．

行う／果たす ……	**perform** (8,600) ◆186
行う ……………………	**carry out** (1,300) ◆187／ **conduct** (2,900) ◆187
適用する …………	**apply** (2,200) ◆188
精製する …………	**purify** (1,200) ◆189
達成する …………	**achieve** (4,200) ◆189

（カッコ内数字：用例数，◆：ページ数）

✻ 意味・用法

- **perform，carry out，conduct，purify，apply** は，著者（we）を主語にすることが非常に多い
- **perform，carry out，conduct** は「行う」という意味で使われる．特に，**perform** と **carry out** はほぼ同じ意味だが，用例数は **perform** の方がはるかに多い
- **apply** は方法などを「適用する」意味で使われる
- **purify** はタンパク質などを「精製する」意味で使われる
- **achieve** は目標を「達成する」意味で使われる

✻ 動詞に結びつく主語のカテゴリー

❶著者・論文	❷分析研究	❸研究結果	❹方法	❺対象	❻現象	❼もの	❽疾患	❾処理・治療	❿場所	⓫変化	⓬機能	⓭関係	⓮定量値	⓯目的	
●				●		●									**perform**（行う／果たす）
●															**carry out**（行う）
●															**conduct**（行う）
●															**apply**（適用する）
●															**purify**（精製する）
●				●											**achieve**（達成する）

＊ 言い換え可能な動詞 ─ 意味が似ている動詞と前後の語の組み合わせ例

主語	動詞	後に来る語句
we authors	perform carry out conduct	～ analysis ～ studies ～ screen

We <performed／carried out／conducted> a novel analysis to investigate gene regulation.
訳 われわれは, 遺伝子制御を精査するために新規の解析を行った

用例数　8,600

perform 他 行う／果たす

文型 第3文型他動詞

受動態率60%

⇒ be performed

◆「行う」あるいは「能力を発揮する」という意味で用いられる

◆weが主語となることが多い

前に来る単語（主語）

we（われわれ）
subject（対象）
the authors（著者ら）
participants（参加者）
protein（タンパク質）
monkeys（サル）

perform

後に来る語句

～ analysis（～分析）
～ functions（～機能）
～ task（～課題）
～ studies（～研究）
～ role（～役割）
～ screen（～選別）
～ experiments（～実験）
～ mutagenesis（～変異導入）
～ assay（～アッセイ）
～ search（～検索）
～ simulations（～シミュレーション）
～ hybridization（～ハイブリダイゼーション）
～ movements（～運動）

▶ 使い方の例

- **the authors performed** an **analysis**　著者らは，分析を行った
- **proteins perform** critical **functions**　タンパク質は，決定的な機能を果たす
- **participants performed** three different **tasks**　参加者は，3つの異なる課題を行った
- **we performed** a genetic **screen**　われわれは，遺伝子選別を行った
- **we performed** microarray **experiments**　われわれは，マイクロアレイ実験を行った
- **we performed** site-directed **mutagenesis**　われわれは，部位特異的変異導入を行った
- **subjects performed** reaching **movements**　被験者は，到達運動を行った

例文 **We performed** case-control **studies** of the MBL polymorphisms in 2 Caucasian cohorts and a meta-analysis incorporating all published results of MBL genotyping in SLE to explore whether the MBL functional variants are associated with SLE.（Arthritis Rheum. 2005 52:3966）

われわれは，症例対照研究を行った

用例数 1,300

carry out 他 行う

受動態率 65%

⇒ be carried out

- ◆第3文型の他動詞として扱われる句動詞
- ◆研究を行うという意味でよく使われる
- ◆performとほぼ同じ意味だが, 用例数はかなり少ない
- ◆weが主語となることが多い

前に来る単語（主語）		後に来る語句
we（われわれ） **the authors**（著者ら）	**carry out**	**〜 analysis**（〜分析） **〜 study**（〜研究） **〜 screen**（〜選別） **〜 mutagenesis**（〜変異導入） **〜 experiments**（〜実験）

▶ 使い方の例

・**we carried out** a detailed **analysis**	われわれは,詳細な分析を行った
・**the authors carried out** an epidemiologic **study**	著者らは,疫学的研究を行った
・**we carried out** a genetic **screen**	われわれは,遺伝子選別を行った

例文 We carried out a cohort **study** of mortality from liver cancer and liver disease in 4,865 haemophilic men and boys in the UK.（Lancet. 1997 350:1425）
われわれは,コホート研究を行った

用例数 2,900

conduct 他 行う

文型 第3文型他動詞

受動態率 55%

⇒ be conducted

- ◆研究や調査を行うという意味で用いられる
- ◆weが主語となることが多い

前に来る単語（主語）		後に来る語句
we（われわれ） **the authors**（著者ら）	**conduct**	**〜 study**（〜研究） **〜 analysis**（〜分析） **〜 trial**（〜試行） **〜 screen**（〜選別） **〜 review**（〜レビュー） **〜 survey**（〜調査）

▶ 使い方の例

- **the authors conducted** a prospective **study** 著者らは，前向き研究を行った
- **we conducted** a retrospective **analysis** われわれは，後ろ向き分析を行った
- **we conducted** a genetic **screen** われわれは，遺伝子選別を行った

例文 **We conducted** a controlled **trial** in Saudi Arabia of fluconazole for the treatment of cutaneous leishmaniasis caused by Leishmania major.（N Engl J Med. 2002 346:891）
われわれは，対照試験を行った

用例数　2,200

apply 他 適用する

文型 第3文型他動詞
受動態率 65％

◆著者が方法を適用するときなどに使う
◆apply ～ toのパターンが多い
◆自動詞としても用いられる

前に来る単語（主語）		後に来る語句
we（われわれ） **the authors**（著者ら）	**apply**	**～ method**（～方法） **～ technique**（～技術） **～ model**（～モデル） **～ analysis**（～分析） **～ approach**（～アプローチ）

▶ 使い方の例

- **we applied** this **method** われわれは，この方法を適用した
- **we apply** this **technique** われわれは，この技術を適用する
- **the authors applied** this **model** 著者らは，このモデルを適用した
- **we applied** this **approach** われわれは，このアプローチを適用した

例文 **We applied** the **technique to** a model system, chloramphenicol acetyl transferase, to create functional fusions from N- and C-terminally truncated, non-functional genes.（Am J Epidemiol. 2007 166:479）
われわれは，その技術をモデル系に適用した

purify 他 精製する

用例数 1,200
文型 第3文型他動詞
受動態率65%

◆タンパク質をクロマトグラフィーなどを使って精製するときに使う

前に来る単語（主語）		後に来る語句
we（われわれ）	**purify**	**the protein**（タンパク質） **the enzyme**（酵素）

▶ 使い方の例

- **we purified the protein** われわれは,そのタンパク質を精製した
- **we purified the enzyme** われわれは,その酵素を精製した

例文 Using five column chromatography steps, **we purified the protein** to homogeneity as assessed by silver staining.（Biochemistry. 1996 35:3518）
われわれは,そのタンパク質を単一にまで精製した

achieve 他 達成する

用例数 4,200
文型 第3文型他動詞
受動態率55%

◆患者がよい治療成績を達成したり,著者が目標を達成したりする場合に用いられる

前に来る単語（主語）		後に来る語句
patients（患者） **we**（われわれ）	**achieve**	**a 〜 response**（〜寛解／〜応答） **a 〜 remission**（〜寛解） **a … understanding of 〜**（〜の…理解） **a 〜 reduction**（〜低下） **this goal**（この目標）

▶ 使い方の例

- **patients achieved** a partial **response** 患者は,部分寛解を達成した
- **patients achieved** a complete **remission** 患者は,完全寛解を達成した

例文 All HIV-positive **patients achieved** a complete **response**.（J Clin Oncol. 2007 25:4581）
すべてのHIV陽性患者は,完全寛解を達成した

I 研究の計画・実施・報告に関する動詞

D 研究を行う

I -D　研究を行う

16. 行われる

「行われる」の表現は，be 動詞＋過去分詞のパターンで使われる．

行われる …………………	**be performed** (14,000) ◆192／ **be carried out** (2,400) ◆194／ **be conducted** (3,400) ◆195／ **be done** (1,500) ◆196
成し遂げられる ……	**be accomplished** (1,700) ◆197／ **be achieved** (5,600) ◆198
適用される ………………	**be applied** (4,400) ◆199

(カッコ内数字：用例数，◆：ページ数)

✻ 意味・用法

- be performed，be carried out，be conducted，be done は，「研究が行われる」ときに使われて用法もよく似ている
- be accomplished と be achieved はどちらも「成し遂げられる」だが，用法が少し異なる
- be applied は，「方法が適用される」意味で用いられる

✻ 動詞に結びつく主語のカテゴリー

❶著者・論文	❷分析研究	❸研究結果	❹方法	❺対象	❻現象	❼もの	❽疾患	❾処理・治療	❿場所	⓫変化	⓬機能	⓭関係	⓮定量値	⓯目的	
●	●		●												**be performed**（行われる）
	●														**be carried out**（行われる）
	●														**be conducted**（行われる）
	●		●												**be done**（行われる）
	●				●					●	●				**be accomplished**（成し遂げられる）
		●								●		●	●		**be achieved**（成し遂げられる）
	●		●												**be applied**（適用される）

✻ 言い換え可能な動詞 ―意味が似ている動詞と前後の語の組み合わせ例

主語	動詞	後に来る語句
study analysis experiments assay measurement	be performed be carried out be conducted be done	to determine to investigate to identify to examine in ～ patients using

This study was <performed／carried out／conducted／done> to determine the efficacy and toxicity of radiotherapy.

訳 この研究は，放射線療法の有効性と毒性を決定するために行われた

用例数　14,000

be performed　行われる

文型 第3文型受動態
受動態率 60%

◆研究が行われるときに使う

頻度分析 ❶ in（17%）/❷ to *do*（14%）/❸ on（12%）/❹ with（7%）/❺ using（7%）/❻ by（5%）

前に来る単語（主語）	be performed	後に来る語句
study（研究）		**in 〜 patients**（〜患者において）
analysis（分析）		**in the presence of 〜**（〜の存在下において）
experiments（実験）		**in 〜 subjects**（〜被験者において）
assay（アッセイ）		**in 〜 mice**（〜マウスにおいて）
imaging（イメージ化）		**in 〜 cases**（〜症例において）
procedure（術式）		**in 〜 volunteer**（〜ボランティアにおいて）
biopsy（生検）		**to determine 〜**（〜を決定するために）
measurements（測定）		**to identify 〜**（〜を同定するために）
examination（検査）		**to assess 〜**（〜を評価するために）
test（テスト）		**to evaluate 〜**（〜を評価するために）
transplant（移植）		**to examine 〜**（〜を調べるために）
simulation（シミュレーション）		**to investigate 〜**（〜を精査するために）
transplantation（移植）		**on 〜 patients**（〜患者に対して）
scan（スキャン）		**on 〜 sample**（〜試料に対して）
calculations（計算）		**on 〜 section**（〜切片に対して）
review（レビュー）		**on 〜 tissue**（〜組織に対して）
angiography（血管造影）		**using 〜**（〜を使って）
mutagenesis（変異導入）		**by using 〜**（〜を使うことによって）
immunohistochemistry（免疫染色）		**with 〜 markers**（〜マーカーを使って）

▶ 使い方の例

- **procedure was performed in** 39 **patients**　術式は,39名の患者において行われた
- **assays were performed in the presence of** 〜　アッセイは,〜の存在下において行われた
- **imaging was performed in** 33 healthy **subjects**　イメージ化は,33名の健康な被験者において行われた
- **transplants were performed in** mutant **mice**　移植は,変異マウスにおいて行われた
- **angiography was performed in** eight healthy **volunteers**　血管造影は,8名の健康なボランティアにおいて行われた
- **mutagenesis was performed to determine** 〜　変異導入は,〜を決定するために行われた

- **analysis was performed to identify** ～ 分析は,～を同定するために行われた
- **experiments were performed to assess** ～ 実験は,～を評価するために行われた
- **study was performed to evaluate** ～ 研究は,～を評価するために行われた
- **tests were performed to examine** ～ テストは,～を調べるために行われた
- **simulations were performed to investigate** ～ シミュレーションは,～を精査するために行われた
- **examinations were performed on** 259 **patients** 検査は,259名の患者に対して行われた
- **immunohistochemistry was performed on** frozen **sections** 免疫染色は,凍結切片に対して行われた
- **measurements were performed on** multiple **samples** 測定は,複数の試料に対して行われた
- **calculations are performed using** ～ 計算は,～を使って行われる
- **biopsies were performed by using** ～ 生検は,～を使うことによって行われた
- **scan was performed with** microsatellite **markers** スキャンは,マイクロサテライトマーカーを使って行われた

例文 Endomyocardial **biopsy was performed in** 9 of the 12 ARVD/C **patients**. (J Am Coll Cardiol. 2005 45:98) 心筋生検は,12名のARVD/C患者のうちの9名において行われた

用例数　2,400

be carried out 行われる

受動態率65％

◆carry outは句動詞で，第3文型の他動詞として扱われる
◆be carried outはbe performedとほぼ同じ意味だが，用例数ははるかに少ない

頻度分析 ❶ to *do*（17％）/❷ in（16％）/❸ by（12％）/❹ on（11％）/❺ using（9％）/❻ with（7％）

前に来る単語（主語）		後に来る語句
study（研究）	**be carried out**	**to determine ～**（～を決定するために）
experiments（実験）		**to investigate ～**（～を精査するために）
analysis（分析）		**to identify ～**（～を同定するために）
reaction（反応）		**to examine ～**（～を調べるために）
simulations（シミュレーション）		**in the presence of ～**（～の存在下において）
assay（アッセイ）		**in ～ animals**（～動物において）
measurements（測定）		**in ～ patients**（～患者において）
calculations（計算）		**in ～ system**（～系において）
mutagenesis（変異導入）		**by ～ enzyme**（～酵素によって）
		by ～ protein（～タンパク質によって）
		by ～ polymerase（～ポリメラーゼによって）
		using ～（～を使って）

▶ 使い方の例

- **analysis was carried out to determine** 分析は，～を決定するために行われた
- **simulations are carried out to investigate** シミュレーションは，～を精査するために行われる
- **mutagenesis was carried out to identify** ～ 変異導入は，～を同定するために行われた
- **studies were carried out to examine** ～ 研究は，～を調べるために行われた
- **reaction is carried out in the presence of** ～ 反応は，～の存在下において行われる
- **experiments were carried out in** both solvent **systems** 実験は，両方の溶媒系において行われた
- transcription **is carried out by** an RNA **polymerase** 転写は，RNAポリメラーゼによって行われる
- **assays were carried out using** ～ アッセイは，～を使って行われた

例文 To address this question, a thermodynamic **study was carried out to determine** quantitatively the self-association propensities of the transmembrane domains of synaptobrevin and syntaxin.（J Mol Biol. 2006 Mar 17;357(1):184） 熱力学的研究が，自己会合傾向を定量的に決定するために行われた

用例数 3,400

be conducted 行われる

文型 第3文型受動態
受動態率 55%

◆研究に対して用いられる
◆be performedと意味はあまり変わらない

頻度分析 ❶ to *do*（30%）/❷ in（18%）/❸ with（7%）/❹ on（6%）/❺ using（5%）

前に来る単語（主語）		後に来る語句
study（研究）	be conducted	**to determine ～**（～を決定するために）
experiments（実験）		**to evaluate ～**（～を評価するために）
analysis（分析）		**to investigate ～**（～を精査するために）
trial（試行）		**to examine ～**（～を調べるために）
interviews（インタビュー）		**to assess ～**（～を評価するために）
survey（調査）		**to identify ～**（～を同定するために）
assay（アッセイ）		**to test ～**（～をテストするために）
search（検索）		**in ～ patients**（～患者において）
measurements（測定）		**in the presence of ～**（～の存在下において）
reaction（反応）		**in an attempt to ～**（～しようとして）
assessment（評価）		**in ～ men**（～男性において）
screen（スクリーン）		**in ～ children**（～子供において）
test（テスト）		**with mothers**（母親に）
evaluation（評価）		**using**（～を使って）

▶ 使い方の例

- **assays were conducted to determine ～** アッセイは，～を決定するために行われた
- **analysis was conducted to evaluate ～** 分析は，～を評価するために行われた
- **study was conducted to investigate ～** 研究は，～を精査するために行われた
- **experiments were conducted to examine ～** 実験は，～を調べるために行われた
- **search was conducted to identify ～** 検索は，～を同定するために行われた
- **trial was conducted in 45 patients** 試行は，45名の患者において行われた
- **interviews were conducted with mothers** インタビューは，母親に行われた
- **search was conducted using ～** 検索は，～を使って行われた

例文 A structured **analysis** **was conducted** **to identify** equipment, training, or research requirements for improved future outcomes.（Ann Surg. 2007 245:986）
構造化分析が，設備，訓練あるいは研究の必要性を同定するために行われた

用例数　1,500

be done 行われる

文型 第3文型受動態
受動態率60%

◆論文では，「研究が行われる」意味で使われる

頻度分析 ❶ to *do*（17%）/❷ in（15%）/❸ by（11%）/❹ on（9%）/❺ with（7%）/❻ using（6%）

前に来る単語（主語）	be done	後に来る語句
study（研究）		**to determine 〜**（〜を決定するために）
analysis（分析）		**to identify 〜**（〜を同定するために）
experiments（実験）		**to assess 〜**（〜を評価するために）
assay（アッセイ）		**to evaluate 〜**（〜を評価するために）
test（テスト）		**to characterize 〜**（〜を特徴づけるために）
biopsy（生検）		**using 〜**（〜を使って）
procedure（術式）		**by using 〜**（〜を使うことによって）
trial（試行）		**by intention to treat**（治療をする目的で）
genotyping（ジェノタイピング）		**in 〜 patients**（〜患者において）
measurement（測定）		**on 〜 patients**（〜患者に対して）

▶ 使い方の例

- **assays were done to determine** 〜　アッセイは，〜を決定するために行われた
- **analysis was done to identify** 〜　分析は，〜を同定するために行われた
- **test was done to assess** 〜　テストは，〜を評価するために行われた
- **experiments were done to characterize** 〜　実験は，〜を特徴づけるために行われた
- **measurements were done using** 〜　測定は，〜を使って行われた
- **analyses were done by intention to treat**　分析は，治療をする目的で行われた
- **study was done in** 120 **patients**　研究は，120名の患者において行われた
- **biopsies were done on** all **patients**　生検は，すべての患者に対して行われた

例文 Mutation **analysis** **was done** **to identify** the amino acids involved in activity and inhibitor selectivity.（Mol Pharmacol. 2000 57:991）
変異分析が，活性と阻害剤選択性に関与するアミノ酸を同定するために行われた

用例数 1,700

be accomplished 成し遂げられる／達成される

文型 第3文型受動態
受動態率 80%

◆合成や分析などが行われるときに用いられる

頻度分析▶ ❶ by（41%）/❷ in（12%）/❸ through（7%）/❹ using（8%）/❺ with（7%）

前に来る単語（主語）		後に来る語句
synthesis（合成） **analysis**（分析） **activation**（活性化） **detection**（検出） **process**（過程） **task**（課題） **inhibition**（抑制） **transformation**（形質転換）	be accomplished	**using ～**（～を使って） **by using ～**（～を使うことによって） **by … use of ～**（～の利用によって） **by ～ analysis**（～分析によって） **in ～ steps**（～段階で） **in ～ yield**（～収率で） **through the use of ～**（～の利用によって） **with the use of ～**（～の利用で）

▶ 使い方の例

- **analysis was accomplished using** ～　分析は,～を使って成し遂げられた
- **process was accomplished by the use of** ～　過程は,～の利用によって成し遂げられた
- **transformation was accomplished in** two **steps**　形質転換は,2段階で成し遂げられた
- **synthesis was accomplished in** 8% overall **yield**　合成は,8%の全収率で成し遂げられた
- **analysis was accomplished through the use of** ～　分析は,～の利用によって成し遂げられた

例文 This **transformation is accomplished by** an interplay between B lineage-specific transcriptional programs that control plasma cell differentiation and an unfolded protein response. (Nat Immunol. 2005 6:23)
この形質転換は,B細胞系列特異的転写プログラムの間の相互作用によって成し遂げられる

用例数　5,600

be achieved　成し遂げられる／達成される

文型 第3文型受動態
受動態率55％

◆治療の成功や効果などが達成されるときに使う

頻度分析 ❶ by（28％）/❷ in（16％）/❸ with（10％）/❹ through（6％）/❺ using（4％）

前に来る単語（主語）		後に来る語句
success（成功）	**be achieved**	**using ～**（～を使って）
response（反応）		**by using ～**（～を使うことによって）
effect（効果）		**by ～ combination of …**（…の～組合せによって）
activity（活性）		**by ～ expression**（～発現によって）
result（結果）		**in ～ patients**（～患者において）
activation（活性化）		**in ～ cases**（～症例において）
remission（寛解）		**in the absence of ～**（～の非存在下において）
protection（保護）		**in ～ cells**（～細胞において）

▶ 使い方の例

- **protection was achieved using** ～　保護は,～を使って成し遂げられた
- **activity is achieved by** the **combination of** ～　活性は,～の組合せによって成し遂げられる
- **activation was achieved by** increased Chk2 **expression**　活性化は,増大したChk2発現によって成し遂げられた
- **success was achieved in** all **patients**　成功は,すべての患者において成し遂げられた
- **remission was achieved in** 88％ of **cases**　寛解は,88％の症例において成し遂げられた
- **effect is achieved in the absence of** ～　効果は,～の非存在下において成し遂げられる

例文 The latter beneficial **effect was achieved**, in part, **by** IFN-1 induced by Toll-like receptor 9-activated cDCs. (Proc Natl Acad Sci USA. 2007 104:17022)
後者の有益な効果は,一部は,IFN-1によって成し遂げられた

用例数　4,400

be applied 適用される

文型 第3文型受動態

受動態率65％

◆be applied toのパターンが非常に多い
◆方法がデータ解析などに適用されるときに用いられる

よく使われる前置詞 ❶ to（69％）/❷ in（5％）

前に来る単語（主語）		後に来る語句
method（方法）	**be applied**	**to ～ data**（～データに）
approach（アプローチ）		**to the analysis of ～**（～の分析に）
analysis（分析）		**to the study of ～**（～の研究に）
technique（技術）		**to the determination of ～**（～の決定に）
model（モデル）		**to the detection of ～**（～の検出に）
algorithm（アルゴリズム）		**to study ～**（～を研究するために）
procedure（手順）		**to determine ～**（～を決定するために）

▶ 使い方の例

- **model was applied to** the **data**　モデルは，データに適用された
- **method was applied to the analysis of** ～　方法は，～の分析に適用された
- **method is applied to the study of** ～　方法は，～の研究に適用される
- **algorithm is applied to the determination of** ～　アルゴリズムは，～の決定に適用される
- **approach was applied to the detection of** ～　アプローチは，～の検出に適用された
- **analysis was applied to study** ～　分析は，～を研究するために適用された
- **technique is applied to determine** ～　技術は，～を決定するために適用される

例文 This **method was applied to the detection of** cDNA for prostate specific antigen. (Nucleic Acids Res. 1997 25:2516)
この方法は，前立腺特異抗原のcDNAの検出に適用された

Ⅰ-D　研究を行う

17. 使用する

「使用する」の表現には，他動詞が用いられる．

使う ……………… **use** (29,000) ◆201

利用する …… **employ** (2,100) ◆202／
utilize (4,100) ◆203

（カッコ内数字：用例数，◆：ページ数）

✻ 意味・用法

・著者がモデル・方法・機構などを「使用する」というパターンにuse, employ，utilizeがよく使われる

✻ 動詞に結びつく主語のカテゴリー

❶著者・論文	❷分析研究	❸研究結果	❹方法	❺対象	❻現象	❼もの	❽疾患	❾処理・治療	❿場所	⓫変化	⓬機能	⓭関係	⓮定量値	⓯目的	
●	●		●	●											**use**（使う）
●	●		●	●											**employ**（利用する）
●	●		●	●											**utilize**（利用する）

✻ 言い換え可能な動詞 —意味が似ている動詞と前後の語の組み合わせ例

主語	動詞	後に来る語句
we study cells method assay	employ use	～model ～method ～analysis ～approach

We <employed／used> a novel approach to characterize the nature of synaptic abnormalities.

訳 われわれは，シナプス異常の性質を特徴づけるために新規のアプローチを利用した

用例数 29,000

use 他 使う

文型 第3文型他動詞

受動態率 60%

⇒ be used

◆著者がモデルや方法を使う場合などに用いられる

前に来る単語（主語）		後に来る語句
we（われわれ）	use	**~ model**（～モデル）
study（研究）		**~ method**（～方法）
cells（細胞）		**~ analysis**（～分析）
method（方法）		**~ approach**（～アプローチ）
assay（アッセイ）		**~ data**（～データ）
system（システム）		**a combination of ~**（～の組み合わせ）
analysis（分析）		

▶ 使い方の例

- **we use** this **model** — われわれは，このモデルを使う
- **analysis used** two **methods** — 分析は，2つの方法を使った
- **we used** cDNA microarray **analysis** — われわれは，cDNAマイクロアレイ分析を使った
- **method uses** an **approach** — 方法は，アプローチを使う
- **we use** experimental **data** — われわれは，実験データを使う
- **study used a combination of** ～ — 研究は，～の組み合わせを使った

例文 **We use** the **model** to explain why hoarding gray jays（Perisoreus canadensis）were induced by an experimental subsidy to accept greater danger.（J Theor Biol. 2007 247:471）
われわれは，～を説明するためにそのモデルを使う

I 研究の計画・実施・報告に関する動詞

D 研究を行う

用例数　2,100

employ 他 利用する

文型 第3文型他動詞
受動態率 50％

⇒ **be employed**

◆著者や方法がモデルや機構などを利用するときに使う

前に来る単語（主語）		後に来る語句
we（われわれ）	employ	**～ model**（～モデル）
method（方法）		**～ mechanism**（～機構）
study（研究）		**～ method**（～方法）
system（システム）		**～ approach**（～アプローチ）
technique（技術）		**～ strategy**（～戦略）
assay（アッセイ）		**～ analysis**（～分析）
approach（アプローチ）		**～ spectroscopy**（～分光法）
cells（細胞）		**～ pathway**（～経路）
bacteria（細菌）		

▶ 使い方の例

- **we employed** a **model** — われわれは，モデルを利用した
- **cells employ** many **mechanisms** — 細胞は，多くの機構を利用する
- **we employed** a microarray **method** — われわれは，マイクロアレイ法を利用した
- **we employed** a novel **approach** — われわれは，新規のアプローチを利用した
- **we employed** a **strategy** — われわれは，戦略を利用した
- **study employed** retrospective **analysis** — 研究は，後ろ向き分析を利用した
- **bacteria employ** a similar **pathway** — 細菌は，類似の経路を利用する

例文 We **employed** a novel **approach** to characterize the nature of instability at D2S123, by utilizing cells derived from a non-tumour lineage, which harbour a dominant negative mismatch repair（MMR）mutation and a mutator phenotype.（Hum Mol Genet. 2000 9:2707）

われわれは，～の性質を特徴づけるために新規のアプローチを利用した

用例数　4,100

utilize 他 利用する

文型 第3文型他動詞
受動態率 25%
⇒ be utilized

◆著者や方法が機構などを利用するときに使う

前に来る単語（主語）		後に来る語句
we（われわれ）	utilize	～ **mechanism**（～機構）
method（方法）		～ **receptor**（～受容体）
study（研究）		～ **pathway**（～経路）
assay（アッセイ）		～ **protein**（～タンパク質）
cells（細胞）		～ **analysis**（～分析）
system（システム）		～ **probe**（～プローブ）
approach（アプローチ）		～ **reaction**（～反応）

▶ 使い方の例

- **cells utilize** different **mechanisms**　細胞は，異なる機構を利用する
- **system utilizes** odorant **receptors**　システムは，嗅覚受容体を利用する
- **we utilized** fusion **proteins**　われわれは，融合タンパク質を利用した
- **approach utilizes** the classic **analysis**　アプローチは，古典的な分析を利用する
- **method utilized** three DNA **probes**　方法は，3つのDNAプローブを利用した
- **assay utilizes** the cyclocondensation **reaction**　アッセイは，環状縮合反応を利用する

例文 **We utilized** reporter gene **analysis** to demonstrate that the MIP-MOD promoter is active in Brassica papillar cells as well as in some vegetative tissues.（Plant Mol Biol. 2001 45:51）
われわれは，～を実証するためにレポーター遺伝子分析を利用した

I 研究の計画・実施・報告に関する動詞

D 研究を行う

Ⅰ-D　研究を行う

18. 使用される

「使用される」の表現には，他動詞受動態が使われる．

使われる ……… **be used** (45,000) ◆205
使用される …… **be employed** (2,100) ◆206
利用される …… **be utilized** (1,400) ◆208

(カッコ内数字：用例数，◆：ページ数)

✻ 意味・用法

・be used，be utilized，be employed は，「方法が〜するために使われる」というパターンがかなり多い

✻ 動詞に結びつく主語のカテゴリー

❶著者・論文	❷分析研究	❸研究結果	❹方法	❺対象	❻現象	❼もの	❽疾患	❾処理・治療	❿場所	⓫変化	⓬機能	⓭関係	⓮定量値	⓯目的	
	●	●	●	●		●							●		**be used**（使われる）
	●	●	●												**be employed**（使用される）
	●	●	●						●		●				**be utilized**（利用される）

✻ 言い換え可能な動詞 ―意味が似ている動詞と前後の語の組み合わせ例

主語	動詞	後に来る語句
system approach method technique analysis assay mutagenesis	be used be employed be utilized	to determine to identify to study to investigate to examine to assess to measure

This assay system was <used／employed／utilized> to examine the kinetics of transcription.

訳 このアッセイシステムは，転写のキネティクスを調べるために使われた

用例数　45,000

be used 使われる

文型 第3文型受動態

受動態率60％

⇒ use

◆「方法が使われる」というパターンが多い
◆直後にto不定詞（～するために）を伴うことが多い

頻度分析 ❶ to *do*（66%）/❷ as（10%）/❸ in（7%）/❹ for（7%）

be used

前に来る単語（主語）
model（モデル）
method（方法）
analysis（分析）
technique（技術）
assay（アッセイ）
approach（アプローチ）
system（システム）
data（データ）
test（テスト）
spectroscopy（分光測定法）
cells（細胞）
mutagenesis（変異誘発）
mice（マウス）
microscopy（顕微鏡）
protein（タンパク質）
antibody（抗体）
DNA（DNA）
rats（ラット）
product（タンパク質）
fragment（断片）
activity（活性）

後に来る語句
to identify ～（～を同定するために）
to determine ～（～を決定するために）
to study ～（～を研究するために）
to assess ～（～を評価するために）
to examine ～（～を調べるために）
to measure ～（～を測定するために）
to investigate ～（～を精査するために）
to evaluate ～（～を評価するために）
to estimate ～（～を推定するために）
to detect ～（～を検出するために）
to generate ～（～を産生するために）
to compare ～（～を比較するために）
to characterize ～（～を特徴づけるために）
as ～ model（～モデルとして）
as ～ marker（～マーカーとして）
as ～ probe（～プローブとして）
as ～ control（～コントロールとして）
as ～ system（～システムとして）
as ～ substrate（～基質として）
as ～ measure（～測定として）
in ～ study（～研究において）
in conjunction with ～（～と併用して）
in combination with ～（～と組み合わせて）
in ～ analysis（～解析において）
for ～ analysis（～解析のために）
for ～ study（～研究のために）

▶ 使い方の例

- **system** was used **to identify** ～　システムは,～を同定するために使われた
- **approach** was used **to determine** ～　アプローチは,～を決定するために使われた
- **microscopy** was used **to study** ～　顕微鏡は,～を研究するために使われた
- **analysis** was used **to assess** ～　分析は,～を評価するために使われた
- **techniques** were used **to examine** ～　技術は,～を調べるために使われた
- **assay** was used **to measure** ～　アッセイは,～を測定するために使われた
- **spectroscopy** was used **to investigate** ～　分光測定法は,～を精査するために使われた
- **models** were used **to estimate** ～　モデルは,～を推定するために使われた
- **mutagenesis** was used **to generate** ～　変異誘発は,～を産生するために使われた
- **method** was used **to analyze** ～　方法は,～を分析するために使われた
- **data** were used **to calculate** ～　データは,～を計算するために使われた
- **cells** were used **as** a **model**　細胞は,モデルとして使われた
- **activity** was used **as** a **marker**　活性は,マーカーとして使われた
- **product** was used **as** a **probe**　産物は,プローブとして使われた
- **DNA** was used **as** a **substrate**　DNAは,基質として使われた
- **rats** were used **in** this **study**　ラットは,この研究において使われた
- **protein** was used **in conjunction with** ～　タンパク質は,～と併用して使われた
- **antibody** was used **in** Western blot **analysis**　抗体は,ウエスタンブロット解析において使われた
- **test** was used **for** statistical **analysis**　テストは,統計的解析のために使われた
- **mice** were used **for** in vivo **studies**　マウスは,生体内研究のために使われた

例文 Northern blot **analysis was used to assess** mRNA levels for CP49, filensin, and gammaS-crystallin (control). (Invest Ophthalmol Vis Sci. 2004 45:884)
ノーザンブロット解析は,～のmRNAレベルを評価するために使われた

用例数　2,100

be employed 使用される

文型 第3文型受動態
受動態率 50%

⇒ **employ**

◆「方法が使われる」というパターンが多い
◆直後にto不定詞（～するために）を伴うことが多い

頻度分析 ❶ to *do*（50%）/ ❷ in（11%）/ ❸ for（7%）/ ❹ as（7%）

前に来る単語（主語）		後に来る語句
method（方法）	**be employed**	**to identify ～**（～を同定するために）
technique（技術）		**to determine ～**（～を決定するために）
approach（アプローチ）		**to investigate ～**（～を精査するために）
strategy（戦略）		**to study ～**（～を研究するために）
analysis（分析）		**to characterize ～**（～を特徴づけるために）
assay（アッセイ）		**to assess ～**（～を評価するために）
model（モデル）		**to examine ～**（～を調べるために）
system（システム）		**in the synthesis of ～**（～の合成において）
mutagenesis（変異誘発）		**in ～ study**（～研究において）
spectroscopy（分光測定法）		**for … synthesis of ～**（～の…合成のために）
procedure（術式）		**for ～ analysis**（～分析のために）
experiments（実験）		**for ～ detection**（～検出のために）
calculations（計算）		**as ～ model**（～モデルとして）

▶ 使い方の例

- **strategy was employed to identify** ～　戦略は,～を同定するために使用された
- **analysis was employed to determine** ～　分析は,～を決定するために使用された
- **calculations are employed to investigate** ～　計算は,～を精査するために使用された
- **methods were employed to study** ～　方法は,～を研究するために使用された
- **techniques were employed to characterize** ～　技術は,～を特徴づけるために使用された
- **assay was employed to assess** ～　アッセイは,～を評価するために使用された
- **experiments were employed to examine** ～　実験は,～を調べるために使用された
- **procedure was employed in the synthesis of** ～　術式は,～の合成において使用された
- **spectroscopy is employed in** the **study**　分光測定は,その研究において使用される
- **approach was employed for** the **synthesis of** ～　アプローチは,～の合成のために使用された
- **model was employed for** multivariable **analysis**　モデルは,多変量分析のために使用された
- **system was employed for** simultaneous **detection**　システムは,同時検出のために使用された

例文 A high-throughput proteomic **approach was employed to determine** the expression profile and identity of hundreds of proteins during seed filling in soybean (Glycine max) cv Maverick. (Plant Physiol. 2005 137:1397)
ハイスループットなプロテオミクスアプローチは,発現プロファイルを決定するために使用された

用例数　1,400

be utilized　利用される

文型 第3文型受動態

受動態率25％

⇒ utilize

◆直後にto不定詞(〜するために)を伴うことが多い

◆can be utilized の用例もかなり多い

頻度分析 ❶ to *do*(44%)/❷ in(13%)/❸ for(9%)/❹ by(8%)/❺ to(7%)

前に来る単語（主語）		後に来る語句
system（システム）	**be utilized**	**to determine 〜**（〜を決定するために）
approach（アプローチ）		**to identify 〜**（〜を同定するために）
site（部位）		**to study 〜**（〜を研究するために）
method（方法）		**to investigate 〜**（〜を精査するために）
pathway（経路）		**to examine 〜**（〜を調べるために）
technique（技術）		**to generate 〜**（〜を生成するために）
analysis（分析）		**to assess 〜**（〜を評価するために）
assay（アッセイ）		**to measure 〜**（〜を測定するために）
model（モデル）		**in 〜 study**（〜研究において）
mutagenesis（変異誘発）		**in 〜 design**（〜設計において）
mechanism（機構）		**for the synthesis of 〜**（〜の合成のために）
		by 〜 cells（〜細胞によって）
		as 〜 marker（〜マーカーとして）

▶ 使い方の例

- **method was utilized to determine 〜**　方法は,〜を決定するために利用された
- **model is utilized to identify 〜**　モデルは,〜を同定するために利用される
- **approach was utilized to study 〜**　アプローチは,〜を研究するために利用された
- **analysis was utilized to investigate 〜**　分析は,〜を精査するために利用された
- **assays were utilized to examine 〜**　アッセイは,〜を調べるために利用された
- **mutagenesis was utilized to generate 〜**　変異誘発は,〜を生成するために利用された
- **system was utilized to assess 〜**　システムは,〜を評価するために利用された
- **techniques were utilized to measure 〜**　技術は,〜を測定するために利用された
- **mice were utilized in** this **study**　マウスは,この研究において利用された
- **pathways are utilized by** NK **cells**　経路は,NK細胞によって利用される

例文 The **model is utilized to identify** the most sensitive steps in HSF1 activation and to evaluate how these steps affect the expression of molecular chaperones. (Biophys J. 2005 88:1646)　そのモデルは,最も敏感なステップを同定するために利用される

I -D　研究を行う

19. 計測する

「計測する」の表現には，他動詞が用いられる．

測定する ……… **measure** (6,500) ◆211
定量化する …… **quantify** (2,400) ◆211／**quantitate** (560) ◆212
アッセイする … **assay** (540) ◆213

（カッコ内数字：用例数，◆：ページ数）

✻ 意味・用法

・measure は装置を使って測定することを意味する
・quantify と quantitate は，実験結果を数値データとして得るときに使われる
・assay は特別な方法で調べることを意味する

✻ 動詞に結びつく主語のカテゴリー

❶著者・論文	❷分析研究	❸研究結果	❹方法	❺対象	❻現象	❼もの	❽疾患	❾処理・治療	❿場所	⓫変化	⓬機能	⓭関係	⓮定量値	⓯目的	
●	●														**measure**（測定する）
●	●	●													**quantify**（定量化する）
●															**quantitate**（定量化する）
●															**assay**（アッセイする）

✻ 言い換え可能な動詞 ―意味が似ている動詞と前後の語の組み合わせ例

主語	動詞	目的語
we	measure assay	the effect of the ability of the expression

We <measured／assayed> the effect of the recombinant protein on the intestinal cell lines.

訳 われわれは，腸細胞株に対するその組換えタンパク質の効果を測定した

I
研究の計画・実施・報告に関する動詞
D 研究を行う

主語	動詞	目的語
we	quantify quantitate	the number of the amount of the effect of

We <quantified／quantitated> the ability of each mutant to replicate.
訳 われわれは，各々の変異体の複製する能力を定量化した

用例数　6,500

measure 他 測定する

文型 第3文型他動詞
受動態率65％
⇒ be measured

◆効果や速度などを測定するときに使う

前に来る単語（主語）		後に来る語句
we（われわれ）	**measure**	**the effect of ～**（～の効果）
the authors（著者ら）		**the rate of ～**（～の速度）
assay（アッセイ）		**the ability of ～**（～の能力）
study（研究）		**the kinetics of ～**（～の動力学）
		the expression（発現）

▶ 使い方の例

- **study measures the effect of ～**　研究は,～の効果を測定する
- **the authors measured the rate of ～**　著者らは,～の速度を測定した
- **assay measures the ability of ～**　アッセイは,～の能力を測定する
- **we measured the kinetics of ～**　われわれは,～の動力学を測定した
- **we measured the expression**　われわれは,発現を測定した

例文 **We measured the effect of** moderate alcohol consumption on lipids and lipoproteins in postmenopausal women.（Am J Clin Nutr. 2002 75:593）
われわれは,脂質とリポタンパク質に対する適度な飲酒量の効果を測定した

用例数　2,400

quantify 他 定量化する

文型 第3文型他動詞
受動態率40％
⇒ be quantified

◆効果や範囲などを定量化するときに使う

前に来る単語（主語）		後に来る語句
we（われわれ）	**quantify**	**the effect of ～**（～の効果）
study（研究）		**the extent**（範囲）
result（結果）		**the degree of ～**（～の程度）
assay（アッセイ）		**the amount of ～**（～の量）
		the contribution of ～（～の寄与）
		the relationship between ～（～の間の関連性）
		the number of ～（～の数）

▶ 使い方の例

- **study quantified the effects of ～** 研究は,～の効果を定量化した
- **results quantify the extent** 結果は,範囲を定量化する
- **assay quantifies the amount of ～** アッセイは,～の量を定量化する
- **we quantified the contribution of ～** われわれは,～の寄与を定量化した
- **we quantify the relationship between ～** われわれは,～の間の関連性を定量化する
- **we quantified the number of ～** われわれは,～の数を定量化した

例文 We quantified the effect of mutations in the YXDD motif, the deoxynucleoside triphosphate binding site, the thumb domain, and the RNase H domain of RT and hydroxyurea treatment on the frequencies of template switching. (J Virol. 2000 74:7171)
われわれは,変異の効果を定量化した

用例数　560

quantitate 他 定量化する

文型 第3文型他動詞
受動態率 40%

⇒ be quantitated

◆量やレベルなどを定量化するときに使う

前に来る単語（主語）		後に来る語句
we (われわれ)	**quantitate**	**the amount of ～** (～の量) **the number of ～** (～の数) **the level of ～** (～のレベル) **the effect of ～** (～の効果)

▶ 使い方の例

- **we quantitated the amount of ～** われわれは,～の量を定量化した
- **we quantitated the number of ～** われわれは,～の数を定量化した
- **we quantitated the levels of ～** われわれは,～のレベルを定量化した

例文 We quantitated the amounts of peptides from hen egg-white lysozyme presented by I-A(k) molecules in APC lines. (J Immunol. 2003 171:2183)
われわれは,ペプチドの量を定量化した

用例数 540

assay 他 アッセイする

文型 第3文型他動詞

受動態率 70%

⇒ be assayed

◆効果や能力を特別な方法で測定することを意味する

前に来る単語（主語）		後に来る語句
we（われわれ）	**assay**	**the effect of ～**（～の効果） **the ability of ～**（～の能力） **the expression**（発現）

▶ 使い方の例

- **we assayed the effects of ～** 　われわれは，～の効果をアッセイした
- **we assayed the ability of ～** 　われわれは，～の能力をアッセイした
- **we assayed the expression** 　われわれは，発現をアッセイした

例文 **We assayed the ability of** the antivirals to block KSHV production, as measured by the release of encapsidated viral DNA.（J Clin Invest. 1997 99:2082）

われわれは，KSHV産生を遮断する抗ウイルス薬の能力をアッセイした

Ⅰ-D　研究を行う

20. 測定される

「測定される」の動詞は，他動詞受動態で用いる．

測定される	be measured (11,000) ◆215
数量化される	be quantified (1,500) ◆216
定量化される	be quantitated (380) ◆217
アッセイされる	be assayed (1,200) ◆218

（カッコ内数字：用例数，◆：ページ数）

✻ 意味・用法

・上記のいずれの単語も定量的な測定に対して使われるが，be measured，be quantified，be quantitated は単に測定されることだけを意味する．一方，be assayed は特別な方法を用いて測定される場合に使う

✻ 動詞に結びつく主語のカテゴリー

❶著者・論文	❷分析研究	❸研究結果	❹方法	❺対象	❻現象	❼もの	❽疾患	❾処理・治療	❿場所	⓫変化	⓬機能	⓭関係	⓮定量値	⓯目的	
					●						●	●	●		**be measured**（測定される）
					●	●				●			●		**be quantified**（数量化される）
					●								●		**be quantitated**（定量化される）
				●		●					●		●		**be assayed**（アッセイされる）

✻ 言い換え可能な動詞―意味が似ている動詞と前後の語の組み合わせ例

主語	動詞	後に来る語句
level activity apoptosis expression	be measured by be quantified by be quantitated by	～ assay ～ analysis ELISA

Apoptosis was <measured／quantified／quantitated> by caspase-3 activity assay.

訳 アポトーシスは，カスパーゼ3活性アッセイによって測定された

用例数 11,000

be measured 測定される

文型 第3文型受動態

受動態率 65%

⇒ measure

◆レベル・活性・濃度などの測定に使われる

頻度分析 ❶ by (20%) /❷ in (20%) /❸ using (7%) /❹ at (6%) /❺ with (6%)

前に来る単語（主語）	be measured	後に来る語句
levels（レベル）		**by ～ assay**（～アッセイによって）
activity（活性）		**by ～ analysis**（～解析によって）
concentration（濃度）		**by ～ chromatography**（～クロマトグラフィーによって）
response（反応）		**by HPLC**（高速液体クロマトグラフィーによって）
rate（速度）		**by ELISA**（酵素結合免疫吸着検定法によって）
blood flow（血流）		**by radioimmunoassay**（ラジオイムノアッセイによって）
pressure（圧力）		**by ～ calorimetry**（～熱量測定法によって）
volume（容積）		**by ～ imaging**（～画像法によって）
function（機能）		**by ～ spectroscopy**（～分光法によって）
expression（発現）		**by ～ PCR**（～PCRによって）
production（産生）		**in ～ patients**（～患者において）
parameters（パラメーター）		**in ～ cells**（～細胞において）
values（価値）		**in ～ samples**（～試料において）
release（放出）		**in ～ subjects**（～被検者において）
variables（変数）		**at baseline**（ベースラインで）
synthesis（合成）		**at ～ intervals**（～間隔で）
proliferation（増殖）		**at ～ points**（～ポイントで）
thickness（厚さ）		**with ～ tomography**（～断層撮影法を使って）
apoptosis（アポトーシス）		**using ～**（～を使って）

▶ 使い方の例

・**responses were measured by** histomorphometric **analysis**
反応は，組織形態計測的解析によって測定された

・**concentrations were measured by HPLC**
濃度は，高速液体クロマトグラフィーによって測定された

・**levels were measured by ELISA** レベルは，酵素結合免疫吸着検定法によって測定された

- **release was measured by radioimmunoassay**
  放出は,ラジオイムノアッセイによって測定された
- **volume was measured by** diffusion-weighted **imaging**
  容積は,拡散強調画像法によって測定された
- **expression was measured by** real-time **PCR**
  発現は,リアルタイムPCRによって測定された
- **rates were measured in** 17 **patients**　速度は,17名の患者において測定された
- **synthesis was measured in** HepG2 **cells**　合成は, HepG2細胞において測定された
- **activity was measured in** 201 **subjects**　活性は,201名の被検者において測定された
- **parameters were measured at baseline**　パラメーターは,ベースラインで測定された
- **pressure was measured at** 6 **points**　圧力は,6つのポイントで測定された
- **blood flow was measured with** positron emission **tomography**
  血流は,陽電子放出断層撮影法を使って測定された
- **function was measured using** ～　機能は,～を使って測定された

例文 Trx1 **activity was measured by** insulin reduction **assay**. (Invest Ophthalmol Vis Sci. 2003 44:3263)
Trx1活性は,インスリン減少アッセイによって測定された

用例数　1,500

be quantified　数量化される

文型 第3文型受動態
受動態率 40%

⇒ **quantify**

◆定量的な測定に対して使われる
◆be quantitatedとほぼ同じ意味である

頻度分析 ❶ by (36%) /❷ in (12%) /❸ using (10%) /❹ with (6%)

前に来る単語（主語）

- **level**（レベル）
- **expression**（発現）
- **activity**（活性）
- **mRNA**
- **apoptosis**（アポトーシス）
- **density**（密度）
- **activation**（活性化）
- **invasion**（浸潤）
- **product**（産物）
- **loss**（損失）

be quantified

後に来る語句

- **by ～ analysis**（～解析によって）
- **by flow cytometry**（フローサイトメトリーによって）
- **by ～ PCR**（～PCRによって）
- **by ELISA**（酵素結合免疫吸着検定法によって）
- **by ～ assay**（～アッセイによって）
- **by ～ microscopy**（～顕微鏡によって）
- **by ～ densitometry**（～デンシトメトリーによって）
- **in ～ region**（～領域において）
- **in ～ sample**（～サンプルにおいて）
- **using ～**（～を使って）

▶ 使い方の例

- **mRNAs was quantified by** Northern blot **analysis**
  mRNAは,ノーザンブロット解析によって数量化された
- **apoptosis was quantified by flow cytometry**
  アポトーシスは,フローサイトメトリーによって数量化された
- **expression was quantified by** real-time **PCR**
  発現は,リアルタイムPCRによって数量化された
- **levels were quantified by ELISA**
  レベルは,酵素結合免疫吸着検定法によって数量化された
- **activation was quantified by** ^{3}H-thymidine uptake **assay**
  活性は, ^{3}Hチミジン取り込みアッセイによって数量化された
- **products were quantified by** laser **densitometry**
  産物は,レーザーデンシトメトリーによって数量化された
- **loss was quantified in** different **regions** 損失は,異なる領域において数量化された
- **activity was quantified using** ～ 活性は,～を使うことによって数量化された

例文 Fibroblast gene **expression was quantified by** real-time **PCR**, and collagen production by Western blot analysis of culture media. (Arthritis Rheum. 2007 56:3478)
線維芽細胞の遺伝子発現は,リアルタイムPCRによって数量化された

用例数 380

be quantitated 定量化される

文型 第3文型受動態
受動態率40%

⇒ **quantitate**

◆定量的な測定に対して使われる
◆be quantifiedとほぼ同じ意味である

頻度分析 ❶ by (38%) /❷ in (12%) /❸ using (11%)

前に来る単語（主語）		後に来る語句
levels（レベル）	**be quantitated**	**by ～ assay**（～アッセイによって）
activity（活性）		**by ～ analysis**（～解析によって）
apoptosis（アポトーシス）		**by ELISA**（酵素結合免疫吸着検定法によって）
expression（発現）		**using ～**（～を使って）

▶ 使い方の例

- **levels were quantitated by ELISA**
  レベルは,酵素結合免疫吸着検定法によって定量化された
- **expression was quantitated using** ～ 発現は,～を使って定量化された

例文 Cell surface phenotype was monitored by monoclonal fluorescent antibody staining, and cytokine **levels** were quantitated **by ELISA**. (Infect Immun. 2004 72:3299)
サイトカインのレベルは,酵素結合免疫吸着検定法によって定量化された

用例数 1,200

be assayed アッセイされる

文型 第3文型受動態
受動態率70%

⇒ assay

◆活性などを定量的に測定するときに使われることが多い

頻度分析 ❶ for (33%) /❷ by (21%) /❸ in (15%) /❹ using (7%)

前に来る単語(主語)	be assayed	後に来る語句
activity (活性)		**for … ability to ～** (～する…能力に関して)
samples (試料)		**for ～ activity** (～活性に関して)
protein (タンパク質)		**for the presence of ～** (～の存在に関して)
cells (細胞)		**for ～ production** (～産生に関して)
levels (レベル)		**for ～ level** (～レベルに関して)
mutant (変異体)		**by ELISA** (酵素結合免疫吸着検定法によって)
expression (発現)		**by ～ PCR** (～PCRによって)
supernatant (上清)		**in ～ cells** (～細胞において)
compounds (化合物)		**using ～** (～を使って)
extracts (抽出物)		
function (機能)		

▶ 使い方の例

・**compounds** were assayed **for** the **ability to** ～
化合物は,～する能力に関してアッセイされた

・**mutants** were assayed **for** functional **activity**
変異は,機能的活性に関してアッセイされた

・**samples** were assayed **for** hormone **levels**
試料は,ホルモンレベルに関してアッセイされた

・**levels** were assayed **by ELISA** レベルは,酵素結合免疫吸着検定法によってアッセイされた

・**expression** was assayed **by** quantitative RT-**PCR**
発現は,定量的RT-PCRによってアッセイされた

・**activity** was assayed **using** ～ 活性は,～を使ってアッセイされた

例文 The transfected **cells** were assayed **for** their **abilities to** bind fluid-phase P-selectin and to support rolling adhesion of pre-B cells expressing P-selectin under hydrodynamic flow. (J Biol Chem. 1998 273:7078)
遺伝子移入された細胞は,液相のP-セレクチンに結合するそれらの能力に関してアッセイされた

I -D　研究を行う

21. 位置づける

「位置づける」の表現は，他動詞のパターンで使う．

位置づける **map** (3,100) ◆220／
localize (810) ◆220

(カッコ内数字：用例数，◆：ページ数)

✻ 意味・用法

- map と localize は，著者や方法が遺伝子を染色体上に位置づけるときなどに使われる
- localize は map よりも広い意味で使われる

✻ 動詞に結びつく主語のカテゴリー

❶著者・論文	❷分析研究	❸研究結果	❹方法	❺対象	❻現象	❼もの	❽疾患	❾処理・治療	❿場所	⓫変化	⓬機能	⓭関係	⓮定量値	⓯目的	
●	●														**map**（位置づける）
●	●														**localize**（位置づける）

✻ 言い換え可能な動詞 ―意味が似ている動詞と前後の語の組み合わせ例

主語	動詞	後に来る語句
we analysis study in situ hybridization	map localize	the gene the site the region

We <mapped／localized> the gene responsible for this disease.

訳 われわれは，この疾患の原因である遺伝子を位置づけた

用例数　3,100

map 他 位置づける

文型 第3文型他動詞

受動態率45%

⇒ be mapped

◆遺伝子の染色体上での位置を決定する場合などに使う

前に来る単語（主語）		後に来る語句
we（われわれ） **analysis**（分析） **study**（研究） **in situ hybridization**（in situハイブリダイゼーション）	**map**	**the gene**（遺伝子） **the region**（領域） **the location of ～**（～の位置） **the site**（部位） **the domain**（ドメイン）

▶ 使い方の例

- **analysis mapped the gene**　分析は,その遺伝子を位置づけた
- **studies mapped the region**　研究は,その領域を位置づけた
- **we mapped the sites**　われわれは,その部位を位置づけた
- **we mapped the domain**　われわれは,そのドメインを位置づけた

例文 **In situ hybridization mapped the gene** encoding this cDNA to region A2b on polytene chromosome IV, the locus of the special lobe-specific Balbiani ring a. (J Biol Chem. 1996 271:9809)

in situハイブリダイゼーションは,このcDNAをコードする遺伝子を多糸染色体Ⅳの領域A2bに位置づけた

用例数　810

localize 他 位置づける

文型 第3文型他動詞

受動態率85%

⇒ be localized

◆mapよりも広い意味で位置の決定を行うときに使われる

前に来る単語（主語）		後に来る語句
we（われわれ） **analysis**（分析） **study**（研究） **mapping**（マッピング） **in situ hybridization**（in situハイブリダイゼーション）	**localize**	**the gene**（遺伝子） **the site**（部位） **the protein**（タンパク質） **the region**（領域）

▶ 使い方の例

- **analysis localizes the gene** 分析は,その遺伝子を位置づける
- **mapping localized the site** マッピングは,その部位を位置づけた
- **studies localize the protein** 研究は,そのタンパク質を位置づける
- **we localized the region** われわれは,その領域を位置づけた

例文 Furthermore, by using a chimeric strategy, **we localized the region** involved in this regulation to the transmembrane domain of the δ subunit.（J Neurosci. 1997 17:6884）

われわれは,この制御に関与している領域をδサブユニットの膜貫通ドメインに位置づけた

Ⅰ-D　研究を行う

22. 作る

「(人が) 作る」の動詞は，他動詞のパターンで使う.

構築する ………………………	**construct** (4,400) ◆223
作製する／創造する …	**create** (5,300) ◆223
作製する／生成する …	**generate** (18,000) ◆224
開発する ………………………	**develop** (他動詞) (19,000) ◆225

(カッコ内数字：用例数，◆：ページ数)

✻ 意味・用法

- **construct** は，遺伝子の改変やそれを使った改変生物（マウスなど）を構築する意味で用いる
- **create** と **generate** は，遺伝子改変生物を作製するときに使われることが多い
- **develop** は，方法や装置を開発する意味で使われる

✻ 動詞に結びつく主語のカテゴリー

❶著者・論文	❷分析研究	❸研究結果	❹方法	❺対象	❻現象	❼もの	❽疾患	❾処理・治療	❿場所	⓫変化	⓬機能	⓭関係	⓮定量値	⓯目的	
●															**construct**（構築する）
●					●	●									**create**（作製する／創造する）
●				●	●	●									**generate**（作製する／生成する）
●	●														**develop**（他動詞）（開発する）

✻ 言い換え可能な動詞 ―意味が似ている動詞と前後の語の組み合わせ例

主語	動詞	後に来る語句
we	construct create generate	～ mutants a ～ model a library of ～ lines

We <constructed／created／generated> a computational model.

訳 われわれは，計算モデルを構築した

用例数　4,400

construct 他 構築する

文型 第3文型他動詞
受動態率 50%
⇒ be constructed

◆名詞の用例も多い
◆遺伝子組換え体などを人工的に構築するときに使う
◆weが主語となることが圧倒的に多い

前に来る単語（主語）		後に来る語句
we（われわれ）	construct	**a series of ～**（一連の～）
the authors（著者ら）		**～ mutants**（～変異体）
		a ～ model（～モデル）
		chimeras（キメラ）
		a panel of ～（～のパネル）
		strains（株）
		a library of ～（～のライブラリー）
		a plasmid（プラスミド）
		vectors（ベクター）

▶ 使い方の例

・**we constructed** deletion **mutants**　われわれは，欠失変異体を構築した
・**the authors constructed a** new **model**　著者らは，新しいモデルを構築した

例文 **We constructed** deletion **mutants** for nonessential genes by one-step gene replacements. (Genetics. 2001 157:1493)
われわれは，一段階の遺伝子置換によって非必須な遺伝子の欠失変異体を構築した

用例数　5,300

create 他 作製する／創造する

文型 第3文型他動詞
受動態率 20%
⇒ be created

◆モデル生物などを作製するときに使う
◆weが主語となることが非常に多い

前に来る単語（主語）		後に来る語句
we（われわれ）	**create**	**〜 model**（〜モデル）
mutation（変異）		**〜 mutation**（〜の変異）
complex（複合体）		**transgenic mice**（トランスジェニックマウス）
rearrangement（再編成）		**〜 lines**（〜株）
translocation（転位置）		**an environment**（環境）
		a 〜 site（〜部位）
		〜 mutants（〜変異体）
		a 〜 map（〜マップ）
		a library（ライブラリー）

▶ 使い方の例

- **we created a** mouse **model**　われわれは，マウスモデルを作製した
- **we created transgenic mice**　われわれは，トランスジェニックマウスを作製した
- **protein creates an environment**　タンパク質は，環境を作製する
- **mutation creates a** cutting **site**　変異は，切断部位を作製する

例文 To test this hypothesis, **we created** Ntera2 cell **lines** harboring shRNAs to E2F6. (Genome Res. 2007 17:1550)
われわれは，Ntera2細胞株を作製した

用例数　18,000

generate 他 作製する／生成する

文型 第3文型他動詞
受動態率 40%
⇒ **be generated**

◆遺伝子改変動物などを作製するときに用いられる
◆weが主語となることが非常に多い

前に来る単語（主語）		後に来る語句
we（われわれ）	**generate**	**transgenic mice**（トランスジェニックマウス）
cells（細胞）		**〜 response**（〜応答）
mice（マウス）		**〜 mutations**（〜変異）
mutations（変異）		**〜 mutants**（〜変異体）
receptor（受容体）		**〜 antibodies**（〜抗体）
to（〜する）		**a mouse model**（マウスモデル）
		neurons（ニューロン）
		cell lines（細胞株）
		signals（シグナル）

▶ 使い方の例

- **we generated transgenic mice** — われわれは,トランスジェニックマウスを作製した
- **mice generate** an immune **response** — マウスは,免疫応答を生成する
- **we generated a mouse model** — われわれは,マウスモデルを作製した
- **cells generate neurons** — 細胞は,ニューロンを生成する
- **receptors generate signals** — 受容体は,シグナルを生成する

例文 **We generated transgenic mice** expressing a mutant form of human ELOVL4 that causes STGD. (Proc Natl Acad Sci USA. 2005 102:4164)
われわれは,変異型のヒトELOVL4を発現するトランスジェニックマウスを作製した

用例数　19,000

develop **他** 開発する／発症する

文型 第3文型他動詞
受動態率 20％
⇒ **be developed**

◆自動詞としても使われる ⇒ **develop(自動詞)**
◆他動詞のdevelopには「〜を開発する」と「〜を発症する」の２つの意味があるが,ここでは「開発する」の例だけを示す
◆weが主語となることが非常に多い

前に来る単語（主語）		後に来る語句
we（われわれ）	**develop**	**〜 model**（〜モデル）
the authors（著者ら）		**〜 method**（〜方法）
study（研究）		**〜 assay**（〜アッセイ）
paper（論文）		**〜 system**（〜システム）
		〜 approach（〜アプローチ）
		〜 strategy（〜ストラテジー）
		〜 protocol（〜プロトコール）
		〜 algorithm（〜アルゴリズム）
		〜 framework（〜枠組み）
		〜 procedure（〜方法）

▶ 使い方の例

- **we developed** a mouse **model** — われわれは,マウスモデルを開発した
- **we developed** a **method** — われわれは,方法を開発した
- **the authors developed** a **procedure** — 著者らは,方法を開発した

例文 **We developed** a high-sensitivity **assay** for quantifying human DNA in small volumes of mouse plasma, enabling in-life monitoring of systemic tumor burden. (Cancer Res. 2007 67:9364)
われわれは,高感度アッセイを開発した

Ⅰ-D　研究を行う

23. 置換される／代わりになる

「置換される／代わりに用いられる」の動詞は他動詞受動態，「代わりになる」の動詞は他動詞あるいは自動詞のパターンで用いられ，使い分けに注意が必要である．

置換される／代わりに用いられる……**be substituted** (870) ◆228
置換される……**be replaced** (2,700) ◆229
代わりになる……**substitute for** (880) ◆230
代わりになる／置換する……**replace** (2,000) ◆231

(カッコ内数字：用例数，◆：ページ数)

＊ 意味・用法

- **be substituted by/with** と **be replaced by/with** は，どちらも「〜が…によって置換される」という意味で用法も非常に近い．一方，**be substituted for**（〜が…の代わりに用いられる）では，前後に来る語の位置関係がbe substituted withと逆になるので注意しよう
- **be substituted by** と **be substituted with**，**be replaced by** と **be replaced with** の意味はどちらもほとんど同じである
- **replace** は，「〜を置換する」という意味と **substitute for** とほぼ同じである「〜の代わりになる」の２つの意味で使われる．一方，他動詞の **substitute** は，能動態ではほとんど使われない

＊ 動詞に結びつく主語のカテゴリー

❶著者・論文	❷分析研究	❸研究結果	❹方法	❺対象	❻現象	❼もの	❽疾患	❾処理・治療	❿場所	⓫変化	⓬機能	⓭関係	⓮定量値	⓯目的	
						●			●						**be substituted**（置換される／代わりに用いられる）
						●			●						**be replaced**（置換される）
					●	●									**substitute for**（代わりになる）
●						●									**replace**（代わりになる／置換する）

✻ 言い換え可能な動詞 ―意味が似ている動詞と前後の語の組み合わせ例

主語	動詞	後に来る語句
residue group gene sequence	be replaced be substituted	with ～ residue with ～ sequence with alanine by alanine

These highly conserved residues were <replaced／substituted> with alanines.
訳 これらの高度に保存された残基が，アラニンと置換された

主語	動詞	後に来る語句
protein can	substitute for replace	～ function ～ protein

These two chimeric proteins can <substitute for／replace> T7 gene 2.5 protein.
訳 これらの2つのキメラタンパク質は，T7遺伝子2.5タンパク質の代わりになる

用例数　870

be substituted　置換される／代わりに用いられる

文型 第3文型受動態
受動態率80％

◆be substituted withとbe substituted forの違いに注意. substitute A with B（AをBと置換する）とsubstitute B for A（BをAの代わりに用いる）とは，ほぼ同じ内容を意味する. なぜなら，どちらの文でも結果として使われるのはBであるからだ

◆他動詞のsubstituteは受動態で使われることが非常に多い. この場合，A be substituted with B（AがBと置換される）とB be substituted for A（BがAの代わりに用いられる）がほぼ同じ意味で，AとBの位置関係が逆であることに注意しよう

◆なお，be substituted byは be substituted withとほぼ同じ意味と考えてよい

◆substituteは自動詞としても使われる ⇒ **substitute for**

よく使われる前置詞 ❶ for（34％）/❷ with（32％）/❸ by（16％）

be substituted with/by（～と置換される／～によって置換される）

前に来る単語（主語）		後に来る語句
residue（残基）	**be substituted**	**with alanine**（アラニンと）
group（基）		**with ～ residue**（～残基と）
sequence（配列）		**with ～ amino acid**（～アミノ酸と）
valine（バリン）		**with ～ sequence**（～配列と）
		by alanine（アラニンによって）

▶ 使い方の例

- **residues were substituted with alanines**　残基が，アラニンと置換された
- **sequences are substituted with** poly-Ala **sequences**　配列が，ポリアラニン配列と置換される
- **valine is substituted by alanine**　バリンが，アラニンによって置換される

例文 To ascertain the role of Glu781, the **residue was substituted with** an aspartate, alanine, or lysine residue and the mutant Na,K-ATPases were coexpressed with the native beta 1 subunit in Sf9 insect cells using the baculovirus expression system.（J Biol Chem. 1996 271:2413）
その残基が，アスパラギン酸，アラニンあるいはリジン残基と置換された

■ be substituted for（～の代わりに用いられる）

前に来る単語（主語）		後に来る語句
residue（残基）	be substituted for	**～ residue**（～残基）
alanine（アラニン）		**～ region**（～領域）
cysteine（システイン）		**～ position**（～位置）
gene（遺伝子）		
protein（タンパク質）		

▶ 使い方の例

- **alanine was substituted for** conserved **residues**
  アラニンは，保存された残基の代わりに用いられた
- **gene was substituted for** the coding **regions**
  遺伝子は，コード領域の代わりに用いられた

例文 This binding was strongly reduced when **alanine was substituted for** conserved **residues** in the motif.（J Biol Chem. 2000 275:36498）
アラニンが，保存された残基の代わりに用いられた

用例数　2,700

be replaced 置換される

文型 第3文型受動態
受動態率60％

◆be replaced byとbe replaced withの意味は，ほとんど同じである

よく使われる前置詞 ❶ by（53％）/❷ with（40％）

前に来る単語（主語）		後に来る語句
residue（残基）	be replaced	**by alanine**（アラニンによって）
domain（ドメイン）		**by ～ residue**（～残基によって）
gene（遺伝子）		**by ～ sequence**（～配列によって）
sequence（配列）		**by ～ amino acid**（～アミノ酸によって）
site（部位）		**by ～ group**（～基によって）
region（領域）		**by ～ domain**（～ドメインによって）
group（基）		**by ～ gene**（～遺伝子によって）
amino acid（アミノ酸）		**with alanine**（アラニンと）
		with ～ residue（～残基と）
		with ～ sequence（～配列と）
		with ～ region（～領域と）

▶ 使い方の例

- **sites are replaced by alanine**　部位は,アラニンによって置換される
- **residues were replaced by** alanine **residues**　残基は,アラニン残基によって置換された
- **regions were replaced by** heterologous **sequences**　領域は,異種性の配列によって置換された
- **group was replaced by** a methylene **group**　基は,メチレン基によって置換された
- **domain was replaced by** the cytoplasmic **domain**　ドメインは,細胞質ドメインによって置換された
- **gene was replaced by** a **gene**　遺伝子は,遺伝子によって置換された
- **residues were replaced with alanine**　残基は,アラニンと置換された
- **amino acids were replaced with** the corresponding **residues**　アミノ酸は,対応する残基と置換された
- **sequences were replaced with** homologous **sequences**　配列は,相同性の配列と置換された

例文 Furthermore, when the downstream **gene was replaced by** a **gene** from another organism, no loss of trans-splicing specificity was observed, suggesting that the Ur element may be the primary signal required for downstream mRNA processing. (Mol Cell Biol. 2001 21:1111)

下流遺伝子が,別の生物の遺伝子によって置換された

When, however, the entire linker **region is replaced with** linker **sequences** from other proteins, the functioning of AraC is impaired. (J Bacteriol. 1996 178:7025)

全体のリンカー領域が,他のタンパク質のリンカー配列と置換される

用例数　880

substitute for　自 ～の代わりになる　文型 第1文型自動詞

⇒ **be substituted**

- ◆substituteは自動詞だけでなく他動詞としても使われるが,他動詞の場合は受動態の用例が圧倒的に多い
- ◆substituteは,名詞としても用いられる
- ◆substitute forとbe substituted forとは意味が近い
- ◆直前にcanやcouldが来る用例が多い

頻度分析 for (99%)

前に来る単語（主語）		後に来る語句
protein (can)（タンパク質は，～し得る）	**substitute for**	**～ function**（～機能）
gene (can)（遺伝子は，～し得る）		**ATP**
isoform (can)（アイソフォームは，～し得る）		**～ domain**（～ドメイン）
domain (could not)（ドメインは，～し得なかった）		**～ protein**（～タンパク質）
analogs (did not)（アナログは，～しなかった）		**～ factor**（～因子）
mutations (may)（変異は，～かもしれない）		**～ activity**（～活性）

▶ 使い方の例

- **mutations may substitute for** SWI/SNF **function**
  変異は，SWI/SNF機能の代わりになるかもしれない
- **analogs did not substitute for ATP**　アナログは，ATPの代わりにならなかった
- **domain could not substitute for** the endogenous **domain**
  ドメインは，内在性ドメインの代わりになり得なかった
- **protein can substitute for** this **activity**　タンパク質は，この活性の代わりになり得る

例文 However, the VP16 **domain could not substitute for** the endogenous **domain** in virulence assays. (Proc Natl Acad Sci USA. 2000 97:9807)
VP16ドメインは，内在性ドメインの代わりになり得なかった

用例数　2,000

replace 他 代わりになる／置換する

文型 第3文型他動詞
受動態率 60％
⇒ **be replaced**

◆「代わりになる」と「置換する」の２つの意味で使うが，「代わりになる」の方が多い

replace（代わりになる）

◆substitute for（～の代わりになる）と意味が近い
◆主語のカテゴリー：❼もの

前に来る単語（主語）		後に来る語句
protein (can)（タンパク質は，～し得る） **amino acid**（アミノ酸）	**replace**	**～ function**（～機能） **～ cells**（～細胞） **the requirement for ～**（～の要求） **～ neurons**（～ニューロン） **～ protein**（～タンパク質） **～ role**（～役割）

▶ 使い方の例

- **amino acids replace** intact soy **protein**　アミノ酸は，未変化の大豆タンパク質の代わりになる
- **protein can replace** the **role**　タンパク質は，役割の代わりになり得る

例文 When this transposon integrated near the engrailed promoter, adult viability was restored to engrailed mutant flies showing that the highly divergent mosquito engrailed **protein can replace** the Drosophila engrailed **protein** at all stages of development.（Development. 1997 124:1531）
高度に分岐した蚊のengrailedタンパク質は，ショウジョウバエのengrailedタンパク質の代わりになり得る

■ replace（置換する）

◆ we replace ～ with …（われわれは，～を…と置換する）のパターンで用いる
◆ 主語のカテゴリー：❶著者

前に来る単語（主語）		後に来る語句
we（われわれ） **we have**（われわれ）	**replace**	**～ residue**（～残基） **～ gene**（～遺伝子） **～ domain**（～ドメイン） **～ sequence**（～配列） **… region of ～**（～の…領域） **～ amino acid**（～アミノ酸）

▶ 使い方の例

- **we replaced** the transmembrane **domain**　われわれは，膜貫通ドメインを置換した
- **we replaced** specific amino **acids**　われわれは，特異的なアミノ酸を置換した

例文 **We replaced** key **residues** in the C terminus of hCNT2 with the equivalent residue in rCNT2.（J Biol Chem. 2006 281:26675）
われわれは，hCNT2のC末端の鍵となる残基をrCNT2の対応する残基と置換した

I -D　研究を行う

24.分けられる／分かれる

「分けられる／分かれる」の動詞は，他動詞受動態で用いる.

単離される … **be isolated** (6,100) ◆235
分離される … **be separated** (1,700) ◆236
精製される … **be purified** (2,300) ◆237
分離する …… **segregate** (640) ◆238
分けられる … **be divided** (1,400) ◆239
選択される … **be selected** (2,400) ◆240／
be chosen (680) ◆241

(カッコ内数字：用例数，◆：ページ数)

✻ 意味・用法

- **be isolated**, **be separated**, **be purified** は，単一なものを目指して分けられることを意味する
- **segregate** は変異や細胞などが分離するときに，**be divided** は研究対象をグループ分けするときに使われる
- **be selected** と **be chosen** は，何かの基準によって選ばれることを意味する

✻ 動詞に結びつく主語のカテゴリー

❶著者・論文	❷分析研究	❸研究結果	❹方法	❺対象	❻現象	❼もの	❽疾患	❾処理・治療	❿場所	⓫変化	⓬機能	⓭関係	⓮定量値	⓯目的	
				●		●									**be isolated** (単離される)
				●		●			●						**be separated** (分離される)
				●		●							●		**be purified** (精製される)
				●	●	●	●								**segregate** (分離する)
				●											**be divided** (分けられる)
	●			●		●			●						**be selected** (選択される)
					●	●			●						**be chosen** (選択される)

✻ 言い換え可能な動詞 ―意味が似ている動詞と前後の語の組み合わせ例

主語	動詞	後に来る語句
cells protein complex	be isolated be purified	from ～ cells by ～ chromatography

$CD4^{+}T$ cells were <isolated／purified> from human peripheral blood.

訳 $CD4^{+}T$細胞は，ヒト末梢血から単離された

主語	動詞	後に来る語句
gene site	be chosen be selected	for ～ study for ～ analysis for ～ characterization

These genes were <chosen／selected> for a detailed analysis.

訳 これらの遺伝子は，詳細な解析のために選択された

用例数 6,100

be isolated 単離される

文型 第3文型受動態
受動態率 70%

⇒ isolate

◆単一なものとして分けられることを意味する

よく使われる前置詞 ❶ from (40%) /❷ by (9%) /❸ in (5%)

前に来る単語（主語）		後に来る語句
cells（細胞）	be isolated	**from ～ library**（～ライブラリーから）
gene（遺伝子）		**from ～ cells**（～細胞から）
clone（クローン）		**from ～ blood**（～血液から）
mutant（変異体）		**from ～ tissue**（～組織から）
cDNA		**from ～ patients**（～患者から）
protein（タンパク質）		**by ～ chromatography**（～クロマトグラフィーによって）
RNA		**by ～ cloning**（～クローニングによって）
virus（ウイルス）		**in ～ screen**（～スクリーニングにおいて）
strain（株）		
complex（複合体）		

▶ 使い方の例

- **cDNA was isolated from** a human brain cDNA **library**　cDNAは，ヒト脳cDNAライブラリーから単離された
- **RNA was isolated from** KB **cells**　RNAは，KB細胞から単離された
- **strains were isolated from** human **blood**　株は，ヒト血液から単離された
- **cells were isolated from** liver biopsy **tissue**　細胞は，肝生検組織から単離された
- **virus was isolated from** three **patients**　ウイルスは，3名の患者から単離された
- **protein was isolated by** gel filtration **chromatography**　タンパク質は，ゲル濾過クロマトグラフィーによって単離された
- **gene was isolated by** positional **cloning**　遺伝子は，ポジショナルクローニングによって単離された
- **mutant was isolated in** a **screen**　変異体は，スクリーニングにおいて単離された

例文 A full-length **clone was isolated from** a HeLa cell cDNA **library**. (Gene. 1996 181:39)
完全長クローンは，HeLa細胞cDNAライブラリーから単離された

用例数　1,700

be separated　分離される／分けられている

文型 第3文型受動態

受動態率45%

◆分離されることを意味するが, be isolatedとは違って単一なものとは限らない

よく使われる前置詞 ❶ by（43%）/❷ from（21%）/❸ into（11%）

be separated

前に来る単語（主語）
proteins（タンパク質）
cells（細胞）
sites（部位）
peptides（ペプチド）
products（産物）
gene（遺伝子）
fragments（断片）
domains（ドメイン）
analytes（分析物）

後に来る語句
by 〜 chromatography（〜クロマトグラフィーによって）
by 〜 electrophoresis（〜電気泳動法によって）
by 〜 region（〜領域によって）
by 〜 centrifugation（〜遠心法によって）
from each other（お互いに）
from one another（お互いに）
from 〜 cells（〜細胞から）

▶ 使い方の例

・**peptides are separated by** multidimensional liquid **chromatography**
ペプチドは,多次元液体クロマトグラフィーによって分離される

・**proteins were separated by** two-dimensional **electrophoresis**
タンパク質は,二次元電気泳動法によって分離された

・**domains are separated by** a short connector **region**
ドメインは,短い連結領域によって分けられている

・**fragments were separated from each other**　断片は,お互いに分離された

・**cells were separated from** peripheral blood mononuclear **cells**
細胞は,末梢血単核細胞から分離された

例文 Urine **proteins were separated by** two-dimensional **electrophoresis** in 32 patients with FSGS, lupus nephritis, membranous nephropathy, or diabetic nephropathy.（J Am Soc Nephrol. 2007 18:913）
尿中タンパク質は,二次元電気泳動法によって分離された

用例数 2,300

be purified 精製される

文型 第3文型受動態

受動態率65％

⇒ purify

◆タンパク質などがクロマトグラフィーなどによって，（単一なものを目指して）分けられることを意味する

よく使われる前置詞 ❶ from（26%）/❷ to（20%）/❸ by（13%）

前に来る単語（主語）		後に来る語句
protein（タンパク質）	be purified	**from Escherichia coli**（大腸菌から）
enzyme（酵素）		**from ～ cells**（～細胞から）
activity（活性）		**from ～ medium**（～培養液から）
peptide（ペプチド）		**from ～ extracts**（～抽出物から）
cells（細胞）		**from ～ lysates**（～可溶化液から）
complex（複合体）		**from ～ supernatants**（～上清から）
		from ～ blood（～血から）
		to homogeneity（単一にまで）
		by ～ chromatography（～クロマトグラフィーによって）

▶ 使い方の例

- **protein was purified from Escherichia coli** タンパク質は，大腸菌から精製された
- **complex was purified from** yeast **cells** 複合体は，酵母細胞から精製された
- **enzyme was purified from** culture **medium** 酵素は，培養液から精製された
- **proteins were purified from** culture **supernatants** タンパク質は，培養上精から精製された
- **cells were purified from** peripheral **blood** 細胞は，末梢血から精製された
- **activity was purified to homogeneity** 活性は，単一にまで精製された
- **peptides were purified by** anion-exchange **chromatography** ペプチドは，アニオン交換クロマトグラフィーによって精製された

例文 The unique cytosolic **activity was purified to homogeneity**.（Cancer Res. 2003 63:6016）
ユニークなサイトゾル活性は，単一にまで精製された

用例数　640

segregate 自 分離する

文型 第1文型自動詞

◆変異や細胞が表現型とともに分離する場合などに使う

よく使われる前置詞 ❶ with (27%) / ❷ in (9%) / ❸ as (8%) / ❹ into (7%) / ❺ to (7%) / ❻ from (6%)

前に来る単語（主語）		後に来る語句
mutation（変異）	segregate	**with ～ phenotype**（～表現型とともに）
cells（細胞）		**with ～ cancer**（～がんとともに）
protein（タンパク質）		**in ～ fashion**（～様式で）
phenotype（表現型）		**as ～ trait**（～形質として）
chromosome（染色体）		**into ～ groups**（～群に）
markers（マーカー）		**into ～ classes**（～クラスに）
disease（疾患）		**into ～ domains**（～ドメインに）

▶ 使い方の例

- **mutations segregated with** the disease **phenotype**
  変異は，疾患表現型とともに分離した
- **phenotype segregates in** a **fashion**
  表現型は，様式で分離する
- **disease segregate as** an autosomal dominant **trait**
  疾患は，常染色体優性遺伝形質として分離する
- **markers segregated into** 31 major linkage **groups**
  マーカーは，31の主要連鎖群に分離した
- **proteins segregate into** distinct nuclear **domains**
  タンパク質は，別個の核ドメインに分離する

例文 The **mutation segregates with** the disease **phenotype** in the family and was not found in 50 controls. (J Invest Dermatol. 2003 120:229)
その変異は，その疾患表現型とともに分離する

用例数　1,400

be divided 分けられる

文型 第3文型受動態

受動態率85％

◆研究対象をグループ分けするときによく使われる
◆be divided intoの用例が圧倒的に多い

よく使われる前置詞 into（88%）

前に来る単語（主語）		後に来る語句
patients（患者）	be divided	**into ～ groups**（～グループに）
rats（ラット）		**into ～ classes**（～クラスに）
animals（動物）		**into ～ categories**（～カテゴリーに）
subjects（対象）		**into ～ subgroups**（～サブグループに）
mice（マウス）		**into ～ domains**（～ドメインに）
population（集団）		**into ～ regions**（～領域に）
group（グループ）		**into ～ subfamilies**（～サブファミリーに）
genome（ゲノム）		**into ～ parts**（～部分に）
participants（参加者）		

▶ 使い方の例

- **rats were divided into** four **groups**　ラットは,4つのグループに分けられた
- **population is divided into** telomere **classes**　集団は,テロメアクラスに分けられる
- **patients were divided into** five **categories**　患者は,5つのカテゴリーに分けられた
- **subjects were divided into** 3 **subgroups**　対象は,3つのサブグループに分けられた
- **genome is divided into** chromosomal **domains**　ゲノムは,染色体ドメインに分けられる
- **animals were divided into** three **groups**　動物は,3つのグループに分けられた

例文 **Animals were divided into** two **groups**, with one group receiving exposure to novelty stress and the other left unstressed. (Brain Res. 2006 1116:132)
動物は,2つの群に分けられた

用例数　2,400

be selected 選択される

文型 第3文型受動態

受動態率65％

◆細胞や患者などが，ある目的のために選ばれることを意味する

頻度分析 ❶ for（27％）/❷ from（12％）/❸ to *do*（8％）/❹ by（6％）/❺ as（6％）

前に来る単語（主語）		後に来る語句
cells（細胞）	**be selected**	**for ～ study**（～研究のために）
patients（患者）		**for ～ analysis**（～分析のために）
mutant（変異体）		**for ～ characterization**（～特徴づけのために）
clone（クローン）		**from ～ library**（～ライブラリーから）
controls（コントロール）		**from ～ pool**（～プールから）
gene（遺伝子）		**to determine ～**（～を決定するために）
studies（研究）		**by ～ resistance**（～抵抗性によって）
subjects（対象）		**as ～ candidate**（～候補として）
sites（部位）		
variants（変異体）		

▶ 使い方の例

- **cells were selected for** these **studies**　細胞は，これらの研究のために選択された
- **genes were selected for** detailed **analysis**　遺伝子は，詳細な分析のために選択された
- **variants were selected for** further **characterization**　変異体は，さらなる特徴づけのために選択された
- **patients were selected from** a **pool**　患者は，プールから選択された
- **mutants were selected to determine** ～　変異体は，～を決定するために選択された
- **clones were selected by** kanamycin **resistance**　クローンは，カナマイシン抵抗性によって選択された
- **proteins were selected as** potential **candidates**　タンパク質は，潜在的な候補として選択された

例文 Virus-resistant **cells were selected from pools** of transduced clones, and an active antiviral cDNA was recovered.

ウイルス耐性細胞は，形質導入されたクローンのプールから選択された

用例数 680

be chosen 選択される

文型 第3文型受動態
受動態率 50%

◆遺伝子や部位などが，(特別なものとして)選ばれることを意味する

頻度分析 ❶ for (26%) /❷ to *do* (18%) /❸ as (17%)

前に来る単語（主語）		後に来る語句
gene（遺伝子） **site**（部位） **mutation**（変異） **region**（領域）	**be chosen**	**for ～ study**（～研究のために） **for ～ analysis**（～分析のために） **for ～ characterization**（～特徴づけのために） **as a model**（モデルとして） **as ～ target**（～標的として） **to represent**（～を表すために） **to optimize**（～を最適化するために）

▶ 使い方の例

- **mutations were chosen for** this **study** 変異は，この研究のために選択された
- **genes were chosen for** additional **analysis** 遺伝子は，付加的分析のために選択された
- **regions were chosen for** further **characterization** 領域は，さらなる特徴づけのために選択された
- **gene was chosen as a model** 遺伝子は，モデルとして選択された
- **mutations were chosen to optimize** 変異は，～を最適化するために選択された

例文 To examine the efficacy of this strategy in gene control, the human erbB-2 gene **was chosen as a model**. (Proc Natl Acad Sci USA. 1998 95:14628)
ヒトerbB-2遺伝子が，モデルとして選択された

Ⅰ-D　研究を行う

25. 与えられる

「与えられる」の動詞には，第３文型受動態だけでなく，論文では少ない第４文型受動態としても使われるものもある．第４文型受動態で使われるのはbe fed，be administered，be givenの３つで，be administeredとbe givenは第３文型の用例の方が多い．「第４文型受動態」の形は，「主語＋be動詞＋過去分詞＋目的語（名詞）」である．

食餌を与えられる	**be fed** (700) ◆244
(ワクチン)接種される	**be vaccinated** (180) ◆244
与えられる	**be administered** (530) ◆245／ **be given** (3,800) ◆247／ **be provided** (2,100) ◆249
投薬される	**be administered** (2,400) ◆246
示される	**be presented** (4,800) ◆250

（カッコ内数字：用例数，◆：ページ数）

✻ 意味・用法

・**be fed**は動物が餌を与えられるとき，**be vaccinated**はワクチンを接種されるとき，**be administered**や**be given**は動物や患者が注射などをされるときに使われる

・**be provided**と**be presented**は，証拠などが示される場合に用いられる

✻ 動詞に結びつく主語のカテゴリー

❶著者・論文	❷分析研究	❸研究結果	❹方法	❺対象	❻現象	❼もの	❽疾患	❾処理・治療	❿場所	⓫変化	⓬機能	⓭関係	⓮定量値	⓯目的	
				●											**be fed**（食餌を与えられる）
				●											**be vaccinated**（(ワクチン）接種される）
				●											**be administered**（第４文型）（～を受ける／～を与えられる）
								●							**be administered**（第３文型）（投与される／投薬される）
				●											**be given**（第４文型）（～を与えられる／～される）

❶著者・論文	❷分析研究	❸研究結果	❹方法	❺対象	❻現象	❼もの	❽疾患	❾処理・治療	❿場所	⓫変化	⓬機能	⓭関係	⓮定量値	⓯目的	
								●							**be given**（第3文型）（与えられる）
		●				●									**be provided**（与えられる）
	●	●	●												**be presented**（示される）

✻ 言い換え可能な動詞 ―意味が似ている動詞と前後の語の組み合わせ例

主語	動詞	後に来る語句
rats mice subjects patients animals	be administered be given	～ injections saline placebo

Five mice were <administered／given> saline as a control.

訳 5匹のマウスは，対照として生理食塩水を投与された

主語	動詞	後に来る語句
placebo treatment therapy	be administered be given	to ～ patients to ～ subjects at ～ dose in ～ doses

Hormone therapy was <administered／given> to 52 patients.

訳 ホルモン療法は，52名の患者に与えられた

主語	動詞	後に来る語句
evidence example data model results	be presented be provided	to show that節

Evidence is <presented／provided> that the interaction must be dependent on this locus.

訳 その相互作用はこの部位に依存するに違いないという証拠が示される

用例数　700

be fed （食餌を）与えられる

文型 第４文型受動態／第３文型受動態

受動態率99％

◆S＋V＋O＋O（第4文型）あるいはS＋V＋O（第3文型）の受動態で用いられる
◆「主語＋be fed＋名詞」のパターンで使うことが多い
◆能動態は用いられない
◆動物などに餌を与えるときに使う

前に来る単語（主語）		後に来る語句
mice（マウス）	**be fed**	**～ diet**（食餌）
rats（ラット）		**～ chow**（固形飼料）
animals（動物）		**ethanol**（エタノール）
rabbits（ウサギ）		**ad libitum**（自由に）
women（女性）		
subjects（被験者）		

▶ 使い方の例

・**subjects were fed** a low calorie **diet**　被験者は，低カロリー食を与えられた
・**mice were fed** normal **chow**　マウスは，通常の固形飼料を与えられた
・**rats were fed ad libitum**　ラットは，自由に摂食させられた

例文 **Mice were fed** a high-cholesterol **diet** and killed 24 weeks after transplantation, at which time the extent of aortic atherosclerosis was determined.（J Am Coll Cardiol. 2006 48:1459）マウスは高コレステロール食を与えられた

用例数　180

be vaccinated （ワクチン）接種される

文型 第３文型受動態

受動態率65％

◆動物がワクチンを接種される場合に使う
◆「～を接種される」の表現には，前置詞はwithが用いられる

よく使われる前置詞 ▶ with（48％）

前に来る単語（主語）		後に来る語句
mice（マウス）	**be vaccinated**	**with … dose of ～**（…用量の～を）
macaques（マカク）		**with ～ vaccine**（～ワクチンを）

▶ 使い方の例

- **macaques** **were vaccinated** **with** a single **dose of** ～
  マカクは，単一用量の～を接種された

例文 To evaluate the immunogenicity of H (C)-VRP, **mice were vaccinated with** various **doses of** H (C)-VRP at different intervals. (Infect Immun. 2001 69:5709)
マウスは，さまざまな用量のH (C)-VRPを接種された

用例数 2,930

be administered 投与される／与えられる

文型 第4文型受動態／第3文型受動態

◆ S+V+O+O（第4文型）あるいはS+V+O（第3文型）の受動態で用いられる

be administered（第4文型） ～を受ける／～を与えられる

用例数 530　受動態率 99%

◆「主語+be administered+名詞」のパターンで使う
◆ 患者や動物が主語となって，注射されたりテストされたりするときに用いられる

前に来る単語（主語）		後に来る語句
rats（ラット）	be administered	**～ questionnaire**（～アンケート）
mice（マウス）		**～ test**（～テスト）
subjects（被験者）		**～ injections**（～注射）
patients（患者）		**saline**（生理食塩水）
animals（動物）		**placebo**（プラセボ）
participants（参加者）		

▶ 使い方の例

- **subjects were administered** the **questionnaire**　被験者は，アンケートを与えられた
- **participants were administered** auditory **tests**　参加者は，聴覚テストを与えられた
- **rats were administered** intravenous **injections**　ラットは，静脈内注射を与えられた
- **mice were administered saline**　マウスは，生理食塩水を与えられた

例文 Pregnant **rats were administered** either **saline** or cocaine intraperitoneally (15 mg/kg) twice daily from days 15 to 20 of gestational age, and term fetal hearts were studied. (Mol Pharmacol. 2007 71:1319)
妊娠ラットは，生理食塩水かコカインのどちらかを腹腔内に投与された

be administered（第3文型）

用例数　2,400

投与される／投薬される

受動態率 80％

◆「主語＋be administered」のパターンで使う
◆薬剤などが投与されるときに使う
◆薬剤や治療が主語となることが多い

よく使われる前置詞 ❶ to（20%）/❷ at（7%）/❸ in（6%）

前に来る単語（主語）		後に来る語句
vehicle（溶媒） **antibody**（抗体） **drug**（薬） **placebo**（プラセボ） **treatment**（処置／治療） **questionnaire**（アンケート） **therapy**（治療） **test**（テスト）	**be administered**	**to ～ patients**（～患者に） **to mice**（マウスに） **to ～ rats**（～ラットに） **to ～ subjects**（～被検者に） **at ～ dose**（～量で） **at baseline**（ベースラインで） **at ～ mg/kg**（～mg/kgで） **in combination with ～**（～と組み合わせて） **in ～ doses**（～量で）

▶ 使い方の例

- **treatments were administered to** 28 **patients**　治療は,28名の患者に与えられた
- **antibody was administered to mice**　抗体は,マウスに与えられた
- **placebo were administered to** 15 **subjects**　プラセボは,15名の被検者に与えられた
- **drug was administered at** clinical **doses**　薬は,臨床量で与えられた
- **questionnaire was administered at baseline**　アンケートは,ベースラインで与えられた
- **therapy was administered in** escalating **doses**　治療は,増大する量で与えられた

例文 The **drug was administered to** 6 **patients** at a dose of 0.1 mg/kg as a 24-hour continuous infusion for a total of 7 days each cycle. (Blood. 2003 101:943)
その薬は,6名の患者に投与された

用例数 3,800

be given 与えられる／～される

文型 第4文型受動態／第3文型受動態

⇒ give

◆ S＋V＋O＋O（第4文型）あるいはS＋V＋O（第3文型）の受動態で用いられる

be given（第4文型）～を与えられる／～される

用例数 1,200

受動態率 99％

◆「主語＋be given＋名詞」のパターンで用いられる
◆ 動物や患者が主語となり，注射されるときに使う
◆ 第4文型能動態の用例はきわめて少ない

前に来る単語（主語）		後に来る語句
rats（ラット）	be given	**～ injection**（～注射）
mice（マウス）		**～ diagnosis**（～診断）
patients（患者）		**placebo**（プラセボ）
subjects（被験者）		**～ infusion**（～注入）
animals（動物）		**～ saline**（～食塩水）
		～ choice（～選択）
		the opportunity to ～（～する機会）
		the option（選択肢）
		serious consideration（深刻な考慮）

▶ 使い方の例

- **mice were given** intraperitoneal **injections**　マウスは，腹腔内注射された
- **patients were given** a **diagnosis**　患者は，診断された
- **subjects were given placebo**　被験者は，プラセボを与えられた
- **rats were given** intraventricular **infusions**　ラットは，脳室内注入された
- **animals were given** phosphate buffered **saline**　動物は，リン酸緩衝食塩水を与えられた
- **rats were given** a **choice**　ラットは，選択を与えられた

例文 **Animals were given** a single **injection** of vehicle or 100 mug 6-OHDA into the right lateral ventricle. (Brain Res. 2005 1034:153)　動物は，単回注射された

be given（第3文型）　用例数 2,600

与えられる　受動態率25％

◆「主語＋be given」のパターンで用いられる
◆注意や治療が主語となることが多い

よく使われる前置詞 ❶ to（20％）/❷ in（7％）/❸ for（7％）/❹ at（5％）

前に来る単語（主語）		後に来る語句
attention（has）（注意は～されてきた）	**be given**	**to ～ patients**（～患者に）
example（例）		**to the role of ～**（～の役割に）
treatment（処置）		**to children**（子供に）
therapy（治療）		**to studies**（研究に）
consideration（考慮）		**to the possibility**（可能性に）
agent（薬剤）		**in ～ doses**（～量で）
placebo（プラセボ）		**for ～ months**（～ヶ月間）
emphasis（強調）		**for ～ days**（～日間）
weight（ウエイト）		**at a dose of ～**（～の量で）

▶ 使い方の例

- **treatment was given to** BCS **patients**　治療は,BCS患者に与えられた
- **attention has been given to the role of** ～　注意は,～の役割に払われてきた
- **weight was given to studies**　ウエイトは,研究に与えられた
- **consideration is given to the possibility**　考慮は,可能性に与えられる
- **agents are given in** large **doses**　薬剤は,大きな量で与えられる
- **therapy was given for** 30 **months**　治療は,30カ月間与えられた

例文 Little **attention has been given to the role of** adipocytes in the pathogenesis of Chagas disease and the associated metabolic alterations. (J Biol Chem. 2005 280:24085)
脂肪細胞の役割にほとんど注意は払われてこなかった

用例数 2,100

be provided 与えられる

文型 第3文型受動態

受動態率5%

⇒ provide

◆provideが受動態で使われることは少ない
◆証拠などが研究によって与えられるときに使う

頻度分析 ❶ by（37%）/❷ to（7%）/❸ for（7%）/❹ in（6%）/❺ that節（5%）

前に来る単語（主語）		後に来る語句
evidence（証拠）	**be provided**	**by the observation**（観察によって）
example（例）		**by ～ finding**（知見によって）
data（データ）		**by ～ analysis**（～分析によって）
model（モデル）		**to support ～**（～を支持する）
protein（タンパク質）		**to show ～**（～を示す）
information（情報）		**in trans**（トランスに）
results（結果）		**that節**
support（支持）		（～という：主語がevidenceの場合）

▶ 使い方の例

- **support was provided by the observation** 支持は，観察によって与えられた
- **evidence is provided by** the **finding** 証拠は，知見によって与えられる
- **data was provided to support** ～ ～を支持するデータが与えられた
- **evidence is provided to show** ～ ～を示す証拠が与えられる
- **proteins were provided in trans** タンパク質は，トランスに与えられた
- **evidence is provided that** ～ ～という証拠が与えられる

例文 Further **support** for this model **is provided by the observation** that an rga null allele partially suppresses the sly1-10 mutant phenotype.（Plant Cell. 2003 15:1120） このモデルに対するさらなる支持が，～という観察によって与えられる

An **example is provided to show** how the gene perturbation model can be used to compute long-term influences of genes on other genes.（Bioinformatics. 2002 18:1319） ～を示す例が与えられる

用例数　4,800

be presented 示される

文型 第3文型受動態

受動態率 20%

⇒ **present**

◆証拠やデモが示されるときに使う
◆動詞のあとのthat節あるいは前置詞以下は，主語を修飾することが多い

頻度分析 ❶ that節（9%）/❷ for（9%）/❸ to（7%）/❹ in（7%）

前に来る単語（主語）		後に来る語句
evidence（証拠）	**be presented**	**that 節**（～という／～である）
model（モデル）		**for ～ mechanism**（～機構にとって）
data（データ）		**in the context of ～**（～の状況において）
results（結果）		**in this report**（この報告において）
method（方法）		**in ～ paper**（～論文において）
stimuli（刺激）		**to explain ～**（～を説明する）
peptide（ペプチド）		**to show ～**（～を示す）
analysis（分析）		**to demonstrate ～**（～を実証する）
experiments（実験）		

▶ 使い方の例

- **evidence is presented that** ～　～という証拠が示される
- **model is presented for** the **mechanism**　機構に対するモデルが示される
- **stimuli were presented in the context of** ～　～の状況において刺激が与えられた
- **results are presented in this paper**　結果は,この論文において示される
- **model is presented to explain** ～　～を説明するモデルが示される
- **evidence is presented to show** ～　～を示す証拠が示される
- **results are presented to demonstrate** ～　～を実証する結果が示される

例文 In this study, **data are presented that** support this hypothesis and suggest that PS is required for macrophage infection. (J Immunol. 2003 170:4840)
この仮説を支持するデータが示される

I -D　研究を行う

26. 処置される

「処置される」の動詞は，他動詞の受動態あるいは能動態のパターンで使う.

処置される …… **be treated** (5,500) ◆252
加えられる …… **be added** (2,100) ◆252
治療される …… **be cured** (180) ◆253
受ける…………… **receive** (16,000) ◆254／**undergo** (19,000) ◆255
曝露される …… **be exposed** (2,600) ◆256／**be challenged** (740) ◆257

(カッコ内数字：用例数，◆：ページ数)

＊ 意味・用法

- be treated には，「治療される」と「処理される」の意味があるが，ここではまとめて「処置される」と表現する
- be added は薬剤などが加えられる場合に使われる
- be cured は治療されるという意味で用いられるが，治癒するという意味もある
- receive と undergo は治療を受けるときに使われる
- be exposed は放射線などに曝露される意味，be challenged は病原菌などに曝露される意味で用いられる

＊ 動詞に結びつく主語のカテゴリー

❶著者・論文	❷分析研究	❸研究結果	❹方法	❺対象	❻現象	❼もの	❽疾患	❾処理・治療	❿場所	⓫変化	⓬機能	⓭関係	⓮定量値	⓯目的	
				●											**be treated** (処置される)
				●		●									**be added** (加えられる)
				●			●								**be cured** (治療される)
				●											**receive** (受ける)
				●											**undergo** (受ける)
				●					●						**be exposed** (曝露される)
				●											**be challenged** (曝露される)

用例数　5,500

be treated 処置される

文型 第3文型受動態

受動態率 70%

◆be treated withの用例が多い

◆患者や細胞が薬剤などで治療あるいは処理されるときに使う

よく使われる前置詞 ▶ with (68%)

前に来る単語（主語）		後に来る語句
patient（患者）	**be treated**	**with ～ doses of …**（～容量の…で）
cells（細胞）		**with ～ therapy**（～治療で）
mice（マウス）		**with ～ inhibitor**（～阻害剤で）
rats（ラット）		**with ～ concentration of …**（～濃度の…で）
animals（動物）		**with ～ chemotherapy**（～化学療法で）
cultures（培養物）		**with ～ combination of …**（～組み合わせの…で）

▶ 使い方の例

- **rats were treated with** increasing **doses of** ～　ラットは，増大する量の～で処置された
- **patients were treated with** radiation **therapy**　患者は，放射線治療で処置された
- **cultures were treated with** the respiratory **inhibitor**　培養物は，呼吸阻害剤で処置された
- **cells were treated with** various **concentrations of** ～　細胞は，さまざまな濃度の～で処置された
- **mice were treated with** a **combination of** ～　マウスは，～の組み合わせで処置された

例文 **Patients were treated with combination** chemotherapy consisting of cyclophosphamide, doxorubicin, and etoposide. (J Clin Oncol. 2006 24:2079)
患者は，多剤併用化学療法で処置された

用例数　2,100

be added 加えられる

文型 第3文型受動態

受動態率 70%

◆be added toの用例が多い

◆タンパク質などが細胞培養などに添加されるときに使う

◆addは自動詞としても用いられる

よく使われる前置詞 ▶ to (57%)

前に来る単語（主語）		後に来る語句
protein（タンパク質）	be added	**to ～ cells**（～細胞に）
cells（細胞）		**to ～ cultures**（～培養物に）
inhibitor（阻害剤）		**to ～ model**（～モデルに）
agent（薬剤）		**to ～ solution**（～溶液に）
peptide（ペプチド）		**to ～ mixture**（～混合物に）

▶ 使い方の例

・**inhibitor was added to** S-phase **cells**　阻害剤は,S期細胞に加えられた
・**protein was added to** this **culture**　タンパク質は,この培養物に加えられた
・**peptide was added to** the fusion reaction **mixture**
ペプチドは,融合反応混合物に加えられた

例文 When the proteasome **inhibitor was added to** S-phase **cells**, the M-phase regulators were stabilized, and the cells were arrested in the G2/M phase. (Invest Ophthalmol Vis Sci. 2006 47:1302)
プロテアソーム阻害剤は,S期の細胞に加えられた

用例数　180

be cured　治療される／治癒する

文型 第3文型受動態
受動態率55％

◆患者が「～療法」によって治療されるときに使う

よく使われる前置詞 ❶ by (21%) /❷ with (18%) /❷ of (16%)

前に来る単語（主語）		後に来る語句
patients（患者）	be cured	**by ～ therapy**（～療法によって）
mice（マウス）		**by ～ transplantation**（～移植によって）
disease (can)（疾患が～されうる）		**by surgery**（手術によって）
		with ～ chemotherapy（～化学療法で）
		with ～ therapy（～療法で）
		of ～ disease（～疾患が：治癒する）

▶ 使い方の例

・**disease can be cured by** prolonged antifungal **therapy**
疾患は,遷延した抗真菌療法によって治療されうる
・**patients were cured by surgery**　患者は,手術によって治療された

・**patients** are cured **with** conventional **chemotherapy**
患者は,通常の化学療法で治療される

・**patients** are cured **with** this **therapy**　患者は,この療法で治療される

例文 Fortunately, most **patients are cured with chemotherapy**, and the choice of treatment schedule according to low-risk and high-risk prognostic groups is relatively unchanged.（Curr Opin Oncol. 2007 19:486）
ほとんどの患者は化学療法によって治療される

用例数　16,000

receive 他 受ける

文型 第３文型他動詞
受動態率１%

◆受動態では使われない
◆患者が治療を受ける場合などに用いられる

前に来る単語（主語）	receive	後に来る語句
patients（患者）		**～ therapy**（～治療）
rats（ラット）		**placebo**（プラセボ）
group（群）		**～ attention**（～注意）
animals（動物）		**～ treatment**（～処置）
mice（マウス）		**chemotherapy**（化学療法）
subjects（対象）		**～ injection**（～注射）
neurons（ニューロン）		**～ input**（～入力）
recipients（レシピエント）		**～ transplant**（～移植）
women（女性）		**a diagnosis**（～診断）

▶ 使い方の例

・**women** received ICD **therapy**　女性は,ICD治療を受けた
・**subjects** received **placebo**　対象は,プラセボを受けた
・**animals** received the same **treatment**　動物は,同じ処置を受けた
・**patients** received **chemotherapy**　患者は,化学療法を受けた
・**rats** received daily **injections**　ラットは,毎日の注射を受けた
・**neurons** receive excitatory **input**　ニューロンは,興奮性入力を受ける
・**mice** received skin **transplants**　マウスは,皮膚移植を受けた
・**patients** received **a diagnosis**　患者は,診断を受けた

例文 All **patients received** intensive statin **therapy** with rosuvastatin, 40 mg/d.（JAMA. 2006 295:1556）
すべての患者は,強化スタチン療法を受けた

用例数 19,000

undergo 他 受ける／起こす

文型 第3文型他動詞
受動態率0％

◆受動態では使われない
◆患者が手術を受けるときや細胞がアポトーシスを起こすとき（⇒ undergo：起こす）などに用いられる．ここでは，「受ける」の用例だけを示す

前に来る単語（主語）		後に来る語句
patients（患者）	undergo	**～ surgery**（～手術）
subjects（対象）		**～ transplantation**（～移植）
rats（ラット）		**～ resection**（～切除）
mice（マウス）		**～ therapy**（～治療）
animals（動物）		**～ angiography**（～血管造影）
women（女性）		

▶ 使い方の例

- **rats underwent** sham **surgery**　ラットは，偽手術を受けた
- **patients underwent** heart **transplantation**　患者は，心臓移植を受けた
- **patients underwent** surgical **resection**　患者は，外科的切除を受けた
- **animals underwent** coronary **angiography**　動物は，冠動脈造影を受けた

例文 In a prospective multicenter study, 396 **patients underwent** resective epilepsy **surgery**. (Ann Neurol. 2007 62:327)　396名の患者がてんかん切除術を受けた

用例数　2,600

be exposed 曝露される／曝される

文型 第3文型受動態

受動態率80%

◆be exposed toの用例が非常に多い
◆細胞や動物が光やストレスなどに曝されるときに使う

よく使われる前置詞 ▶ to（80%）

前に来る単語（主語）		後に来る語句
cells（細胞）	be exposed	**to … concentrations of ～**（…濃度の～に）
mice（マウス）		**to ～ light**（～光に）
rats（ラット）		**to ～ stress**（～ストレスに）
animals（動物）		**to hypoxia**（低酸素に）
cultures（培養物）		**to ～ radiation**（～放射線に）
neurons（ニューロン）		**to … levels of ～**（…レベルの～に）
residues（残基）		**to ～ environment**（～環境に）

▶ 使い方の例

- **cells were exposed to** increasing **concentrations of** ～
  細胞は，増大する濃度の～に曝露された
- **animals were exposed to** constant **light**　動物は，恒明に曝された
- **rats were exposed to** restraint **stress**　ラットは，拘束ストレスに曝露された
- **mice are exposed to** ionizing **radiation**　マウスは，電離放射線に曝露される
- **cultures were exposed to** sufficient **levels of** ～
  培養物は，十分なレベルの～に曝露された
- **residues are exposed to** a hydrophobic **environment**
  残基は，疎水性環境に曝露される

例文 To test this hypothesis, MCF-7 **cells were exposed to** a range of **concentrations of** sulindac sulfone and sulfoxide. (Cancer Res. 1997 57:267)
MCF-7細胞は，さまざまな濃度のスルホン化スリンダクとスルホキシドに曝された

用例数 740

be challenged 曝露される／挑戦される

文型 第３文型受動態

受動態率 50％

⇒ challenge

◆be challenged withの用例が多い
◆動物がウイルスなどに曝露されるときに使う

よく使われる前置詞 ❶ with（53%）/❷ by（17%）

前に来る単語（主語）		後に来る語句
mice（マウス）	be challenged	**with ～ virus**（～ウイルスに）
animals（動物）		**with … dose of ～**（…用量の～に）
cells（細胞）		**with ～ strain**（～株に）
rats（ラット）		**with … injection of ～**（～の…注射に）
monkeys（サル）		**by ～ observation**（～観察によって）
macaques（マカク）		**by ～ study**（～研究によって）
volunteers（ボランティア）		**by ～ inoculation**（～接種によって）

▶ 使い方の例

- **volunteers were challenged with** Snow Mountain **virus**
  ボランティアは，Snow Mountainウイルスに曝露された
- **mice were challenged with** a lethal **dose of** ～　マウスは，致死量の～に曝露された
- **cells were challenged with** a cytotoxic **strain**　細胞は，細胞障害性株に曝露された
- **animals were challenged with** an intraportal **injection of** ～
  動物は，～の門脈内注射に曝露された
- **animals were challenged by** intrarectal **inoculation**
  動物は，直腸内接種によって曝露された

例文 However, when T-GFP **mice were challenged with** vaccinia **virus**, allogeneic tumor cells, or staphylococcal enterotoxin A, the cytotoxic and IFN-gamma-producing T cells lost GFP expression. (Proc Natl Acad Sci USA. 1999 96:13932)
T-GFPマウスは，ワクシニアウイルスに曝露された

I 研究の計画・実施・報告に関する動詞

D 研究を行う

Ⅰ-D　研究を行う

27. 可能にする／仕向ける

「可能にする／仕向ける」の動詞は，S＋V＋O（第３文型）のパターンだけでなくS＋V＋O＋to *do*（S＋V＋O＋C：第５文型）のパターンでも使われる．allow，enable，permit，prompt，leadが用いられ，これらの動詞は受動態ではほとんど使われない．
S＋V＋O＋to *do*（第５文型）の場合，to *do*の意味上の主語となるのは文の目的語（O）である．この場合の目的語には，usが使われることが多い．

可能にする …… **allow** (12,000) ◆260／**enable** (3,900) ◆262／**permit** (3,600) ◆264
促す ………………… **prompt** (520) ◆266
〜が…するのを可能にする …… **allow 〜 to …** (5,100) ◆261／
enable 〜 to … (1,600) ◆263／
permit 〜 to … (420) ◆265
〜が…するよう促す ………………… **prompt 〜 to …** (390) ◆267
〜が…するように仕向ける …… **lead 〜 to …** (1,000) ◆268

（カッコ内数字：用例数，◆：ページ数）

✻ 動詞に結びつく主語のカテゴリー

❶著者・論文	❷分析研究	❸研究結果	❹方法	❺対象	❻現象	❼もの	❽疾患	❾処理・治療	❿場所	⓫変化	⓬機能	⓭関係	⓮定量値	⓯目的	
	●	●	●												**allow**（〜を可能にする／許す）
	●	●	●												**enable**（〜を可能にする）
		●	●												**permit**（〜を可能にする／許す）
		●											●		**prompt**（〜を促す／引き出す）
	●	●	●		●	●					●		●		**allow 〜 to …**（〜が…するのを可能にする）
	●		●												**enable 〜 to …**（〜が…するのを可能にする）
		●	●												**permit 〜 to …**（〜が…するのを可能にする）
		●													**prompt 〜 to …**（〜が…するよう促す）
	●	●													**lead 〜 to …**（〜が…するように仕向ける）

＊ 言い換え可能な動詞 ─意味が似ている動詞と前後の語の組み合わせ例

主語	動詞	後に来る語句
method approach model system data	allow enable permit	～ identification of ～ analysis of ～ detection of ～ determination of

The system <allows／enables／permits> detailed biochemical analysis of the effect of the mutations.

訳 そのシステムは，それらの変異の効果の詳細な生化学的解析を可能にする

主語	動詞	目的語	to *do*
approach method system technique model data result analysis	allow enable	us cells researchers one users clinicians investigators scientists	to identify to bind to determine to function to form to study to survive to interact to detect to develop to define to propose

The data <enabled／allowed> us to identify two stages of exocrine development.

訳 そのデータは，われわれが外分泌腺発生の２つのステージを同定することを可能にした

主語	動詞	目的語	to *do*
observation finding result data	prompt lead	us the authors	to investigate to examine

These data <prompted／led> us to examine this chemistry in detail.

訳 これらのデータは，われわれがこれの化学的性質を詳細に調べるよう促した

用例数　17,100

allow 他 可能にする／許す

文型 第3文型他動詞／第5文型他動詞

◆S+V+O（第3文型）あるいはS+V+O+to *do*（第5文型）の他動詞として使う

allow（第3文型）可能にする／許す

用例数　12,000

受動態率1%

◆受動態はほとんど使われない
◆用法は，enableやpermitに近い

前に来る単語（主語）		後に来る語句
method（方法）	allow	**～ analysis of …**（…の～分析）
approach（アプローチ）		**～ detection of …**（…の～検出）
system（システム）		**the identification of ～**（～の同定）
model（モデル）		**～ expression**（～発現）
data（データ）		**～ measurement of …**（…の～測定）
technique（技術）		**～ assessment of …**（…の～評価）
analysis（分析）		**the development of ～**（～の開発）
assay（アッセイ）		**～ comparison of …**（…の～比較）
results（結果）		**the determination of ～**（～の決定）
structure（構造）		**～ characterization of …**（…の～特徴づけ）
technology（テクノロジー）		**the formation of ～**（～の形成）
		～ visualization of …（…の～可視化）
		～ production of …（…の～産生）
		～ synthesis of …（…の～合成）

▶ 使い方の例

- **approach allowed** selective **analysis of** ～　アプローチは，～の選択的分析を可能にした
- **assay allows** the simultaneous **detection of** ～　アッセイは，～の同時検出を可能にする
- **analysis allowed the identification of** ～　分析は，～の同定を可能にした
- **method allows** gene **expression**　方法は，遺伝子発現を可能にする
- **technology allows** the **measurement of** ～　テクノロジーは，～の測定を可能にする
- **model allows** direct **assessment of** ～　モデルは，～の直接評価を可能にする
- **results allow the development of** ～　結果は，～の開発を可能にする
- **data allow** the direct **comparison of** ～　データは，～の直接比較を可能にする
- **technique allows the determination of** ～　技術は，～の決定を可能にする
- **system allows** direct **synthesis of** ～　システムは，～の直接合成を可能にする

例文 Our **model allows** the **assessment of** epigenetic changes that occur during human carcinogenesis. (J Biol Chem. 2005 280:13936)
われわれのモデルは,エピジェネティックな変化の評価を可能にする

allow ～ to …（第5文型）

～が…するのを可能にする

用例数 5,100
受動態率 5%

◆意味・用法は, enableと非常に近い
◆to不定詞を構成する動詞の意味上の主語は, 目的語(us, them, itなど)である
◆受動態はほとんど使われない

allow A to B

前に来る単語（主語）
method（方法）
approach（アプローチ）
system（システム）
model（モデル）
data（データ）
technique（技術）
analysis（分析）
results（結果）
study（研究）
structure（構造）
mutation（変異）
protein（タンパク質）
mechanism（機構）
interface（インターフェース）
activity（活性）
domain（ドメイン）
function（機能）

A（～が）	B（…する）
us（われわれが）	**identify**（～を同定する）
them（それらが）	**determine**（～を決定する）
it（それが）	**bind**（結合する）
one（人が）	**occur**（起こる）
cells（細胞が）	**examine**（～を調べる）
users（ユーザーが）	**propose**（～を提案する）
researchers（研究者が）	**proceed**（進行する）
investigators（研究者が）	**escape**（逃れる）
the enzyme（酵素が）	**study**（～を研究する）
bacteria（細菌が）	**interact**（相互作用する）
patients（患者が）	**investigate**（～を精査する）
clinicians（臨床医が）	**form**（～を形成する）
	function（機能する）
	develop（～を開発する）
	survive（生存する）
	enter（～に入る）
	predict（～を予測する）
	detect（～を検出する）

▶ 使い方の例

- **methods allow us to identify** 方法は,われわれが～を同定するのを可能にする
- **analysis allows one to determine** 分析は,人が～を決定するのを可能にする
- **model allows us to examine** モデルは,われわれが～を調べるのを可能にする
- **results allow us to propose** 結果は,われわれが～を提案するのを可能にする
- **approach allows us to study** アプローチは,われわれが～を研究するのを可能にする
- **studies allow us to investigate** 研究は,われわれが～を精査するのを可能にする

- **data allowed us to predict** データは,われわれが～を予測するのを可能にした
- **system allowed us to detect** システムは,われわれが～を検出するのを可能にした

例文 The data presented indicate that Spy1 **expression allows cells to** evade checkpoints and apoptosis and suggest that Spy1 regulation of CDK2 is important for the response to DNA damage. (J Biol Chem. 2006 281:35425)
Spy1発現は,細胞がチェックポイントを逃れるのを可能にする

用例数 5,500

enable 他 可能にする

文型 第３文型他動詞／第５文型他動詞

◆S＋V＋O(第3文型)あるいはS＋V＋O＋to *do*(第5文型)の他動詞として使う

enable (第３文型)

可能にする

用例数 3,900

受動態率 1％

◆受動態はほとんど使われない
◆用法は, allowやpermitに近い

前に来る単語（主語）		後に来る語句
approach（アプローチ）	enable	**～ identification of …**（…の～同定）
method（方法）		**～ analysis of …**（…の～分析）
system（システム）		**～ detection of …**（…の～検出）
technique（技術）		**～ measurement of …**（…の～測定）
model（モデル）		**the development of ～**（～の開発）
data（データ）		**～ comparison**（～比較）
imaging（イメージング）		**～ determination of …**（…の～決定）
technology（テクノロジー）		**～ function**（～機能）
results（結果）		**～ activation**（～活性化）
analysis（分析）		**～ binding**（～結合）
		～ visualization of …（…の～可視化）
		～ formation of …（…の～形成）

▶ 使い方の例

- **system enables** rapid **identification of ～** システムは,～の急速な同定を可能にする
- **data enable** detailed **analysis of ～** データは,～の詳細な分析を可能にする
- **approach enables** rapid **detection of ～** アプローチは,～の迅速な検出を可能にする
- **imaging enabled** accurate **measurement of ～** イメージングは,～の正確な測定を可能にした

- **model** **enabled** direct **comparisons**　モデルは,直接比較を可能にした
- **method** **enables** **the determination of** ～　方法は,～の決定を可能にする
- **analysis** **enables** direct **visualization of** ～　分析は,～の直接の可視化を可能にする
- **techniques** **enabled** consistent **formation of** ～　技術は,～の一貫した形成を可能にした

例文 This **approach** **enabled** the **identification of** small, yet consistently significant, changes in gene expression within the SN of MPTP-treated animals. (J Neurosci. 2004 24:7445) このアプローチは,小さいが一貫して重要な変化の同定を可能にした

enable ～ to … （第5文型）

用例数 1,600

～が…するのを可能にする

受動態率0％

- ◆ allowとほぼ同じ意味・用法で使う
- ◆ 受動態はほとんど用いられない

前に来る単語（主語）
approach（アプローチ）
method（方法）
system（システム）
technique（技術）
model（モデル）
data（データ）
result（結果）
analysis（分析）
assay（アッセイ）

enable A to B

A（～が）	B（…する）
us（われわれが）	**identify**（～を同定する）
cells（細胞が）	**bind**（結合する）
researchers（研究者が）	**determine**（～を決定する）
one（人が）	**function**（機能する）
users（ユーザーが）	**form**（～を形成する）
clinicians（臨床医が）	**study**（～を研究する）
the virus（ウイルスが）	**respond**（応答する）
investigators（研究者が）	**survive**（生存する）
scientists（科学者が）	**interact**（相互作用する）
	detect（～を検出する）
	recognize（～を認識する）
	evade（～を逃れる）
	develop（～を開発する）
	obtain（～を得る）
	define（～を定義する）
	propose（～を提案する）

▶ 使い方の例

- **approach** **enables** **researchers** **to** **identify** ～　アプローチは,研究者が～を同定するのを可能にする
- **model** **enables** **us** **to** **determine** ～　モデルは,われわれが～を決定するのを可能にする
- **methods** **enable** **researchers** **to** **study** ～　方法は,研究者が～を研究するのを可能にする
- **assay** **enabled** **us** **to** **detect** ～　アッセイは,われわれが～を検出するのを可能にした

・data **enable** us **to** propose ～　　データは，われわれが～を提案するのを可能にする

例文 The **model enables us to** determine and evaluate potential therapies based on their efficacy.（J Theor Biol. 2004 229:293）
そのモデルは，われわれが有望な治療法を決定し評価するのを可能にする

用例数　4,020

permit 他 可能にする／許す

文型 第3文型他動詞／第5文型他動詞

◆S＋V＋O（第3文型）あるいはS＋V＋O＋to *do*（第5文型）の他動詞として使う

permit（第3文型）

用例数　3,600

可能にする／許す

受動態率1％

◆受動態はほとんど使われない
◆用法は，allowやenableに近い

前に来る単語（主語）
method（方法）
system（システム）
technique（技術）
approach（アプローチ）
results（結果）
analysis（分析）
model（モデル）
technology（テクノロジー）
data（データ）
structure（構造）

permit

後に来る語句
～ analysis of …（…の～分析）
～ identification of …（…の～同定）
～ detection（～検出）
～ study（～研究）
～ formation（～形成）
～ determination of …（…の～決定）
～ binding（～結合）
～ assessment of …（…の～評価）
～ measurement of …（…の～測定）
～ use of …（…の～使用）
～ comparison（～比較）
～ evaluation of …（…の～評価）
～ characterization of …（…の～特徴づけ）
～ expression of …（…の～発現）
～ isolation of …（…の～単離）
～ examination of …（…の～検査）
～ calculation（～計算）

▶ 使い方の例

- **protocol permits** the SUPREX **analysis of** ～ プロトコールは,～の SUPREX分析を可能にする
- **approach permits** clear **identification of** ～ アプローチは,～の明らかな同定を可能にする
- **analysis permits the detection** 分析は,検出を可能にする
- **system permits** expression **studies** システムは,発現研究を可能にする
- **results permit** the **formulation of** ～ 結果は,～の形成を可能にする
- **method permits** a **determination of** ～ 方法は,～の決定を可能にする
- **model permits** an **assessment of** ～ モデルは,～の評価を可能にする
- **technique permits** direct **measurement of** ～ 技術は,～の直接測定を可能にする
- **structure permits** a direct **comparison** 構造は,直接比較を可能にする
- **technology permits** an **examination of** ～ テクノロジーは,～の検査を可能にする
- **data permit** the **calculation** データは,計算を可能にする

例文 The **method permits analysis of** mRNA transcripts without prior RNA purification or cDNA synthesis.（Nat Biotechnol. 2002 20:353）
その方法は,mRNA転写物の分析を可能にする

permit ～ to …（第5文型） 用例数 420

～が…するのを可能にする　受動態率5％

◆受動態はあまり使われない

前に来る単語（主語）
results（結果）
system（システム）
approach（アプローチ）
data（データ）
method（方法）

permit A to B

A（～が）	B（…する）
us（われわれが）	**bind**（結合する）
one（人が）	**function**（機能する）
it（それが）	**determine**（～を決定する）
cells（細胞が）	**enter**（入る）
the user（ユーザーが）	**survive**（生存する）
	respond（応答する）
	distinguish（～を区別する）

▶ 使い方の例

- **activity permits it to function** 活性は,それが機能するのを可能にする
- **method permits one to determine** ～ 方法は,人が～を決定するのを可能にする

例文 This **method permits us to assess** the completeness of the seal between a TEPCM and gold film as well as the extent to which air bubbles block the nanopores.（Anal Chem. 2006 78:7048）
この方法は,われわれがそのシールの完全性を評価するのを可能にする

用例数　910

prompt 他 促す／引き出す

文型 第３文型他動詞／第５文型他動詞

◆S＋V＋O（第3文型）あるいはS＋V＋O＋to *do*（第5文型）の他動詞として使う

prompt（第３文型）

促す／引き出す

用例数　520

受動態率５％

◆受動態はあまり使われない

前に来る単語（主語）		後に来る語句
observation（観察） **finding**（知見） **result**（結果） **data**（データ） **activity**（活性）	**prompt**	**～ search for …**（…の～検索） **～ investigation**（～精査） **the hypothesis that ～**（～という仮説） **～ study**（～研究） **～ examination of …**（…の～検査） **～ evaluation of …**（…の～評価）

▶ 使い方の例

- **data prompted** the **investigation**　　データは，精査を促した
- **observations prompted the hypothesis that** ～　　観察は，～という仮説を引き出した
- **result prompted** a **study**　　結果は，研究を促した
- **activity prompted** an **examination of** ～　　活性は，～の検査を促した
- **finding prompted** an **evaluation of** ～　　知見は，～の評価を促した

例文 These **data prompted the hypothesis that** human anti-PC could bind to both oral bacteria and human oxLDL, and that these antigens are cross-reactive. (Infect Immun. 2001 69:6612)　　これらのデータは，～という仮説を引き出した

prompt ～ to …（第5文型）

用例数 390

～が…するよう促す

受動態率1％

◆ leadと同様に「人（著者）が～するよう促す」という意味で使う
◆ 受動態は用いられない

前に来る単語（主語）	prompt A to B	A（～が）	B（…する）
observation（観察） **finding**（知見） **result**（結果） **data**（データ）		**us**（われわれが） **the authors**（著者らが） **physicians**（医師が） **this study**（この研究が）	**investigate**（～を精査する） **examine**（～を調べる） **determine**（～を決定する） **explore**（～を探索する） **evaluate**（～を評価する） **test**（～をテストする）

▶ 使い方の例

- **results prompted us to investigate** ～ 結果は，われわれが～を精査するよう促した
- **observations prompted us to examine** ～ 観察は，われわれが～を調べるよう促した
- **data prompted us to determine** ～ データは，われわれが～を決定するよう促した
- **observations prompted us to explore** ～ 観察は，われわれが～を探索するよう促した
- **findings prompted us to evaluate** ～ 知見は，われわれが～を評価するよう促した

例文 This **observation prompted us to investigate** the function of CBF in relation to cell cycle progression and in cell-cycle-regulated transcription. (Nucleic Acids Res. 2006 34:6272) この観察は，われわれがCBFの機能を精査するよう促した

用例数　1,000

lead ～ to …

他 ～が…するように仕向ける

文型 第5文型他動詞

受動態率1%

- S＋V＋O＋to *do*（第5文型）の他動詞
- lead ～ to *do*のパターンで使う
- lead は，S＋Vの自動詞として，lead to（～につながる）のパターンで使われることが非常に多い ⇒ **lead to**
- promptと同様に「人（著者）が～するよう促す」という意味で使う
- 受動態は用いられない

前に来る単語（主語）
result（結果）
observation（観察）
finding（知見）
data（データ）
studies（研究）
evidence（証拠）

lead A to B

A（～が）	B（…する）
us（われわれが）	**propose**（～を提案する）
the authors（著者らが）	**hypothesize**（～を仮定する）
	conclude（～を結論する）
	investigate（～を精査する）
	suggest（～を示唆する）
	examine（～を調べる）

▶ 使い方の例

- **studies lead us to propose ～**　研究は，われわれが～を提案するように仕向ける
- **findings led us to hypothesize ～**　知見は，われわれが～を仮定するように仕向けた
- **data lead us to conclude ～**　データは，われわれが～を結論するように仕向ける
- **evidence led us to investigate ～**　証拠は，われわれが～を精査するように仕向けた
- **results lead us to suggest ～**　結果は，われわれが～を示唆するように仕向ける
- **observation led us to examine ～**　観察は，われわれが～を調べるように仕向けた

例文 **This result led us to investigate** how deregulation of CAK by MAT1 abrogation affects the cell cycle G（1）exit, a process that is regulated most closely by phosphorylation of retinoblastoma tumor suppressor protein（pRb）.（Mol Cell Biol. 2001 21:260）
この結果は，われわれが～を精査するように仕向けた

28. 注目する

焦点を当てる……………………… **focus on** (4,200) ◆270
光を当てる／～を解明する …… **shed light on** (660) ◆271
～に対して払われてきた ……… **has been paid to** (70) ◆272

（カッコ内数字：用例数，◆：ページ数）

✻ 意味・用法

・「注目する」に相当する表現としては，以下のようなものがある．
focus on は著者や研究が役割や機構などに焦点を当てるとき，**shed light on** は結果が機構などに光を当てるときに使われる．**be paid** は，主に attention has been paid to（注意が～に対して払われてきた）のパターンで用いられる

✻ 動詞に結びつく主語のカテゴリー

❶著者・論文	❷分析研究	❸研究結果	❹方法	❺対象	❻現象	❼もの	❽疾患	❾処理・治療	❿場所	⓫変化	⓬機能	⓭関係	⓮定量値	⓯目的	
●	●														**focus on**（～に焦点を当てる）
	●	●													**shed light on**（～に光を当てる／～を解明する）
–															**has been paid to**（～に対して払われてきた）

用例数　4,200

focus on 自 ～に焦点を当てる

文型 第1文型自動詞

◆focusは，名詞や他動詞としても用いられる
◆focus onの用例が圧倒的に多い
◆著者や研究が役割や機構などに焦点を当てるときに使う

頻度分析 on（94%）

前に来る単語（主語）		後に来る語句
we（われわれ）	focus on	**the role of ～**（～の役割）
review（総説）		**～ mechanism**（～機構）
study（研究）		**～ development**（～発達）
article（論文）		**recent advances**（最近の進歩）
report（報告）		**the effect of ～**（～の効果）
work（研究）		**the use of ～**（～の使用）
paper（論文）		**～ studies**（～研究）
analysis（分析）		**identifying ～**（～を同定すること）
investigation（研究）		**understanding ～**（～を理解すること）

▶ 使い方の例

- **we focus on the role of** ～　われわれは，～の役割に焦点を当てる
- **report focuses on** the **mechanism**　報告は，機構に焦点を当てる
- **paper focuses on** the **development**　論文は，発達に焦点を当てる
- **review focuses on recent advances**　総説は，最近の進歩に焦点を当てる
- **study focused on the effects of** ～　研究は，～の効果に焦点を当てた
- **review focuses on the use of** ～　総説は，～の使用に焦点を当てる
- **article focuses on** the recent **studies**　論文は，最近の研究に焦点を当てる
- **studies focus on identifying** ～　研究は，～を同定することに焦点を当てる
- **investigations focused on understanding** ～　研究は，～を理解することに焦点を当てた

例文 This **review focuses on recent advances** in the genetic factors and immune pathways that have been implicated in susceptibility to disease. In addition, recent studies examining the mechanisms that underlie angiogenesis, enthesitis, and bone resorption in psoriatic arthritis are discussed.（Curr Opin Rheumatol. 2004 16:338）
この総説は，～の最近の進歩に焦点を当てる

用例数 660

shed light on ～に光を当てる／～を解明する

- ◆結果が機構などに光を当てるときに使われる
- ◆「光を当てる」とは, 注目することや解明しようとすることである
- ◆shed new light onなどの表現もある

前に来る単語（主語）		後に来る語句
results（結果）	shed light on	**the mechanism**（機構）
findings（知見）		**the role of ～**（～の役割）
study（研究）		**the evolution of ～**（～の進化）
data（データ）		**the function of ～**（～の機能）
		the pathogenesis of ～（～の病因）

▶ 使い方の例

- **data shed light on the mechanism** データは, 機構に光を当てる
- **studies shed light on the role of ～** 研究は, ～の役割に光を当てる
- **results shed light on the evolution of ～** 結果は, ～の進化に光を当てる
- **results shed light on the pathogenesis of ～** 結果は, ～の病因に光を当てる

例文 This **study sheds light on the** molecular **mechanisms** whereby βGBP can control cell proliferation and, by extension, may potentially control tumorigenesis by controlling PI3K. (Oncogene. 2007 26:7709)

この研究は, βGBPが細胞増殖を制御しうる分子機構に光を当てる

用例数　70

has been paid to　～に対して払われてきた

受動態率75%

- attention has been paid to（注意が～に対して払われてきた）のパターンで使われる
- 能動態でpay ～ attention to …（…に～な注意を払う）もよく使われる

頻度分析 be paidとtoとの結び付き度（85%）

前に来る単語（主語）		後に来る語句
little attention（ほとんど注意は～なかった）	**has been paid to**	**the effect of ～**（～の効果）
less attention（よりわずかな注意しか～なかった）		**the role of ～**（～の役割）
much attention（より多くの注意）		**the use of ～**（～の使用）
increasing attention（増加する注意）		

▶ 使い方の例

- **little attention has been paid to the effect of** ～
  ほとんど注意は～の効果に対して払われてこなかった
- **less attention has been paid to the role of** ～
  よりわずかな注意しか，～の役割に対して払われてこなかった
- **increasing attention has been paid to the use of** ～
  増加する注意が，～の使用に対して払われてきた

例文 Relatively **little attention has been paid to the effects of** adipokines on lipid metabolism. (Circ Res. 2005 96:1042)
比較的わずかな注意しか脂質代謝に対するアディポカインの効果に対して払われてこなかった

I -D　研究を行う

29.～しようとする

「～しようとする」の動詞は，「他動詞＋to *do*」のパターンが多いが，「自動詞＋to *do*」のパターンもある．いずれの単語もto不定詞を直後に伴うことが非常に多い．

～しようと努める……………… **seek to** (4,500) ◆274
～しようと試みる……………… **attempt to** (1,200) ◆274／**try to** (170) ◆275
～する必要がある……………… **need to** (250) ◆276
～することを目標とする…… **aim to** (1,200) ◆277

（カッコ内数字：用例数，◆：ページ数）

意味・用法

・seek to，attempt to，try toは「～しようと努める／試みる」という意味，need toは「～する必要がある」という意味で使われる．これらの他動詞のうちneed以外は，あまり受動態では使われない

・aim to（～することを目標とする）は自動詞だが意味は似ている

動詞に結びつく主語のカテゴリー

❶著者・論文	❷分析研究	❸研究結果	❹方法	❺対象	❻現象	❼もの	❽疾患	❾処理・治療	❿場所	⓫変化	⓬機能	⓭関係	⓮定量値	⓯目的	
●	●														**seek to**（～しようと努める）
●	●														**attempt to**（～しようと試みる）
●															**try to**（～しようと試みる）
●	●	●		●			●	●							**need to**（～する必要がある）
●	●														**aim to**（～することを目標とする）

言い換え可能な動詞 ―意味が似ている動詞と前後の語の組み合わせ例

主語	動詞	to *do*
we	seek attempt try	to determine to identify to understand

We <sought／attempted／tried> to determine the mechanisms involved.
訳 われわれは，関与する機構を決定しようとした

用例数　4,500

seek to 他 ～しようと努める

文型 他動詞＋to *do*

受動態率 5％

◆S＋V＋to *do*の他動詞として用いられる
◆we sought to *do*のパターン（過去形）が非常に多い

頻度分析 to *do*（85％）

前に来る単語（主語）		後に来る動詞
we（われわれ） **study**（研究） **the authors**（著者ら）	seek to	**determine ～**（～を決定する） **identify ～**（～を同定する） **evaluate ～**（～を評価する） **assess ～**（～を評価する） **characterize ～**（～を特徴づける） **examine ～**（～を調べる） **investigate ～**（～を精査する） **test ～**（～をテストする） **define ～**（～を定義する） **compare ～**（～を比較する） **develop ～**（～を開発する） **understand ～**（～を理解する）

▶ 使い方の例

- **we sought to determine** ～　　われわれは，～を決定しようと努めた
- **the authors sought to identify** ～　　著者らは，～を同定しようと努めた
- **study sought to evaluate** ～　　研究は，～を評価しようと努めた
- **we sought to characterize** ～　　われわれは，～を特徴づけようと努めた

例文 In this study, <u>**we** have **sought to identify** the mammalian eIF3 subunit(s)</u> that directly interact(s) with eIF4G.（J Biol Chem. 2006 281:22917）
われわれは，哺乳類のeIF3サブユニットを同定しようと努めた

用例数　1,200

attempt to 他 ～しようと試みる

文型 他動詞＋to *do*

受動態率 10％

◆S＋V＋to *do*の他動詞として用いられる
◆attemptは，名詞の用例も多い
◆we attempted to *do*のパターンがよく用いられる

頻度分析 to *do*（80％）

前に来る単語（主語）		後に来る動詞
we（われわれ） **study**（研究） **review**（レビュー） **the authors**（著者ら）	**attempt to**	**identify ～**（～を同定する） **determine ～**（～決定する） **understand ～**（～を理解する） **improve ～**（～を改善する） **develop ～**（～を開発する） **define ～**（～を定義する） **elucidate ～**（～を解明する） **explain ～**（～を説明する） **increase ～**（～を増大させる） **characterize ～**（～を特徴づける） **use ～**（～を利用する）

▶ 使い方の例

- **we attempted to identify** ～　　われわれは,～を同定しようと試みた
- **the authors attempted to determine** ～　　著者らは,～を決定しようと試みた
- **we attempt to understand** ～　　われわれは,～を理解しようと試みる
- **study attempts to define** ～　　研究は,～を定義しようと試みる

例文 The **authors attempted to estimate** the occurrence, frequency, and pattern (winter versus summer) of seasonal affective disorder in African American college students. (Am J Psychiatry. 2004 161:1084)

著者らは,発生率を推定しようと試みた

用例数　170

try to 他 ～しようと試みる

文型 他動詞＋to *do*

受動態率 10％

◆S＋V＋to *do*の他動詞として用いられる

◆to try to *do*（～しようと試みるために）の例が多い

頻度分析 to *do*（80％）

前に来る単語（主語）		後に来る動詞
we（われわれ） **to**（～するために）	**try to**	**identify ～**（～を同定する） **understand ～**（～を理解する） **lose ～**（～を失う） **use ～**（～を利用する） **determine ～**（～を決定する） **explain ～**（～を説明する） **improve ～**（～を改善する）

▶ 使い方の例

- we tried to identify ～　　われわれは,～を同定しようと試みた
- to try to understand ～　　～を理解しようと試みるために

例文 To try to identify such cells we isolated and characterized B cells that coexpress surrogate and conventional light chains (V-preB＋L＋) from the blood of normal human donors. (Nat Immunol. 2000 1:207)

そのような細胞を同定しようと試みるために

用例数　250

need to 他 ～する必要がある

文型 他動詞＋to *do*

受動態率 60％

⇒ be needed

- ◆S＋V＋to *do*の他動詞として用いられる
- ◆needは名詞の用例も多い
- ◆助動詞として使われることもある(need not *do*など)

頻度分析 to *do* (80%)

前に来る単語（主語）	need to	後に来る動詞
we（われわれ）		**develop ～**（～を開発する）
cells（細胞）		**identify ～**（～を同定する）
study（研究）		**understand ～**（～を理解する）
findings（知見）		**consider ～**（～を考慮する）
physicians（内科医）		**know ～**（～を知る）
patients（患者）		**improve ～**（～を改善する）
therapy（治療）		**address ～**（～に取り組む）
clinicians（臨床医）		**determine ～**（～を決定する）
research（研究）		**be considered**（考えられる）
results（結果）		**be determined**（決定される）

▶ 使い方の例

- we need to develop ～　　われわれは,～を開発する必要がある
- studies need to identify ～　　研究は,～を同定する必要がある
- we need to understand ～　　われわれは,～を理解する必要がある
- clinicians need to consider ～　　臨床医は,～を考慮する必要がある
- patients need to know ～　　患者は,～を知る必要がある
- research needs to address ～　　研究は,～に取り組む必要がある
- results need to be considered　　結果は,考慮される必要がある

例文 Therefore, the **results** **need to** be interpreted with caution. (Curr Opin Psychiatry. 2007 20:461)
結果は,慎重に解釈される必要がある

用例数 1,200

aim to 自 ～することを目標とする

文型 自動詞＋to *do*

◆S＋V＋to *do*の自動詞として用いられる
◆aimは,名詞や他動詞としても使われる
◆動詞としては,aim to *do* とaim at ～ingの表現が圧倒的に多い. aimed to *do*はほとんど自動詞だが,aimed atの場合は自動詞と他動詞受動態(be aimed at)の両方の用法がある
◆また,aimed atは直前の名詞を修飾する過去分詞としての用例が多い(例:studies aimed at understanding 理解することをめざした研究)

頻度分析 ❶ to *do* (80%) /❷ at (20%)

前に来る単語(主語) → **aim to**

- **study** (研究)
- **we** (われわれ)
- **review** (総説)
- **authors** (著者ら)
- **article** (論文)

aim to → **後に来る動詞**

- **determine ～** (～を決定する)
- **assess ～** (～を評価する)
- **identify ～** (～を同定する)
- **investigate ～** (～を精査する)
- **establish ～** (～を確立する)
- **provide ～** (～を提供する)
- **examine ～** (～を調べる)
- **compare ～** (～を比較する)
- **test ～** (～をテストする)
- **characterize ～** (～を特徴づける)
- **describe ～** (～を述べる)

▶ 使い方の例

- **study aimed to determine** ～ 研究は,～を決定することを目標とした
- **we aimed to assess** ～ われわれは,～を評価することを目標とした
- **we aimed to identify** ～ われわれは,～を同定することを目標とした
- **study aimed to investigate** ～ 研究は,～を精査することを目標とした
- **review aims to provide** ～ 総説は,～を提供することを目標とする
- **article aims to examine** ～ 論文は,～を調べることを目標とする
- **authors aimed to characterize** ～ 著者らは,～を特徴づけることを目標とした

例文 **We aimed to assess** the long-term effects of subclinical hyperthyroidism on mortality. (Lancet. 2001 358:861)
われわれは,長期効果を評価することを目標とした

Ⅱ-A　発生・生成する

30. 生じる／起因する

「生じる／起因する」の動詞は，自動詞あるいは他動詞受動態で使う．前置詞は，「～から生じる」という意味でfromの場合が多い．「～において起こる」という意味ではinを使う．

現れる……………………	**emerge** (3,100) ◆281
生じる……………………	**arise** (6,100) ◆281／ **originate** (1,800) ◆282
由来する………………	**be derived** (3,400) ◆283／ **derive from** (680) ◆284／ **come from** (800) ◆284／ **stem from** (320) ◆285
起因する………………	**be attributed** (3,000) ◆286／ **be ascribed** (450) ◆286／ **result from** (6,800) ◆287
起こる……………………	**occur** (45,000) ◆288／ **take place** (1,500) ◆289
引き起こされる……	**be caused** (3,700) ◆290

（カッコ内数字：用例数，◆：ページ数）

✻ 意味・用法

それぞれの動詞は以下のような場合に使われる．

- emerge→パターンなどが現れる
- arise，originate，be derived，derive from→細胞などが生じる／由来する
- come from→証拠やデータが研究などに由来する
- stem from，be attributed to，be ascribed to→効果が違いなどに由来する
- result from→表現型が変異に由来する
- occur，take place→変化などが起こる
- be caused→疾患などが引き起こされる

✻ 動詞に結びつく主語のカテゴリー

❶著者・論文	❷分析研究	❸研究結果	❹方法	❺対象	❻現象	❼もの	❽疾患	❾処理・治療	❿場所	⓫変化	⓬機能	⓭関係	⓮定量値	⓯目的	
		●		●	●							●			**emerge**（現れる）
				●	●		●					●			**arise**（生じる）
				●	●	●									**originate**（生じる／由来する）
		●		●		●									**be derived**（由来する）
		●		●		●						●			**derive from**（〜に由来する）
		●													**come from**（〜に由来する）
		●					●			●		●			**stem from**（〜に由来する）
					●							●			**be attributed**（起因する／帰する）
					●							●			**be ascribed**（起因する／帰する）
					●		●			●		●			**result from**（〜に起因する）
					●					●					**occur**（起こる）
					●					●					**take place**（起こる）
							●					●			**be caused**（引き起こされる）

✻ 言い換え可能な動詞 ―意味が似ている動詞と前後の語の組み合わせ例

主語	動詞	後に来る語句
cells	arise from originate from be derived from derive from	〜 cells

These cells <arise／originate／are derived／derive> from a common precursor cell.

訳 これらの細胞は，共通の前駆細胞に由来する

主語	動詞	後に来る語句
effect	be attributed to stem from	〜 ability differences changes in

These after-effects <are attributed to／stem from> changes in orientation-sensitive mechanisms in visual cortex.

訳 これらの後遺症は，視覚野の方位感受性機構の変化に起因する

主語	動詞	後に来る語句
change event interaction	occur take place	in the absence of in the presence of at the level of

These changes <occur／take place> in the presence of blockers of the two receptors.

訳 これらの変化は，2つの受容体の遮断薬の存在下で起こる

主語	動詞	後に来る語句
phenotype disease effect syndrome defect	be caused by result from	mutations in changes in activation of

Many diseases <are caused by／result from> mutations in ion channels.

訳 多くの疾患が，イオンチャネルの変異によって引き起こされる

用例数 3,100

emerge 自 現れる

文型 第1文型自動詞

◆完了形の用例が多い
◆asを伴って,「～として現れる」の用例が多い
◆細胞やパターンなどが現れる場合に用いられる
◆また, emergingは分詞として非常によく使われる

よく使われる前置詞 ❶ as（34%）/❷ from（13%）/❸ in（8%）

前に来る単語（主語）		後に来る語句
cells（細胞）	emerge	**as ～ regulator of …**（…の～調節因子として）
pattern（パターン）		**as ～ mechanism**（～機構として）
difference（違い）		**as ～ target**（～標的として）
data（データ）		**as ～ model**（～モデルとして）
picture（像）		**as ～ cause of …**（…の～原因として）
themes（テーマ）		**from ～ study**（～研究から）
findings（知見）		**from ～ analysis**（～分析から）

▶ 使い方の例

- **cells emerge as** key **regulators** 細胞は,鍵となる調節因子として現れる
- **findings emerged from** these **studies** 知見が,これらの研究から現れた
- **themes emerged from** an **analysis** テーマが,分析から現れた

例文 Natural killer T (NKT) **cells** have recently **emerged as** crucial **regulators of** autoimmunity and tumor immunosurveillance. (Blood. 2007 110:2013)
ナチュラルキラーT（NKT）細胞は,最近,～の決定的に重要な調節因子として現れた

New information has **emerged from** these **studies** about the size and dynamics of synaptic vesicle pools, about the Ca2+ dependence of the rate of exocytosis, and about the kinetics of endocytosis in synaptic terminals. (Curr Opin Neurobiol. 1996 6:358)
新しい情報が,～に関するこれらの研究から現れた

用例数 6,100

arise 自 生じる

文型 第1文型自動詞

◆fromを伴って,細胞や変異などが「～から生じる」というときに使う

よく使われる前置詞 ❶ from（44%）/❷ in（10%）

前に来る単語（主語）		後に来る語句
cells（細胞） **mutation**（変異） **tumors**（腫瘍） **question**（疑問） **gene**（遺伝子） **effect**（効果） **cancer**（がん） **difference**（違い） **signal**（シグナル） **disease**（疾患）	**arise**	**from 〜 interaction**（〜相互作用から） **from 〜 cells**（〜細胞から） **from mutations**（変異から） **from differences in 〜**（〜の違いから） **from alternative splicing** （オルタナティブスプライシングから） **in patients**（患者において） **in the setting of 〜**（〜の設定において）

▶ 使い方の例

- **differences arise from** specific **interactions**　違いは,特異的な相互作用から生じる
- **tumors arise from** stem **cells**　腫瘍は,幹細胞から生じる
- **disease arises from mutations** in　疾患は,〜の変異から生じる
- **cancers arise in patients**　がんは,患者において生じる

例文 Neural crest **cells arise from** the ectoderm and are first recognizable as discrete cells in the chicken embryo when they emerge from the neural tube. (Proc Natl Acad Sci USA. 1996 93:9352)
神経堤細胞は,外胚葉から生じる

用例数　1,800

originate　自 生じる／由来する

文型 第1文型自動詞

◆fromを伴って, 細胞などが「〜から生じる」というパターンで用いられる

よく使われる前置詞 ▶ ❶ from (53%) /❷ in (20%)

前に来る単語（主語）		後に来る語句
cells（細胞） **signal**（シグナル） **projections**（投射） **transcripts**（転写物） **activity**（活性） **tumors**（腫瘍）	**originate**	**from 〜 cells**（〜細胞から） **from 〜 promoter** （〜プロモーターから） **from 〜 neurons**（〜ニューロンから） **from 〜 sources**（〜ソースから） **in 〜 cells**（〜細胞において）

▶ 使い方の例

- **cells** **originated** **from** stem **cells**　細胞は，幹細胞から生じた
- **transcripts** **originated** **from** cryptic **promoters**　転写物は，隠れたプロモーターから生じた
- **signal** **originates** **in** the follicle **cells**　シグナルが，濾胞細胞において生じる

例文 Lateral roots **originate** **from** differentiated **cells** in adult tissues.（Plant Physiol. 2001 127:899）.
側根は，分化細胞から生じる

用例数 3,400

be derived

他 由来する／派生する

文型 第3文型受動態
受動態率 69％

⇒ derive from

◆他動詞の用例が多いが自動詞としても使われる
◆fromを伴って，細胞などが「～に由来する」というパターンでよく用いられる

よく使われる前置詞 ▶ from（70％）

前に来る単語（主語）		後に来る語句
cells（細胞）	be derived	**from ～ cells**（～細胞に）
data（データ）		**from ～ gene**（～遺伝子に）
sequence（配列）		**from ～ precursor**（～前駆体に）
model（モデル）		**from ～ data**（～データに）
line（系統）		**from ～ studies**（～研究に）
gene（遺伝子）		
peptide（ペプチド）		
transcript（転写物）		
estimate（推定）		
clones（クローン）		

▶ 使い方の例

- **clones** **were derived** **from** donor **cells**　クローンは，ドナー細胞に由来した
- **transcripts** **are derived** **from** a single **gene**　転写物は，単一の遺伝子に由来する
- **cells** **are derived** **from** B cell **precursors**　細胞は，B細胞前駆体に由来する
- **model** **was derived** **from** these **data**　モデルは，これらのデータに由来した
- **data** **are derived** **from** retrospective **studies**　データは，後ろ向き研究に由来する

例文 T **cells** developing in the thymus **are derived** **from** hematopoietic stem **cells** (HSCs) in the bone marrow (BM).（Immunity. 2007 26:678）
胸腺で発達するT細胞は，造血幹細胞（HSC）に由来する

用例数　1,300

derive from 自 〜に由来する

文型 第1文型自動詞

⇒ be derived

◆他動詞の用例が多いが，自動詞としても使われる

◆be derived fromと意味や用法は近い

頻度分析 from（100%）

前に来る単語（主語）		後に来る語句
cells（細胞）	derive from	**〜 cells**（〜細胞）
effect（効果）		**〜 precursor**（〜前駆体）
data（データ）		**〜 ability**（〜能力）
structure（構造）		**〜 progenitor**（〜前駆体）
proteins（タンパク質）		**studies**（研究）
		〜 formation（〜形成）
		mutations（変異）

▶ 使い方の例

- **cells derive from** stem **cells**　細胞は，幹細胞に由来する
- **effects derive from mutations**　効果は，変異に由来する

例文 Mature gammadelta **cells derive from** thymic **precursors** that also generate alphabeta T cells. (Curr Opin Immunol. 2005 17:108)

成熟γδ細胞は胸腺前駆体に由来する

用例数　800

come from 自 〜に由来する

文型 第1文型自動詞

◆証拠が研究などから得られる場合によく使う

頻度分析 from（50%）

前に来る単語（主語）		後に来る語句
evidence（証拠）	come from	**studies**（研究）
data（データ）		**the observation**（観察／知見）
signal（シグナル）		**experiments**（実験）
conclusion（結論）		**the identification of 〜**（〜の同定）
support（支持）		
information（情報）		

▶ 使い方の例

- **data come from studies** データは,研究に由来する
- **support comes from the observation** 支持は,観察に由来する
- **conclusion came from experiments** 結論は,実験に由来した
- **evidence comes from the identification of ～** 証拠は,～の同定に由来する

例文 These **data** **come from** **studies** of sperm or pollen competition between closely related species, and from molecular studies of fertilization proteins. (Nature. 2000 403:886)
これらのデータは,～の研究に由来する

用例数 320

stem from 自 ～に由来する

文型 第1文型自動詞

◆stemは名詞の用例が非常に多いが,動詞としても使われる
◆効果などが能力や違いに由来する場合に使われる

頻度分析 from (99%)

前に来る単語（主語）		後に来る語句
effect（効果）	**stem from**	**～ ability**（～能力）
disease（疾患）		**differences**（違い）
inhibition（抑制）		**the fact that ～**（～という事実）
study（研究）		**～ defect**（～欠損）
amplification（増幅）		**～ deficiency**（～欠損症）
		changes in ～（～の変化）
		the observation（観察／知見）

▶ 使い方の例

- **inhibition stems from** the **ability** 抑制は,能力に由来する
- differences **stem from differences** 違いは,違いに由来する
- **effects stem from the fact that** 効果は,～という事実に由来する
- **study stemmed from the observation** 研究は,観察に由来した

例文 PSA's function in these contexts **stems from** its **ability** to reduce cell interactions. (J Comp Neurol. 2002 446:244)
これらの状況におけるPSAの機能は,～するそれの能力に由来する

II 変化を意味する動詞

A 発生・生成する

用例数　3,000

be attributed　起因する／帰する

文型 第3文型受動態　受動態率 90％

◆be attributed toで「～に帰する」つまり「～に起因する」という意味になる
◆効果や違いに対して使う

よく使われる前置詞 to（93％）

前に来る単語（主語）	be attributed to	後に来る語句
effect（効果）		**differences in ～**（～の違い）
difference（違い）		**～ ability**（能力）
activity（活性）		**the presence of ～**（～の存在）
death（死）		**changes in ～**（～の変化）
		～ effects（～効果）
		an increase in ～（～の増大）
		～ binding（～結合）
		～ loss of …（…の～喪失）
		inhibition of ～（～の抑制）
		～ activity（～の活性）
		the formation of ～（～の形成）

▶ 使い方の例

- **difference is attributed to differences in** ～　違いは，～の違いに起因する
- **effect is attributed to** the **ability of** ～　効果は，～の能力に起因する
- **effect is attributed to an increase in** ～　効果は，～の増大に起因する
- **differences are attributed to** the **loss of** ～　違いは，～の喪失に起因する
- **activity is attributed to inhibition of** ～　活性は，～の抑制に起因する

例文 Most of the **effects are attributed to an increase in** the overall correlation time, caused by the increased viscosity of the cytosol compared to that of the dilute solution.（Biochemistry. 2006 45:10085）

それらの効果のほとんどは，～の増大に起因する

用例数　450

be ascribed　起因する／帰する

文型 第3文型受動態　受動態率 85％

◆be attributedとほぼ同様に使われるが，be attributed toの方が用例が多い
◆完了形の用例も多い

よく使われる前置詞 to（84％）

前に来る単語（主語）	be ascribed to	後に来る語句
behavior（行動）		**～ protein**（～タンパク質）
effects（効果）		**differences in ～**（～の違い）
deaths（死）		**changes in ～**（～の変化）
functions (have)（機能）		**～ effects**（～効果）

▶ 使い方の例

- **functions have been ascribed to** this **protein**　機能は,このタンパク質に起因している
- **effects are ascribed to changes in** ～　効果は,～の変化に起因する
- phases **are ascribed to** defects in ～　位相は,～の欠損に起因する

例文 These **effects are ascribed to changes in** the Lewis acidity of CuB, or to displacement of a CuB histidine ligand by C triple bond O.（Biochemistry. 1997 36:13195）
これらの効果は,～の変化に起因する

Multiple biological **functions have been ascribed to** the Ras-related G **protein** R-Ras.（Mol Cell Biol. 1999 19:6333）
複数の生物学的機能は,Ras関連Gタンパク質R-Rasに起因する

用例数　6,800

result from

自 ～に起因する／～に由来する

文型 第1文型自動詞

◆名詞の用例も非常に多い
◆resultは, result inの用例が一番多い ⇒ **result in**
◆表現型などが変異や変化に起因するときに使う

頻度分析 from (4%)

前に来る単語（主語）	result from	後に来る語句
phenotype（表現型）		**mutations in ～**（～の変異）
disease（疾患）		**changes in ～**（～の変化）
effect（効果）		**activation of ～**（～の活性化）
syndrome（症候群）		**inhibition**（抑制）
defect（欠損）		**differences in ～**（～の違い）
activation（活性化）		
difference（違い）		
inhibition（抑制）		
response（反応）		

II 変化を意味する動詞
A 発生・生成する

▶ 使い方の例

- **disease results from mutations in** 〜　疾患は,〜の変異に起因する
- **differences resulted from changes in** 〜　違いは,〜の変化に起因した
- **inhibition resulted from activation of** 〜　抑制は,〜の活性化に起因した
- **response resulted from inhibition of** 〜　反応は,〜の抑制に起因した
- **activation results from differences in** 〜　活性化は,〜の違いに起因する

例文 Tumors present in Sufu+/−p53−/− animals **resulted from** Sufu loss of heterozygosity. (Oncogene. 2007 26:6442)
Sufu+/−p53−/−動物に存在した腫瘍は,Sufuのヘテロ接合性の消失に起因した

用例数　45,000

occur 自 起こる

文型 第1文型自動詞

◆患者に関することも多い

よく使われる前置詞 ❶ in（29%）/❷ at（8%）/❸ during（5%）

前に来る単語（主語）	occur	後に来る語句
change（変化）		**in 〜 patients**（〜患者で）
event（イベント）		**in the absence of 〜**（〜の非存在下で）
death（死）		**in the presence of 〜**（〜の存在下で）
expression（発現）		**at the level of 〜**（〜のレベルで）
mutation（変異）		**at 〜 site**（〜部位で）
interaction（相互作用）		**at 〜 frequency**（〜頻度で）
activation（活性化）		**at a rate**（割合で）
infection（感染）		
cleavage（切断）		
apoptosis（アポトーシス）		
complication（合併症）		
formation（形成）		
phosphorylation（リン酸化）		

▶ 使い方の例

- **complications occurred in** three **patients**　合併症が,3人の患者で起こった
- **change occurred in the absence of** 〜　変化が,〜の非存在下で起こった
- **cleavage occurs at** a **site**　切断は,部位で起こる
- **mutations occur at** high **frequency**　変異は,高い頻度で起こる

例文 Cdc42 **activation** occurred early **in** secretion (3 min), whereas Rac1 activation required approximately 15-20 min, suggesting Cdc42 as proximal and Rac1 as distal regulators of second-phase secretion. (J Biol Chem. 2007 282:9536)

Cdc42の活性化は，分泌の早期に起こった

Here, using the crab stomatogastric nervous system, we show that sensorimotor gating also occurs **at the level of** the projection neurons that activate motor circuits. (J Neurosci. 2007 27:14308)

感覚運動ゲーティングは，また，投射ニューロンのレベルで起こる

用例数 1,500

take place 自 起こる

文型 第1文型自動詞

- ◆句動詞（第1文型の自動詞として働く）
- ◆occurに意味や用法が近い

よく使われる前置詞 ❶ in (27%) /❷ at (8%) /❸ during (5%)

前に来る単語（主語）		後に来る語句
change（変化）	take place	**in the absence of ～**（～の非存在下で）
process（過程）		**in ～ cells**（～細胞で）
interaction（相互作用）		**in the presence of ～**（～の存在下で）
reaction（反応）		**at the level of ～**（～のレベルで）
event（イベント）		**at the plasma membrane**（細胞膜において）
		during ～ development（～発生の間に）

▶ 使い方の例

- **interaction** takes place **in the absence of** ～　相互作用は，～の非存在下で起こる
- **process** takes place **in** all eukaryotic **cells**　過程は，すべての真核細胞で起こる
- **change** takes place **at the level of** ～　変化は，～のレベルで起こる

例文 Similar structural **changes** take place **in** neurons from the hippocampus, cortex, and thalamus, suggesting a global phenomenon. (J Neurosci. 2006 26:10590)

類似の構造的変化が，ニューロンで起こる

用例数　3,700

be caused　引き起こされる

文型 第3文型受動態

受動態率 10%

⇒ cause

◆疾患が変異などで引き起こされるときによく用いられる

よく使われる前置詞 by（93%）

前に来る単語（主語）		後に来る語句
disease（疾患）	**be caused by**	**mutations in ～**（～の変異）
phenotype（表現型）		**defects in ～**（～の欠損）
syndrome（症候群）		**a deficiency**（欠乏／欠損症）
effect（効果）		**an increase in ～**（～の増大）
cases（症例）		**expansion of ～**（～の拡大）
defect（欠損）		**changes in ～**（～の変化）
		loss-of-function mutation in ～（～の機能喪失変異）
		activation of ～（～の活性化）

▶ 使い方の例

- **syndrome is caused by mutations in ～**　症候群は，～の変異によって引き起こされる
- **cases are caused by defects in ～**　症例は，～の欠損によって引き起こされる
- **disease is caused by a deficiency**　疾患は，欠乏によって引き起こされる
- **diseases are caused by expansion of ～**　疾患は，～の拡大によって引き起こされる
- **phenotype is caused by activation of ～**　表現型は，～の活性化によって引き起こされる

例文 Prader-Willi **syndrome** (PWS) **is caused by** paternal **deficiency** of human chromosome 15q11-q13. (Hum Mol Genet. 1999 8:1357)

プラダー・ウィリー症候群（PWS）は，～の父系の欠損症によって引き起こされる

Ⅱ-A　発生・生成する

31. 集められる／得られる

「集められる／得られる」の動詞は，他動詞受動態で用いられる.「〜から（from）得られる／回収される」のパターンが多い.

得られる ……… **be acquired** (1,100) ◆293／**be obtained** (11,000) ◆294
採取される …… **be collected** (2,400) ◆295／**be drawn** (440) ◆295
回収される …… **be harvested** (470) ◆296／**be recovered** (1,400) ◆297

（カッコ内数字：用例数，◆：ページ数）

✻ 意味・用法

- **be acquired** はデータが得られるとき，**be obtained** は結果や試料が得られるときに使われる
- **be collected** はデータや試料が採取されるとき，**be drawn** は試料が採取されるときに使われる
- **be harvested** は細胞などが回収される場合に，**be recovered** は「回収される」あるいは「回復される」の意味で使われる

✻ 動詞に結びつく主語のカテゴリー

❶著者・論文	❷分析研究	❸研究結果	❹方法	❺対象	❻現象	❼もの	❽疾患	❾処理・治療	❿場所	⓫変化	⓬機能	⓭関係	⓮定量値	⓯目的	
		●													**be acquired**（得られる）
		●													**be obtained**（得られる）
		●		●											**be collected**（採取される／収集される）
		●													**be drawn**（採取される／引き出される）
				●											**be harvested**（収集される／回収される）
				●									●		**be recovered**（回収される／回復される）

＊言い換え可能な動詞―意味が似ている動詞と前後の語の組み合わせ例

主語	動詞	後に来る語句
samples data	be collected be drawn be obtained	from ～ patients

Blood samples were <collected／drawn／obtained> from 61 patients and their family members.

訳 血液試料が，61名の患者とその家族から集められた

用例数 1,100

be acquired 得られる／獲得される

文型 第3文型受動態

受動態率 35%

◆データが得られるときによく使う

よく使われる前置詞 ❶ by (12%) / ❷ in (11%) / ❸ from (8%) / ❹ with (6%) / ❺ at (6%)

前に来る単語（主語）		後に来る語句
images（像） **data**（データ） **scans**（スキャン） **spectra**（スペクトル）	**be acquired**	**by frontal analysis**（前端分析によって） **in ～ patients**（～の患者において） **from ～ bacteria**（～の細菌から） **at baseline**（ベースラインで）

▶ 使い方の例

- **data were acquired by frontal analysis** データが，前端分析によって得られた
- **images were acquired in** 10 **patients** 像が，10人の患者で得られた
- **data were acquired at baseline** データが，ベースラインで得られた

例文 Images were acquired with a high-resolution PET/CT scanner. (J Nucl Med. 2007 48:1662)
像が，高分解能PET/CTスキャナーを使って得られた

The majority of these infections are foodborne, but many are acquired by contact with animals. (N Engl J Med. 2007 356:21)
多くは動物との接触によって獲得される

用例数　11,000

be obtained 得られる

文型 第3文型受動態

受動態率 70％

◆結果や試料が得られるときに用いられる

よく使われる前置詞 ❶ from（20%）/❷ by（11%）/❸ in（9%）/❹ for（9%）/❺ with（8%）

前に来る単語（主語）		後に来る語句
results（結果）	**be obtained**	**from ～ patients**（～患者から）
data（データ）		**from ～ subjects**（～対象から）
samples（試料）		**from ～ records**（～記録から）
images（像）		**from ～ children**（～子供から）
measurements（測定値）		**from ～ studies**（～研究から）
information（情報）		**in ～ patients**（～患者において）
scans（スキャン）		**in ～ yield**（～収率で）
specimens（検体）		**for ～ patients**（～患者に対して）
sequence（配列）		
recordings（記録）		
evidence（証拠）		
consent（同意）		
values（価値）		
biopsies（生検）		
product（産物）		

▶ 使い方の例

- **specimens were obtained from** 25 **patients**　検体は,25名の患者から得られた
- **samples were obtained from** healthy **subjects**　試料は,健康な対象から得られた
- **data were obtained from** medical **records**　データは,診療記録から得られた
- **images were obtained in** 23 **patients**　像が,23名の患者において得られた
- **products were obtained in** good **yield**　産物が,よい収率で得られた

例文 **Information was obtained from** 61 prospective observational **studies**, mostly in western Europe or North America, consisting of almost 900,000 adults without previous disease and with baseline measurements of total cholesterol and blood pressure.（Lancet. 2007 370:1829）情報が61の前向き観察研究から得られた

用例数 2,400

be collected 採取される／収集される

文型 第3文型受動態
受動態率 75%

◆データや試料が収集されるときに使う

よく使われる前置詞 ❶ from (22%) /❷ at (10%) /❸ for (8%) /❹ on (7%) /❺ in (5%)

前に来る単語（主語）		後に来る語句
data（データ）	be collected	**from ～ patients**（～患者から）
samples（試料）		**from ～ subjects**（～対象から）
blood（血液）		**at baseline**（ベースラインで）
specimens（検体／標本）		**at ～ intervals**（～間隔で）
information（情報）		**at ～ points**（～ポイントで）
cells（細胞）		**for measurement of ～**（～の測定のために）
spectra（スペクトル）		**for ～ analysis**（～分析のために）
serum（血清）		

▶ 使い方の例

- **blood was collected from** 29 **patients** 血液が，29名の患者から採取された
- **data were collected at baseline** データが，ベースラインで収集された
- **specimens were collected at** 6-month **intervals** 検体が，6カ月の間隔で採取された
- **serum was collected for measurement of ～** 血清が，～の測定のために採取された
- **samples were collected for** cytokine **analysis** 試料が，サイトカイン分析のために採取された

例文 Peripheral blood **samples were collected from** 91 **patients** with primary biliary cirrhosis (PBC), 28 immediate relatives, and 41 healthy controls, and Treg frequencies were determined as a percentage of CD4+CD25high T cells in CD4+TCR-alphabeta+T cells. (Hepatology. 2006 43:729)
末梢血試料が91名の原発性胆汁性肝硬変の患者から採取された

Data were collected at baseline and **at** 6-month **intervals**. (Circulation. 2004 110:3518)
データはベースラインと6カ月間隔で収集された

用例数 440

be drawn 採取される／引き出される

文型 第3文型受動態
受動態率 60%

◆血液が採取される場合によく用いられる

よく使われる前置詞 ❶ from (32%) /❷ for (8%) /❸ on (7%) /❹ at (6%)

前に来る単語（主語）		後に来る語句
samples（試料）	**be drawn**	**from ～ patients**（～患者から）
blood（血液）		**for measurement of ～**（～の測定のために）
conclusion（結論）		**at baseline**（ベースラインで）
data（データ）		

▶ 使い方の例

- **blood was drawn from** 791 **patients**　血液は,791名の患者から採取された
- **samples were drawn for measurement of** ～　試料は,～の測定のために採取された

例文 Blood **samples were drawn from** fasted subjects (7 men and 8 women) before and at different time points after test meal consumption for 6 h. (Am J Clin Nutr. 2002 76:659)
血液試料が,絶食した対象から採取された

用例数　470

be harvested　収集される／回収される

文型 第3文型受動態
受動態率 90％

◆harvestは,名詞としても使われる
◆細胞などが収集されるときに用いられる

よく使われる前置詞 ❶ from（22%）/❷ at（13%）/❸ for（12%）

前に来る単語（主語）		後に来る語句
cells（細胞）	**be harvested**	**from ～ rats**（～ラットから）
tissue（組織）		**at ～ points**（～ポイントで）
grafts（移植片）		**for ～ analysis**（～分析のために）
hearts（心臓）		**for histology**（組織学的検査のために）
		for ～ extraction（～抽出のために）
		for ～ examination（～検査のために）

▶ 使い方の例

- **tissues were harvested from** all **rats**　組織は,すべてのラットから収集された
- **grafts were harvested for analysis**　移植片は,分析のために収集された
- **hearts were harvested for histology**　心臓は,組織学的検査のために収集された
- **cells were harvested for** RNA **extraction**　細胞は,RNA抽出のために収集された

例文 Using a Ficoll-Paque gradient, stem **cells were harvested from** aged male **rats** 18 to 22 months old and young adult males 55 days of age. (J Periodontol. 1996 67:184)
幹細胞が老齢の雄ラットから収集された

用例数 1,400

be recovered 回収される／回復される

文型 第3文型受動態

受動態率75%

◆自動詞としても使われる
◆「回収される」と「回復される」の2つの意味で用いられる

よく使われる前置詞 ❶ from (37%) /❷ in (14%) /❸ by (7%)

前に来る単語（主語）		後に来る語句
isolates（単離体）	be recovered	**from 〜 specimen**（〜標本から）
virus（ウイルス）		**from 〜 bottle**（〜ビンから）
activity（活性）		**from 〜 patients**（〜患者から）
mutant（変異体）		**from 〜 cells**（〜細胞から）
cells（細胞）		**in 〜 fraction**（〜画分に）
bacteria（細菌）		**in 〜 numbers**（〜数で）
		by the addition of 〜（〜の添加によって）

▶ 使い方の例

- **isolates were recovered from** 113 **patients** 単離体が, 113名の患者から回収された
- **viruses were recovered from** peripheral-blood **cells** ウイルスが, 末梢血細胞から回収された
- **activity was recovered in** the last **fraction** 活性は, 最後の画分に回収された
- **mutant was recovered in** lower **numbers** 変異体が, より低い数で回収された
- **activity was recovered by the addition of** 〜 活性は, 〜の添加によって回復された

例文 The **isolates** **were recovered** **from patients** in nosocomial or long-term chronic care facilities (60 %) and outpatient settings (40 %). (J Clin Microbiol. 2007 45:2654)
単離体が患者から回収された

II 変化を意味する動詞

A 発生・生成する

Ⅱ-A　発生・生成する

32. 作られる

「作られる」の表現には，他動詞能動態および受動態のパターンがある．

構築される …… **be constructed** (3,400) ◆300
作製される …… **be created** (1,400) ◆301／**be generated** (6,200) ◆302
開発される …… **be developed** (6,700) ◆303
調製される …… **be prepared** (1,200) ◆304
形成される …… **be formed** (3,800) ◆304
合成される …… **be synthesized** (4,600) ◆305
産生される …… **be produced** (4,500) ◆306
確立される …… **be established** (6,500) ◆307
上げられる …… **be raised** (690) ◆308
導入される …… **be introduced** (2,800) ◆309

（カッコ内数字：用例数，◆：ページ数）

✻ 意味・用法

- be constructed，be created，be generated，be developed，be prepared は，人によって作製される場合に使われる
- be formed と be synthesized はタンパク質や反応によって，be produced は細胞などによって作られるときに用いられる
- be established は系統が樹立される場合，be raised は抗体が産生される場合，be introduced は変異が導入される場合などに使われる

✻ 動詞に結びつく主語のカテゴリー

❶著者・論文	❷分析研究	❸研究結果	❹方法	❺対象	❻現象	❼もの	❽疾患	❾処理・治療	❿場所	⓫変化	⓬機能	⓭関係	⓮定量値	⓯目的	
		●		●	●	●									**be constructed**（構築される）
		●		●	●	●			●						**be created**（作製される）
				●	●	●						●			**be generated**（作製される／生成される）
	●	●	●												**be developed**（開発される）

❶著者・論文	❷分析研究	❸研究結果	❹方法	❺対象	❻現象	❼もの	❽疾患	❾処理・治療	❿場所	⓫変化	⓬機能	⓭関係	⓮定量値	⓯目的	
		●		●		●									**be prepared**（調製される）
						●									**be formed**（形成される）
						●									**be synthesized**（合成される）
				●		●									**be produced**（産生される／生成される）
	●	●					●								**be established**（確立される／樹立される）
													●		**be raised**（上げられる／産生される）
			●		●	●			●						**be introduced**（導入される）

＊言い換え可能な動詞 ―意味が似ている動詞と前後の語の組み合わせ例

主語	動詞	後に来る語句
mutant model library protein map strain mutation line	be generated be created be constructed	by using by replacing by site-directed mutagenesis to determine to identify using

This mutant mouse strain was <generated／created／constructed> by replacing the interleukin 2 gene with a cDNA encoding green fluorescent protein.

訳 この変異マウス系統は，インターロイキン2遺伝子を緑色蛍光タンパク質をコードするcDNAと置換することによって作製された

主語	動詞	後に来る語句
protein	be produced be synthesized	in ～ cells in ～ yield

The kinase fusion protein was <produced／synthesized> in insect cells.

訳 キナーゼ融合タンパク質が，昆虫細胞で産生された

用例数　3,400

be constructed 構築される

文型 第３文型受動態

受動態率 45％

⇒ **construct**

◆遺伝子組換え体などが構築されるときに用いられる

頻度分析 ❶ by（12%）/❷ to *do*（9%）/❸ in（8%）/❹ from（8%）/ ❺ using（5%）

前に来る単語（主語）		後に来る語句
mutant（変異体）	be constructed	**using ～**（～を使って）
model（モデル）		**by using ～**（～を使うことによって）
library（ライブラリー）		**by inserting ～**（～を挿入することによって）
protein（タンパク質）		**by replacing ～**（～を置換することによって）
gene（遺伝子）		**by site-directed mutagenesis**（部位特異的変異誘発によって）
strain（系統）		**by fusing ～**（～を融合させることによって）
mutation（変異）		**by substituting ～**（～を置換することによって）
curve（カーブ）		**by ～ recombination**（～組換えによって）
map（マップ）		**to determine ～**（～を決定するために）
		to identify ～（～を同定するために）
		to evaluate ～（～を評価するために）
		to examine ～（～を調べるために）

▶ 使い方の例

・**library was constructed by inserting ～**
ライブラリーは，～を挿入することによって構築された

・**mutants were constructed by site-directed mutagenesis**
変異体は，部位特異的変異誘発によって構築された

・**strain was constructed by** homologous **recombination**
系統は，相同組換えによって構築された

例文 To characterize the function of P6, an isogenic **mutant was constructed by replacing** the P6 gene with a chloramphenicol resistance cassette. (Infect Immun. 2006 74:5169)
同質遺伝子的変異体が，P6遺伝子をクロラムフェニコール耐性カセットと置換することによって構築された

用例数　1,400

be created 作製される

文型 第3文型受動態

受動態率20％

⇒ create

◆実験モデルなどが作製されるときに使う

頻度分析 ❶ by（23％）/❷ in（15％）/❸ to *do*（8％）

前に来る単語（主語）		後に来る語句
mutant（変異体）	be created	**using ～**（～を使って）
mice（マウス）		**by ～ mutagenesis**（～変異誘発によって）
model（モデル）		**by replacing ～**（～を置換することによって）
mutation（変異）		**by using ～**（～を使うことによって）
line（系統）		**by placing ～**（～を置くことによって）
lesions（病変）		**to provide ～**（～を提供するために）
protein（タンパク質）		**to determine ～**（～を決定するために）
site（部位）		**to assess ～**（～を評価するために）
strain（系統）		**to identify ～**（～を同定するために）
map（マップ）		

▶ 使い方の例

- **mice were created using** ～　マウスは，～を使って作製された
- **mutations were created by** site-directed **mutagenesis**　変異は，部位特異的変異誘発によって作製された
- **site was created by replacing** ～　部位は，～を置換することによって作製された
- **lines were created by using** ～　系統は，～を使うことによって作製された
- **mutants were created to determine** ～　変異体は，～を決定するために作製された
- **maps were created to assess** ～　マップは，～を評価するために作製された

例文 Finally, a risk **model was created to identify** patients who might be at risk for conversion from off-pump to on-pump CABG. (Circulation. 2005 112:I332)

リスクモデルが，患者を同定するために作製された

用例数　6,200

be generated　作製される／生成される

文型 第3文型受動態
受動態率 25%

⇒ generate

◆遺伝子改変マウスなどが生成されるときによく用いられる

よく使われる前置詞 ❶ by (25%) / ❷ in (12%) / ❸ from (8%)

前に来る単語（主語）		後に来る語句
mice（マウス）	**be generated**	**using ～**（～を使って）
cells（細胞）		**by alternative splicing**（オルタナティブスプライシングによって）
mutant（変異体）		**by gene targeting**（遺伝子ターゲティングによって）
antibody（抗体）		**by site-directed mutagenesis**（部位特異的変異誘発によって）
response（応答）		**by homologous recombination**（相同組換えによって）
mutation（変異）		**by using ～**（～を使うことによって）
neurons（ニューロン）		**by replacing ～**（～を置換することによって）
protein（タンパク質）		**by crossing ～**（～を交配することによって）
cell line（細胞株）		**from ～ cells**（～細胞から）
curves（カーブ）		**to investigate ～**（～を精査するために）
clone（クローン）		**to determine ～**（～を決定するために）
fragment（断片）		**to study ～**（～を研究するために）
peptides（ペプチド）		
isoforms（アイソフォーム）		

▶ 使い方の例

- **isoforms are generated by alternative splicing**
  アイソフォームは，オルタナティブスプライシングによって生成される
- **mice were generated by gene targeting**
  マウスは，遺伝子ターゲティングによって作製された
- **mutations were generated by** site-directed **mutagenesis**
  変異は，部位特異的変異誘発によって作製された
- **mutant was generated by homologous recombination**
  変異体は，相同組換えによって作製された
- **neurons are generated from** neural stem **cells** ニューロンは，神経幹細胞から生成される

例文 ALS2-deficient **mice were generated by gene targeting**. (Ann Neurol. 2006 60:95)
ALS2欠損マウスが，遺伝子ターゲティングによって作製された

用例数 6,700

be developed 開発される

文型 第3文型受動態

受動態率 25%

⇒ develop

◆受動態のbe developedは,「開発される」の意味で使う
◆実験材料の作製を表す場合がよくある

頻度分析 ❶ to *do*(23%) /❷ for(16%)

be developed

前に来る単語(主語)
assay(アッセイ)
approach(アプローチ)
model(モデル)
procedure(手順)
method(方法)
algorithm(アルゴリズム)
system(システム)
strategy(戦略)
technique(技術)
protocol(プロトコール)

後に来る語句
to identify ～(～を同定するために)
to study ～(～を研究するために)
to detect ～(～を検出するために)
to measure ～(～を測定するために)
to determine ～(～を決定するために)
to provide ～(～を提供するために)
to predict ～(～を予測するために)
to analyze ～(～を分析するために)
to assess ～(～を評価するために)
for ～ detection(～検出のために)
for ～ analysis(～分析のために)
for ～ synthesis of …(…の～合成のために)
for ～ use(～使用のために)

▶ 使い方の例

- **algorithm was developed to identify** ～ アルゴリズムは,～を同定するために開発された
- **system was developed to study** ～ システムは,～を研究するために開発された
- **method was developed to detect** ～ 方法は,～を検出するために開発された
- **technique was developed to measure** ～ 技術は,～を計測するために開発された
- **model was developed to determine** ～ モデルは,～を決定するために開発された
- **model was developed to predict** ～ モデルは,～を予測するために開発された
- **assay was developed for** the **detection** アッセイが,検出のために開発された
- **procedures were developed for** the **synthesis of** ～ 手順は,～の合成のために開発された
- **approaches were developed for** concomitant **use** アプローチは,同時使用のために開発された

例文 A real-time PCR **assay was developed to identify** common staphylococcal species. (J Clin Microbiol. 2005 43:2876)
リアルタイムPCRアッセイが,通常のブドウ球菌種を同定するために開発された

II 変化を意味する動詞

A 発生・生成する

用例数　1,200

be prepared 調製される

文型 第3文型受動態
受動態率 75%

◆類似体が合成などによって調製されるときに使う

よく使われる前置詞 ❶ by（19%）/❷ from（13%）/❸ in（10%）

前に来る単語（主語）		後に来る語句
analogues（類似体）	be prepared	**by ～ synthesis**（～合成によって）
samples（試料）		**by ～ reaction**（～反応によって）
compounds（化合物）		**by ～ method**（～方法によって）
construct（コンストラクト）		**from ～ cells**（～細胞から）
mutant（変異体）		**in ～ yield**（～収率で）
derivatives（誘導体）		**in ～ steps**（～段階で）
extract（抽出液）		
protein（タンパク質）		

▶ 使い方の例

- **protein was prepared by** total **synthesis**　タンパク質は,全合成によって調製された
- **derivatives were prepared by** two **methods**　誘導体は,2つの方法によって調製された
- **extracts were prepared from** HeLa **cells**　抽出液は,HeLa細胞から調製された

例文 Aromatic bisabolene **derivatives were prepared by** two **methods** involving cross-coupling of organozinc reagents.（J Org Chem. 2004 69:2461）
芳香族ビサボレン誘導体は,2つの方法によって調製された

用例数　3,800

be formed 形成される

文型 第3文型受動態
受動態率 10%

⇒ form

◆複合体や産物などが形成されるときに使う

よく使われる前置詞 ❶ by（33%）/❷ in（21%）/❸ from（11%）/
❹ between（5%）/❺ at（5%）

前に来る単語（主語）		後に来る語句
complex（複合体） **product**（産物） **bond**（結合） **structure**（構造） **intermediate**（中間体） **channel**（チャネル） **adduct**（付加物）	**be formed**	**by ～ protein**（～タンパク質によって） **by ～ reaction**（～反応によって） **by ～ interaction**（～相互作用によって） **in ～ yield**（～収率で） **in the presence of**（～の存在下で） **in ～ reaction**（～反応で） **in ～ amounts**（～量で）

▶ 使い方の例

- **complex** was formed **by** the **protein** — 複合体は,タンパク質によって形成された
- **complexes** were formed **by** a **reaction** — 複合体は,反応によって形成された
- **products** are formed **in** high **yield** — 産物は,高い収率で形成される
- **bond** is formed **in** this **reaction** — 結合は,この反応で形成される

例文 A peptide **bond** is formed **in** this **reaction** and an ATP molecule is hydrolyzed concomitantly to produce ADP and orthophosphate. (Biochemistry. 1996 35:1417)
ペプチド結合はこの反応で形成される

用例数 4,600

be synthesized 合成される

文型 第3文型受動態
受動態率 60%

◆酵素反応や化学反応によって合成されるときに使う

よく使われる前置詞 ❶ in (13%) /❷ by (13%) /❸ as (7%) /❹ from (6%)

前に来る単語（主語）		後に来る語句
protein（タンパク質） **analogues**（アナログ） **peptide**（ペプチド） **compound**（化合物） **derivatives**（誘導体） **group**（グループ）	**be synthesized**	**in ～ steps**（～ステップで） **in the cytoplasm**（細胞質で） **in ～ cells**（～細胞で） **in response to ～**（～に応答して） **in ～ yield**（～収率で） **in the cytosol**（サイトゾルで） **by ～ method**（～方法によって） **by ～ reaction of …**（…の～反応によって） **as ～ precursor**（～前駆体として） **as ～ protein**（～タンパク質として） **using ～**（～を使って）

▶ 使い方の例

- **compound was synthesized in** 13 **steps** 化合物は,13ステップで合成された
- **proteins are synthesized in the cytoplasm** タンパク質は,細胞質で合成される
- **protein was synthesized in** yeast **cells** タンパク質は,酵母細胞で合成された
- **compounds were synthesized in** improved **yields** 化合物は,改善された収率で合成された
- **peptides were synthesized by** solid-phase **methods** ペプチドは,固相法によって合成された
- **protein is synthesized as** a **precursor** タンパク質は,前駆体として合成される
- **analogues were synthesized using** ～ アナログは,～を使って合成された

例文 The **compound was synthesized in** 13 **steps** and was tested with recombinant PBP1b and PBP5 of Escherichia coli, a dd-transpeptidase and a dd-carboxypeptidase, respectively.（J Am Chem Soc. 2003 125:16322）
その化合物は13ステップで合成された

用例数　4,500

be produced 産生される／生成される

文型 第3文型受動態
受動態率15％

⇒ **produce**

◆タンパク質などが細胞や大腸菌で産生されるときによく用いられる

よく使われる前置詞 ❶ by（34%）/❷ in（19%）/❸ from（5%）

前に来る単語（主語）		後に来る語句
protein（タンパク質） **antibody**（抗体） **mice**（マウス） **transcripts**（転写物） **molecule**（分子） **product**（産物） **enzyme**（酵素）	**be produced**	**by ～ cells**（～細胞によって） **by alternative splicing**（オルタナティブスプライシングによって） **in Escherichia coli**（大腸菌で） **in ～ cells**（～細胞で） **in ～ amounts**（～量で） **in ～ yield**（～収率で）

▶ 使い方の例

- cytokines **were produced by** infiltrating **cells** サイトカインは,浸潤細胞によって産生された
- **protein is produced by alternative splicing** タンパク質は,オルタナティブスプライシングによって生成される
- **protein was produced in Escherichia coli** タンパク質は,大腸菌で産生された
- **enzyme was produced in** Sf21 **cells** 酵素が, Sf21細胞で産生された
- **products are produced in** excellent **yields** 産物は,素晴らしい収率で産生される

例文 L. major MTHFR was expressed in yeast and recombinant **enzyme was produced in Escherichia coli**. (J Biol Chem. 2006 281:38150)
組換え酵素が大腸菌で産生された

用例数 6,500

be established 確立される／樹立される

文型 第3文型受動態
受動態率 40％

⇒ establish

◆系統や感染がマウスなどで確立される場合やモデルが注射によって確立される場合などに使う

よく使われる前置詞 ❶ by（13％）/❷ in（10％）

前に来る単語（主語）		後に来る語句
lines（系統）	be established	**by ～ analysis**（～分析によって）
infection（感染）		**by ～ injection**（～注射によって）
model（モデル）		**by ～ spectroscopy**（～分光法によって）
cultures（培養）		**in ～ mice**（～マウスにおいて）
diagnosis（診断）		**in culture**（培養において）
assay（アッセイ）		**in ～ study**（～研究において）
		in ～ patients（～患者において）

▶ 使い方の例

- **model was established by** intravenous **injection**
  モデルは，静脈内注射によって確立された
- **infection was established in** C57BL/6 **mice**
  感染は，C57BL/6マウスにおいて確立された
- **lines were established in culture**
  系統は，培養において樹立された
- **diagnosis was established in** all **patients**
  診断は，すべての患者において確立された

例文 The ALCL **model was established by** intravenous **injection** of karpas299 cells into nonobese diabetic/severe combined immuno-deficient (SCID/NOD) wild-type or SCID/NOD Fc receptor common gamma chain-deficient (FcRgamma(-/-)) mice. (Blood. 2006 108:705)
ALCLモデルは，karpas299細胞の静脈内注射によって確立された

用例数　690

be raised 上げられる／産生される

文型 第３文型受動態

受動態率 15％

◆「抗体が産生される」あるいは「温度などが上げられる」ときなどに使う
◆concerns have been raised about（～に関する懸念が提起されている）の用例も多い

よく使われる前置詞 ❶ against（12％）/❷ in（11％）/❸ to（10％）/❹ by（7％）/❺ from（7％）

前に来る単語（主語）		後に来る語句
antibody（抗体）	**be raised**	**against ～ fusion protein**（～融合タンパク質に対して）
temperature（温度）		**against a peptide**（ペプチドに対して）
concentration（濃度）		**in rabbits**（ウサギにおいて）
pressure（圧力）		**from … ℃ to ～**（…℃から～へ）
level（レベル）		**to ～ ℃**（～℃へ）

▶ 使い方の例

・**antibodies were raised against** a **fusion protein**　抗体が，融合タンパク質に対して産生された

・antiserum **was raised against a peptide**　抗血清が，ペプチドに対して産生された

・**temperature is raised from** 20 ℃ **to** ～　温度は，20℃から～へ上げられる

例文 Polyclonal **antibodies were raised against a** synthetic **peptide** from the C-terminus of the P2Y(1) protein.（J Comp Neurol. 2000 421:374）
ポリクローナル抗体が合成ペプチドに対して産生された

When the **temperature is raised from** 20 ℃ **to** 45 ℃, the IC50 increases from 22 to 350 microm at pH 7.4 and from 80 to 1.5 mm at pH 8.4, respectively.（J Biol Chem. 2004 279:4045）
温度が20℃から45℃へ上げられる

用例数 2,800

be introduced 導入される

文型 第3文型受動態

受動態率45%

◆変異が遺伝子に導入されるときなどに使う
◆be introduced intoの用例が多い

よく使われる前置詞 ❶ into (46%) /❷ in (8%) /❸ at (6%) /❹ to (6%)

前に来る単語（主語）		後に来る語句
mutation（変異）	**be introduced**	**into ～ cells**（～細胞へ）
gene（遺伝子）		**into clinical practice**（診療へ）
substitution（置換）		**into ～ genome**（～ゲノムへ）
residue（残基）		**into ～ region**（～領域へ）
construct（コンストラクト）		**into ～ gene**（～遺伝子へ）
method（方法）		**into ～ site**（～部位へ）
		at ～ positions（～位置で）

▶ 使い方の例

- **gene** **was introduced** **into** the **cells** 遺伝子は,細胞へ導入された
- **gene** **was introduced** **into** the **genome** 遺伝子は,ゲノムへ導入された
- **mutations** **were introduced** **into** the coding **region** 変異は,翻訳領域へ導入された
- **mutation** **was introduced** **into** the exoU **gene** 変異は, exoU遺伝子へ導入された
- **substitution** **was introduced** **into** the IHF binding **site** 置換は, IHF結合部位へ導入された
- **residues** **were introduced** **at** various **positions** 残基は,さまざまな位置で導入された

例文 A base **substitution** **was introduced** **into** the IHF binding **site** of R. leguminosarum dtA that reduced the affinity of the promoter regulatory region for IHF by approximately 30-fold and resulted in an eight-fold decrease in transcriptional activation in both R. leguminosarum and S. meliloti. (Gene. 1999 238:489)
塩基置換は,IHF結合部位へ導入された

Ⅱ-B　引き起こす／誘導する

33. 引き起こす／つながる

「引き起こす／つながる」の動詞は，他動詞能動態または自動詞＋前置詞の表現が多い．

引き起こす	**cause** (31,000) ◆312
生み出す	**produce** (27,000) ◆313
～という結果になる	**result in** (48,000) ◆314
～につながる	**lead to** (31,000) ◆315
生み出す	**yield** (8,600) ◆316
寄与する	**contribute** (26,000) ◆317
誘導する	**induce** (43,000) ◆318
誘発する	**provoke** (440) ◆319／**elicit** (5,400) ◆320
誘起する	**evoke** (1,600) ◆320
～を生じる	**give rise to** (2,600) ◆321
触媒する	**catalyze** (6,400) ◆322

(カッコ内数字：用例数，◆：ページ数)

✻ 意味・用法

- cause は変異や処置が好ましくない変化を引き起こす場合に使われる
- produce は変異や処置が効果を生み出す場合などに使われる
- result in は変異や処置が形成や変化を結果として引き起こす場合に使われる
- lead to は処置などが同定や形成につながるときに用いられる
- yield は研究や方法が結果を生み出すときに使われる
- contribute は因子などが発生に寄与するときに使う
- induce は結合がアポトーシスを引き起こすときなどに使う
- provoke はインスリンなどが反応を誘発するときに使う
- elicit と evoke は刺激が電気的反応を誘発するときに使う
- give rise to は細胞が変化したり，変異などが新しい表現型を生み出すときに用いられる
- catalyze は酵素反応を触媒するという意味で使われる

✻ 動詞に結びつく主語のカテゴリー

❶著者・論文	❷分析研究	❸研究結果	❹方法	❺対象	❻現象	❼もの	❽疾患	❾処理・治療	❿場所	⓫変化	⓬機能	⓭関係	⓮定量値	⓯目的	
					●		●	●					●		**cause**（引き起こす）
				●	●		●	●							**produce**（生み出す）
	●	●	●		●		●	●		●	●				**result in**（～という結果になる）
	●	●	●				●	●		●	●				**lead to**（～につながる）
	●	●	●												**yield**（生み出す）
					●	●			●	●	●	●	●		**contribute**（寄与する）
						●	●	●		●	●				**induce**（誘導する）
							●	●							**provoke**（誘発する）
						●	●	●							**elicit**（誘発する）
								●		●					**evoke**（誘起する）
				●	●	●						●			**give rise to**（～を生じる／～になる）
						●									**catalyze**（触媒する）

✻ 言い換え可能な動詞 ―意味が似ている動詞と前後の語の組み合わせ例

主語	動詞（＋前置詞）	後に来る語句
mutation treatment infection	result in lead to cause produce	an increase in a decrease in a reduction in

The mutation <resulted in／led to／caused／produced> a reduction in fiber cell length and wall thickness.

訳 変異は，線維細胞の長さと壁厚の減少を引き起こした

主語	動詞	後に来る語句
stimulation stimuli	evoke elicit	～ response an increase in ～ changes in

Carotid baroreceptor stimulation <evoked／elicited> dynamic changes in cutaneous vascular conductance.

訳 頸動脈圧受容器刺激は，皮膚血管コンダクタンスの動的変化を誘起した

用例数　31,000

cause 他 引き起こす

文型 第3文型他動詞

受動態率 10％

⇒ **be caused**

◆名詞の用例もある
◆変異や処置が変化を引き起こす場合に使う

前に来る単語（主語）		後に来る語句
mutation（変異）	cause	**an increase in ～**（～の増大）
treatment（処置）		**disease**（疾患）
infection（感染）		**～ change in …**（…の～変化）
stimulation（刺激）		**a decrease in ～**（～の低下）
deficiency（欠乏）		**loss of ～**（～の喪失）
expression（発現）		**defects in ～**（～の欠損）
binding（結合）		**～ accumulation of …**（…の～蓄積）
stress（ストレス）		**a reduction in ～**（～の低下）
		activation of ～（～の活性化）
		the release of ～（～の放出）
		～ phosphorylation of …（…の～リン酸化）
		apoptosis（アポトーシス）
		～ degradation（～分解）
		the formation of ～（～の形成）
		～ dissociation（～解離）
		～ redistribution of …（…の～再分布）

▶ 使い方の例

- **stimulation caused an increase in** ～　刺激は,～の増大を引き起こした
- **mutations cause disease**　変異は,疾患を引き起こす
- **mutations caused** large **changes in** ～　変異は,～の大きな変化を引き起こした
- **infection caused a decrease in** ～　感染は,～の低下を引き起こした
- **deficiency causes loss of** ～　欠乏は,～の喪失を引き起こす
- **mutations cause** the **accumulation of** ～　変異は,～の蓄積を引き起こす
- **expression causes a reduction in** ～　発現は,～の低下を引き起こす
- **stress causes activation of** ～　ストレスは,～の活性化を引き起こす
- **treatment caused** transient **phosphorylation of** ～　処置は,～の一時的なリン酸化を引き起こした
- **treatment caused** the **degradation**　処置は,分解を引き起こした
- **binding caused** a **dissociation of** ～　結合は,～の解離を引き起こした
- **infection causes** the **redistribution of** ～　感染は,～の再分布を引き起こす

例文 Polyomavirus **infection** **causes** renal dysfunction after kidney transplantation, but it has not been thoroughly investigated in nonrenal solid-organ transplantation. (J Infect Dis. 2007 195:442)

ポリオーマウイルス感染は，腎機能障害を引き起こす

用例数 27,000

produce 他 生み出す／作製する

文型 第3文型他動詞

受動態率 15％

⇒ be produced

◆変異や処置が効果を生み出す場合などに用いられる
◆遺伝子改変マウスや変異体もよく主語になる

前に来る単語（主語）

- **we**（われわれ）
- **mutant**（変異体）
- **mutation**（変異）
- **strain**（系統）
- **treatment**（処置）
- **mice**（マウス）
- **stimulation**（刺激）
- **system**（システム）
- **structure**（構造）
- **administration**（投与）
- **infection**（感染）
- **exposure**（曝露）
- **stress**（ストレス）

produce

後に来る語句

- **～ effect**（～効果）
- **～ increase in …**（…の～増大）
- **～ reduction in …**（…の～低下）
- **～ decrease in …**（…の～低下）
- **～ phenotype**（～表現型）
- **～ antibody**（～抗体）
- **～ inhibition of …**（…の～阻害）
- **～ product**（～産物）
- **～ pattern of …**（…～パターン）
- **changes in ～**（～の変化）
- **～ defect**（～欠損）
- **～ model**（～モデル）
- **transgenic mice**（トランスジェニックマウス）

▶ 使い方の例

- **treatment** **produced** similar **effects** 処置は，類似の効果を生み出した
- **stimulation** **produced** significant **increases in** ～ 刺激は，～の有意な増大を生み出した
- **stress** **produced** a **decrease in** ～ ストレスは，～の低下を生み出した
- **mutations** **produced** distinct **phenotypes** 変異は，別個の表現型を生み出した
- **mice** **produced** antigen-specific **antibodies** マウスは，抗原特異的な抗体を生み出した
- **strain** **produced** the predicted **product** 系統は，予想された産物を生み出した
- **systems** **produces** distinct temporal **patterns of** ～ システムは，～の別個の一時的なパターンを生み出す
- **exposure** **produces** many developmental **defects** 曝露は，多くの発生上の欠損を生み出す
- **we** **produced** **transgenic mice** われわれは，トランスジェニックマウスを作製した

例文 Glycine **treatment produced** a significant **increase in** AMPA receptor function after potentiation that correlated with the degree of potentiation. (Proc Natl Acad Sci USA. 1997 94:9451) グリシン処置は，AMPA受容体機能の有意な増大を生み出した

用例数　48,000

result in 自 〜という結果になる

文型 第1文型自動詞

- ◆resultは動詞と名詞の両方で用いられる
- ◆変異や処置が形成や変化を結果として引き起こすという意味で用いられる
- ◆result from（〜に起因する）の用例も多い ⇒ **result from**

頻度分析 in（75%）

前に来る単語（主語）		後に来る語句
mutation（変異）	result in	**the formation of 〜**（〜の形成）
treatment（処置）		**an increase in 〜**（〜の増大）
infection（感染）		**loss of 〜**（〜の喪失）
stimulation（刺激）		**〜 activation of …**（…の〜活性化）
interaction（相互作用）		**〜 expression of …**（…の〜発現）
therapy（治療）		**〜 levels of …**（…の〜レベル）
change（変化）		**a reduction**（低下）
event（イベント）		**the production of 〜**（〜の産生）
substitution（置換）		**〜 changes in …**（…の〜変化）

▶ 使い方の例

- **interaction results in the formation of** 〜　相互作用は，〜の形成という結果になる
- **treatment resulted in an increase in** 〜　処置は，〜の増大という結果になった
- **mutations resulted in loss of** 〜　変異は，〜の喪失という結果になった
- **stimulation resulted in** the **activation of** 〜　刺激は，〜の活性化という結果になった

例文 We hypothesize that the ELA2 **mutations result in the production of** misfolded NE protein, activation of the unfolded protein response (UPR), and ultimately apoptosis of granulocytic precursors. (Blood. 2007 110:4179)
ELA2変異は，ミスフォールドしたNEタンパク質の産生という結果になる

用例数　31,000

lead to 自 ～につながる

文型 第1文型自動詞

◆leadは他動詞としても使われる ⇒ **lead ～ to *do***
◆処置などが同定や形成につながるときによく用いられる
◆ここでいう「つながる」は，「result in，（結果として）～になる」とよく似た意味である

頻度分析 to（100%）

前に来る単語（主語）
mutation（変異）
treatment（処置）
expression（発現）
activation（活性化）
results（結果）
infection（感染）
overexpression（過剰発現）
study（研究）
stimulation（刺激）
binding（結合）
approach（アプローチ）
data（データ）
observation（観察）
process（過程）
findings（知見）

lead to

後に来る語句
the identification of ～（～の同定）
the formation of ～（～の形成）
the development of ～（～の発達）
an increase in ～（～の増大）
activation of ～（～の活性化）
loss of ～（～の喪失）
the hypothesis that ～（～という仮説）
the discovery of ～（～の発見）
apoptosis（アポトーシス）
inhibition of ～（～の抑制）
the conclusion that ～（～という結論）
a decrease in ～（～の低下）
the production of ～（～の産生）
changes in ～（～の変化）
a reduction in ～（～の低下）
the generation of ～（～の生成）
the accumulation of ～（～の蓄積）
the suggestion that ～（～という示唆）
the induction of ～（～の誘導）
a model（モデル）

▶ 使い方の例

- study **led to** the identification of ～　研究は，～の同定につながった
- binding **leads to** the formation of ～　結合は，～の形成につながる
- treatment **leads to** an increase in ～　処置は，～の増大につながる
- stimulation **leads to** activation of ～　刺激は，～の活性化につながる
- overexpression **leads to** loss of ～　過剰発現は，～の喪失につながる

- **results lead to the hypothesis that ～**　結果は,～という仮説につながる
- **approach led to the discovery of ～**　アプローチは,～の発見につながった
- **activation leads to apoptosis**　活性化は,アポトーシスにつながる
- **data lead to the conclusion that ～**　データは,～という結論につながる
- **expression leads to a reduction in ～**　発現は,～の低下につながる
- **mutations lead to changes in ～**　変異は,～の変化につながる
- **findings lead to the suggestion that ～**　知見は,～という示唆につながる
- **infection led to the induction of ～**　感染は,～の誘導につながった

例文 Eculizumab **treatment led to** an improvement in anemia. (Blood. 2008 111:1840)
エクリズマブ処置は,貧血の改善につながった

用例数　8,600

yield 他 生み出す／もたらす

文型 第3文型他動詞
受動態率 0%

- 名詞の用例もかなりある
- 研究や方法が,結果を生み出すときに使う
- 受動態では用いられない

前に来る単語（主語）		後に来る語句
analysis（分析）	yield	**～ results**（～結果）
method（方法）		**～ insights into …**（…への～洞察）
data（データ）		**～ information**（～情報）
approach（アプローチ）		**～ value**（～値）
experiments（実験）		**～ evidence**（～証拠）
studies（研究）		**～ data**（～データ）
results（結果）		**～ estimates of …**（…の～見積）
to（～する）		**a protein**（タンパク質）
		a sensitivity of ～（～の感度）
		～ structure（～構造）

▶ 使い方の例

- **studies** have **yielded** conflicting **results**　研究は,相克的な結果を生み出した
- **results yield** new **insights into** ～　結果は,～への新しい洞察を生み出す
- **methods yield** no **information**　方法は,情報を生み出さない
- **analysis yielded** impressive **evidence**　分析は,印象的な証拠を生み出した
- **experiments yielded** conflicting **data**　実験は,相克的なデータを生み出した
- **approaches yield** comparable **estimates of** ～　アプローチは,～の匹敵する見積を生み出す

- **to yield** enzyme-bound structures　酵素結合構造をもたらす

例文 This **approach yields** substantial improvement in degree estimation over the current practice that naively sums observed edges. (Bioinformatics. 2008 24:218)
このアプローチは，かなりの改善を生み出す

用例数　26,000

contribute 自 寄与する

文型 第1文型自動詞

◆因子が発生に寄与するときに使う
◆ここでいう「寄与する」とは，「引き起こす」と同じような意味で使われることも多く，必ずしも良いことを意味しない
◆contribute toの用例が圧倒的に多い

よく使われる前置詞 ▶ to (88%)

前に来る単語（主語）		後に来る語句
factor（因子）	contribute	**to the development of ～**（～の発生に）
pathway（経路）		**to the pathogenesis of ～**（～の病因に）
mechanism（機構）		**to ～ binding**（～結合に）
interaction（相互作用）		**to ～ progression**（～進行に）
activity（活性）		**to the regulation of …**（…の～調節に）
protein（タンパク質）		**to ～ resistance**（～抵抗性に）
gene（遺伝子）		**to ～ activation**（～活性化に）
domain（ドメイン）		**to the formation of ～**（～の形成に）
expression（発現）		**to ～ ability**（～能力に）
signaling（シグナル伝達）		**to ～ dysfunction**（～機能障害に）
activation（活性化）		**to the maintenance of ～**（～の維持に）
region（領域）		**to ～ stability**（～安定性に）
function（機能）		**to the generation of ～**（～の生成に）
channel（チャネル）		**to the pathophysiology of ～**（～の病態生理に）
mutation（変異）		**to the induction of ～**（～の誘導に）
apoptosis（アポトーシス）		

▶ 使い方の例

- **mechanisms contribute to the development of ～**　機構は，～の発生に寄与する

II 変化を意味する動詞
B 引き起こす／誘導する

- **activation contributes to the pathogenesis of ～** 活性化は,～の病因に寄与する
- **domains contribute to** the **binding** ドメインは,結合に寄与する
- **mutations contribute to** tumor **progression** 変異は,腫瘍の進行に寄与する
- **proteins contribute to the regulation of ～** タンパク質は,～の調節に寄与する
- **genes contribute to** zinc **resistance** 遺伝子は,亜鉛抵抗性に寄与する
- **pathways contribute to** the **activation** 経路は,活性化に寄与する
- **interactions contribute to the formation of ～** 相互作用は,～の形成に寄与する
- **activity contributes to** cardiac **dysfunction** 活性は,心機能障害に寄与する
- **apoptosis contributes to the maintenance of ～** アポトーシスは,～の維持に寄与する
- **expression contributes to the pathophysiology of ～** 発現は,～の病態生理に寄与する

例文 Anti-apoptotic **mechanisms contribute to the development of** cancer and the resistance of cancer cells to antitumor therapies. (Curr Opin Oncol. 2008 20:97)
抗アポトーシス機構は,がんの発生に寄与する

用例数　43,000

induce 他 誘導する

文型 第３文型他動詞
受動態率 20％
⇒ **be induced**

◆結合がアポトーシスを引き起こすときなどに使う
◆promoteと用法が近い

前に来る単語（主語）		後に来る語句
binding（結合）	**induce**	**apoptosis**（アポトーシス）
protein（タンパク質）		**the expression of ～**（～の発現）
treatment（処置）		**the formation of ～**（～の形成）
infection（感染）		**an increase in ～**（～の増大）
stress（ストレス）		**the production of ～**（～の産生）
activation（活性化）		**changes in ～**（～の変化）
stimulation（刺激）		**the activation of ～**（～の活性化）
signaling（シグナル伝達）		**the phosphorylation of ～**（～のリン酸化）
factor（因子）		**the release of ～**（～の放出）
ligand（リガンド）		**the accumulation of ～**（～の蓄積）
peptide（ペプチド）		**the differentiation of ～**（～の分化）
cytokine（サイトカイン）		**a decrease in ～**（～の低下）
agent（薬剤）		

▶ 使い方の例

- **peptides induce apoptosis** ペプチドは,アポトーシスを誘導する

- treatment **induced** the expression of ～　処置は,～の発現を誘導した
- protein **induced** the formation of ～　タンパク質は,～の形成を誘導した
- binding **induced** an increase in ～　結合は,～の増大を誘導した
- infection **induces** the production of ～　感染は,～の産生を誘導する
- factors **induce** changes in ～　因子は,～の変化を誘導する
- stimulation **induced** the phosphorylation of ～　刺激は,～のリン酸化を誘導した
- activation **induces** the release of ～　活性化は,～の放出を誘導する
- stress **induces** the accumulation of ～　ストレスは,～の蓄積を誘導する
- cytokine **induces** the differentiation of ～　サイトカインは,～の分化を誘導する
- agents **induced** a decrease in ～　薬剤は,～の低下を誘導した

例文 However, ATP **binding** does not **induce** conformational **changes in** the other Arp subunits. (Proc Natl Acad Sci USA. 2007 104:1552)
ATP結合は,～の構造的変化を誘導しない

用例数　440

provoke 他 誘発する

文型 第3文型他動詞
受動態率5％

◆インスリンなどが反応を誘発するときに使う

前に来る単語（主語）		後に来る語句
insulin（インスリン）	provoke	～ response（～反応）
infection（感染）		～ increase in …（…の～増大）
		～ death（～死）

▶ 使い方の例

- infection **provokes** a neutrophilic response　感染は,好中球反応を誘発する
- insulin **provoked** rapid increases in　インスリンは,～の急速な増大を誘発した

例文 Moreover, the bacterial **infection provokes** a neutrophilic **response**, which causes the release of oxygen free radicals. (Lancet Oncol. 2002 3:97)
細菌感染は,好中球反応を誘発する

II 変化を意味する動詞

B 引き起こす／誘導する

用例数　5,400

elicit 他 誘発する

文型 第３文型他動詞

受動態率 10％

⇒ be elicited

◆刺激が反応を誘発するときに使う

前に来る単語（主語）		後に来る語句
stimulation〔刺激（すること）〕	elicit	**〜 response**（〜反応）
protein（タンパク質）		**〜 effect**（〜効果）
stimuli（刺激）		**〜 increase in …**（…の〜増大）
infection（感染）		**〜 antibodies**（〜抗体）
immunization（免疫）		**〜 activation**（〜活性化）
vaccination（ワクチン接種）		**〜 changes**（〜変化）

▶ 使い方の例

- **stimuli elicit** specific **responses**　刺激は，特異的な反応を誘発する
- **vaccination elicited** significant **increases in** 〜　ワクチン接種は，〜の有意な増大を誘発した
- **immunization elicited** protective systemic **antibodies**　免疫化は，防御全身性抗体を誘発した
- **stimuli elicit** the greatest **activation**　刺激は，最も大きな活性化を誘発する
- **stimulation elicits** dynamic **changes**　刺激は，動的な変化を誘発する

例文 Electrical **stimulation elicited** a significant trophic **effect** in both the GM1 group and the no-GM1 group as compared to the contralateral, nonstimulated ears.（J Comp Neurol. 2007 501:837）　電気刺激は，顕著な栄養作用を誘発した

用例数　1,600

evoke 他 誘起する

文型 第３文型他動詞

受動態率 15％

⇒ be evoked

◆刺激が反応を誘起するときに使う

前に来る単語（主語）		後に来る語句
stimuli（刺激）	evoke	**〜 response**（〜反応）
stimulation〔刺激（すること）〕		**an increase in 〜**（〜の増大）
activation（活性化）		**〜 changes in …**（…の〜変化）
to（〜する）		**the release of 〜**（〜の放出）
		an inward current（内向き電流）

▶ 使い方の例

- **stimulation evoked** excitatory synaptic **responses** 刺激は，興奮性シナプス反応を誘起した
- **activation evokes** distinct **changes in** ～ 活性化は，～のはっきりと異なる変化を誘起する
- **stimuli evoke the release of** 刺激は，～の放出を誘起する

例文 Microinjections of anterograde axonal tracer (Fluoro-Ruby or Fluoro-Emerald) were made into the fore- or hindlimb parts of the motor cortex where **stimulation evoked** the largest cerebellar **responses**. (J Physiol. 2006 576:503)
刺激は最大の小脳反応を誘起した

用例数 2,600

give rise to ～を生み出す／～になる

◆ 句動詞 ⇒ give
◆ 細胞が変化したり，変異などが新しい表現型を生み出すときに用いられる

前に来る単語（主語）		後に来る語句
cells（細胞）	give rise to	**～ cells**（細胞）
gene（遺伝子）		**～ phenotype**（～表現型）
mutation（変異）		**～ structures**（～構造）
precursor（前駆体）		**neurons**（ニューロン）
progenitor（前駆体）		**～ transcripts**（～転写物）
interactions（相互作用）		**～ proteins**（～タンパク質）
sequence（配列）		**the hypothesis that ～**（～という仮説）

▶ 使い方の例

- **sequence gives rise to** different **cells** 配列が，異なる細胞を生み出す
- **mutations give rise to** the disease **phenotype** 変異が，疾患の表現型を生み出す
- **cells give rise to** such **structures** 細胞が，そのような構造を生み出す
- **cells give rise to neurons** 細胞は，ニューロンになる
- **gene gives rise to** differentially expressed **transcripts** 遺伝子は，差動的に発現した転写物を生み出す

例文 With complete genome sequences in hand, understanding the epigenetic control of genomes is the next step towards comprehending how the same DNA **sequence gives rise to** different **cells**, lineages and organs. (Nat Genet. 2005 37:1194)
同じDNA配列が異なる細胞を生み出す

用例数　6,400

catalyze 他 触媒する

文型 第3文型他動詞

受動態率 10％

⇒ be catalyzed

◆酵素が反応を触媒するときに使う

前に来る単語（主語）		後に来る語句
enzyme（酵素）	catalyze	**～ reaction**（～反応）
protein（タンパク質）		**～ formation**（～形成）
synthase（合成酵素）		**～ hydrolysis**（～加水分解）
oxidase（酸化酵素）		**～ transfer**（転移）
synthetase（合成酵素）		**～ oxidation**（酸化）
domain（ドメイン）		**～ synthesis**（合成）
reductase（還元酵素）		**the conversion of ～**（～の転換）
complex（複合体）		**～ reduction**（～還元）
dehydrogenase（脱水素酵素）		**～ cleavage**（～切断）
		～ phosphorylation（～リン酸化）

▶ 使い方の例

- **domain catalyzes** the transfer **reaction**　ドメインは,移動反応を触媒する
- **synthetase catalyzes** the **formation**　合成酵素は,形成を触媒する
- **enzyme catalyzes** the **hydrolysis**　酵素は,加水分解を触媒する
- **enzyme catalyzes** the **transfer**　酵素は,転移を触媒する
- **oxidase catalyzes** the **oxidation**　酸化酵素は,酸化を触媒する
- **complex catalyzed** increased **synthesis**　複合体は,増大した合成を触媒した
- **synthase catalyzes the conversion of ～**　合成酵素は,～の転換を触媒する
- **reductase catalyzes** the **reduction**　還元酵素は,還元を触媒する
- **protein catalyzes** the **cleavage**　タンパク質は,切断を触媒する
- **kinase catalyzes** the **phosphorylation**　キナーゼは,リン酸化を触媒する

例文 The **enzyme catalyzes** the **reaction** of CTP and NeuAc to form CMP-NeuAc, which is the nucleotide sugar donor used by sialyltransferases.（J Biol Chem. 1996 271:15373）　その酵素はCTPとNeuAcの反応を触媒し,CMP-NeuAcを形成する

Ⅱ-B　引き起こす／誘導する

34. 促進する

「促進する」の動詞は，他動詞能動態の表現である．

促進する …………	**promote** (18,000) ◆325／**facilitate** (10,000) ◆326／**accelerate** (3,400) ◆327
刺激する …………	**stimulate** (13,000) ◆328
活性化する ………	**activate** (23,000) ◆329
増強する …………	**augment** (2,500) ◆329／**enhance** (22,000) ◆330／**potentiate** (2,400) ◆331
上方制御する …	**up-regulate** (1,400) ◆332
上昇させる ………	**elevate** (1,400) ◆332
増大させる ………	**increase** (他動詞) (43,000) ◆333

(カッコ内数字：用例数，◆：ページ数)

✻ 意味・用法

- promote，facilitate，accelerate はいずれも促進するという意味だが，使われる場面が少しずつ異なる
- stimulate（刺激する）は，促進や活性化に近い意味で用いられる
- activate はタンパク因子が，augment と enhance は発現や活性が，他の活性や発現を増強するときに使われる
- potentiate は効果を増強する場合，up-regulate は遺伝子発現を上昇させる場合に用いられる
- elevate と increase は処置がレベルなどを上昇させるときに使われる

✻ 動詞に結びつく主語のカテゴリー

❶著者・論文	❷分析研究	❸研究結果	❹方法	❺対象	❻現象	❼もの	❽疾患	❾処理・治療	❿場所	⓫変化	⓬機能	⓭関係	⓮定量値	⓯目的	
					●	●		●		●	●	●	●		**promote**（促進する）
			●			●						●	●		**facilitate**（促進する）
					●	●	●	●					●		**accelerate**（促進する）
				●		●	●	●		●	●				**stimulate**（刺激する）

❶著者・論文	❷分析研究	❸研究結果	❹方法	❺対象	❻現象	❼もの	❽疾患	❾処理・治療	❿場所	⓫変化	⓬機能	⓭関係	⓮定量値	⓯目的	
						●		●							**activate**（活性化する）
						●							●		**augment**（増強する）
					●			●		●			●		**enhance**（増強する）
								●					●		**potentiate**（増強する）
								●		●			●		**up-regulate**（上方制御する）
					●			●			●				**elevate**（上昇させる）
					●		●	●		●					**increase**（他動詞）（増大させる）

✻ 言い換え可能な動詞 ―意味が似ている動詞と前後の語の組み合わせ例

主語	動詞	後に来る語句
protein	promote facilitate accelerate	the formation of the development of

Some proteins <promote／facilitate／accelerate> the formation of particular structures.

訳 いくつかのタンパク質は，特定の構造の形成を促進する

主語	動詞	後に来る語句
protein activity expression	promote augment	apoptosis

This protein <promotes／augments> apoptosis in normal cells.

訳 このタンパク質は，正常細胞のアポトーシスを促進する

主語	動詞	後に来る語句
activity treatment mutation	increase elevate	the risk of the level of the expression of the activity of the frequency of

Aspirin treatment <increased／elevated> the risk of bleeding.

訳 アスピリン処置は，出血のリスクを上昇させた

用例数　18,000

promote 他 促進する

文型 第3文型他動詞
受動態率5%

◆タンパク質がアポトーシスなどを促進するときに用いられる
◆induceと用法が近い

前に来る単語（主語）		後に来る語句
protein（タンパク質）	promote	**apoptosis**（アポトーシス）
agonist（作用薬）		**the formation of ～**（～の形成）
signaling（シグナル伝達）		**survival**（生存）
activity（活性）		**proliferation**（増殖）
expression（発現）		**differentiation**（分化）
pathway（経路）		**the development of ～**（～の発症）
receptor（受容体）		**angiogenesis**（血管新生）
activation（活性化）		**growth**（増殖）
factor（因子）		**transcription**（転写）
interaction（相互作用）		**tumorigenesis**（腫瘍形成）
domain（ドメイン）		**activation of ～**（～の活性化）
gene（遺伝子）		**the assembly of ～**（～の集合）
kinase（キナーゼ）		**inflammation**（炎症）
binding（結合）		**the binding of ～**（～の結合）
stimulation（刺激）		**tumor growth**（腫瘍増殖）
overexpression（過剰発現）		**the expression of ～**（～の発現）
phosphorylation（リン酸化）		**the degradation of ～**（～の分解）
insulin（インスリン）		**phosphorylation of ～**（～のリン酸化）
function（機能）		**the release of ～**（～の放出）
levels（レベル）		**the generation of ～**（～の生成）
		the association of ～（～の結合）

▶ 使い方の例

- **protein promotes apoptosis**　タンパク質は，アポトーシスを促進する
- **activity promoted the formation of ～**　活性は，～の形成を促進した
- **factor promotes survival**　因子は，生存を促進する
- **receptor promotes differentiation**　受容体は，分化を促進する
- **insulin promotes growth**　インスリンは，増殖を促進する
- **signalling promotes transcription**　シグナル伝達は，転写を促進する
- **pathway promotes tumorigenesis**　経路は，腫瘍形成を促進する
- **levels promote activation of ～**　レベルは，～の活性化を促進する

- **expression promotes the assembly of ～**　発現は,～の集合を促進する
- **activation promotes tumor growth**　活性化は,腫瘍増殖を促進する
- **interaction promotes phosphorylation of ～**　相互作用は,～のリン酸化を促進する
- **stimulation promoted the association of ～**　刺激は,～の結合を促進した

例文 Moreover, SP **agonist** **promoted** CH induction and prevented tolerance when hapten was painted on skin exposed to acute, low-dose ultraviolet-B radiation.（J Invest Dermatol. 1999 112:437）　SPアゴニストは,CH誘導を促進した

用例数　10,000

facilitate 他 促進する

文型 第3文型他動詞
受動態率 10％

◆タンパク質が形成などを促進する場合だけでなく,新しい方法が開発や発見を促した場合にも使われる

前に来る単語（主語）
protein（タンパク質）
interaction（相互作用）
complex（複合体）
binding（結合）
system（システム）
method（方法）
expression（発現）
factor（因子）
approach（アプローチ）

facilitate

後に来る語句
the development of ～（～の開発）
the identification of ～（～の同定）
the formation of ～（～の形成）
the design of ～（～のデザイン）
the study of ～（～の研究）
the binding of ～（～の結合）
the interaction（相互作用）
the analysis of ～（～の分析）
the use of ～（～の使用）
the discovery of ～（～の発見）
the transition（転移）
the generation of ～（～の生成）
the induction of ～（～の誘導）
the activation of ～（～の活性化）
the recruitment of ～（～の動員）
the production of ～（～の産生）
the assembly of ～（～の集合）
the isolation of ～（～の単離）
the search for ～（～の検索）
the detection of ～（～の検出）

▶ 使い方の例

- **method** should **facilitate the development of ～**　方法は,～の開発を促進するはずだ

- interactions facilitate the formation of ～　相互作用は,～の形成を促進する
- complex facilitates the binding of ～　複合体は,～の結合を促進する
- binding facilitates the interactions　結合は,相互作用を促進する
- expression facilitates the activation of ～　発現は,～の活性化を促進する
- protein facilitates the production of ～　タンパク質は,～の産生を促進する
- method facilitates the detection of ～　方法は,～の検出を促進する

例文 The La **protein facilitates the production of** tRNAs in the nucleus and the translation of specific mRNAs in the cytoplasm. (Mol Cell. 2003 12:1301)
Laタンパク質は,tRNAの産生を促進する

用例数　3,400

accelerate　他 促進する／加速する

文型 第3文型他動詞
受動態率 15%

◆タンパク質などが反応の時間などを短縮する意味で用いる

前に来る単語	後に来る語句
protein (タンパク質)	**the rate of ～** (～の速度)
expression (発現)	**the development of ～** (～の開発)
mutation (変異)	**the onset of ～** (～の開始)
overexpression (過剰発現)	**the progression of ～** (～の進行)
treatment (処置)	**the degradation of ～** (～の分解)
deficiency (欠乏)	**the kinetics of ～** (～のキネティクス)
activity (活性)	**the process of ～** (～の過程)
greatly (大きく)	**the decay of ～** (～の崩壊)
dramatically (劇的に)	**the discovery of ～** (～の発見)
significantly (有意に)	**the formation of ～** (～の形成)
markedly (顕著に)	**the inactivation** (不活性化)
	the hydrolysis of ～ (～の加水分解)
	tumor progression (腫瘍進行)

▶ 使い方の例

- protein accelerates the rate of ～　タンパク質は,～の速度を促進する
- mutations accelerate the formation of ～　変異は,～の形成を促進する
- overexpression accelerates tumor progression　過剰発現は,腫瘍進行を促進する
- greatly accelerate the development of ～　～の開発を大きく促進する
- dramatically accelerate the process of ～　～の過程を劇的に促進する
- significantly accelerated the onset of ～　～の開始を有意に促進した
- markedly accelerates the progression of ～　～の進行を顕著に促進する

例文 Enforced CCT **expression accelerated the rate of** PtdCho synthesis. (J Biol Chem. 1999 274:9400)
CCTの強制発現は,PtdCho合成の速度を促進した

用例数　13,000

stimulate　他 刺激する

文型 第3文型他動詞
受動態率 15％

⇒ **be stimulated**

◆「活性化する」や「促進する」に近い意味で用いられる

前に来る単語（主語）		後に来る語句
insulin（インスリン）	**stimulate**	**～ activity**（～活性）
protein（タンパク質）		**～ phosphorylation**（～リン酸化）
factor（因子）		**～ secretion**（～分泌）
receptor（受容体）		**～ production**（～産生）
cells（細胞）		**～ expression**（～発現）
activation（活性化）		**～ release**（～放出）
agonist（アゴニスト）		**transcription**（転写）
glucose（グルコース）		**～ synthesis**（～合成）
infection（感染）		**～ proliferation**（～増殖）
treatment（処置）		**～ growth**（～増殖）
hypoxia（低酸素）		**～ activation**（～活性化）
pathway（経路）		**～ formation**（～形成）

▶ 使い方の例

- **proteins stimulate** GTPase **activity**　タンパク質は,GTPアーゼ活性を刺激する
- **insulin stimulates** tyrosine **phosphorylation**　インスリンは,チロシンリン酸化を刺激する
- **glucose stimulates** insulin **secretion**　グルコースは,インスリン分泌を刺激する
- **agonists stimulate** NO **production**　アゴニストはNO産生を刺激する
- **factor stimulates** the **expression**　因子は,その発現を刺激する
- **treatment stimulates** the **release**　処置は,その放出を刺激する
- **protein stimulates transcription**　タンパク質は,転写を刺激する
- **receptors stimulate** glycogen **synthesis**　受容体は,グリコーゲン合成を刺激する
- **cells stimulate** fibroblast **proliferation**　細胞は,線維芽細胞増殖を刺激する
- **hypoxia stimulates** transcriptional **activation**　低酸素は,転写活性化を刺激する
- **pathway stimulates** the **formation**　経路は,その形成を刺激する

例文 HCV **infection stimulates** the **expression** of genes related to lipogenesis. (Infect Immun. 2003 71:5823)
HCV感染は,脂質生合成に関連する遺伝子の発現を刺激する

用例数 23,000

activate 他 活性化する

文型 第3文型他動詞

受動態率 25 %

⇒ be activated

◆受容体が転写を活性化するときなどに使う

前に来る単語（主語）		後に来る語句
receptor（受容体）	activate	transcription of ～（～の転写）
protein（タンパク質）		expression of ～（～の発現）
stress（ストレス）		gene expression（遺伝子発現）
factor（因子）		the enzyme（酵素）
stimulation（刺激）		the promoter（プロモーター）
signaling（シグナル伝達）		the kinase（キナーゼ）

▶ 使い方の例

- protein **activated** transcription of ～　タンパク質は，～の転写を活性化した
- factor **activates** expression of ～　因子は，～の発現を活性化する
- proteins **activate** the promoters　タンパク質は，プロモーターを活性化する
- receptors **activated** the kinase　受容体は，キナーゼを活性化した

例文 Nerve growth **factor activated** extracellular signal-regulated **kinases** (ERKs) in all cell lines; however, norepinephrine activated ERKs only in alpha1A- and beta1-transfected cells but not in alpha2A-transfected cells. (J Biol Chem. 1998 273:24624)　神経成長因子は，細胞外シグナル制御キナーゼ(ERK)を活性化した

用例数 2,500

augment 他 増強する

文型 第3文型他動詞

受動態率 20 %

◆効果などを増強するときに用いる

前に来る単語		後に来る語句
protein（タンパク質）	augment	the effect of ～（～の効果）
expression（発現）		the ability of ～（～の能力）
significantly（有意に／顕著に）		apoptosis（アポトーシス）
		the activity of ～（～の活性）
		the expression of ～（～の発現）
		the response（応答）
		the efficacy of ～（～の効率性）
		the function of ～（～の機能）
		the induction of ～（～の誘導）

▶ 使い方の例

- expression **augmented** the induction of 〜　　発現は,〜の誘導を増強した
- significantly **augmented** the effects of 〜　　〜の効果を有意に増強した

例文 Lipopolysaccharide-binding **protein augmented** the release of myocardial depressant factor by peripheral blood mononuclear cells exposed to meningococci.（Crit Care Med. 2002 30:2191）
リポ多糖結合タンパク質は,心筋抑制因子の放出を増強した

用例数　22,000

enhance 他 増強する

文型 第3文型他動詞
受動態率 15％
⇒ be enhanced

◆発現や処置が能力や活性を増強するときに使う

前に来る単語		後に来る語句
expression（発現）	enhance	**the ability of 〜**（〜の能力）
treatment（処置）		**the rate of 〜**（〜の速度）
mutation（変異）		**the activity of 〜**（〜の活性）
activity（活性）		**the expression of 〜**（〜の発現）
overexpression（過剰発現）		**the effect of 〜**（〜の効果）
activation（活性化）		**the binding of 〜**（〜の結合）
stimulation（刺激）		**the efficacy of 〜**（〜の有効性）
phosphorylation（リン酸化）		**the level of 〜**（〜のレベル）
significantly（有意に／顕著に）		**the sensitivity of 〜**（〜の感受性）
greatly（大きく）		**the production of 〜**（〜の産生）
dramatically（劇的に）		**the interaction**（相互作用）
markedly（顕著に）		**the efficiency of 〜**（〜の効率）
		the response（反応）
		the stability of 〜（〜の安定性）
		the association（結合）
		the formation of 〜（〜の形成）
		the survival of 〜（〜の生存率）
		the transcriptional activity of 〜（〜の転写活性）
		the affinity of 〜（〜の親和性）
		our understanding of 〜（〜に対するわれわれの理解）

▶ 使い方の例

- activation **enhanced** the ability of 〜　　活性化は,〜の能力を増強した

- expression **enhanced** the rate of ～ 発現は,～の速度を増強した
- treatment **enhanced** the activity of ～ 処置は,～の活性を増強した
- overexpression **enhanced** the expression of ～ 過剰発現は,～の発現を増強した
- phosphorylation **enhanced** the binding of ～ リン酸化は,～の結合を増強した
- stimulation **enhanced** the association 刺激は,結合を増強した
- activity **enhances** the survival of ～ 活性は,～の生存率を増強する
- mutation **enhances** the affinity of ～ 変異は,～の親和性を増強する
- significantly **enhanced** the effects of ～ ～の効果を有意に増強した
- greatly **enhanced** our understanding of ～ ～に対するわれわれの理解を大きく増強した
- dramatically **enhances** the sensitivity of ～ ～の感受性を劇的に増強する
- markedly **enhances** the formation of ～ ～の形成を顕著に増強する

例文 PE **treatment enhanced the activity of** this construct by 6-fold. (J Biol Chem. 2000 275:11846)
PE処置は,このコンストラクトの活性を増強した

用例数 2,400

potentiate 他 増強する

文型 第3文型他動詞
受動態率 15％

◆阻害剤などが効果を増強する場合に用いられる

前に来る単語		後に来る語句
inhibitor（阻害剤）	**potentiate**	**the effect of ～**（～の効果）
activity（活性）		**the activity of ～**（～の活性）
treatment（処置）		**the ability of ～**（～の能力）
significantly（有意に／顕著に）		**the action of ～**（～の作用）
markedly（顕著に）		**the response**（反応）
		the cytotoxicity of ～（～の細胞毒性）
		the activation of ～（～の活性化）
		the induction of ～（～の誘導）

▶ 使い方の例

- activity **potentiates** the effects of ～ 活性は,～の効果を増強する
- inhibitors **potentiate** the ability of ～ 阻害剤は,～の能力を増強する
- significantly **potentiate** the response 反応を有意に増強する
- markedly **potentiated** the cytotoxicity of ～ ～の細胞毒性を顕著に増強した

例文 We also find that Notch **activity potentiates the effects of** TCR stimulation on gene expression. (Proc Natl Acad Sci USA. 2004 101:4936)
Notch活性は遺伝子発現に対するTCR刺激の効果を増強する

II 変化を意味する動詞
B 引き起こす／誘導する

用例数　1,400

up-regulate 他 上方制御する

文型 第3文型他動詞

受動態率 65 %

⇒ be up-regulated

◆処置や活性化が遺伝子発現を上昇させることを意味する

前に来る単語（主語）		後に来る語句
treatment（処置）	up-regulate	**the expression of 〜**（〜の発現）
activation（活性化）		**the level of 〜**（〜のレベル）
stimulation（刺激）		**the activity of 〜**（〜の活性）
expression（発現）		**the production of 〜**（〜の産生）
stress（ストレス）		**the transcription of 〜**（〜の転写）

▶ 使い方の例

- **stimulation up-regulates the expression of 〜**　刺激は,〜の発現を上方制御する
- **expression up-regulates the level of 〜**　発現は,〜のレベルを上方制御する
- **treatment up-regulated the activities of 〜**　処置は,〜の活性を上方制御した

例文 PPARδ **activation up-regulates the expression of** cyclooxygenase (COX)-2, a rate-limiting enzyme for PG synthesis, and tumor growth.（Cancer Res. 2006 66:11859）　PPARδの活性化は,シクロオキシゲナーゼ（COX）-2の発現を上方制御する

用例数　1,400

elevate 他 上昇させる

文型 第3文型他動詞

受動態率 70 %

⇒ be elevated

◆処置や変異がレベルやリスクを上昇させるときに用いられる

前に来る単語（主語）		後に来る語句
treatment（処置）	elevate	**the level of 〜**（〜のレベル）
mutation（変異）		**the risk of 〜**（〜のリスク）
signaling（シグナル伝達）		**the expression of 〜**（〜の発現）
		the frequency of 〜（〜の頻度）
		the activity of 〜（〜の活性）
		the concentration of 〜（〜の濃度）

▶ 使い方の例

- **treatment elevates the levels of 〜**　処置は,〜のレベルを上昇させる
- **signaling elevates the expression of 〜**　シグナル伝達は,〜の発現を上昇させる

例文 NGF **treatment** **elevates** **the levels of** both MafK transcripts and protein. (J Neurosci. 2002 22:8971)

NGF処置は,MafKの転写物とタンパク質の両方のレベルを上昇させる

用例数 43,000

increase 他 増大させる

文型 第3文型他動詞

受動態率 20%

⇒ **be increased**

- ◆自動詞や名詞としても使われる ⇒ **increase(自動詞)**
- ◆活性や発現が数やリスクを増大させるときに使う

前に来る単語(主語)		後に来る語句
activity(活性)	**increase**	**the number of ～**(～の数)
expression(発現)		**the risk of ～**(～のリスク)
treatment(処置)		**the rate of ～**(～の速度/割合)
concentration(濃度)		**the level of ～**(～のレベル)
mutation(変異)		**the expression of ～**(～の発現)
stimulation(刺激)		**the amount of ～**(～の量)
activation(活性化)		**the activity of ～**(～の活性)
overexpression(過剰発現)		**the frequency of ～**(～の頻度)
infection(感染)		**the affinity of ～**(～の親和性)
stress(ストレス)		**the efficiency of ～**(～の効率)
binding(結合)		**the sensitivity of ～**(～の感受性)
therapy(治療)		**the likelihood of ～**(～の確率)
		the association of ～(～の結合)

▶ 使い方の例

- **treatment increased the number of ～** 処置は,～の数を増大させた
- **therapy increased the risk of ～** 治療は,～のリスクを増大させた
- **overexpression increased the rate of ～** 過剰発現は,～の割合を増大させた
- **activity increases the level of ～** 活性は,～のレベルを増大させる
- **infection increased the expression of ～** 感染は,～の発現を増大させた
- **binding increased the amount of ～** 結合は,～の量を増大させた
- **stimulation increased the activity of ～** 刺激は,～の活性を増大させた
- **activation increased the frequency of ～** 活性化は,～の頻度を増大させた
- **mutation increased the affinity of ～** 変異は,～の親和性を増大させた
- **stress increases the association of ～** ストレスは,～の結合を増大させる

例文 Insulin **treatment** **increased** **the number of** gold particles associated with the transverse tubules and the sarcolemma by three-fold. (J Cell Biol. 1996 135:415)

インスリン処置は,金粒子の数を増大させた

Ⅱ-B　引き起こす／誘導する

35. 増加する／誘導される

「増加する／誘導される」の動詞は，他動詞受動態または自動詞の表現である．前置詞のパターンとしては，byまたはinが多い．

増大する …………	**increase**（自動詞）(8,900) ◆336／ **be increased** (11,000) ◆337
上昇する …………	**be elevated** (3,500) ◆338
上方制御される …	**be up-regulated** (2,500) ◆338
誘導される ………	**be induced** (9,300) ◆339
増強される ………	**be enhanced** (3,900) ◆340
活性化される ……	**be activated** (7,600) ◆341
刺激される ………	**be stimulated** (2,600) ◆342
誘発される ………	**be elicited** (590) ◆343
誘起される ………	**be evoked** (310) ◆344
触媒される ………	**be catalyzed** (650) ◆344

（カッコ内数字：用例数，◆：ページ数）

✻ 意味・用法

- **increase**，**be increased**，**be elevated**は，増大／上昇するという意味
- **be up-regulated**は遺伝子発現が上昇するという意味で使われる
- **increase**には，自動詞と他動詞の両方の例があり，自動詞の**increase**と**be increased**がほぼ同じような意味になる
- **elevate**や**up-regulate**は他動詞のみで，自動詞として使われることはない
- **be induced**と**be enhanced**は発現などが誘導されるとき，**be activated**は経路などが活性化されるときに用いられる
- **be stimulated**は薬剤などで刺激される場合に使われる
- **be elicited**と**be evoked**は電気生理的反応が起こるときに使われる
- **be catalyzed**は反応が酵素によって触媒される場合などに使われる

✻ 動詞に結びつく主語のカテゴリー

❶著者・論文	❷分析研究	❸研究結果	❹方法	❺対象	❻現象	❼もの	❽疾患	❾処理・治療	❿場所	⓫変化	⓬機能	⓭関係	⓮定量値	⓯目的	
					●								●		**increase**（自動詞）（増大する）
					●								●		**be increased**（増大する）
													●		**be elevated**（上昇する）
						●							●		**be up-regulated**（上方制御される）
					●		●			●	●	●	●		**be induced**（誘導される）
					●					●		●	●		**be enhanced**（増強される）
				●		●					●		●		**be activated**（活性化される）
				●	●						●		●		**be stimulated**（刺激される）
												●	●		**be elicited**（誘発される）
												●			**be evoked**（誘起される）
					●						●				**be catalyzed**（触媒される）

✻ 言い換え可能な動詞 ―意味が似ている動詞と前後の語の組み合わせ例

主語	動詞	後に来る語句
levels expression activity concentration	be increased be elevated	in patients ～-fold

Interleukin 6 levels were <increased／elevated> in patients with Hodgkin lymphoma.

訳 インターロイキン6レベルは，ホジキンリンパ腫の患者において増大した

主語	動詞	後に来る語句
response	be elicited be evoked	by ～ stimulation

Reflex responses were <elicited／evoked> by electrical stimulation of the aortic depressor nerve.

訳 反射反応が大動脈減圧神経の電気刺激によって誘発された

用例数　8,900

increase 自 増大する

文型 第１文型自動詞

⇒ be increased

◆他動詞としても用いられる ⇒ increase（他動詞）

◆自動詞のincreaseと他動詞受動態のbe increasedはほぼ同じ意味である

よく使われる前置詞 ❶ in（15%）/❷ with（5%）/❸ by（5%）/❹ during（5%）

前に来る単語（主語）		後に来る語句
levels（レベル）	increase	**～-fold**（～倍）
activity（活性）		**by ～-fold**（～倍）
expression（発現）		**with age**（年齢とともに）
rate（割合／速度）		**with the number of ～**（～の数とともに）
concentration（濃度）		**with ～ duration**（～期間とともに）
risk（リスク）		**with ～ size**（～サイズとともに）
number（数）		**in a dose-dependent manner**（用量依存的な様式で）
temperature（温度）		**during development**（発生の間に）
content（内容量）		**during the ～ period**（～期間の間に）
production（産生）		
phosphorylation（リン酸化）		
sensitivity（感受性）		

▶ 使い方の例

- **expression increased 10-fold**　発現は，10倍増大した
- **levels increase** by 10-**fold**　レベルは，10倍増大する
- **rates increased with age**　割合は，年齢とともに増大した
- **activity increased with the number of** ～　活性は，～の数とともに増大した
- **risk increased with** increasing **duration**　リスクは，期間の増大とともに増大した
- **sensitivity increases with** plasmid **size**　感受性は，プラスミドのサイズとともに増大する
- **concentrations increased in a dose-dependent manner**　濃度は，用量依存的な様式で増大した
- **numbers increase during development**　数は，発生の間に増大する

例文 However, NADPH oxidase **activity increased** 2.5-**fold** in fa/fa rats fed with the high-fat diet.（FASEB J. 2005 19:136）．　NADPHオキシダーゼ活性が2.5倍増大した

用例数 11,000

be increased 増大する

文型 第3文型受動態
受動態率 20％

⇒ increase（他動詞）

◆自動詞としても用いられる ⇒ increase（自動詞）
◆受動態では直接の原因をbyの後に示すことができる

よく使われる前置詞 ❶ in（29%）/❷ by（17%）

前に来る単語（主語）		後に来る語句
expression（発現）	**be increased**	**～-fold**（～倍）
levels（レベル）		**in patients**（患者において）
activity（活性）		**in the presence of ～**（～の存在下で）
concentration（濃度）		**in cells**（細胞において）
production（産生）		**in ～ manner**（～様式で）
content（内容量）		**in the lungs**（肺で）
temperature（温度）		**by treatment**（処置によって）
phosphorylation（リン酸化）		**by exposure**（曝露によって）
synthesis（合成）		**by insulin**（インスリンによって）
		by the presence of ～（～の存在によって）
		by the addition of ～（～の添加によって）

▶ 使い方の例

- **concentration is increased 5-fold** 濃度は,5倍増大する
- **levels are increased in patients** レベルは,患者において増大する
- **expression was increased in cells** 発現は,細胞において増大した
- **activity was increased by treatment** 活性は,処置によって増大した
- **phosphorylation is increased by insulin** リン酸化は,インスリンによって増大する

例文 Membrane phospholipase D **activity was increased by treatment** of cells with the phorbol ester phorbol 12-myristate 13-acetate（PMA）or with nerve growth factor.（J Biol Chem. 1997 272:12909）
膜ホスホリパーゼD活性は,～による細胞の処理によって増大した

用例数　3,500

be elevated 上昇する

文型 第３文型受動態

受動態率 70％

⇒ elevate

◆be increasedとほぼ同じ意味で用いられる

◆be elevated inの用例が多い

よく使われる前置詞 ❶ in（47％）/❷ by（5％）

前に来る単語（主語）		後に来る語句
levels（レベル）	be elevated	**in patients**（患者において）
expression（発現）		**in the brain**（脳において）
activity（活性）		**in the lungs**（肺において）
concentration（濃度）		**〜-fold**（〜倍）

▶ 使い方の例

- **activity was elevated in patients**　活性は，患者において上昇した
- **levels were elevated in the lungs**　レベルは，肺において上昇した
- **expression was elevated in the brain**　発現は，脳において上昇した
- **levels were elevated** 5-**fold**　レベルは，5倍上昇した

例文 Ocular ET-1 **levels were elevated** two**fold** in diabetic animals that received insulin treatment for 7 days when compared with levels in normal rats.（Invest Ophthalmol Vis Sci. 1997 38:2144）　眼のET-1レベルは，糖尿病動物で2倍上昇した

用例数　2,500

be up-regulated 上方制御される

文型 第３文型受動態

受動態率 65％

⇒ up-regulate

◆be up-regulated inの用例が多い

◆「上方制御される」とは，遺伝子発現などが上昇することを意味する

頻度分析 ❶ in（41％）/❷ by（19％）/❸ during（5％）/❹ on（5％）

前に来る単語（主語）		後に来る語句
expression（発現）	be up-regulated	**in 〜 cells**（〜細胞において）
gene（遺伝子）		**in tumor**（腫瘍において）
levels（レベル）		**in the presence of 〜**（〜の存在下で）
activity（活性）		**by 〜 stress**（〜ストレスによって）
transcript（転写物）		**by hypoxia**（低酸素によって）
		by 〜 stimulation（〜刺激によって）

▶ 使い方の例

- **activity is up-regulated in** Cbl-/- B **cells**
  活性は，Cbl-/- B細胞において上方制御される
- **levels were up-regulated in** response to ～　レベルは,～に応答して上方制御された
- **expression is up-regulated in tumors**　発現は,腫瘍において上方制御される
- **transcript is up-regulated by** cold **stress**　転写物は,冷ストレスによって上方制御される
- **genes were up-regulated by hypoxia**　遺伝子は,低酸素によって上方制御された

例文 VEGF-A gene **expression is up-regulated in tumors** under hypoxic conditions, yet it is unclear how such up-regulation will affect the efficacy of RNA interference strategies targeting VEGF-A. (Cancer Res. 2005 65:5881)
VEGF-A遺伝子発現は,低酸素条件下の腫瘍において上方制御される

用例数　9,300

be induced 誘導される

文型 第3文型受動態
受動態率 20%

⇒ **induce**

◆be induced byの用例が多い
◆発現や活性などが処置やストレスによって誘導されるときに使う

よく使われる前置詞 ▶ ❶ by (41%) /❷ in (23%) /❸ to (6%)

be induced

前に来る単語（主語）
expression（発現）
activity（活性）
apoptosis（アポトーシス）
protein（タンパク質）
response（反応）
transcription（転写）
promoter（プロモーター）
diabetes（糖尿病）
levels（レベル）
transcript（転写物）
tolerance（耐性）
sepsis（敗血症）
activation（活性化）
synthesis（合成）
fibrillation（細動）
production（産生）

後に来る語句
by ～ stress（～ストレスによって）
by treatment（処置によって）
by ～ injection（～注射によって）
by exposure（曝露によって）
by ～ binding（～結合によって）
by hypoxia（低酸素によって）
by ～ infection（～感染によって）
by interferon（インターフェロンによって）
by DNA damage（DNA損傷によって）
by cytokines（サイトカインによって）
by activation（活性化によって）
by immunization〔免疫（化）によって〕
in ～ cells（～細胞において）
in rats（ラットにおいて）
in the presence of ～（～の存在下で）
in the absence of ～（～の非存在下で）
～-fold（～倍）

▶ 使い方の例

- **synthesis was induced by treatment** 合成が，処置によって誘導された
- **diabetes was induced by** streptozotocin **injection** 糖尿病は，ストレプトゾトシン注射によって誘導された
- **levels were induced by exposure** レベルは，曝露によって誘導された
- **expression is induced by hypoxia** 発現は，低酸素によって誘導される
- **production is induced by** microsporidian **infections** 産生は，微胞子虫感染症によって誘導される
- **protein is induced by interferon** タンパク質は，インターフェロンによって誘導される
- **responses are induced by DNA damage** 反応は，DNA損傷によって誘導される
- **activity is induced by cytokines** 活性は，サイトカインによって誘導される
- **apoptosis was induced in** CHO **cells** アポトーシスは，CHO細胞において誘導された
- **sepsis was induced in rats** 敗血症は，ラットにおいて誘導された

例文 Its **expression is induced by DNA damage** in a p53-dependent fashion. (J Biol Chem. 2004 279:48930)
それの発現はDNA損傷によって誘導される

用例数　3,900

be enhanced 増強される

文型 第３文型受動態
受動態率 15%

⇒ **enhance**

◆ be enhanced byの用例が多い
◆ 活性や発現が増強される場合に用いられる

よく使われる前置詞 ❶ by (44%) /❷ in (16%)

前に来る単語（主語）		後に来る語句
activity（活性）	be enhanced	**by the presence of ～**（～の存在によって）
expression（発現）		**by the addition of ～**（～の添加によって）
response（反応）		**by coexpression**（共発現によって）
effect（効果）		**by overexpression of ～**（～の過剰発現によって）
interaction（相互作用）		**by treatment**（処置によって）
activation（活性化）		**by pretreatment**（前処置によって）
production（産生）		**by the use of ～**（～の使用によって）
phosphorylation（リン酸化）		
release（放出）		

▶ 使い方の例

- interaction **is enhanced** by the presence of ～　相互作用は,～の存在によって増強される
- expression **is enhanced** by the addition of ～　発現は,～の添加によって増強される
- effect **is enhanced** by coexpression　効果は,共発現によって増強される
- activation **was enhanced** by overexpression of ～　活性化は,～の過剰発現によって増強された
- activity **is enhanced** by treatment　活性は,処置によって増強される

例文 This decoy **activity is enhanced by the expression of** a bivalent aptamer. (Proc Natl Acad Sci USA. 2003 100:3930)
これのデコイ活性は二価のアプタマーの発現によって**増強される**

用例数　7,600

be activated 活性化される

文型 第3文型受動態
受動態率 25%

⇒ activate

◆be activated byの用例が多い
◆経路などが活性化されるときに用いられる

よく使われる前置詞 ❶ by（46%）/❷ in（16%）

前に来る単語（主語）		後に来る語句
pathway（経路）	be activated	**by ～ protein**（～タンパク質によって）
cells（細胞）		**by phosphorylation**（リン酸化によって）
kinase（キナーゼ）		**by ～ stress**（～ストレスによって）
channel（チャネル）		**by ～ receptor**（～受容体によって）
gene（遺伝子）		**by ～ kinase**（～キナーゼによって）
promoter（プロモーター）		**by binding**（結合によって）
receptor（受容体）		**by ～ stimulation**（～刺激によって）
expression（発現）		**by ～ cytokine**（～サイトカインによって）
neurons（ニューロン）		**by ～ stimuli**（～刺激によって）
transcription（転写）		**by ～ factor**（～因子によって）
enzyme（酵素）		**by ～ ligand**（～リガンドによって）
system（システム）		**in ～ cells**（～細胞において）
signaling（シグナル伝達）		**in vitro**（試験管内で）
		in vivo（生体内で）

▶ 使い方の例

- **transcription is activated by** the Fnr **protein**　転写は，Fnrタンパク質によって活性化される
- **channel is activated by phosphorylation**　チャネルは，リン酸化によって活性化される
- **kinase is activated by** environmental **stress**　キナーゼは，環境ストレスによって活性化される
- **pathways are activated by** T cell **receptor**　経路は，T細胞受容体によって活性化される
- **enzymes are activated by binding**　酵素は，結合によって活性化される
- **neurons are activated by** osmotic **stimulation**　ニューロンは，浸透圧刺激によって活性化される
- **cells are activated by** inflammatory **cytokines**　細胞は，炎症性サイトカインによって活性化される
- **receptor are activated by** noxious **stimuli**　受容体は，侵害性刺激によって活性化される
- **signalling is activated by** the **ligand**　シグナル伝達は，リガンドによって活性化される
- **promoter was activated in** Schwann **cells**　プロモーターは，シュワン細胞において活性化された

例文 T **cells are activated by binding** of the T cell receptor (TCR) to a peptide-major histocompatibility complex (MHC) complex (pMHC) expressed on the surface of antigen presenting cells.（J Exp Med. 2001 194:1043）
T細胞はT細胞受容体（TCR）の結合によって活性化される

用例数　2,600

be stimulated 刺激される

文型 第3文型受動態
受動態率 15％

⇒ stimulate

◆ be stimulated byの用例が多い
◆ 細胞などが薬剤などによって刺激されるときに使う．刺激されると活性などは上昇する

よく使われる前置詞 ❶ by（50％）/❷ with（15％）/❸ in（7％）

前に来る単語（主語）		後に来る語句
cells（細胞） **activity**（活性） **transcription**（転写） **mice**（マウス） **phosphorylation**（リン酸化） **synthesis**（合成） **production**（産生） **expression**（発現）	**be stimulated**	**by the addition of 〜**（〜の添加によって） **by the presence of 〜**（〜の存在によって） **by 〜 factor**（〜因子によって） **by 〜 binding**（〜結合によって） **with 〜 factor**（〜因子で）

▶ 使い方の例

- **activity** is stimulated **by the addition of** ～　活性は,～の添加によって刺激される
- **synthesis** was stimulated **by** peripheral **factor**　合成は,末梢性因子によって刺激された
- **phosphorylation** is stimulated **by** dsRNA **binding**　リン酸化は,二本鎖RNA結合によって刺激される
- **cells** were stimulated **with** either growth **factor**　細胞は,いずれかの成長因子で刺激された

例文 All DExH/D proteins characterized to date hydrolyse nucleoside triphosphates and, in most cases, this **activity** is stimulated **by the addition** of RNA or DNA. (Nature. 2000 403:447)
この活性は,RNAあるいはDNAの添加によって刺激される

用例数　590

be elicited　誘発される

文型 第3文型受動態
受動態率 10％

⇒ elicite

◆be elicited byの用例が多い
◆反応が刺激によって誘導されるときに使う

よく使われる前置詞 ❶ by（44％）/❷ in（18％）

前に来る単語（主語）		後に来る語句
response（反応） **activity**（活性）	**be elicited**	**by ～ stimulation**（～刺激によって） **by immunization**（～免疫化によって）

▶ 使い方の例

- **activity** was elicited **by** electrical **stimulation**　活性は,電気刺激によって誘発された
- **responses** are elicited **by immunization**　反応は,免疫化によって誘発される

例文 In contrast, a significantly higher level of M84-specific $CD8^+$ T **cells** was elicited **by** DNA **immunization** than by MCMV infection. (J Virol. 2002 76:2100)
有意により高いレベルのM84特異的CD8＋ T細胞がDNA免疫化によって誘発された

II
変化を意味する動詞
B
引き起こす／誘導する

用例数　310

be evoked 誘起される

文型 第3文型受動態

受動態率15%

⇒ evoke

◆be evoked byの用例が多い

◆反応や膜電位変化などが刺激によって誘導されるときに使う

よく使われる前置詞 ❶ by（49%）/❷ in（15%）/❸ from（5%）

前に来る単語（主語）		後に来る語句
response（反応） **current**（電流） **potentials**（電位） **release**（放出）	**be evoked**	**by ～ stimulation**（～刺激によって） **by ～ stimuli**（～刺激によって）

▶ 使い方の例

・**current is evoked by** receptor **stimulation**　電流は,受容体刺激によって誘起される

・**responses were evoked by** painful **stimuli**　反応は,痛刺激によって誘起された

例文 The excitatory action of PGE2 was still apparent when action **potentials were evoked in** the presence of 500 nM tetrodotoxin. (J Physiol. 1996 495:429)

活動電位が,500 nMテトロドトキシンの存在下で誘起された

用例数　650

be catalyzed 触媒される

文型 第3文型受動態

受動態率10%

⇒ catalyze

◆反応が酵素によって触媒されるときに使う．
触媒されると反応の速度などが上昇する

◆be catalyzed byの用例が非常に多い

よく使われる前置詞 by（91%）

前に来る単語（主語）		後に来る語句
reaction（反応） **synthesis**（合成） **step**（ステップ） **formation**（形成） **process**（過程） **phosphorylation**（リン酸化）	**be catalyzed by**	**～ enzyme**（～酵素） **～ complex**（～複合体） **～ synthase**（～合成酵素） **～ kinase**（～キナーゼ）

▶ 使い方の例

- **synthesis is catalyzed by** a single **enzyme** 合成は，単一の酵素によって触媒される
- **reactions were catalyzed by** transition metal **complexes**
  反応は，遷移金属錯体によって触媒された
- pathways **are catalyzed by** polyketide **synthases**
  経路は，ポリケチド合成酵素によって触媒される
- **phosphorylation is catalyzed by** protein tyrosine **kinases**
  リン酸化は，タンパク質チロシンキナーゼによって触媒される

例文 Tyrosine **phosphorylation is catalyzed by** protein tyrosine **kinases**, which are represented by 90 genes in the human genome. (Cell. 2004 117:699)
チロシンリン酸化は，タンパク質チロシンキナーゼによって触媒される

Ⅱ-B　引き起こす／誘導する

36. 増殖・増幅・進行する

「増殖・増幅・進行する」の動詞は，自動詞または他動詞受動態の表現が多い．後に続く前置詞は必ず必要というわけではなく，文脈によって使い分ける必要がある．

増殖する	**grow** (4,100) ◆348／**proliferate** (1,900) ◆349／**replicate** (1,300) ◆349
生育される	**be grown** (980) ◆350
培養される	**be cultured** (980) ◆351
インキュベートされる	**be incubated** (1,300) ◆352
増幅される	**be amplified** (1,000) ◆353／**be expanded** (520) ◆354
広げられる	**be extended** (1,100) ◆354
進行する	**proceed** (2,800) ◆355／**progress** (1,900) ◆356

（カッコ内数字：用例数，◆：ページ数）

✻ 意味・用法

・**grow** は細胞や生物の増殖／成長を，**proliferate** は細胞の増殖を，**replicate** はウイルスの増殖を意味する

・**be grown** と **be cultured** は細胞が培養されるとき，**be incubated** は細胞やタンパク質を何かとともに培養あるいは反応させるときに使う

・**replicate** と **be amplified** は，それぞれ遺伝子の複製と増幅を示すときに使われる

・**be expanded** は，細胞の増幅と研究範囲の拡張に対して用いられる

・**be extended** は研究対象の拡大に，**proceed** は合成反応などの進行に，**progress** は疾患などの進行によく使われる

✻ 動詞に結びつく主語のカテゴリー

❶著者・論文	❷分析研究	❸研究結果	❹方法	❺対象	❻現象	❼もの	❽疾患	❾処理・治療	❿場所	⓫変化	⓬機能	⓭関係	⓮定量値	⓯目的	
				●											**grow**（増殖する／成長する）
				●											**proliferate**（増殖する）
●				●											**replicate**（増殖する／複製する）

❶著者・論文	❷分析研究	❸研究結果	❹方法	❺対象	❻現象	❼もの	❽疾患	❾処理・治療	❿場所	⓫変化	⓬機能	⓭関係	⓮定量値	⓯目的	
				●											**be grown**（生育される）
				●											**be cultured**（培養される）
				●		●									**be incubated**（インキュベートされる）
						●									**be amplified**（増幅される）
				●		●							●		**be expanded**（増幅される／広げられる）
	●	●	●												**be extended**（広げられる）
					●					●	●				**proceed**（進行する）
				●			●								**progress**（進行する）

＊ 言い換え可能な動詞 ―意味が似ている動詞と前後の語の組み合わせ例

主語	動詞	後に来る語句
cells	proliferate grow	in the presence of in the absence of in culture at ～ degrees C at ～ rate normally poorly

These cells <proliferate／grow> in the presence of the cytokines.

訳 これらの細胞は，サイトカインの存在下で増殖する

主語	動詞	後に来る語句
cells	be cultured be grown be incubated	in the presence of in medium under ～ conditions at ～ ℃

Retinal endothelial cells were <cultured／grown／incubated> in medium containing 25 mM glucose.

訳 網膜内皮細胞は25 mMのグルコースを含む培地で培養された

用例数　4,100

grow 自 増殖する／成長する

文型 第１文型自動詞

⇒ **be grown**

◆他動詞としても使われる
◆細胞や生物が，増殖あるいは成長するときに使う

よく使われる前置詞 ❶ in（14%）/❷ on（8%）/❸ at（6%）

前に来る単語（主語）
mutant（変異体）
cells（細胞）
strain（系統）
tumors（腫瘍）
axons（軸索）
virus（ウイルス）
mice（マウス）
isolates（単離体）
bacteria（細菌）

grow

後に来る語句
in the presence of 〜（〜の存在下で）
in the absence of 〜（〜の非存在下で）
in culture（培養下で）
on 〜 medium（〜培地上で）
at 〜 ℃（〜℃で）
at 〜 rate（〜速度で）
under 〜 conditions（〜条件下で）
to 〜 titers（〜タイターまで）
to 〜 size（〜サイズまで）
normally（正常に）
poorly 〜（あまり〜でなく）
well（よく）

▶ 使い方の例

- **cells grow in culture**　細胞は，培養下で増殖する
- **strain grew at** 37 **degrees C**　系統は，37℃で増殖した
- **tumors grew at** a slower **rate**　腫瘍は，より遅い速度で増殖した
- **bacteria grew under** microaerophilic **conditions**　細菌は，微好気性条件下で増殖した
- **virus grew to** high **titers**　ウイルスは，高いタイターまで増殖した
- **mice grew normally**　マウスは，正常に成長した
- **mutant grew poorly**　変異体は，あまり増殖しなかった
- **isolates grew well**　単離体は，よく増殖した

例文 grp94−/− ES **cells grow in culture** and are capable of differentiation into cells representing all three germ layers. (Mol Biol Cell. 2007 18:3764)
grp94−/− ES細胞は，培養下で増殖する

用例数 1,900

proliferate 自 増殖する

文型 第1文型自動詞

◆細胞が増殖する場合によく用いられる

よく使われる前置詞 ▶ in（24%）

前に来る単語（主語）		後に来る語句
cells（細胞） **fibroblasts**（線維芽細胞） **clones**（クローン） **hepatocytes**（肝細胞）	**proliferate**	**in the presence of ～**（～の存在下で） **in the absence of ～**（～の非存在下で） **in ～ manner**（～様式で） **in response to ～ stimulation**（～刺激に応答して） **in response to antigen**（抗原に応答して） **at ～ rate**（～速度で） **normally**（正常に）

▶ 使い方の例

- **clones proliferated in** a dose-dependent **manner**
  クローンは，容量依存的様式で増殖した
- **cells proliferated in response to** T-cell receptor **stimulation**
  細胞は，T細胞受容体刺激に応答して増殖した
- **fibroblasts proliferate at** normal **rates** 線維芽細胞は，正常な速度で増殖する
- **cells proliferated normally** 細胞は，正常に増殖した

例文 Human peripheral blood T **cells proliferate in response to** Escherichia coli and Pseudomonas aeruginosa.（J Immunol. 1996 157:1613）
ヒト末梢血T細胞は大腸菌と緑膿菌に応答して増殖する

用例数 1,300

replicate 自 増殖する／複製する

文型 第1文型自動詞

◆ウイルスなどが増殖するあるいはDNAが複製するときに用いられる

◆他動詞や名詞としても使われる．他動詞では「複製する／再現する」という意味で使われる

よく使われる前置詞 ▶ in（20%）

前に来る単語（主語）		後に来る語句
virus（ウイルス） **mutants**（変異体） **strain**（系統） **isolates**（単離体）	**replicate**	**in macrophages** （マクロファージにおいて） **in ～ cells**（～細胞において） **in vivo**（生体内で） **in vitro**（試験管内で） **to ～ titers**（～タイターまで） **to ～ levels**（～レベルまで）

▶ 使い方の例

- **virus replicated in** PK-15 **cells**　　ウイルスは,PK-15細胞において増殖した
- **virus replicates in vivo**　　ウイルスは,生体内で増殖する
- **strains replicated to** high **titers**　　系統は,高いタイターまで増殖した
- **mutants replicated to** wild-type **levels**　　変異体は,野生型レベルまで増殖した

例文 The PCV2 VP120 **virus replicated in** PK-15 **cells** to a titer similar to that of the PK-15 cell line-derived nonpathogenic PCV1 but replicated more efficiently than PCV2 VP1 with a difference of about 1 log unit in the titers. (J Virol. 2004 78:13440)
PCV2 VP120ウイルスは,PK-15細胞において増殖した

用例数　980

be grown　生育される／培養される

文型 第3文型受動態
受動態率 90％

⇒ **grow**

◆growは自動詞としても使われる
◆他動詞としては, 受動態の用例が非常に多い
◆細胞が培養されるときなどに用いられる
◆grownは形容詞的用法が多い{例：cells grown in serum-free medium（無血清培地で培養された細胞）}

よく使われる前置詞 ❶ in（45％）/❷ on（13％）/❸ at（7％）/❹ under（6％）/❺ to（5％）

前に来る単語（主語）		後に来る語句
cells（細胞） **strain**（系統） **plants**（植物） **seedlings**（実生） **mutant**（変異体） **cultures**〔培養（物）〕	**be grown**	**in the presence of ～**（～の存在下で） **in medium**（培地中で） **in ～ culture**（～培養で） **on ～ medium**（～培地上で） **at ～ ℃**（～℃で） **under ～ conditions**（～条件下で）

▶ 使い方の例

- **strain** was grown **in the presence of** ～ 系統は，～の存在下で生育された
- **mutant** was grown **in medium** 変異体は，培地中で生育された
- **cells** were grown **in** explant **culture** 細胞は，移植片培養で生育された
- **seedlings** were grown **on** agar **medium** 実生は，寒天培地上で生育された
- **cultures** were grown **at** 26 ℃ 培養物は，26℃で生育された
- **plants** were grown **under** standard **conditions** 植物は，標準条件で生育された

例文 When E. coli **cells are grown in the presence of** copper, N-MNK and N-WND bind copper in vivo with stoichiometry of 5-6 nmol of copper/nmol of protein. (J Biol Chem. 1997 272:18939) 大腸菌細胞が銅の存在下で生育される

用例数 980

be cultured 培養される

文型 第3文型受動態

受動態率 95 %

◆細胞や組織が培養されるときに使う
◆cultureは名詞の用例が圧倒的に多い
◆culturedは動詞よりも形容詞的用法が圧倒的に多い（例：cultured cells）

よく使われる前置詞 ❶ in（33%）/❷ with（16%）/❸ for（10%）/❹ from（9%）/❺ on（9%）

前に来る単語（主語）		後に来る語句
cells（細胞）	be cultured	**in the presence of ～**（～の存在下で）
explants（外植片）		**in vitro**（試験管内で）
neurons（ニューロン）		**in serum-free medium**（無血清培地で）
chondrocytes（軟骨細胞）		**in medium**（培地で）
islets（膵島）		**in ～ conditions**（～条件で）
fibroblasts（線維芽細胞）		**with medium**（培地で）
lenses（水晶体）		**for ～ days**（～日間）
embryos（胚）		**on fibronectin**（フィブロネクチン上で）
macrophages（マクロファージ）		**under ～ conditions**（～条件下で）
isolates（単離体）		**at ～ ℃**（～℃で）

▶ 使い方の例

- **explants** were cultured **in the presence of** ～ 外植片は，～存在下で培養された
- **fibroblasts** were cultured **in vitro** 線維芽細胞は，試験管内で培養された
- **cells** were cultured **in serum-free medium** 細胞は，無血清培地で培養された

- **neurons were cultured with medium** ニューロンは，培地で培養された
- **lenses were cultured for** 10 **days** 水晶体は，10日間培養された
- **cells were cultured on fibronectin** 細胞は，フィブロネクチン上で培養された
- **embryos are cultured under** hypoxic **conditions** 胚は，低酸素条件下で培養される

例文 Neuronal **cells were cultured in the presence of** complement-inactivated sera obtained from patients with type 2 diabetes with and without neuropathy and healthy adult control patients. (J Clin Invest. 1998 102:1454)
神経細胞は補体不活化血清の存在下で培養された

用例数　1,300

be incubated インキュベートされる

文型 第3文型受動態
受動態率99％

◆能動態では使われない
◆be incubated withの用例が多い
◆細胞やタンパク質が，(何か他のものと)一定の条件下でしばらくのあいだ保たれることを意味する

よく使われる前置詞 ❶ with (66%) /❷ in (16%) /❸ for (6%) /❹ at (5%)

be incubated

前に来る単語（主語）
cells（細胞）
cultures（培養物）
protein（タンパク質）
fibroblasts（線維芽細胞）
enzyme（酵素）
monocytes（単核球）
samples（試料）
extracts（抽出物）
membranes（膜）
tissue（組織）
hepatocytes（幹細胞）
macrophages（マクロファージ）

後に来る語句
with 〜 cells（〜細胞と）
with 〜 concentrations of …（〜濃度の…）
with 〜 extracts（〜抽出物と）
with 〜 probe（〜プローブと）
in the presence of（〜の存在下で）
in medium（〜培地で）
in buffer（バッファー中で）
in 〜 solution（〜溶液中で）
for 〜 days（〜日間）
for 〜 hours（〜時間）
at 〜 ℃（〜℃で）
at 〜 temperature（〜温度で）
under 〜 conditions（〜条件下で）

▶ 使い方の例

- **cells were incubated with** target **cells** 細胞は，標的細胞とインキュベートされた
- **fibroblasts were incubated with** different **concentrations of 〜** 線維芽細胞は，異なる濃度の〜とインキュベートされた

・**extracts were incubated with** a labeled DNA **probe**
抽出物は,ラベルされたDNAプローブとインキュベートされた

・**proteins were incubated in the presence of** ～
タンパク質は,～の存在下でインキュベートされた

・**cells were incubated in medium** 細胞は,培地でインキュベートされた

・**samples were incubated in buffer** 試料は,バッファー中でインキュベートされた

・**tissues were incubated for** 2 **days** 組織は,2日間インキュベートされた

・**macrophages were incubated for** 2 **hours** マクロファージは,2時間インキュベートされた

・**cultures were incubated at** 37 ℃ 培養物は,37℃でインキュベートされた

例文 RAW **cells were incubated in medium** supplemented with deuterium-labeled AA. (J Biol Chem. 2007 282:2899)
RAW細胞は,重水素ラベルされたアラキドン酸を添加された培地でインキュベートされた

用例数 1,000

be amplified 増幅される

文型 第3文型受動態
受動態率 40%

⇒ **amplify**

◆polymerase chain reaction (PCR) を利用してDNAが増幅されるとき, あるいはがん細胞内で遺伝子が増幅されるときに使われる

よく使われる前置詞 ❶ by (28%) /❷ from (15%) /❸ in (15%)

前に来る単語（主語）		後に来る語句
gene （遺伝子） **DNA** **fragments** （断片） **sequence** （配列） **product** （産物）	**be amplified**	**by PCR** （PCRによって） **from ～ DNA** （～DNAから） **in ～ cancer** （～がんで）

▶ 使い方の例

・**DNA was amplified by PCR** DNAは,PCRによって増幅された

・**product was amplified from** genomic **DNA** 産物は,ゲノムDNAから増幅された

・**gene is amplified in** human **cancers** 遺伝子が,ヒトがんで増幅される

例文 The H. ducreyi gmhA **gene was amplified by PCR** from the H. ducreyi chromosome and cloned into the pLS88 vector. (Infect Immun. 1998 66:4290)
軟性下疳菌のgmhA遺伝子はPCRによって軟性下疳菌の染色体から増幅された

用例数　520

be expanded 増幅される／広げられる

文型 第3文型受動態

受動態率20％

⇒ expand

◆細胞などが増幅される，あるいは研究対象が広げられる場合に使う

頻度分析 ❶ to（24％：to不定詞が多い）/❷ in（19％）/❸ by（7％）

前に来る単語（主語）		後に来る語句
cells（細胞） **expression**（発現） **family**（ファミリー） **domain**（ドメイン） **clones**（クローン） **cohort**（コホート）	**be expanded**	**in vitro**（試験管内で） **in patients with ～**（～の患者で） **in vivo**（生体内で） **in culture**（培養下で） **to include ～**（～を含むように）

▶ 使い方の例

- **clones were expanded in vitro**　クローンが，試験管内で増幅された
- **cells are expanded in patients with ～**　細胞は，～の患者で増幅される
- **cohort was expanded to include ～**　コホートは，～を含むように広げられた

例文 When hematopoietic **cells were expanded in cultures** containing the tetrapeptide stem cell inhibitor N-Acetyl-Ser-Asp-Lys-Pro (AcSDKP) to reduce progenitor cycling prior to transplantation, again there were no differences observed in short-term reconstitution by inhibited or uninhibited cells. (Blood. 2000 95:2829)　造血細胞はテトラペプチド幹細胞阻害剤を含む培養で増幅された

用例数　1,100

be extended 広げられる

文型 第3文型受動態

受動態率20％

◆be extended toの用例が多い

◆研究の範囲が広げられる場合に用いられる

よく使われる前置詞 ❶ to（53％）/❷ by（12％）

前に来る単語（主語）		後に来る語句
study（研究） **results**（結果） **method**（方法） **analysis**（分析）	**be extended**	**to ～ synthesis of …**（…の～合成に） **to ～ analysis of …**（…の～分析に） **to ～ systems**（～システムに）

▶ 使い方の例

- **method was extended to** the **analysis of** ～　方法は,～の分析に広げられた
- **results are extended to** population genetic **systems**　結果は,集団遺伝学的システムに広げられる

例文 This **method was extended to the analysis of** Au25 MPCs with mixed monolayers, where thiophenolate (–SPh), hexanethiolate (–SC6), or biotinylated (–S–PEG–biotin) ligands had been introduced by ligand exchange. (J Am Chem Soc. 2007 129:16209)　この方法は～の分析に広げられた

用例数　2,800

proceed 自 進行する

文型 第1文型自動詞

◆反応が進行するときによく使う

よく使われる前置詞 ❶ through (16%) /❷ via (13%) /❸ in (10%) /❹with (9%) /❺ by (8%) /❻ to (8%)

前に来る単語（主語）	proceed	後に来る語句
reaction（反応）		**through ～ intermediate**（～中間体を経て）
development（発生）		**through ～ pathway**（～経路を経て）
process（過程）		**through the formation of ～**（～の形成を経て）
formation（形成）		**via ～ intermediate**（～中間体を経て）
synthesis（合成）		**via ～ pathway**（～経路を経て）
differentiation（分化）		**via ～ mechanism**（～機構を経て）
activation（活性化）		**in ～ yield**（～収率で）
replication（複製）		**in the absence of ～**（～の非存在下で）
		in ～ manner（～様式で）
		in ～ steps（～段階で）

▶ 使い方の例

- **replication proceeds through** Cairns-type **intermediates**　複製は,ケーンズ型中間体を経て進行する
- **formation proceeds through** a developmental **pathway**　形成は,発生経路を経て進行する
- **activation proceeds via pathways**　活性化は,経路を経て進行する
- **reaction proceeds via** a random sequential **mechanism**　反応は,ランダム逐次機構を経て進行する

- **reactions** **proceeded in** good **yield**　反応は,よい収率で進行した
- **activation** **proceeded in** a time- and dose-dependent **manner**　活性化は,時間および用量依存的様式で進行した
- **synthesis** **proceeds in** seven **steps**　合成は,7段階で進行する

例文 The **reaction** **proceeds** **through the formation of** a carbodiimide, followed by a sequential addition--dehydration with acyl hydrazides. (J Org Chem. 2005 70:6362)　反応はカルボジイミドの形成を経て進行する

用例数　1,900

progress 自 進行する

文型 第1文型自動詞

◆名詞の用例の方が多い
◆疾患が進行するときによく使う

よく使われる前置詞 ❶ to (30%) / ❷ from (5%)

前に来る単語（主語）		後に来る語句
cells（細胞）	progress	**to 〜 stage**（〜段階に）
disease（疾患）		**to diabetes**（糖尿病に）
development（発生）		**to malignancy**（悪性腫瘍に）
infection（感染）		**to cirrhosis**（硬変に）
lesions（病変）		**to cancer**（がんに）
patient（患者）		**to carcinoma**（癌腫に）
tumors（腫瘍）		**to disease**（疾患に）
		to 〜 formation（〜形成に）

▶ 使い方の例

- **patients** **progressed to** a higher **stage**　患者は,より高い段階に進行した
- **cells** **progress to malignancy**　細胞は,悪性腫瘍に進行する
- **infection** **progresses to cirrhosis**　感染は,硬変に進行する
- **cells** **progressed to cancer**　細胞は,がんに進行した
- **lesion** **progressed to** bullae **formation**　病変は,水疱形成に進行した

例文 Inhibitory effects of DFMO on cell growth and survival were lost as the **cells** **progressed** **to cancer**. (Oncogene. 2003 22:2568)　細胞はがんに進行した

II -B　引き起こす／誘導する

37. 広げる

「広げる」の表現は，他動詞能動態のパターンが多い．

広げる………	**extend** (4,100) ◆358／ **expand** (2,200) ◆358
延長する …	**prolong** (1,700) ◆359
増幅する …	**amplify** (1,500) ◆360

(カッコ内数字：用例数，◆：ページ数)

✻ 意味・用法

- extend は研究がさらに新たな知見を広げるときによく使われる
- expand は研究結果が知識の範囲を広げるときによく使われる
- prolong は処置が生存期間などを延長するときによく使われる
- amplify は PCR を使って遺伝子を増幅するときによく使われる

✻ 動詞に結びつく主語のカテゴリー

❶著者・論文	❷分析研究	❸研究結果	❹方法	❺対象	❻現象	❼もの	❽疾患	❾処理・治療	❿場所	⓫変化	⓬機能	⓭関係	⓮定量値	⓯目的	
●	●	●													**extend**（広げる）
	●	●													**expand**（広げる）
								●					●		**prolong**（延長する）
●	●									●					**amplify**（増幅する）

用例数　4,100

extend 他 広げる

文型 第3文型他動詞
受動態率 20％

⇒ be extended

◆他動詞の用例が多いが，自動詞でも使われる
◆著者や研究がさらに新たな研究の知見を広げるときなどに用いられる

前に来る単語（主語）		後に来る語句
we（われわれ）	extend	**～ study**（～研究）
results（結果）		**～ analysis**（～分析）
study（研究）		**our understanding of ～**（～に対するわれわれの理解）
findings（知見）		**these findings**（これらの知見）
data（データ）		**these observations**（これらの観察）
work（研究）		**～ work**（～研究）
		～ results（～結果）
		～ model（～モデル）
		～ approach（～アプローチ）

▶ 使い方の例

- **we extend** these **studies**　　われわれは，これらの研究を広げる
- **data extend our understanding of ～**　　データは，～に対するわれわれの理解を広げる
- **results extend** previous **findings**　　結果は，以前の知見を広げる
- **findings extend these observations**　　知見は，これらの観察を広げる
- **studies extend** previous **work**　　研究は，以前の研究を広げる
- **we extend** this **model**　　われわれは，このモデルを広げる

例文 Here **we** have **extended** the **analysis** of the NPC in infected cells by examining the status of Nup98, an interferon-induced NPC protein with a major role in mRNA export.（J Virol. 2008 82:1647）
われわれは，感染した細胞における核膜孔複合体の分析を広げた

用例数　2,200

expand 他 広げる

文型 第3文型他動詞
受動態率 20％

⇒ be expanded

◆自動詞の用例もある
◆研究結果が知識の範囲を広げるときに用いられる

前に来る単語（主語）		後に来る語句
results（結果）	**expand**	**our understanding of ～**（～に対するわれわれの理解）
findings（知見）		**the range of ～**（～の範囲）
study（研究）		**the number of ～**（～の数）
data（データ）		**the scope of ～**（～の範囲）
work（研究）		**the repertoire of ～**（～のレパートリー）
analysis（分析）		**our knowledge of ～**（～に対するわれわれの知識）
		the role of ～（～の役割）
		the utility of ～（～の有用性）

▶ 使い方の例

- **findings expand our understanding of** ～　知見は,～へのわれわれの理解を広げる
- **data expand the range of** ～　データは,～の範囲を広げる
- **analysis expands the number of** ～　分析は,～の数を広げる
- **findings expand the repertoire of** ～　知見は,～のレパートリーを広げる
- **results expand our knowledge of** ～　結果は,～へのわれわれの知識を広げる
- **results expand the role of** ～　結果は,～の役割を広げる
- **work expands the utility of** ～　研究は,～の有用性を広げる

例文 These **findings expand our understanding of** the role of RSPO4 in nail development and disease.（J Invest Dermatol. 2008 128:867）
これらの知見は,RSPO4の役割へのわれわれの理解を広げる

用例数　1,700

prolong 他 延長する

文型 第3文型他動詞
受動態率 20％

◆処置が生存期間などを延長するときに使う

前に来る単語（主語）		後に来る語句
treatment（処置）	**prolong**	**～ survival**（～生存）
therapy（治療）		**life**（生命）
chemotherapy（化学療法）		**～ time**（～時間）
expression（発現）		**～ duration of …**（…の～期間）
activity（活性）		
level（レベル）		

II
変化を意味する動詞

B
引き起こす／誘導する

▶ 使い方の例

- **treatment prolonged** graft **survival**　処置は，移植片生存を延長した
- **activity prolongs** the **time**　活性は，時間を延長する
- **level prolonged** the **duration of** ～　レベルは，～の期間を延長した

例文 Anti-CD4 **treatment prolonged** graft **survival** only slightly and conditioned recipients poorly for the effect of posttransplantation donor BMC infusion.（Transplantation. 1996 61:104）　抗CD4処置は，移植片生存を延長した

用例数　1,500

amplify 他 増幅する

文型 第3文型他動詞
受動態率 40 %
⇒ **be amplified**

◆PCRを使って遺伝子を増幅する場合によく使う

前に来る単語（主語）		後に来る語句
we（われわれ）	amplify	**～ response**（～応答）
assay（アッセイ）		**the effects of ～**（～の効果）
primers（プライマー）		**a ～ fragment**（～断片）
activation（活性化）		**～ regions**（～領域）
		DNA
		inflammation（炎症）
		a portion of ～（～の一部）
		a ～ product（～産物）

▶ 使い方の例

- **we amplified a** 372-bp **fragment**　われわれは，372 bpの断片を増幅した
- PCR **assay amplified DNA**　PCRアッセイは，DNAを増幅した
- **primers amplified a** single **product**　プライマーは，ひとつの産物を増幅した

例文 **We amplified DNA** from six loci with variable numbers of tandem repeats（VNTRs）and determined the exact number of repeats at each locus in each strain.（J Clin Microbiol. 1999 37:1921）　われわれは，6つの座位からDNAを増幅した

Ⅱ-C　低下・消失する

38. 低下する／抑制される

「低下する／抑制される」の動詞は，他動詞受動態あるいは自動詞のパターンで使う．

低下する …………	**decrease** (自動詞) (3,300) ◆364／ **be decreased** (5,600) ◆365／ **be reduced** (12,000) ◆366／ **decline** (2,300) ◆367
減少する …………	**be diminished** (1,200) ◆368
下方制御される …………	**be down-regulated** (370) ◆369
低下する／下げられる …	**be lowered** (1,400) ◆369
減弱される …………	**be attenuated** (2,600) ◆370
抑制される …………	**be inhibited** (11,000) ◆371／ **be suppressed** (2,500) ◆372／ **be repressed** (1,100) ◆373

(カッコ内数字：用例数，◆：ページ数)

✻ 意味・用法

- 発現量，活性，効果の低下を示すために使われることが多い
- decrease，be decreased，be reduced，decline，be diminished，be down-regulated，be lowered は，低下するときに使われる
- be attenuated，be inhibited，be suppressed，be repressed は，「～によって減弱される／抑制される」という例が多く，これも結果的には低下を引き起こすパターンである
- どれくらい低下するかを述べる場合には，decrease，be decreased，be reduced を使うことが多い
- decline と be lowered は，「(…から) ～へ低下する」という表現によく用いられる

✻ 動詞に結びつく主語のカテゴリー

❶著者・論文	❷分析研究	❸研究結果	❹方法	❺対象	❻現象	❼もの	❽疾患	❾処理・治療	❿場所	⓫変化	⓬機能	⓭関係	⓮定量値	⓯目的	
											●		●		**decrease**（自動詞）（低下する）
													●		**be decreased**（低下する）
				●								●	●		**be reduced**（低下する）
											●		●		**decline**（低下する）
					●					●	●	●	●		**be diminished**（減少する）
						●							●		**be down-regulated**（下方制御される）
													●		**be lowered**（低下する／下げられる）
				●						●		●	●		**be attenuated**（減弱される）
					●					●	●	●	●		**be inhibited**（抑制される）
										●		●	●		**be suppressed**（抑制される）
						●					●		●		**be repressed**（抑制される）

✻ 言い換え可能な動詞 ―意味が似ている動詞と前後の語の組み合わせ例

主語	動詞	後に来る語句
levels activity expression concentrations	be reduced be decreased decrease	by ～ % by ～-fold to ～ levels ～-fold （どれくらい低下するかを直後に示すパターン）

The expression <was reduced／was decreased／decreased> by approximately 40%.

訳 発現は，およそ40%低下した

主語	動詞	後に来る語句
expression activity levels	be down-regulated be diminished	in ～ cells in ～ mice by ～ treatment

The activity was <down-regulated／diminished> in differentiated cells.
訳 活性は，分化細胞で低下した

主語	動詞	後に来る語句
level concentration	be lowered decline decrease be reduced	to ～ levels

Hemoglobin concentrations <were lowered／declined／decreased／were reduced> to normal levels.
訳 ヘモグロビン濃度は，正常レベルへ低下した

主語	動詞	後に来る語句
activity response expression activation effect	be inhibited be suppressed	by the addition of by ～ inhibitor by overexpression of by ～ expression

The effect was <inhibited／suppressed> by the addition of phosphatase inhibitors.
訳 その効果はホスファターゼ阻害剤の添加によって抑制された

用例数　3,300

decrease 自 低下する

文型 第1文型自動詞

⇒decrease（他動詞）

- ◆レベルなどが低下するときに用いられる
- ◆decreaseは，自動詞と他動詞の両方で使われる
- ◆名詞の用例も非常に多く，注意が必要である
- ◆自動詞（decrease）と他動詞受動態（be decreased）は，意味も用法も非常に近い
- ◆decrease ～-foldとdecrease by ～-foldは，ほとんど同じ意味である
- ◆decrease（by）～%も非常によく使われる

よく使われる前置詞 ❶ by（30%）/❷ in（20%）/❸ with（15%）/❹ as（10%）/❺ from（5%）/❻ to（5%）

前に来る単語（主語）		後に来る語句
levels（レベル）	decrease	**～-fold**（～倍）
activity（活性）		**by ～-fold**（～倍）
rate（速度）		**by a factor of**（～倍）
expression（発現）		**in the presence of ～**（～の存在下で）
concentrations（濃度）		**with age**（年齢とともに）
pressure（圧力）		**with increasing temperature**（温度上昇とともに）
cholesterol（コレステロール）		**from baseline**（ベースラインから）
resistance（抵抗）		**to ～ levels**（～レベルに）

▶ 使い方の例

- **levels decreased** 10-**fold**　レベルは，10倍低下した
- **rate decreased by** approximately 2-**fold**　速度は，およそ2倍低下した
- **concentration decreases with increasing temperature**　濃度は，温度上昇とともに低下する
- **pressure decreased from baseline**　圧力は，ベースラインから低下した
- **activities decreased to** preanthesis **levels**　活性は，開花前レベルに低下した

例文 Vinculin protein **levels decreased** 4.1-**fold** in the recovered group. (Circulation. 2005 112:I57)
ビンキュリンタンパク質レベルは，4.1倍低下した

Microdialysis revealed that VMH GABA **levels decreased** 22 % with the onset of hypoglycemia in controls. (Diabetes. 2007 56:1120)
VMH GABAレベルは22%低下した

用例数 5,600

be decreased 低下する

文型 第3文型受動態
受動態率 30%

⇒ decrease

◆decreaseは，自動詞や名詞としても使われる
◆他動詞受動態（be decreased）と自動詞（decrease ⇒ 前項参照）はほぼ同じ意味である
◆レベルなどが「処置によって低下する」ときはbe decreased byを用いる

よく使われる前置詞 ❶ in（28%）/❷ by（21%）

前に来る単語（主語）	be decreased	後に来る語句
levels（レベル）		**～-fold**（～倍）
expression（発現）		**by ～ %**（～%）
activity（活性）		**by ～-fold**（～倍）
concentration（濃度）		**by ～ treatment**（～処置によって）
		by ～ orders of magnitude（～桁）
		in ～ mice（～マウスで）
		in the presence of ～（～の存在下で）
		in ～ cells（～細胞で）
		to ～ extent（～程度で）
		to ～ levels（～レベルに）

▶ 使い方の例

- **levels are decreased** 10-**fold** レベルは，10倍低下する
- **activity was decreased by** 20 **%** 活性は，20%低下した
- **expression was decreased by** vitamin E **treatment** 発現は，ビタミンE処置によって低下した
- **concentration is decreased by** 2 **orders of magnitude** 濃度は，2桁低下する
- **expression was decreased in** Hjv-/- **mice** 発現は，Hjv-/-マウスで低下した
- **levels were decreased to** a greater **extent** レベルは，より大きな程度低下した
- **concentrations were decreased to** limiting **levels** 濃度は，限界レベルまで低下した

例文 Gap junction **activity was decreased by** at least 5-**fold** in cells treated with C1B1 or C1B5 peptides when compared with a control.（J Biol Chem. 2004 279:52714）
ギャップ結合活性は，少なくとも5倍低下した

COL1A2 **expression was decreased by** vitamin E **treatment** or transfection with manganese superoxide dismutase, and was further increased after treatment with L-buthionine sulfoximine (BSO) to lower GSH levels.（Hepatology. 1999 30:987）
COL1A2発現は，ビタミンE処置によって低下した

用例数　12,000

be reduced 低下する

文型 第3文型受動態

受動態率25％

⇒reduce

◆レベルや活性が低下するときに使う

◆be decreasedより広い意味で用いられる

◆そのため, in sizeやin numberを使って, 低下する内容が後ろに示される場合がある

よく使われる前置詞 ❶ by（26%）/❷in（21%）/❸to（9%）

前に来る単語（主語）		後に来る語句
levels（レベル）	be reduced	～-fold（～倍）
activity（活性）		by ～ %（～%）
expression（発現）		by a factor of（～倍）
concentration（濃度）		by ～-fold（～倍）
binding（結合）		by treatment with ～（～による処置によって）
rate（速度）		by inhibition of ～（～の抑制によって）
response（反応）		in ～ mice（～マウスにおいて）
production（産生）		in patients（患者において）
size（大きさ）		in the presence of ～（～の存在下で）
volume（ボリューム）		in size（大きさが）
cells（細胞）		in number（数が）
activation（活性化）		in amplitude（振幅が）
content（内容）		to ～ levels（～レベルまで）
		to ～ extent（～程度まで）

▶ 使い方の例

- **levels were reduced** 5-**fold**　レベルは,5倍低下した
- **size was reduced by** 58％　大きさは,58%低下した
- **activity was reduced by a factor of** ～　活性は,～倍低下した
- **rate was reduced** 4-**fold**　速度は,4倍低下した
- **binding was reduced by treatment with** ～　結合は,～による処置によって低下した
- **production was reduced by inhibition of** ～　産生は,～の抑制によって低下した
- **expression was reduced in** homozygous E457A **mice**　発現は,ホモ接合性E457Aマウスにおいて低下した
- **concentrations are reduced in patients**　濃度は,患者において低下する
- **levels were reduced in the presence of** ～　レベルは,～の存在下で低下した
- **volumes were reduced in size**　ボリュームは,大きさが低下した
- **cells were reduced in numbers**　細胞は,数が低下した

- **responses were reduced in amplitude** 反応は，振幅が低下した
- **content was reduced to** negligible **levels** 内容は，無視できるレベルまで低下した
- **levels were reduced to** a greater **extent** レベルは，より大きな程度まで低下した

例文 Cx43 **expression was reduced by** >40％ in epicardial and endocardial layers of the LV, but was unchanged in the RV of failing hearts.（Circ Res. 2004 95:717）
Cx43発現は，40％以上低下した

用例数 2,300

decline 自 低下する

文型 第1文型自動詞

◆名詞の用例の方が多い
◆本来，「下に傾く」という意味であり，低下傾向を述べたいときに使う

よく使われる前置詞 ❶ to（10％）/❷ from（8％）/❸ in（8％）/❹ by（8％）/❺ with（7％）

前に来る単語（主語）		後に来る語句
levels（レベル）	decline	**to ～ levels**（～レベルに）
rate（割合／速度）		**to ～ value**（～値に）
activity（活性）		**to baseline**（ベースラインに）
function（機能）		**from ～ to …**（～から…に）
concentration（濃度）		**in a ～ manner**（～様式で）
		in ～ groups（～群において）
		with age（年齢とともに）

▶ 使い方の例

- **activity declined to** basal **levels** 活性は，基礎レベルに低下した
- **rates declined from** 48％ **to** 43％ 割合は，48％から43％に低下した
- **concentrations declined in** a multiphasic **manner** 濃度は，多相性の様式で低下した
- **function declines with age** 機能は，年齢とともに低下する

例文 Median log10 HIV RNA **levels declined from** 5.1 **to** 1.7 at 385 days with a commensurate rise in median CD4 T cells to 166/mm3.（J Infect Dis. 1999 180:847）
中央値log10 HIV RNAレベルは，5.1から1.7へ低下した

II 変化を意味する動詞
C 低下・消失する

用例数　1,400

文型 第3文型受動態

受動態率35%

be diminished 減少する

⇒ diminish

◆diminishは自動詞として使われることもある
◆発現や活性が減少するときに用いられる

よく使われる前置詞 ❶ in（31%）/❷ by（20%）

前に来る単語（主語）		後に来る語句
expression（発現） **activity**（活性） **effect**（効果） **response**（反応） **activation**（活性化） **levels**（レベル） **binding**（結合） **phosphorylation**（リン酸化） **function**（機能） **apoptosis**（アポトーシス）	**be diminished**	**in 〜 cells**（〜細胞において） **in 〜 mice**（〜マウスにおいて） **in the presence of 〜**（〜の存在下で） **in the absence of 〜**（〜の非存在下で） **in patients**（患者において） **in 〜 ability to …**（…する〜能力において） **by 〜 %**（〜%） **by 〜 treatment**（〜処置によって） **by the addition of 〜**（〜の添加によって）

▶ 使い方の例

- **function is diminished in** PV **cells**　機能は,PV細胞において減少する
- **effect was diminished in** PPAR β-null **mice**　効果は,PPARβ欠損マウスにおいて減少した
- **activation was diminished in the presence of 〜**　活性化は,〜存在下で減少した
- **responses were diminished in the absence of 〜**　反応は,〜非存在下で減少した
- **activation was diminished in patients**　活性化は,患者において減少した
- **levels were diminished by** 40 %　レベルは,40%減少した
- **apoptosis was diminished by** prior **treatment**　アポトーシスは,前処置によって減少した
- **phosphorylation was diminished by the addition of 〜**　リン酸化は,〜の添加によって減少した

例文 NeuroD2 **expression was diminished in mice** lacking neurogenin1 demonstrating that neurogenin1 regulates neuroD2 during murine brain development.（Dev Biol. 2004 265:234）

NeuroD2発現は,ニューロゲニン1を欠くマウスにおいて減少した

用例数 1,200

be down-regulated 下方制御される

文型 第３文型受動態
受動態率 45％

⇒ down-regulate

◆be down-regulatedとは，「遺伝子が下方制御される」すなわち「発現などが低下する」ことを意味する

よく使われる前置詞 ❶ in（33%）/❷ by（23%）

前に来る単語（主語）		後に来る語句
expression（発現）	be down-regulated	**in ～ cells**（～細胞において）
gene（遺伝子）		**in ～ cancer**（～がんにおいて）
levels（レベル）		**in ～ tumor**（～腫瘍において）
activity（活性）		**in ～ mice**（～マウスにおいて）
promoter（プロモーター）		**in ～ lines**（～ラインにおいて）
		by ～ treatment（～処置によって）
		by estrogen（エストロゲンによって）

▶ 使い方の例

・**activity was down-regulated in** resistant **cells**
活性は，耐性細胞において下方制御された

・**gene is down-regulated in** prostate **cancer**
遺伝子は，前立腺がんにおいて下方制御される

・**expression is down-regulated in** many ovarian **tumor**
発現は，多くの卵巣腫瘍において下方制御される

・**promoters were down-regulated in** 3T3-ts **lines**
プロモーターは，3T3-tsラインにおいて下方制御された

・**levels were down-regulated by estrogen**
レベルは，エストロゲンによって下方制御された

例文 ING4 **expression is down-regulated in** glioblastoma **cells** and head and neck squamous cell carcinoma. (Cancer Res. 2007 67:2552)
ING4発現は，神経膠芽腫細胞において下方制御される

用例数 370

be lowered 低下する／下げられる

文型 第３文型受動態
受動態率 20％

⇒ lower

◆lowerは，形容詞の用例が多い
◆温度に対してよく用いられる

よく使われる前置詞 ❶ to（18%）/❷ by（16%）/❸ from（12%）/❹ in（5%）

前に来る単語（主語）	be lowered	後に来る語句
pH		**to a level**（レベルに）
temperature（温度）		**to ～ ℃**（～℃に）
level（レベル）		**by ～ treatment**（～処置によって）
concentration（濃度）		**by RNA interference**（RNA干渉によって）
		from ～ to …（～から…へ）

▶ 使い方の例

- **temperature was lowered to** 25 ℃　温度は,25℃に低下した
- **level was lowered by** shRNA **treatment**　レベルは，shRNA処置によって低下した
- **levels were lowered by RNA interference**　レベルは,RNA干渉によって低下した
- **pH is lowered from** 7.0 **to** 4.5　pHが,7.0から4.5へ低下する

例文 When the **temperature is lowered to** 26 ℃, vesicle recycling membrane begins to accumulate as invaginations of the plasmalemma, but pinch-off is blocked.（J Cell Biol. 1996 135:797）
温度が26℃に低下する

用例数　2,600

be attenuated　減弱される

文型 第3文型受動態
受動態率 35％

⇒ attenuate

◆効果などが処理によって減弱されるときによく使う

よく使われる前置詞 ❶ by（37%）/❷ in（25%）

前に来る単語（主語）	be attenuated	後に来る語句
mutant（変異体）		**by ～ inhibitor**（～阻害剤によって）
effect（効果）		**by pretreatment**（前処置によって）
response（反応）		**by ～ treatment**（～処置によって）
activity（活性）		**by inhibition of ～**（～の抑制によって）
expression（発現）		**by ～ antagonist**（～拮抗薬によって）
association（関連）		**in ～ mice**（～マウスにおいて）
activation（活性化）		**in the presence of ～**（～の存在下で）
increase（増大）		**in ～ cells**（～細胞において）
inhibition（抑制）		**in … ability to ～**（～する能力において）

▶ 使い方の例

- **response was attenuated by** the p38 **inhibitor**　反応は,p38阻害剤によって減弱された

- effect **was attenuated** by pretreatment　効果は，前処置によって減弱された
- increases **were attenuated** by inhibition of ～　増大は，～の抑制によって減弱された
- expression **was attenuated** in KO mice　発現は，ノックアウトマウスにおいて減弱された
- inhibition **was attenuated** in the presence of ～　抑制は，～の存在下で減弱された
- mutant **was attenuated** in its ability to ～　変異は，～するそれの能力において減弱された

例文 MAPK **activation is** markedly **attenuated by pretreatment** with PMA or pertussis toxin (PTX, to activate susceptible G protein alpha subunits) ; it is completely prevented by combined pretreatment with PMA and PTX. (Circ Res. 1996 78:724)　MAPK活性化は，PMAによる前処置によって顕著に減弱される

用例数 11,000

be inhibited 抑制される

文型 第3文型受動態

受動態率 20%

⇒ inhibite

◆be inhibited byの用例が多い
◆活性などが処理によって抑制されるときに使う

よく使われる前置詞 ❶ by (68%) /❷ in (7%)

前に来る単語（主語）	be inhibited	後に来る語句
activity（活性）		**by pretreatment**（前処置によって）
binding（結合）		**by treatment**（処置によって）
expression（発現）		**by the addition of ～**（～の添加によって）
activation（活性化）		**by ～ inhibitor**（～阻害剤によって）
effect（効果）		**by antibodies**（抗体によって）
synthesis（合成）		**by … concentrations of ～**（…濃度の～によって）
response（応答）		**by overexpression of ～**（～の過剰発現によって）
phosphorylation（リン酸化）		**by phosphorylation**（リン酸化によって）
production（産物）		**by ～ expression**（～発現によって）
apoptosis（アポトーシス）		**by ～ binding**（～結合によって）
formation（形成）		**by ～ antagonist**（～拮抗薬によって）
release（放出）		
transcription（転写）		

▶ 使い方の例

- effect **was inhibited** by pretreatment　効果は，前処置によって抑制された
- apoptosis **was inhibited** by treatment　アポトーシスは，処置によって抑制された
- production **was inhibited** by the addition of ～　産生は，～の添加によって抑制された

II 変化を意味する動詞
C 低下・消失する

- **phosphorylation** **was inhibited** **by** the CKII **inhibitors**
  リン酸化は，CKⅡ阻害剤によって抑制された
- **binding** **was inhibited** **by antibodies** 結合は，抗体によって抑制された
- **activity** **was inhibited** **by** low **concentrations of** ～
  活性は，低い濃度の～によって抑制された
- **responses** **were inhibited** **by the expression** 反応は，発現によって抑制された
- **formation** **was inhibited** **by** TBP **binding** 形成は，TBP結合によって抑制された
- **release** **was inhibited** **by** GABAA receptor **antagonists**
  放出は，GABAA受容体拮抗薬によって抑制された

例文 Finally, IL-18-induced cell surface VCAM-1 **expression** **was inhibited by treatment** with AS ODNs to c-Src, IRAK, PI3-kinase, and ERK1/2 by 57, 43, 41, and 32 % compared with control sense ODN treatment, respectively. (J Biol Chem. 2002 277:34679)
インターロイキン18に誘導される細胞表面VCAM-1発現は，AS ODNによる処置によって抑制された

用例数　2,500

be suppressed 抑制される

文型 第3文型受動態
受動態率20％

⇒ **suppress**

◆be suppressed byの用例が多い
◆発現や活性が抑制されるときに用いられる

よく使われる前置詞 ❶ by（57%）/❷ in（15%）

前に来る単語（主語）		後に来る語句
expression（発現）	**be suppressed**	**by overexpression of ～**（～の過剰発現によって）
activity（活性）		**by mutation**（変異によって）
phenotype（表現型）		**by ～ inhibitor**（～阻害剤によって）
response（反応）		**by ～ expression**（～発現によって）
effect（効果）		**by the addition of ～**（～の添加によって）
levels（レベル）		**in ～ cells**（～細胞において）
activation（活性化）		

▶ 使い方の例

- **phenotype** **is suppressed** **by overexpression of** ～
  表現型は，～の過剰発現によって抑制される
- **expression** **was suppressed** **by** Mek **inhibitors** 発現は，Mek阻害剤によって抑制された
- **activation** **was suppressed** **by the expression** 活性化は，発現によって抑制された
- **levels** **were suppressed** **by the addition of** ～ レベルは，～の添加によって抑制された

・**activity** was suppressed **in** medulloblastoma **cells**
活性は，髄芽腫細胞において抑制された

例文 This **phenotype is suppressed by overexpression of** E(spl)m7 and enhanced by overexpression of Dl.（Development. 2003 130:6295）
この表現型は，E(spl)m7の過剰発現によって抑制される

用例数 1,100

be repressed 抑制される

文型 第3文型受動態
受動態率 20%

⇒ repress

◆be repressed byの用例が多い
◆遺伝子の転写が抑制されるときに使う

よく使われる前置詞 ❶ by（46%）/❷ in（18%）

前に来る単語（主語）		後に来る語句
expression（発現）	be repressed	**by glucose**（グルコースによって）
gene（遺伝子）		**by ～ mechanism**（～機構によって）
activity（活性）		**by … levels of ～**（…レベルの～によって）
transcription（転写）		**in ～ cells**（～細胞において）
		in the presence of ～（～の存在下で）

▶ 使い方の例

・**genes** are repressed **by glucose** 遺伝子は，グルコースによって抑制される
・**expression** is repressed **by** different **mechanisms**
発現は，異なる機構によって抑制される
・**expression** is repressed **by** high **levels of** ～ 発現は，高いレベルの～によって抑制される
・**activity** is repressed **in** somatic **cells** 活性は，体細胞において抑制される

例文 Additionally, **expression was repressed by glucose** but not by fructose, suggesting catabolite repression via two cre-like sequences identified in the promoter-operator region.（Proc Natl Acad Sci USA. 2003 100:8957）
発現は，グルコースによって抑制された

Ⅱ-C　低下・消失する

39. 消失する／妨げられる

「消失する／妨げられる」の動詞は，他動詞受動態または自動詞のパターンで使う．

妨げられる …… **be blocked** (6,200) ◆376／**be prevented** (2,200) ◆377
消失する ……… **be abolished** (2,100) ◆378／**be abrogated** (910) ◆379／
be eliminated (1,600) ◆380／**disappear** (960) ◆380／
be lost (2,000) ◆381

（カッコ内数字：用例数，◆：ページ数）

✻ 意味・用法

- be blocked，be prevented は「妨げられる／遮断する」という意味で使われる
- be abolished，be abrogated，be eliminated，disappear，be lost は「消失する」という意味で使われる
- be blocked，be prevented，be abolished，be abrogated，be eliminated は，「～によって妨げられる／消失する」というパターンが多い
- disappear は，「～から消失する」という場合が多い

✻ 動詞に結びつく主語のカテゴリー

❶著者・論文	❷分析研究	❸研究結果	❹方法	❺対象	❻現象	❼もの	❽疾患	❾処理・治療	❿場所	⓫変化	⓬機能	⓭関係	⓮定量値	⓯目的	
					●	●				●	●	●	●		**be blocked**（遮断される／妨げられる）
					●					●		●			**be prevented**（妨げられる）
					●					●		●	●		**be abolished**（消失する）
							●				●	●	●		**be abrogated**（消失する）
				●								●	●		**be eliminated**（消失する／除去される）
				●		●						●	●		**disappear**（消失する）
				●							●	●	●		**be lost**（失われる／消失する）

＊言い換え可能な動詞 ─意味が似ている動詞と前後の語の組み合わせ例

主語	動詞	後に来る語句
effect activation increase phosphorylation apoptosis	be blocked be prevented	by ～ inhibitor by pretreatment by inhibition of by treatment by the addition of

The effect was <blocked／prevented> by inhibition of the key receptor.

訳 その効果は，鍵となる受容体の抑制によって遮断された

主語	動詞	後に来る語句
effect activity expression	be abolished be eliminated be abrogated	by mutation by ～ treatment by the addition of

This activity was <abolished／abrogated／eliminated> by mutation in the motif.

訳 この活性は，そのモチーフの変異によって消失した

用例数　6,500

be blocked 遮断される／妨げられる

文型 第３文型受動態

受動態率 30％

⇒ block

◆be blocked byの用例が多い
◆効果や活性が阻害剤によって遮断されるときに用いられる

よく使われる前置詞 ❶ by（71%）/❷ in（6%）

前に来る単語（主語）		後に来る語句
effect（効果）	be blocked	**by 〜 inhibitor**（〜阻害剤によって）
activity（活性）		**by 〜 antagonist**（〜拮抗薬によって）
activation（活性化）		**by pretreatment**（前処置によって）
response（反応）		**by 〜 antibody**（〜抗体によって）
current（電流）		**by inhibition of 〜**（〜の抑制によって）
expression（発現）		**by treatment**（処置によって）
receptor（受容体）		**by the addition of 〜**（〜の添加によって）
pathway（経路）		**by expression of 〜**（〜の発現によって）
increase（増大）		**by overexpression of 〜**（〜の過剰発現によって）
phosphorylation（リン酸化）		
apoptosis（アポトーシス）		
channel（チャネル）		

▶ 使い方の例

・**phosphorylation was blocked by** the **inhibitors** リン酸化は，阻害剤によって遮断された
・**effects are blocked by** LPS analogue **antagonists** 効果は，LPS類似体拮抗薬によって遮断される
・**increase was blocked by pretreatment** 増大は，前処置によって遮断された
・**activity was blocked by** an **antibody** 活性は，抗体によって遮断された
・**response was blocked by inhibition of 〜** 反応は，〜の抑制によって遮断された
・**activation was blocked by treatment** 活性化は，処置によって遮断された
・**apoptosis is blocked by the addition of 〜** アポトーシスは，〜の添加によって遮断される

例文 This RXR agonist **activity is blocked by** RAR-specific **antagonists**, suggesting extensive cross-talk between the partners of the RXR-RARalpha403 heterodimer.（Mol Cell Biol. 1999 19:3372）

このRXR作用薬活性は，RAR特異的拮抗薬によって遮断される

用例数 2,200

be prevented 妨げられる

文型 第３文型受動態

受動態率 10%

⇒ prevent

◆ be prevented byの用例が多い
◆ 効果が阻害剤などに妨げられるときに使う

よく使われる前置詞 ❶ by（69%）/❷ in（6%）

be prevented

前に来る単語（主語）
effect（効果）
apoptosis（アポトーシス）
death（死）
activation（活性化）
inhibition（抑制）
increase（増大）
phosphorylation（リン酸化）
changes（変化）

後に来る語句
by ～ inhibitor（～阻害剤によって）
by pretreatment（前処置によって）
by treatment（処置によって）
by inhibition of ～（～の抑制によって）
by the addition of ～（～の添加によって）
by ～ injection of …（…の～注入によって）
by administration of ～（～の投与によって）
in the presence of ～（～の存在下で）

▶ 使い方の例

- **activation is prevented by** calpain **inhibitors** 活性化は，カルパイン阻害剤によって妨げられる
- **apoptosis was prevented by pretreatment** アポトーシスは，前処置によって妨げられた
- **increase was prevented by treatment** 増大は，処置によって妨げられた
- **death was prevented by inhibition of ～** 死は，～の抑制によって妨げられた
- **phosphorylation was prevented by the addition of ～** リン酸化は，～の添加によって妨げられた
- **effect was prevented by** prior **injection of ～** 効果は，～の前注入によって妨げられた
- **inhibition was prevented in the presence of ～** 抑制は，～の存在下で妨げられた

例文 MP also attenuated the proapoptotic effect of HDM; however, this **effect was prevented by treatment** with pyrrolidine derivative of dithiocarnamate, an inhibitor of nuclear factor- kappa B. (J Infect Dis. 2007 195:1860)
この効果は，ピロリジン誘導体による処置によって妨げられた

II 変化を意味する動詞

C 低下・消失する

用例数　2,100

be abolished 消失する

文型 第3文型受動態
受動態率 30%

⇒ abolish

◆be abolished byの用例が多い
◆効果や活性が処理などによって消失する場合に用いられる

よく使われる前置詞 ❶ by（52%）/❷ in（17%）

前に来る単語（主語）		後に来る語句
effect（効果）	be abolished	**by mutation**（変異によって）
activity（活性）		**by pretreatment**（前処置によって）
expression（発現）		**by ～ inhibitor**（～阻害剤によって）
response（反応）		**by ～ treatment**（～処置によって）
activation（活性化）		**by ～ inhibition**（～抑制によって）
binding（結合）		**by the addition of ～**（～の添加によって）
inhibition（抑制）		**by ～ administration**（～投与によって）
release（放出）		**in the presence of ～**（～の存在下で）
interaction（相互作用）		**in ～ mutant**（～変異体において）
increase（増大）		**in ～ cells**（～細胞において）
apoptosis（アポトーシス）		**in ～ mice**（～マウスにおいて）

▶ 使い方の例

- **activation was abolished by mutations**　活性化は，変異によって消失した
- **effect was abolished by pretreatment**　効果は，前処置によって消失した
- **activity is abolished by** the **inhibitor**　活性は，阻害剤によって消失する
- **binding was abolished by** BoNT E **treatment**　結合は，BoNT E処置によって消失した
- **interactions were abolished by** KIT **inhibition**　相互作用は，KIT抑制によって消失した
- **increase was abolished by** chronic **administration**　増大は，慢性投与によって消失した
- **responses were abolished in** all che **mutants**　反応は，すべての che変異体において消失した

例文 When SPI-6 **expression was abolished by** siRNA **administration** at the time of infection with a recombinant, replication-deficient adenovirus [E1-deleted adenovirus encoding beta-galactosidase (AdCMV-LacZ)], earlier and dramatically increased, and earlier ALT elevations were observed in wild-type B6 but not in B6.gzmb (-/-) or NK cell-depleted mice.（Hepatology. 2007 46:1530）
SPI-6発現は，siRNA投与によって消失した

用例数 910

be abrogated 消失する

文型 第3文型受動態
受動態率 20%

⇒ abrogate

◆be abrogated byの用例が多い
◆効果が阻害剤や変異などによって消失するときに使う

よく使われる前置詞 ❶ by（59%）/❷ in（18%）

前に来る単語（主語）		後に来る語句
effect（効果）	be abrogated	**by 〜 inhibitor**（〜阻害剤によって）
response（反応）		**by mutation**（変異によって）
activity（活性）		**by treatment**（処置によって）
expression（発現）		**by overexpression of 〜**（〜の過剰発現によって）
binding（結合）		**by the addition of 〜**（〜の添加によって）
function（機能）		**by 〜 expression of …**（…の〜発現によって）
apoptosis（アポトーシス）		**by inhibition of 〜**（〜の抑制によって）
protection（保護）		**by deletion of 〜**（〜の欠失によって）
		by pretreatment（前処置によって）
		by 〜 depletion（〜欠乏によって）

▶ 使い方の例

- **apoptosis was abrogated by** the competitive **inhibitor**　アポトーシスは，競合阻害剤によって消失した
- **binding was abrogated by mutation**　結合は，変異によって消失した
- **effect is abrogated by treatment**　効果は，処置によって消失する
- **effect was abrogated by overexpression of 〜**　効果は，〜の過剰発現によって消失した
- **protection was abrogated by** in vivo **depletion**　保護は，生体内欠乏によって消失した

例文 This **effect is abrogated by treatment** of cells with a proteasome inhibitor, suggesting that CHK2 (R145W) is targeted through this degradation pathway.（Cancer Res. 2001 61:8062）
この効果は，プロテアソーム阻害剤による細胞の処置によって消失する

用例数　1,600

be eliminated 消失する／除去される

文型 第３文型受動態
受動態率 30％

⇒ **eliminate**

◆活性などが処理などによって消失するときに使う

よく使われる前置詞 ❶ by（34％）/❷ in（10％）/❸ from（7％）

前に来る単語（主語）		後に来る語句
cells（細胞）	be eliminated	**by ～ mutation**（～変異によって）
activity（活性）		**by apoptosis**（アポトーシスによって）
effect（効果）		**by ～ treatment**（～処置によって）
expression（発現）		**by the addition of ～**（～の添加によって）
		by deletion of ～（～の欠失によって）
		in ～ mutant（～変異体において）

▶ 使い方の例

- **activity was eliminated by** a point **mutation** 活性は，点変異によって消失した
- **cells are eliminated by apoptosis** 細胞は，アポトーシスによって消失する
- **effect was eliminated by deletion** 効果は，欠失によって消失した

例文 Propionaldehyde dehydrogenase **activity is eliminated by mutations** in any of the four identified complementation groups, suggesting that this activity may require a complex of proteins encoded by the operon.（J Bacteriol. 1997 179:1013）
プロピオンアルデヒド脱水素酵素活性は，変異によって消失する

用例数　960

disappear 自 消失する

文型 第１文型自動詞

◆細胞や効果などが消失することを意味する

よく使われる前置詞 ❶ from（13％）/❷ in（10％）/❸ after（7％）/❹ by（5％）

前に来る単語（主語）		後に来る語句
cells（細胞）	disappear	**from ～ cells**（～細胞から）
effect（効果）		**from ～ surface**（～表面から）
difference（違い）		**from ～ nucleus**（～核から）
protein（タンパク質）		**in the absence of ～**（～の非存在下で）
expression（発現）		**after adjustment for ～**（～の調製のあと）

▶ 使い方の例

- **protein disappears from** the **nucleus** タンパク質は，核から消失する
- **effect disappears in the absence of** ～ 効果は，～の非存在下で消失する
- **differences disappeared after adjustment for** ～ 違いは，～の調整のあと消失した

例文 In 14 patients, the monoclonal **protein disappeared from** the serum or urine. (Blood. 1999 93:1062) 単クローン性タンパク質は血清から消失した

用例数 2,000

be lost 失われる／消失する

文型 第3文型受動態

受動態率 50％

◆発現や活性が失われる（なくなる）ときに使う

よく使われる前置詞 ❶ in（23％）/❷ from（7％）/❸ to（6％）

前に来る単語（主語）		後に来る語句
expression（発現）	**be lost**	**in ～ cells**（～細胞において）
activity（活性）		**in ～ mice**（～マウスにおいて）
graft（移植片）		**in the absence of ～**（～の非存在下で）
effect（効果）		**in ～ mutants**（～変異体において）
cells（細胞）		**from ～ cells**（～細胞から）
function（機能）		**to follow-up**〔追跡（不能）〕：☆使い方の例参照
patient（患者）		

▶ 使い方の例

- **expression is lost in** nickel-transformed **cells** 発現は，ニッケル形質転換細抱で失われる
- **activity was lost in** nude **mice** 活性は，ヌードマウスで失われた
- **cells are lost in the absence of** ～ 細胞は，～の非存在下で失われる
- **patients were lost to follow-up** 患者は，追跡不能であった

例文 Analysis of several meningiomas has shown that Dal-1 **expression was lost in** 76％ of the tumors. (Mol Cell Biol. 2005 25:10052) Dal-1発現は，その腫瘍の76％において失われた

Ⅱ-C　低下・消失する

40. 破壊される／除去される

「破壊される／除去される」の動詞は，他動詞受動態のパターンで使う．

障害される	**be impaired** (3,200) ◆383
破壊される	**be disrupted** (1,900) ◆384
欠失する／除かれる	**be deleted** (1,400) ◆384
除去される／除かれる	**be removed** (2,300) ◆385

（カッコ内数字：用例数，◆：ページ数）

✻ 意味・用法

- **be impaired** はさまざまな活性が損なわれるときに用いられる
- **be disrupted** は遺伝子操作によって遺伝子構造が破壊されるときに使われる
- **be deleted** は遺伝子の一部が欠失するときに用いられる
- **be removed** はさまざまなものが特定の場所から除かれるときに用いられる

✻ 動詞に結びつく主語のカテゴリー

❶著者・論文	❷分析研究	❸研究結果	❹方法	❺対象	❻現象	❼もの	❽疾患	❾処理・治療	❿場所	⓫変化	⓬機能	⓭関係	⓮定量値	⓯目的	
				●						●	●	●	●		**be impaired**（障害される）
					●	●					●	●			**be disrupted**（破壊される）
						●			●						**be deleted**（欠失する／除かれる）
				●		●									**be removed**（除去される／除かれる）

用例数 3,200

be impaired 障害される

文型 第３文型受動態

受動態率 40％

⇒ impaire

◆機能などが障害されるときに用いられる

◆in one's ability to *do*があとに続く用例が多い

よく使われる前置詞 ❶ in（47％）/❷ by（9％）

前に来る単語（主語）		後に来る語句
function（機能）	be impaired	**in ～ ability to …**（…する～能力が）
mutant（変異体）		**in patients with ～**（～の患者において）
mice（マウス）		**in ～ mice**（～マウスにおいて）
response（反応）		**in ～ cells**（～細胞において）
activity（活性）		**in the absence of ～**（～の非存在下で）
activation（活性化）		**in ～ diabetes**（～糖尿病において）
lesions（病変）		**in ～ mutants**（～変異体において）
		by mutation（変異によって）

▶ 使い方の例

・**mutant was impaired in** its **ability to** ～　変異体は，～するそれの能力が障害された

・**function is impaired in patients with** ～　機能は，～の患者において障害される

・**responses were impaired in** SH2D1A-deficient **mice**
反応は，SH2D1A欠損マウスにおいて障害された

・**activation is impaired in** PolH knockdown **cells**
活性化は，PolHノックダウン細胞において障害される

・**activity is impaired by mutations**　活性は，変異によって障害される

例文 Newborn **mice are impaired in** their **abilities to** mount protective immune responses. (J Immunol. 1998 160:4217)
新生仔マウスは，防御免疫応答を開始するそれらの能力が障害されている

Ⅱ 変化を意味する動詞

C 低下・消失する

用例数　1,900

be disrupted 破壊される

文型 第３文型受動態

受動態率 25％

⇒ disrupt

◆遺伝子などが操作によって破壊されるときに使う

よく使われる前置詞 ❶ by（33%）/❷ in（20%）

前に来る単語（主語）		後に来る語句
gene（遺伝子）	be disrupted	by homologous recombination（相同組換えによって）
interaction（相互作用）		by 〜 mutation（〜変異によって）
complex（複合体）		by insertion of 〜（〜の挿入によって）
function（機能）		by 〜 translocation（〜転座によって）
pathway（経路）		by the addition of 〜（〜の添加によって）
structure（構造）		in 〜 mutants（〜変異体において）
formation（形成）		in 〜 mice（〜マウスにおいて）

▶ 使い方の例

- **gene was disrupted by homologous recombination**　遺伝子は，相同組換えで破壊された
- **interaction is disrupted by** structural **mutations**　相互作用は，構造変異によって破壊される
- **gene was disrupted by insertion of** 〜　遺伝子は，〜の挿入によって破壊された
- **formation is disrupted in** these **mutants**　形成は，これらの変異体において破壊される
- **function is disrupted in** these **mice**　機能は，これらのマウスにおいて破壊される

例文 The mouse PRL **gene was disrupted by homologous recombination**. (EMBO J. 1997 16:6926)　マウスPRL遺伝子は，相同組換えによって破壊された

用例数　1,400

be deleted 欠失する／除かれる

文型 第３文型受動態

受動態率 70％

⇒ delete

◆遺伝子の一部が欠失するときなどに用いられる

よく使われる前置詞 ❶ in（14%）/❷ from（9%）

前に来る単語（主語）		後に来る語句
gene（遺伝子）	be deleted	**in ～ patients**（～患者において）
domain（ドメイン）		**in ～ cancers**（～がんにおいて）
region（領域）		**from ～ genome**（～ゲノムから）
sequence（配列）		**from ～ strain**（～系統から）

▶ 使い方の例

- **gene was deleted in** all 182 **patients**
  遺伝子は，182人の患者すべてにおいて欠失していた
- **region was deleted from** the **genome**　領域が，ゲノムから欠失していた

例文 Among the deleted sequences, we found that one **sequence was deleted in** >50 % of prostate **cancers** we tested.（Am J Pathol. 2001 159:1603）
ひとつの配列が前立腺がんの50%以上において欠失していた

用例数　2,300

be removed　除去される／除かれる

文型 第3文型受動態
受動態率 50 %

◆細胞などが「～から除去される」というパターンで使われる

よく使われる前置詞 ❶ from（25%）/❷ by（15%）

前に来る単語（主語）		後に来る語句
cells（細胞）	be removed	**by treatment with ～**（～による処置によって）
sequence（配列）		**from ～ cells**（～細胞から）
tissues（組織）		**from ～ sample**（～試料から）
group（基）		**from ～ study**（～研究から）
protein（タンパク質）		**from ～ analysis**（～分析から）
tumors（腫瘍）		**from ～ site**（～部位から）
patients（患者）		**by ～ excision repair**（～除去修復によって）

▶ 使い方の例

- **protein is removed from** epithelial **cells**　タンパク質は，上皮細胞から除去される
- **patients were removed from** the **study**　患者は，その研究から除外された
- **sequence is removed from** the active **site**　配列が，活性部位から除去される

例文 Five **patients** (11 %) **were removed from** the **study** because of intolerable joint pain.（J Clin Oncol. 2002 20:1383）
5人の患者（11%）が，その研究から除外された

II 変化を意味する動詞

C 低下・消失する

Ⅱ-C　低下・消失する

41. 切断される

「切断される」の動詞は，他動詞受動態で用いる．

切断される ………**be cleaved** (1,700) ◆387
消化される ………**be digested** (210) ◆387
切り詰められる…**be truncated** (200) ◆388
加工される ………**be processed** (1,500) ◆389

（カッコ内数字：用例数，◆：ページ数）

✻ 意味・用法

・be cleaved は単に「切断される」という意味だが，be digested は酵素によって切断されるという意味をもち，しばしばバラバラに切断されるときに使われる

・be truncated は端から切断されることを意味する

・be processed は加工されるという意味だが，酵素によって切断される場合にも使われる

✻ 動詞に結びつく主語のカテゴリー

❶著者・論文	❷分析研究	❸研究結果	❹方法	❺対象	❻現象	❼もの	❽疾患	❾処理・治療	❿場所	⓫変化	⓬機能	⓭関係	⓮定量値	⓯目的	
						●			●						**be cleaved**（切断される）
						●									**be digested**（消化される）
						●									**be truncated**（切り詰められる）
						●									**be processed**（加工される）

用例数　1,700

be cleaved 切断される

文型 第３文型受動態
受動態率 40％

⇒ cleave

◆タンパク質やDNAが一カ所または数カ所で切断されるときに使う
◆前置詞はbyの場合が多い

頻度分析 ❶ by（27％）/❷ in（9％）/❸ at（9％）/❹ to *do*（8％）

前に来る単語（主語）		後に来る語句
protein（タンパク質）	be cleaved	**by ～ enzyme**（～酵素によって）
DNA		**in ～ cells**（～細胞において）
site（部位）		**at ～ site**（～部位において）
peptide（ペプチド）		**to generate ～**（～を生成するように）
substrate（基質）		**to form ～**（～を形成するように）
strand（鎖）		**to produce ～**（～を産生するように）
		to yield ～（～を生じるように）

▶ 使い方の例

- **strand is cleaved by** the second **enzyme**　鎖は,2番目の酵素によって切断される
- **protein is cleaved in** NB4 leukemic **cells**　タンパク質は，NB4白血病細胞において切断される
- **substrates were cleaved at** the following **sites**　基質は,次の部位において切断された
- **propeptides are cleaved to generate** ～　プロペプチドは,～を生成するように切断される
- domain **was cleaved** from the protein　ドメインは,そのタンパク質から切断された

例文 In contrast, the wild-type AlwI exists as a dimer in solution and cleaves two DNA strands; the top **strand is cleaved by** an **enzyme** binding to that sequence, and its complementary bottom strand is cleaved by the second enzyme dimerized with the first enzyme. (Proc Natl Acad Sci USA. 2001 98:12990)
上の鎖はその配列に結合する酵素によって切断される

用例数　210

be digested 消化される

文型 第３文型受動態
受動態率 55％

◆タンパク質やDNAが酵素によって消化されるときに使う
◆前置詞はwithの場合が多い

よく使われる前置詞 ❶ with（62％）/❷ by（16％）

前に来る単語（主語）		後に来る語句
protein（タンパク質） **DNA** **sample**（試料） **product**（産物） **RNA**	**be digested**	**with trypsin**（トリプシンによって） **with 〜 enzyme**（〜酵素によって） **with 〜 endonuclease**（〜エンドヌクレアーゼによって） **with proteases**（プロテアーゼによって） **by trypsin**（トリプシンによって）

▶ 使い方の例

- **proteins were digested with trypsin**　タンパク質は，トリプシンによって消化された
- **DNA is digested with** restriction **enzymes**　DNAは，制限酵素によって消化される
- **product is digested with** restriction **endonucleases**　産物は，制限エンドヌクレアーゼによって消化される
- **samples were digested with proteases**　試料は，プロテアーゼによって消化された

例文 In AFLP analysis, bacterial genomic **DNA is digested with** restriction **enzymes**, ligated to adapters, and a subset of DNA fragments are amplified using primers containing 16 adapter defined sequences with one additional arbitrary nucleotide. (Nucleic Acids Res. 1996 24:3649)
細菌のゲノムDNAは，制限酵素によって消化される

用例数　200

be truncated　切り詰められる

文型 第3文型受動態
受動態率60％

◆タンパク質などが端から切断されることを意味する

頻度分析 ❶ at（20％）/❷ in（9％）/❸ by（8％）/❹ to *do*（7％）

前に来る単語（主語）		後に来る語句
protein（タンパク質） **sequence**（配列）	**be truncated**	**at 〜 terminus**（〜末端において） **at 〜 end**（〜末端において） **by 〜 amino acids**（〜アミノ酸ほど）

▶ 使い方の例

- **protein is truncated at** the C-**terminus**　タンパク質は，C末端において切り詰められる

例文 HeLa cell-derived HPV-18 E1 **protein is truncated at** the carboxyl **terminus** but can associate with cyclin E/CDK2. (J Biol Chem. 2000 275:6167)
HeLa細胞由来のHPV-18 E1タンパク質は，カルボキシル末端において切り詰められる

用例数 1,500

be processed 加工される

文型 第3文型受動態
受動態率 60 %

◆情報が処理されたり，切片が加工されたりするときに使う
◆タンパク質が酵素によって切断されるときにも用いられる

頻度分析 ❶ by（16%）/❷ for（15%）/❸ to（to *do*など）（13%）/❹ in（10%）/ ❺ into（6%）

前に来る単語（主語）		後に来る語句
information（情報） **section**（切片） **brains**（脳） **protein**（タンパク質） **data**（データ） **sample**（試料） **specimens**（標本）	**be processed**	**by ～ protease**（～プロテアーゼによって） **for ～ hybridization**（ハイブリダイゼーション法のために） **for ～ microscopy**（～顕微鏡法のために） **for … detection of ～**（～の…検出のために） **in ～ manner**（～様式で） **in ～ brain**（～脳において） **to ～ form**（～形に） **to generate ～**（～を生成するように） **to yield ～**（～を生じるように）

▶ 使い方の例

- **protein is processed by** a host cell **protease**
  タンパク質は，宿主細胞プロテアーゼによって加工される
- **brains were processed for** in situ **hybridization**
  脳は，in situハイブリダイゼーション法のために加工された
- **specimens were processed for** scanning electron **microscopy**
  標本は，走査型電子顕微鏡法のために加工された
- **sections were processed for** immunocytochemical **detection of** ～
  切片は，～の免疫細胞化学的検出のために加工された
- **samples were processed in** the normal **manner** 試料は，正常な様式で加工された
- **information is processed in** the reptilian **brain** 情報は，爬虫類脳において加工される
- **protein was processed to yield** タンパク質は，～を生じるように加工された

例文 Animals were kept on a 12:12 light/dark cycle and perfused at 4-h intervals, and their **brains were processed for** immunohistochemical **detection of** PER1 and PER2. (Brain Res. 2006 1073:348)
それらの脳は，PER1およびPER2の免疫組織化学的検出のために加工された

Ⅱ-C　低下・消失する

42. 抑制する／低下させる

「抑制する／低下させる」の動詞は，他動詞能動態で用いる．

抑制する …………	**inhibit** (43,000) ◆393／ **suppress** (11,000) ◆394／ **repress** (4,200) ◆395
干渉する …………	**interfere** (3,400) ◆395
軽減する …………	**relieve** (700) ◆396／ **alleviate** (570) ◆397
弱める……………	**weaken** (380) ◆397
減弱させる ………	**attenuate** (4,400) ◆398
減少させる ………	**diminish** (2,700) ◆399
低下させる ………	**reduce** (33,000) ◆400／ **decrease** (他動詞) (14,000) ◆401／ **lower** (1,300) ◆402
下方制御する …	**down-regulate** (1,400) ◆402

(カッコ内数字：用例数，◆：ページ数)

✻ 意味・用法

・inhibit，suppress，repress は「抑制する」という意味だが，結果的に低下を引き起こす

・interfere，relieve，alleviate，weaken，attenuate は「弱める」という意味で，その後に低下を招くことになる

・diminish，reduce，decrease，lower，down-regulate は，「低下させる」という意味で使われる

＊ 動詞に結びつく主語のカテゴリー

❶著者・論文	❷分析研究	❸研究結果	❹方法	❺対象	❻現象	❼もの	❽疾患	❾処理・治療	❿場所	⓫変化	⓬機能	⓭関係	⓮定量値	⓯目的	
					●	●		●		●		●			**inhibit**（抑制する）
					●	●					●		●		**suppress**（抑制する）
						●							●		**repress**（抑制する）
					●	●									**interfere**（干渉する）
						●									**relieve**（軽減する）
					●	●									**alleviate**（軽減する）
					●										**weaken**（弱める）
								●					●		**attenuate**（減弱させる）
				●	●								●		**diminish**（減少させる）
					●			●					●		**reduce**（低下させる）
					●			●		●			●		**decrease**（他動詞）（低下させる）
				●	●										**lower**（低下させる）
								●			●		●		**down-regulate**（下方制御する）

＊ 言い換え可能な動詞 ―意味が似ている動詞と前後の語の組み合わせ例

主語	動詞	後に来る語句
protein	suppress inhibit repress interfere with	～ activity ～ activation ～ expression

These proteins <suppress／inhibit／repress／interfere with> GAP activity during vesicle formation.

訳 これらのタンパク質は，ベジクル形成のあいだGAP活性を抑制する

主語	動詞	後に来る語句
inhibitor mutation expression	suppress reduce	～ expression ～ activity

Increased gene expression <suppressed／reduced> proteasome activity.

訳 上昇した遺伝子発現は，プロテアソーム活性を抑制した

主語	動詞	後に来る語句
treatment expression	reduce down-regulate attenuate	～ activity ～ level ～ expression

The treatment <reduced／down-regulated／attenuated> telomerase levels in all cells.

訳 その処置は，すべての細胞においてテロメラーゼレベルを低下させた

主語	動詞	後に来る語句
expression mutation inhibitor	decrease diminish reduce	the expression of the ability of

The mutation <decreases／diminishes／reduces> the ability to bind ligands.

訳 その変異は，リガンドに結合する能力を低下させる

用例数 43,000

inhibit 他 抑制する／阻害する

文型 第3文型他動詞

受動態率 20％

⇒ **be inhibited**

◆タンパク質が活性などを抑制する場合によく使う

前に来る単語（主語）
protein（タンパク質）
peptide（ペプチド）
compound（化合物）
treatment（処置）
domain（ドメイン）
overexpression（過剰発現）
activation（活性化）
interaction（相互作用）
insulin（インスリン）
phosphorylation（リン酸化）

inhibit

後に来る語句
～ activity（～活性）
～ growth（～増殖）
～ activation（～活性化）
～ expression（～発現）
～ proliferation（～増殖）
～ formation（～形成）
～ synthesis（～合成）
～ production（～産生）
～ function（～機能）
～ phosphorylation（～リン酸化）
～ replication（～複製）
apoptosis（アポトーシス）
～ release（～放出）
～ ability（～能力）
～ differentiation（～分化）
transcription（転写）
～ migration（～移動）
～ development（～発生）
～ factor（～因子）
binding of ～（～の結合）

▶ 使い方の例

- **domain inhibits** kinase **activity** ドメインは，キナーゼ活性を抑制する
- **compounds inhibited** cell **growth** 化合物は，細胞増殖を抑制した
- **peptide inhibits** TSP1-mediated **activation** ペプチドは，TSP1に仲介される活性化を抑制する
- **insulin inhibited** ADH gene **expression** インスリンは，ADH遺伝子発現を抑制した
- **activation inhibits** oligodendrocyte progenitor **proliferation** 活性化は，オリゴデンドロサイト前駆細胞増殖を抑制する
- **protein inhibits** tumor **formation** タンパク質は，腫瘍形成を抑制する
- **compound inhibited** DNA **synthesis** 化合物は，DNA合成を抑制した
- **treatment inhibited** the **production** 処置は，産生を抑制した
- **protein inhibits** p53 **function** タンパク質は，p53機能を抑制する
- **overexpression inhibited** the **phosphorylation** 過剰発現は，リン酸化を抑制した

・**phosphorylation** inhibited the **ability**　　リン酸化は，能力を抑制した
・**interaction** inhibits **binding of** 〜　　相互作用は，〜の結合を抑制する

例文 The anti-TRAP **protein** inhibits TRAP **activity** by competing with RNA for the RNA binding surface of TRAP.（Curr Opin Microbiol. 2004 7:132）
抗TRAPタンパク質は，TRAP活性を抑制する

用例数　11,000

suppress 他 抑制する

文型 第3文型他動詞
受動態率20%
⇒ be suppressed

◆阻害剤などが発現や活性を抑制する場合に用いられる

前に来る単語（主語）		後に来る語句
inhibitor（阻害剤）	suppress	〜 **expression**（〜発現）
mutation（変異）		〜 **activity**（〜活性）
protein（タンパク質）		〜 **activation**（〜活性化）
expression（発現）		〜 **defect**（〜欠陥）
activity（活性）		**apoptosis**（アポトーシス）
overexpression（過剰発現）		〜 **proliferation**（〜増殖）
signaling（シグナル伝達）		〜 **formation**（〜形成）
		〜 **phenotype**（〜表現型）
		〜 **replication**（〜複製）
		〜 **effect**（〜効果）
		〜 **development**（〜発生）
		〜 **function**（〜機能）

▶ 使い方の例

・**activity** suppresses dpp **expression**　　活性は，dpp発現を抑制する
・**expression** suppressed proteasome **activity**　　発現は，プロテアソーム活性を抑制した
・**inhibitors** suppressed NF-κB **activation**　　阻害剤は，NF-κB活性化を抑制した
・**overexpression** suppresses the growth **defect**　　過剰発現は，増殖欠陥を抑制する
・**signaling** suppresses **apoptosis**　　シグナル伝達は，アポトーシスを抑制する
・**proteins** suppress the **formation**　　タンパク質は，形成を抑制する
・**mutation** suppressed the **effects**　　変異は，効果を抑制した

例文 Dab2 **expression** suppressed MAPK **activation** and c-fos **expression**.（Oncogene. 2000 19:4847）
Dab2発現は，MAPK活性化とc-fos発現を抑制した

用例数 4,200

repress 他 抑制する

文型 第3文型他動詞
受動態率20%
⇒ be repressed

◆転写を抑制する場合によく使われる

前に来る単語（主語）		後に来る語句
protein（タンパク質）	repress	**transcription**（転写）
complex（複合体）		**〜 expression**（〜発現）
domain（ドメイン）		**〜 activity**（〜活性）
overexpression（過剰発現）		**〜 activation**（〜活性化）
activity（活性）		**〜 translation**（〜翻訳）
expression（発現）		

▶ 使い方の例

- **complex represses transcription**　複合体は，転写を抑制する
- **proteins repress** their own **expression**　タンパク質は，それら自身の発現を抑制する
- **domain represses** topoisomerase **activity**　ドメインは，トポイソメラーゼ活性を抑制する
- **overexpression repressed** EBNA2 **activation**　過剰発現は，EBNA2活性化を抑制した
- **expression represses** the **translation**　発現は，翻訳を抑制する

例文 Gal4-Eed fusion **protein represses transcription** of a reporter gene driven by a promoter that contains Gal4-binding DNA elements.（Mol Cell Biol. 1997 17:4707）
Gal4-Eed融合タンパク質は，レポーター遺伝子の転写を抑制する

用例数 3,400

interfere 自 干渉する

文型 第1文型自動詞

◆効果などが機能と干渉する場合に使う
◆「干渉する」とは，「阻害する／抑制する」と同じような意味である

よく使われる前置詞 with（97%）

前に来る単語（主語）		後に来る語句
mutation（変異）	interfere	**with 〜 function**（〜機能に）
protein（タンパク質）		**with the ability of 〜**（〜の能力に）
domain（ドメイン）		**with 〜 formation**（〜形成に）
antibody（抗体）		**with 〜 activation**（〜活性化に）
		with 〜 activity（〜活性に）
		with 〜 expression（〜発現に）

▶ 使い方の例

- **protein interferes with** p53 **function** タンパク質は,p53機能に干渉する
- **mutations interfere with the ability of** ～ 変異は,～の能力に干渉する
- **antibody interfered with** DnaX complex **formation** 抗体は，DnaX複合体形成に干渉した
- **domain interfered with** the **activities** ドメインは,活性に干渉した

例文 This Bro::SMMHC fusion **protein interferes with** the **activity** of Runt and a second Runt domain protein, Lozenge.（Development. 1999 126:3313）
このBro::SMMHC融合タンパク質は,Runtの活性に干渉する

用例数　700

relieve 他 軽減する

文型 第3文型他動詞
受動態率 35％

◆阻害や抑制を軽減するときに使う

前に来る単語（主語）		後に来る語句
protein（タンパク質）	relieve	**～ inhibition**（～阻害）
domain（ドメイン）		**～ repression**（～抑制）
binding（結合）		**～ effect**（～効果）
complex（複合体）		**～ pain**（～疼痛）
peptide（ペプチド）		**symptom**（症状）
to（～する）		**～ suppression**（～抑制）
		～ requirement（～要求性）

▶ 使い方の例

- **peptide relieved** the **inhibition** ペプチドは,阻害を軽減した
- **complexes relieve** chromatin **repression** 複合体は,クロマチン抑制を軽減する
- **protein relieved** the suppression **effect** タンパク質は,抑制効果を軽減した

例文 The adenovirus E1B 19K **protein relieved repression** by E1A 243R.（Oncogene. 1999 18:7825） アデノウイルスE1B 19Kタンパク質は,E1A 243Rによる抑制を軽減した

用例数 570

alleviate 他 軽減する

文型 第3文型他動詞
受動態率 20%

◆効果や抑制などを軽減する場合に用いられる

前に来る単語（主語）		後に来る語句
mutation（変異）	**alleviate**	**～ effect**（～効果）
protein（タンパク質）		**～ inhibition**（～抑制）
to（～する）		**～ problem**（～問題）
		～ repression（～抑制）
		～ symptom（～症状）
		～ requirement（～要求性）
		～ stress（～ストレス）
		～ need（～必要性）
		～ defect（～欠陥）

▶ 使い方の例

・**protein alleviates** this **inhibition** タンパク質は，この抑制を軽減する

・**mutation alleviates** this **requirement** 変異は，この要求性を軽減する

例文 Furthermore, we demonstrate that Cdc2 activity is required for the formation of the heteromeric Sct1/Cdc10 transcription complex and that the Cdc10 S196D **mutation alleviates** this **requirement**. (Mol Biol Cell. 1997 8:1105)
Cdc10 S196D変異は，この要求性を軽減する

用例数 380

weaken 他 弱める

文型 第3文型他動詞
受動態率 20%

◆相互作用などを弱めるときに用いられる

前に来る単語（主語）		後に来る語句
mutation（変異）	**weaken**	**～ interaction**（～相互作用）
		～ affinity（～親和性）
		～ binding of …（…の～結合）

▶ 使い方の例

・**mutation weakens** the **interaction** 変異は，相互作用を弱める

例文 The K38A **mutation weakens** the **interaction** between the amino terminus of FAK and its own kinase domain, and disrupts the ability of the amino terminus to inhibit the phosphorylation of FAK in trans. (J Biol Chem. 2005 280:8197)
K38A変異は，FAKのアミノ末端とそれ自身のキナーゼドメインの間の相互作用を弱める

用例数 4,400

attenuate 他 減弱させる

文型 第3文型他動詞

受動態率 35%

⇒ be attenuated

◆処理などが効果や活性を減弱する場合に使う

前に来る単語（主語）		後に来る語句
treatment（処置）	attenuate	**～ effect**（～効果）
activity（活性）		**～ activity**（～活性）
expression（発現）		**～ activation**（～活性化）
administration（投与）		**～ increase in …**（…の～増大）
blockade（遮断）		**～ expression**（～発現）
estrogen（エストロゲン）		**～ injury**（～傷害）
overexpression（過剰発現）		**～ production**（～産生）
subunit（サブユニット）		**apoptosis**（アポトーシス）

▶ 使い方の例

- **treatment attenuated** the **effects** 処置は，効果を減弱させた
- **expression attenuated** endogenous PKCδ **activity** 発現は，内在性のPKCδ活性を減弱させた
- **activity attenuated** the inverse association 活性は，逆相関を減弱させた
- **estrogen attenuated** the **increase in** ～ エストロゲンは，～の増大を減弱させた
- **administration attenuates** transplantation-induced **injuries** 投与は，移植に誘導される傷害を減弱させる
- **blockade attenuates** superoxide **production** 遮断は，スーパーオキサイド産生を減弱させる
- **overexpression attenuates apoptosis** 過剰発現は，アポトーシスを減弱させる

例文 RDδ **expression attenuated** endogenous PKCδ **activity**, as demonstrated by decreased phosphorylation of the PKCdelta substrate adducin in migrating cells.（Cancer Res. 1999 59:3230）

RDδ発現は，内在性のPKCδ活性を減弱させた

用例数 2,700

diminish 他 減少させる

文型 第3文型他動詞

受動態率 35％

⇒ **be diminished**

◆自動詞としても使われる
◆阻害剤や変異が能力や発現を減少させるときなどに用いられる

前に来る単語（主語）		後に来る語句
inhibitor（阻害剤）	**diminish**	**the ability of ～**（～の能力）
mutation（変異）		**～ expression**（～発現）
expression（発現）		**～ effect**（～効果）
mutants（変異体）		**～ activation**（～活性化）
		～ capacity（～能力）
		～ response（～反応）
		～ function（～機能）
		～ formation（～形成）
		～ phosphorylation（～リン酸化）
		the interaction（相互作用）

▶ 使い方の例

- **mutations diminish** Kit **expression** 変異は,Kit発現を減少させる
- **expression diminishes** stereotypic **responses** 発現は,ステレオタイプの反応を減少させる
- **inhibitors diminish** PKG-induced **phosphorylation** 阻害剤は,PKG誘導性リン酸化を減少させる
- **mutants diminished** the **interaction** 変異は,相互作用を減少させた

例文 A nontoxic **inhibitor diminished** the activity of this metalloproteinase in vitro and repressed the invasive phenotype of Id-1-expressing cells in culture. (Mol Cell Biol. 1998 18:4577) 無毒性阻害剤は,このメタロプロテイナーゼの活性を減少させた

II 変化を意味する動詞

C 低下・消失する

用例数　33,000

reduce 他 低下させる

文型 第3文型他動詞

受動態率 25%

⇒ be reduced

◆活性やレベルなどを低下させる意味で用いられる

前に来る単語（主語）		後に来る語句
treatment（処置）	reduce	**〜 activity**（〜活性）
mutation（変異）		**〜 level**（〜レベル）
inhibitor（阻害剤）		**〜 expression**（〜発現）
expression（発現）		**〜 risk**（〜リスク）
therapy（治療）		**〜 rate**（〜速度）
blockade（遮断）		**〜 number**（〜数）
administration（投与）		**〜 incidence**（〜発生率）
substitution（置換）		**〜 ability**（〜能力）
		mortality（死亡率）
		〜 frequency（〜頻度）
		〜 formation（〜形成）
		〜 efficiency（〜効率）
		〜 proliferation（〜増殖）

▶ 使い方の例

- **expression** reduced the **activity**　発現は，活性を低下させた
- **inhibitors** reduce the **level**　阻害剤は，レベルを低下させる
- **mutation** reduced AVP **expression**　変異は，AVP発現を低下させた
- **treatment** reduced progression **risk**　処置は，進行リスクを低下させた
- **therapy** reduces the **rate**　治療は，速度を低下させる
- **administration** reduced the **number**　投与は，数を低下させた
- **administration** reduced the **incidence**　投与は，発生率を低下させた
- **substitution** reduced the **ability**　置換は，能力を低下させた
- **blockade** reduces **mortality**　遮断は，死亡率を低下させる

例文 5azadC **treatment** reduced telomerase **expression** and **activity** and subsequently enhanced chemosensitivity towards cisplatin, taxol and tamoxifen but not with the alkylating agents temozolomide (TMZ), carmustine and chlorambucil. (Brain Res. 2008 1188:173)

5azadC処置は，テロメラーゼ発現と活性を低下させた

用例数 14,000

decrease 他 低下させる

文型 第3文型他動詞

受動態率 30％

⇒ be decreased

◆自動詞や名詞としても使われる ⇒ decrease（自動詞）
◆発現や処理が速度や数を低下させるときに使う

前に来る単語（主語）		後に来る語句
expression（発現）	decrease	**the rate of ～**（～の速度）
treatment（処置）		**the number of ～**（～の数）
mutation（変異）		**the level of ～**（～のレベル）
inhibitor（阻害剤）		**the risk of ～**（～のリスク）
inhibition（阻害）		**the expression of ～**（～の発現）
activation（活性化）		**the incidence of ～**（～の発生率）
overexpression（過剰発現）		**the amount of ～**（～の量）
		the ability of ～（～の能力）
		the affinity of ～（～の親和性）
		the frequency of ～（～の頻度）
		the activity of ～（～の活性）
		the production of ～（～の産生）
		the amplitude of ～（～の振幅）

▶ 使い方の例

- **mutation decreased the rate of ～** 変異は,～の速度を低下させた
- **treatment decreased the number of ～** 処置は,～の数を低下させた
- **expression decreased the level of ～** 発現は,～のレベルを低下させた
- **inhibitors decrease the risk of ～** 阻害剤は,～のリスクを低下させる
- **activation decreased the amount of ～** 活性化は,～の量を低下させた
- **overexpression decreases the frequency of ～** 過剰発現は,～の頻度を低下させる
- **inhibitors decreased the production of ～** 阻害剤は,～の産生を低下させた

例文 Rac1V12 **expression decreased the rates of** apical and basolateral endocytosis, whereas Rac1N17 expression increased those rates from both membrane domains.（Mol Biol Cell. 2000 11:287）
Rac1V12発現は,先端および側方のエンドサイトーシスの速度を低下させた

II 変化を意味する動詞

C 低下・消失する

用例数　1,300

lower 他 低下させる

文型 第3文型他動詞

受動態率 20％

⇒ be lowered

◆形容詞lowの比較級としての用例が多い
◆変異がリスクなどを低下させるときに用いられる

前に来る単語（主語）		後に来る語句
mutation（変異）	lower	**the risk**（リスク）
mutant（変異体）		**the rate**（速度）
sequence（配列）		**the level of ～**（～のレベル）
binding（結合）		**the affinity**（親和性）
		the incidence of ～（～の発生率）
		the concentration of ～（～の濃度）

▶ 使い方の例

- **mutation lowers the rate of ～**　変異は，～の速度を低下させる
- **sequence lowers the levels of ～**　配列は，～のレベルを低下させる
- **mutant lowers the affinity**　変異体は，親和性を低下させる

例文 This **sequence lowers the levels of** spliced products from intron-containing constructs and can functionally replace Rev and the Rev-responsive element (RRE) in the nuclear export of unspliced HIV-1-related mRNAs.（EMBO J. 1999 18:1642）
この配列は，スプライスされた産物のレベルを低下させる

用例数　1,400

down-regulate 他 下方制御する

文型 第3文型他動詞

受動態率 45％

⇒ be down-regulated

◆遺伝子発現などを「下方制御する」，すなわち「低下させる」意味で用いられる

前に来る単語（主語）		後に来る語句
treatment（処置）	down-regulate	**～ expression**（～発現）
expression（発現）		**～ activity**（～活性）
activity（活性）		**～ level**（～レベル）
pathway（経路）		**～ production**（～産生）
		～ transcription（～転写）

▶ 使い方の例

- **treatment** **down-regulated** COX-1 **expression**　処置は，COX-1発現を下方制御した
- **expression** **down-regulated** the promoter **activity**
  発現は，プロモーター活性を下方制御した
- **activity** **down-regulates** USF2 protein **levels**
  活性は，USF2タンパク質レベルを下方制御する

例文 Antisense **treatment** **down-regulates** HER2/neu **expression** in a dose-dependent and sequence-specific manner. (Cancer Res. 2000 60:560)
アンチセンス処置は，HER2/neu発現を下方制御する

Ⅱ-C　低下・消失する

43. 消失させる／妨げる

「消失させる／妨げる」の動詞は，他動詞能動態の表現が多い．

妨げる	**block** (17,000) ◆406／ **prevent** (18,000) ◆407	破壊する	**disrupt** (5,400) ◆411
消失させる	**abrogate** (3,300) ◆408／ **abolish** (6,500) ◆409／ **eliminate** (4,000) ◆410	障害する	**impair** (5,200) ◆412
		欠失させる	**delete** (660) ◆413
		切断する	**cleave** (2,300) ◆413

（カッコ内数字：用例数，◆：ページ数）

✻ 意味・用法

- **block**, **prevent** は「妨げる」，**abrogate**, **abolish**, **eliminate** は「消失させる」という意味で使われる
- **disrupt**, **impair** はもっと広い意味をもつが，主語が同じような語であれば「阻止する」ことを意味する
- **delete** はヒトが遺伝子を欠失させるとき，**cleave** は酵素がDNAを切断するときなどに使われる

✻ 動詞に結びつく主語のカテゴリー

❶著者・論文	❷分析研究	❸研究結果	❹方法	❺対象	❻現象	❼もの	❽疾患	❾処理・治療	❿場所	⓫変化	⓬機能	⓭関係	⓮定量値	⓯目的	
				●	●	●		●			●		●		**block**（遮断する／妨げる）
					●	●	●	●		●	●		●		**prevent**（妨げる／防ぐ）
					●			●		●			●		**abrogate**（消失させる）
				●	●			●		●					**abolish**（消失させる）
●			●		●					●					**eliminate**（消失させる／除去する）
				●	●			●					●		**disrupt**（破壊する）
					●		●	●		●			●		**impair**（障害する）
●															**delete**（欠失させる）
						●									**cleave**（切断する）

＊ 言い換え可能な動詞 ―意味が似ている動詞と前後の語の組み合わせ例

主語	動詞	後に来る語句
mutation treatment	abrogate abolish block	～ effect ～ ability ～ activity ～ binding ～ activation ～ function ～ expression

These point mutations <abrogate／abolish／block> the ability of p27 to bind cyclins and CDKs.

訳 これらの点変異は，サイクリンとCDKに結合するp27の能力を消失させる

用例数　17,000

block 他 遮断する／妨げる

文型 第3文型他動詞

受動態率 30％

⇒ **be blocked**

◆名詞の用例もかなりある
◆阻害剤などが活性を遮断するときに使う

前に来る単語（主語）	block	後に来る語句
inhibitor（阻害剤）		**～ activity**（～活性）
mutant（変異体）		**～ activation of …**（…の～活性化）
antibody（抗体）		**apoptosis**（アポトーシス）
protein（タンパク質）		**the effect of ～**（～の効果）
activity（活性）		**the ability of ～**（～の能力）
antagonist（拮抗薬）		**the binding of ～**（～の結合）
peptide（ペプチド）		**the induction of ～**（～の誘導）
mutation（変異）		**the activation of ～**（～の活性化）
treatment（処置）		**the increase in ～**（～の増大）
pathway（経路）		**the formation of ～**（～の形成）
expression（発現）		**the interaction of ～**（～の相互作用）
		the expression of ～（～の発現）
		the development of ～（～の発達）

▶ 使い方の例

- **antibody blocks** CD8 **activity**　抗体は,CD8活性を遮断する
- **expression blocks** prolactin-induced **activation of** ～　発現は,～のプロラクチン誘導性の活性化を遮断する
- **pathway blocks apoptosis**　経路は,アポトーシスを遮断する
- **inhibitors blocked the effects of** ～　阻害剤は,～の効果を遮断した
- **activity blocks the ability of** ～　活性は,～の能力を遮断する
- **peptide blocked the binding of** ～　ペプチドは,～の結合を遮断した
- **protein blocks the induction of** ～　タンパク質は,～の誘導を遮断する
- **treatment blocked** the **activation of** ～　処置は,～の活性化を遮断した
- **antagonists block the increase in** ～　拮抗薬は,～の増大を遮断する
- **treatment blocked the development of** ～　処置は,～の発達を遮断した

例文 However, the mutant **protein blocks** the **activation of** the promoter of a target gene. (Development. 2002 129:2761)
変異タンパク質は,標的遺伝子のプロモーターの活性化を遮断する

用例数 18,000

prevent 他 妨げる／防ぐ

文型 第3文型他動詞

受動態率 10%

⇒ be prevented

◆阻害剤などが活性化や発生を妨げるときに用いられる

前に来る単語（主語）		後に来る語句
inhibitor（阻害剤）	**prevent**	**～ activation**（～活性化）
treatment（処置）		**the development of ～**（～の発生）
protein（タンパク質）		**～ death**（～死）
mutation（変異）		**apoptosis**（アポトーシス）
pathway（経路）		**～ disease**（～疾患）
expression（発現）		**～ loss**（～損失）
administration（投与）		**～ binding**（～結合）
checkpoint（チェックポイント）		**～ induction**（～誘導）
inhibition（抑制）		**～ rejection**（～拒絶）
infection（感染）		**the formation of ～**（～の形成）
		～ expression（～発現）
		～ accumulation（～蓄積）
		～ damage（～障害）
		～ progression（～進行）
		infection（感染）
		the increase in ～（～の増大）
		～ transmission（～伝達）
		the onset of ～（～の開始）

▶ 使い方の例

- **inhibition prevented** the **activation** 抑制は，活性化を妨げた
- **administration prevented the development of** ～ 投与は，～の発生を妨げた
- **inhibitors prevented** cell **death** 阻害剤は，細胞死を妨げた
- **inhibition prevents apoptosis** 抑制は，アポトーシスを妨げる
- **protein prevented** microtubule **binding** タンパク質は，微小管結合を妨げた
- **pathways prevents** allograft **rejection** 経路は，同種移植片拒絶を妨げる
- **mutation prevents the formation of** ～ 変異は，～の形成を妨げる
- **expression prevents** the **accumulation** 発現は，蓄積を妨げる
- **treatment prevented the increase in** ～ 処置は，～の増大を妨げた
- **checkpoint prevents the onset of** ～ チェックポイントは，～の開始を妨げる

例文 A γ -secretase **inhibitor** **prevented** **the formation of** a 10-kDa fragment in cell lysates, thus establishing TMEFF2 as a novel substrate for regulated intramembrane proteolysis. (J Biol Chem. 2007 282:37378)

γセクレターゼ阻害剤は,10 kDa断片の形成を妨げた

用例数　3,300

abrogate 他 消失させる

文型 第3文型他動詞
受動態率 20％
⇒ **be abrogated**

◆変異などが効果や能力を消失させるときに用いられる

前に来る単語（主語）		後に来る語句
mutation（変異）	**abrogate**	**～ effect**（～効果）
expression（発現）		**～ ability**（～能力）
treatment（処置）		**～ activity**（～活性）
inhibition（抑制）		**～ binding**（～結合）
blockade（遮断）		**～ activation**（～活性化）
substitution（置換）		**～ function**（～機能）
		～ expression（～発現）
		～ inhibition（～抑制）
		～ induction（～誘導）

▶ 使い方の例

- **treatment** **abrogated** the **effect**　　処置は,効果を消失させた
- **mutations** **abrogated** the **ability**　　変異は,能力を消失させた
- **mutation** **abrogates** ligand **binding**　　変異は,リガンド結合を消失させる
- **substitution** **abrogates** Na+ **activation**　　置換は,Na+活性化を消失させる
- **inhibition** **abrogated** P-gp **expression**　　阻害は, P-gp発現を消失させた
- **blockade** **abrogated** the **induction**　　遮断は,誘導を消失させた

例文 Bcl-2 **expression** **abrogated** the repressive **effect** of glucocorticoids on apoptosis but not on cell growth. (FASEB J. 1999 13:467)

Bcl-2発現は,グルココルチコイドの抑圧的効果を消失させた

用例数 6,500

abolish 他 消失させる

文型 第3文型他動詞
受動態率 25％
⇒ be abolished

◆変異が活性や効果を消失させるときに用いられる

前に来る単語（主語）		後に来る語句
mutation（変異）	**abolish**	**〜 activity**（〜活性）
inhibitor（阻害剤）		**〜 effect**（〜効果）
treatment（処置）		**〜 binding**（〜結合）
deletion（欠失）		**〜 ability**（〜能力）
substitution（置換）		**〜 activation**（〜活性化）
mutant（変異体）		**〜 expression**（〜発現）
		〜 interaction（〜相互作用）
		〜 function（〜機能）
		〜 phosphorylation（〜リン酸化）
		〜 formation（〜形成）
		〜 localization（〜局在）

▶ 使い方の例

- **deletions abolished** all promoter **activity** 欠失は，すべてのプロモーター活性を消失させた
- **treatment abolished** the **effect** 処置は，効果を消失させた
- **mutation abolished** the **ability** 変異は，能力を消失させた
- **inhibitors abolished** integrin **activation** 阻害剤は，インテグリン活性を消失させた
- **mutants abolished** PMA-stimulated **expression** 変異は，PMAに刺激された発現を消失させた
- **substitutions abolished** essential **function** 置換は，必須の機能を消失させた

例文 The **mutation abolished** disintegration **activity** and a 2 x 10(−2) s−1 fast phase during single-turnover processing.（Biochemistry. 2007 46:11231）
その変異は，崩壊活性を消失させた

用例数　4,000

eliminate 他 消失させる／除去する

文型 第3文型他動詞

受動態率 30％

⇒ **be eliminated**

◆変異などが機能や効果を消失させるときに使う

前に来る単語（主語）		後に来る語句
mutation（変異）	eliminate	**〜 activity**（〜活性）
we（われわれ）		**〜 effect**（〜効果）
method（方法）		**the need for 〜**（〜の必要性）
approach（アプローチ）		**〜 cells**（〜細胞）
system（システム）		**〜 binding**（〜結合）
substitution（置換）		**〜 ability**（〜能力）
procedure（方法）		**〜 possibility**（〜可能性）
deletion（欠失）		**〜 function**（〜機能）
		〜 requirement（〜要求性）

▶ 使い方の例

- **deletions eliminate** enzyme **activity**　欠失は,酵素活性を消失させる
- **approach eliminates the need for** 〜　アプローチは,〜の必要性を消失させる
- **mutation eliminates** DNA-**binding**　変異は,DNA結合を消失させる
- **substitution eliminated** the **ability**　置換は,能力を消失させた
- **we eliminate** the **possibility**　われわれは,可能性を排除する
- **method eliminates** the **requirement**　方法は,要求性を消失される

例文 This **mutation eliminates** the **activity** of the enzyme in transfected cells. (J Clin Invest. 2000 106:1175)
この変異は,その酵素の活性を消失させる

用例数 5,400

disrupt 他 破壊する

文型 第3文型他動詞

受動態率 25%

⇒ **be disrupted**

◆変異が相互作用などを破壊する（消失させる）場合に用いられる

前に来る単語（主語）		後に来る語句
mutation（変異）	**disrupt**	**～ interaction**（～相互作用）
we（われわれ）		**～ function**（～機能）
mutant（変異体）		**～ binding**（～結合）
lesions（病変）		**～ formation**（～形成）
activity（活性）		**～ structure**（～構造）
treatment（処置）		**～ association**（～結合）
expression（発現）		**～ development**（～発達）
overexpression（過剰発現）		**～ ability**（～能力）
phosphorylation（リン酸化）		

▶ 使い方の例

- **activity disrupts** the **interaction** 活性は，相互作用を破壊する
- **mutations disrupt** Na channel **function** 変異は，Naチャネル機能を破壊する
- depletion **disrupts** cohesin **binding** 欠乏は，コヒーシン結合を破壊する
- **expression disrupted** the **formation** 発現は，形成を破壊した
- **treatment disrupts** the typical bilayer **structure** 処置は，典型的な二重層構造を破壊する
- **mutants disrupt** the **association** 変異体は，結合を破壊する
- **lesions disrupt** normal song **development** 病変は，正常な歌発達を破壊する

例文 The Y640F **mutant disrupts** a hydrogen bond involving the Tyr 640 OH and the backbone of V595 but still allows for the cation-pi interaction while the R600M mutant disrupts the cation-pi interaction. (Biochemistry. 2003 42:7044)

Y640F変異体は，水素結合を破壊する

II 変化を意味する動詞

C 低下・消失する

用例数　5,200

impair 他 障害する

文型 第3文型他動詞
受動態率40％

⇒ be impaired

◆変異が機能や能力を障害するときに使う
◆ここでいう「障害する」とは，大きく損ねることを意味する

前に来る単語（主語）		後に来る語句
mutation（変異）	impair	**～function**（～機能）
expression（発現）		**～ability**（～能力）
infection（感染）		**～response**（～反応）
stress（ストレス）		**～activity**（～活性）
treatment（処置）		**～binding**（～結合）
phosphorylation（リン酸化）		**～development**（～発生）
overexpression（過剰発現）		**～memory**（～記憶）
inhibition（抑制）		**～formation**（～形成）
damage（ダメージ）		**～transport**（～輸送）
substitution（置換）		**～expression**（～発現）
deletion（欠失）		**～interaction**（～相互作用）
		～replication（～複製）
		～process（～過程）
		～immunity（～免疫）
		～survival（～生存）

▶ 使い方の例

- **infection impairs** the **ability**　感染は，能力を障害する
- **mutations impair** enzyme **activity**　変異は，酵素活性を障害する
- **phosphorylation impaired** the **binding**　リン酸化は，結合を障害した
- **expression impairs** the **development**　発現は，発生を障害する
- **stress impairs** spatial **memory**　ストレスは，空間記憶を障害する
- **damage impairs** the **formation**　ダメージは，形成を障害する
- **treatment impairs** nutrient **transport**　処置は，栄養分輸送を障害する
- **substitution impairs** the **interaction**　置換は，相互作用を障害する
- **inhibition impairs** viral **replication**　抑制は，ウイルス複製を障害する
- **deletion impairs** a **process**　欠失は，過程を障害する
- **overexpression impaired** the **survival**　過剰発現は，生存を障害した

例文 Moreover, the Y315 **mutation impaired** the **function** of ZAP-70 in antigen receptor signaling.（J Exp Med. 1997 185:1877）

Y315変異は，ZAP-70の機能を障害した

用例数 660

delete 他 欠失させる

文型 第3文型他動詞
受動態率70％
⇒ be deleted

◆ドメインや遺伝子を欠失させるときに使う

前に来る単語（主語）		後に来る語句
we（われわれ）	**delete**	**the ～ domain**（～ドメイン） **the gene**（遺伝子）

▶ 使い方の例

- **we deleted the I domain** われわれは，Iドメインを欠失させた
- **we deleted the gene** われわれは，その遺伝子を欠失させた

例文 **We deleted the I domain** from the integrin α (M) and α (L) subunits to give I-less Mac-1 and lymphocyte function-associated antigen-1 (LFA-1), respectively. (J Biol Chem. 2000 275:21877)
われわれは，インテグリンα(M)およびα(L)サブユニットからIドメインを欠失させた

用例数 2,300

cleave 他 切断する

文型 第3文型他動詞
受動態率40％
⇒ be cleaved

◆酵素が基質を切断するときによく用いられる

前に来る単語（主語）		後に来る語句
enzyme（酵素） **protease**（プロテアーゼ） **protein**（タンパク質） **endonuclease**（エンドヌクレアーゼ）	**cleave**	**DNA** **the ～ bond**（～結合） **the ～ strand**（～鎖） **the ～ protein**（～タンパク質） **the ～ site**（～部位） **the substrate**（～基質）

▶ 使い方の例

- **endonuclease cleaves DNA** エンドヌクレアーゼは，DNAを切断する
- **protein cleaves the** antisense **strand** タンパク質は，アンチセンス鎖を切断する
- **enzyme cleaves the substrate** 酵素は，基質を切断する

例文 The SfiI **endonuclease cleaves DNA** after interacting with two recognition sites, and is a favourable system for the analysis of DNA looping. (J Mol Biol. 2000 298:461)
SfiIエンドヌクレアーゼは，DNAを切断する

Ⅱ-D　変化・移動・影響する

44. 変化する／変えられる

「変化する／変えられる」の動詞は，他動詞受動態または自動詞のパターンで使う．

変化する ………… **be altered** (4,100) ◆415
変えられる ………… **be changed** (1,100) ◆416
変わる ………………… **be converted** (1,900) ◆416
修飾される ………… **be modified** (1,900) ◆417
形質転換される … **be transformed** (610) ◆418

（カッコ内数字：用例数，◆：ページ数）

✻ 意味・用法

・be altered は，in を伴って「〜において変化する」のパターンが多い
・be changed と be converted は「〜へ変化する」という意味で，直後に to を伴うことが多い
・be modified は，タンパク質の糖鎖修飾などにも使われる
・be transformed は，菌や細胞が薬剤耐性などを獲得して性質が変化することを意味する

✻ 動詞に結びつく主語のカテゴリー

❶著者・論文	❷分析研究	❸研究結果	❹方法	❺対象	❻現象	❼もの	❽疾患	❾処理・治療	❿場所	⓫変化	⓬機能	⓭関係	⓮定量値	⓯目的	
		●				●			●		●	●	●		be altered（変化する）
									●				●		be changed（変えられる）
				●		●			●						be converted（変わる／変えられる）
						●			●			●	●		be modified（修飾される／改変される／変化する）
				●		●									be transformed（形質転換される）

✻ 言い換え可能な動詞 ― 意味が似ている動詞と前後の語の組み合わせ例

主語	動詞	後に来る語句
residue	be changed be converted	to alanine to 〜 residue

Each of these residues was <changed／converted> to alanine.

訳 これらの残基のおのおのが，アラニンに変えられた

用例数　4,100

be altered 変化する

文型 第3文型受動態
受動態率25％

⇒ alter

◆「～において遺伝子発現が変化する」などの例が多い

よく使われる前置詞 ❶ in（31％）/❷ by（23％）

前に来る単語（主語）		後に来る語句
expression（発現）	**be altered**	**in ～ cells**（～細胞において）
gene（遺伝子）		**in response to ～**（～に応答して）
activity（活性）		**in ～ mutants**（～変異体において）
levels（レベル）		**in ～ mice**（～マウスにおいて）
function（機能）		**by ～ mutation**（～変異によって）
response（応答）		**by site-directed mutagenesis**（部位特異的変異誘発によって）
residue（残基）		**by ～ treatment**（～処置によって）
structure（構造）		**by the presence of ～**（～の存在によって）
		by deletion（欠失によって）
		by changing ～（～を変えることによって）

▶ 使い方の例

- **levels were altered in** Con8 **cells**　レベルは，Con8細胞において変化した
- **structure is altered in response to** ～　構造は，～に応答して変化する
- **activity was altered in** both **mutants**　活性は，両方の変異体において変化した
- **response was altered in** the rho 1-/- **mice**　応答は，rho 1-/-マウスにおいて変化した
- **function is altered by** null **mutation**　機能は，無発現変異によって変化する
- **residues were altered by site-directed mutagenesis**　残基は，部位特異的変異誘発によって変化した
- **expression was altered by** NMDA **treatment**　発現は，NMDA処置によって変化した
- **gene is altered by deletion**　遺伝子は，欠失によって変化する

例文 The RNA binding **activity was** drastically **altered in** the R(205)Q **mutant** and was also affected in the K(110)N mutant. Helicase activity was altered in both mutants. (J Virol. 2003 77:11347)
RNA結合活性は，R(205)Q変異体において劇的に変化した

II 変化を意味する動詞

D 変化・移動・影響する

用例数　1,100

be changed 変えられる

文型 第3文型受動態
受動態率 30%

⇒ change

◆changeは名詞の用例が圧倒的に多い
◆be changed toの用例が多い
◆タンパク質の特定の残基が他のものに変えられるときによく使う

よく使われる前置詞 ❶ to（45%）/❷ from（10%）/❸ by（8%）/❹ in（6%）

前に来る単語（主語）		後に来る語句
residue（残基）	**be changed**	**to alanine**（アラニンに）
levels（レベル）		**to ～ residue**（～残基に）
		to ～ codon（～コドンに）
		by site-directed mutagenesis（部位特異的変異誘発によって）

▶ 使い方の例

・**residue was changed to alanine**　残基は，アラニンに変えられた

例文 This cysteine **residue was changed to** both **alanine** and serine by site-directed mutagenesis, and the mutant proteins were produced in Escherichia coli and purified.（J Biol Chem. 1996 271:28541）
このシステイン残基がアラニンとセリンの両方に変えられた

用例数　1,900

be converted 変わる／変えられる

文型 第3文型受動態
受動態率 45%

⇒ convert

◆be converted toの用例が多い
◆アミノ酸残基が人為的に他のものに変えられるときによく用いられる

よく使われる前置詞 ❶ to（66%）/❷ into（21%）

前に来る単語（主語）		後に来る語句
patients（患者）	**be converted**	**to ～ form**（～型に）
complex（複合体）		**to alanine**（アラニンに）
protein（タンパク質）		**to ～ state**（～状態に）
substrate（基質）		**to product**（産物に）
residue（残基）		**to ～ complex**（～複合体に）
enzyme（酵素）		**to ～ cells**（～細胞に）
group（基）		**into ～ signals**（～シグナルに）
product（産物）		
cells（細胞）		
cluster（クラスター）		

▶ 使い方の例

- **cluster** is converted **to** a diamagnetic **form** クラスターは，反磁性形に変わる
- **residues** were converted **to alanine** 残基は，アラニンに変えられた
- **enzyme** is converted **to** the R **state** 酵素は，R状態に変わる
- **substrate** is converted **to product** 基質は，産物に変わる
- **complex** is converted **to** a stable, covalent **complex** 複合体は，安定な共有結合性の複合体に変わる
- **cells** are converted **to** external **cells** 細胞は，外部細胞に変わる

例文 Five **patients** were converted **to** laparotomy: three for hemorrhage and two for complex vascular anatomy. (Transplantation. 2000 70:602)
5人の患者が開腹手術に変えられた

用例数 1,900

be modified 修飾される／改変される／変化する

文型 第3文型受動態
受動態率 40％

⇒ modify

◆「～によってタンパク質の性質が変えられる」という場合によく使う

よく使われる前置詞 ❶ by（38%）/❷ to（17%）/❸ in（8%）/❹ with（8%）

前に来る単語（主語）		後に来る語句
protein（タンパク質）	be modified	**by the addition of ～**（～の添加によって）
residue（残基）		**by ～ mutagenesis**（～変異誘発によって）
association（関連）		**by ～ glycosylation**（～グリコシル化によって）
site（部位）		**by ～ status**（～状態によって）
subunit（サブユニット）		**by ～ factor**（～因子によって）
gene（遺伝子）		**in response to ～**（～に応答して）
effect（効果）		**in ～ cells**（～細胞において）
expression（発現）		**to include ～**（～を含むように）
receptor（受容体）		**to contain ～**（～を含むように）

▶ 使い方の例

- **proteins** were modified **by the addition of** ～ タンパク質は，～の添加によって修飾された
- **residues** were modified **by** site-directed **mutagenesis** 残基は，部位特異的変異誘発によって改変された

- **receptor is modified by** N-**glycosylation**　受容体は，N-グリコシル化によって修飾される
- **association was modified by** smoking **status**　関連は，喫煙状態によって改変された
- **expression is modified in response to** ～　発現は，～に応答して変化する
- **genes are modified in** lymphocyte-like **cells**　遺伝子は，リンパ球様細胞において修飾されている
- **subunit was modified to contain** ～　サブユニットは，～を含むように改変された

例文 Some **proteins** can **be modified by** SUMO and ubiquitin, but with distinct functional consequences. (Genes Dev. 2004 18:2046)
いくつかのタンパク質は，SUMOとユビキチンによって修飾されうる

用例数　610

be transformed　形質転換される／（遺伝子）導入される

文型 第３文型受動態　受動態率 35％

◆遺伝子導入などによって菌や細胞の性質が変化することを意味するが，遺伝子導入を行うことを意味することもある

よく使われる前置詞 ❶ into（37％）/❷ with（22％）/❸ to（10％）/❹ by（9％）

前に来る単語（主語）		後に来る語句
cells（細胞）	**be transformed**	**into ～ yeast**（～酵母に）
strain（系統）		**into Escherichia coli**（大腸菌に）
plants（植物）		**into ～ cell**（～細胞に）
construct（コンストラクト）		**with ～ plasmid**（～プラスミドを）
plasmid（プラスミド）		**with ～ DNA**（～DNAを）
mutant（変異体）		**with ～ gene**（～遺伝子を）

▶ 使い方の例

- **plasmids were transformed into Escherichia coli**　プラスミドは，大腸菌に導入された
- **cell is transformed into** a cancer **cell**　細胞は，がん細胞に形質転換される
- **strain was transformed with** a multicopy **plasmid**　株は，マルチコピープラスミドを導入された
- **plants were transformed with** plastid **DNA**　植物は，色素体DNAを導入された
- **cells are transformed with** the **gene**　細胞は，遺伝子を導入される

例文 Chlamydomonas **cells were transformed with** either of two **plasmids** conferring zeocin resistance, and insertional mutants were selected in the dark on acetate-containing medium to recover light-sensitive and nonphotosynthetic mutants. (Plant Physiol. 2005 137:545)
クラミドモナス細胞は，2つのプラスミドのいずれかを導入された

Ⅱ-D　変化・移動・影響する

45. 発生／分化／進化する

「発生／分化／進化する」の表現には，自動詞のパターンが使われる.

発生する … **develop** (自動詞) (3,400) ◆420
分化する … **differentiate** (2,200) ◆421
進化する … **evolve** (3,300) ◆422

(カッコ内数字：用例数，◆：ページ数)

✻ 意味・用法

- develop は細胞が分化／発生したり，病気が発生したりするときに用いられる
- differentiate は細胞が分化するとき使われる
- evolve は進化するという意味だが，必ずしも生物の進化の意味だけとは限らない

✻ 動詞に結びつく主語のカテゴリー

❶著者・論文	❷分析研究	❸研究結果	❹方法	❺対象	❻現象	❼もの	❽疾患	❾処理・治療	❿場所	⓫変化	⓬機能	⓭関係	⓮定量値	⓯目的	
			●	●			●					●			**develop** (自動詞) (発生する／発達する)
				●											**differentiate** (分化する)
			●			●					●				**evolve** (進化する)

用例数　3,400

develop 自 発生する／発達する

文型 第１文型自動詞

◆他動詞の用例の方がはるかに多い ⇒ **develop（他動詞）**
◆develop inの用例が多い
◆細胞や胚が発生／発達したり，疾患が発生したりするときに使う

よく使われる前置詞 ❶ in（50%）/❷ into（9%）/❸ from（9%）/❹ as（6%）

前に来る単語（主語）		後に来る語句
cells（細胞）	develop	**in patients**（患者において）
disease（疾患）		**in mice**（マウスにおいて）
system（系）		**in response to ～**（～に応答して）
embryos（胚）		**into ～ cells**（～細胞に）
tumors（腫瘍）		**into ～ adults**（～成体に）
responses（反応）		**from ～ cells**（～細胞から）
lesions（病変）		**from ～ progenitors**（～前駆体から）
cancer（がん）		**as a result of ～**（～の結果として）
		as a consequence of ～（～の結果として）

▶ 使い方の例

- **cancers developed in patients**　がんは，患者において発生した
- **tumors developed in mice**　腫瘍は，マウスにおいて発生した
- **cells develop into** archesporial **cells**　細胞は，胞原細胞に発達する
- **embryos develop into** viable **adults**　胚は，生存可能な成体に発達する
- **system develops from** multipotential stem **cells**　系は，多分化能幹細胞から発達する
- **cells develop from** undifferentiated **progenitors**　細胞は，未分化な前駆体から発達する
- **disease develops as a result of ～**　疾患は，～の結果として発生する

例文 The vertebrate eye **develops from** the neuroepithelium of the ventral forebrain by the evagination and formation of the optic vesicle.（Development. 2000 127:4599）
哺乳類の眼は，腹側前脳の神経上皮から発生する

用例数　2,200

differentiate 自 分化する

文型 第1文型自動詞

◆他動詞としても用いられる
◆differentiate intoの用例が多い
◆主に細胞が分化するときに使う

よく使われる前置詞 ❶ into (56%) /❷ between (12%) /❸ in (9%) /❹ to (7%)

前に来る単語（主語）		後に来る語句
cells（細胞）	differentiate	**into ～ cells**（～細胞に）
monocytes（単球）		**into neurons**（ニューロンに）
progenitors（前駆体）		**into macrophages**（マクロファージに）
precursors（前駆体）		**into ～ muscle**（～筋に）
fibroblasts（線維芽細胞）		**into adipocytes**（脂肪細胞に）
thymocytes（胸腺細胞）		**into myotubes**（筋管に）
keratinocytes（角化細胞）		**in vitro**（試験管内で）
epithelium（上皮）		**in response to ～**（～に応答して）

▶ 使い方の例

- **thymocytes differentiate into** mature T **cells**　胸腺細胞は，成熟T細胞に分化する
- **precursors differentiate into neurons**　前駆体は，ニューロンに分化する
- **monocytes differentiate into macrophages**　単球は，マクロファージに分化する
- **cells differentiated into** smooth **muscle**　細胞は，平滑筋に分化した
- **fibroblasts differentiate into adipocytes**　線維芽細胞は，脂肪細胞に分化する
- **keratinocytes differentiate in vitro**　角化細胞は，試験管内で分化する
- **progenitors differentiate in response to ～**　前駆体は，～に応答して分化する

例文 Specifically, QCE-6 **cells differentiated into** red blood **cells** when cultured within stage 3 or stage 4, but not stage 5, blastoderm cell aggregates. (Dev Biol. 1997 191:167)
QCE-6細胞は，赤血球に分化した

II 変化を意味する動詞

D 変化・移動・影響する

用例数　3,300

evolve 自 進化する

文型 第１文型自動詞

◆他動詞としても用いられる
◆遺伝子やタンパク質が「～するように進化する」などのパターンが多い

頻度分析 ❶ to *do*（18%）/❷ from（11%）/❸ in（10%）

前に来る単語（主語）		後に来る語句
genes（遺伝子）	evolve	**to protect ～**（～を保護するように）
protein（タンパク質）		**to become ～**（～になるように）
system（システム）		**to exploit ～**（～を活用するように）
virus（ウイルス）		**to control ～**（～を制御するように）
species（種）		**from ～ ancestor**（～祖先から）
mechanism（機構）		**in response to ～**（～に応答して）
population（集団）		**in ～ manner**（～様式で）
		in ～ fashion（～様式で）

▶ 使い方の例

- **system evolved to protect** ～　　システムは，～を保護するように進化した
- **protein evolved to control** ～　　タンパク質は，～を制御するように進化した
- **genes evolved from** a common **ancestor**　　遺伝子は，共通の祖先から進化した
- **species evolve in response to** ～　　種は，～に応答して進化する
- **virus evolved in** this **manner**　　ウイルスは，この様式で進化した

例文 The immune **system evolved to protect** organisms from a virtually infinite variety of disease-causing agents but to avoid harmful responses to self. (J Clin Invest. 2004 114:1198)

免疫系は，実質的に無限に多様な疾患を引き起こす病原体から生命体を保護するように進化した

II -D 変化・移動・影響する

46. 変化させる

「変化させる」の動詞は，他動詞能動態の表現が多い．

変化させる …………………	**alter** (12,000) ◆424／**change** (2,500) ◆425
変える／変換する ………	**convert** (2,300) ◆426
修飾する／改変する …	**modify** (2,600) ◆427
シフトさせる ………………	**shift** (900) ◆428

（カッコ内数字：用例数，◆：ページ数）

✻ 意味・用法

- alter は発現や機能を，change は構造や特性を，convert は分子の構造などを変化させるときによく使われる
- modify は活性などを修飾するという意味で使う
- shift は平衡などをシフトさせるという意味で使う

✻ 動詞に結びつく主語のカテゴリー

❶著者・論文	❷分析研究	❸研究結果	❹方法	❺対象	❻現象	❼もの	❽疾患	❾処理・治療	❿場所	⓫変化	⓬機能	⓭関係	⓮定量値	⓯目的	
					●	●	●	●		●		●	●		**alter**（変化させる）
					●			●			●	●			**change**（変化させる）
					●	●	●				●		●		**convert**（変える／変換する）
●					●	●					●				**modify**（修飾する／改変する）
					●			●		●					**shift**（シフトさせる）

用例数　12,000

alter 他 変化させる

文型 第3文型他動詞

受動態率 25％

⇒ **be altered**

◆変異などが発現や機能を変化させるときによく用いられる

前に来る単語（主語）		後に来る語句
mutation（変異）	alter	**〜 expression**（〜発現）
treatment（処置）		**〜 function**（〜機能）
expression（発現）		**〜 activity**（〜活性）
binding（結合）		**〜 structure**（〜構造）
exposure（曝露）		**〜 response**（〜応答）
change（変化）		**〜 level**（〜レベル）
infection（感染）		**〜 properties**（〜性質）
substitution（置換）		**〜 pattern**（〜パターン）
stress（ストレス）		**〜 conformation**（〜構造）
factor（因子）		**〜 morphology**（〜形態）
phosphorylation（リン酸化）		**〜 distribution**（〜分布）
activation（活性化）		**〜 specificity**（〜特異性）
interaction（相互作用）		**〜 interaction**（〜相互作用）
activity（活性）		**〜 signaling**（〜シグナル伝達）
deficiency（欠損）		**〜 metabolism**（〜代謝）
modification（修飾）		**〜 phenotype**（〜表現型）

▶ 使い方の例

- **treatment altered** the **expression**　処置は，発現を変化させた
- **modification alters** protein **function**　修飾は，タンパク質機能を変化させる
- **phosphorylation alters** binding **activity**　リン酸化は，結合活性を変化させる
- **interaction alters** the **structure**　相互作用は，構造を変化させる
- **exposure altered** the **response**　曝露は，応答を変化させた
- **activation altered** ENaC subunit **levels**　活性化は，ENaCサブユニットレベルを変化させた
- **mutations alter** the **properties**　変異は，性質を変化させる
- **deficiency altered** CD4 activation **patterns**　欠損は，CD4活性化パターンを変化させた
- **binding alters** the **conformation**　結合は，構造を変化させる
- **expression alters** the **distribution**　発現は，分布を変化させる
- **changes alter** neuron-glia **interactions**　変化は，ニューロン・グリア相互作用を変化させる
- **infection alters** the **phenotype**　感染は，表現型を変化させる

例文 Chromium **exposure alters** inducible gene **expression**, forms chromium-DNA adducts and chromium-DNA cross-links, and disrupts transcriptional activator-co-activator complexes. (J Biol Chem. 2004 279:4110)

クロム曝露は，誘導性の遺伝子発現を変化させる

用例数 2,500

change 他 変化させる

文型 第3文型他動詞

受動態率 30％

⇒ be changed

◆名詞の用例が圧倒的に多い
◆変異などが構造や特性を変化させるときに使う

前に来る単語（主語）		後に来る語句
mutation（変異）	change	**the conformation of ～**（～の構造）
treatment（処置）		**the ～ properties of …**（…の～特性）
signaling（シグナル伝達）		**the ～ state**（～の状態）
substitution（置換）		**the number**（数）
interaction（相互作用）		**the expression**（発現）
association（結合）		**the rate of ～**（～の割合）
		the pattern of ～（～のパターン）
		the ～ distribution（～分布）
		the ～ specificity（～特異性）
		the orientation of ～（～の方向）
		the position of ～（～の位置）
		the structure of ～（～の構造）

▶ 使い方の例

- **interaction changes the conformation of** ～　相互作用は，～の構造を変化させる
- **association changed the** kinetic **properties**　結合は，動力学的特性を変化させた
- **signalling changes the number**　シグナル伝達は，数を変化させる
- **mutation changes the expression**　変異は，発現を変化させる
- **substitution changes the** binding **specificity**　置換は，結合特異性を変化させる
- **treatment changes the structure of** ～　処置は，～の構造を変化させる

例文 Consequently, the conserved R200H **mutation changed the** cleavage **pattern of** TRP-ML1. (J Biol Chem. 2005 280:43218)

保存されたR200H変異は，TRP-ML1の切断パターンを変化させた

II 変化を意味する動詞

D 変化・移動・影響する

用例数　2,300

convert 他 変換する／変える

文型 第３文型他動詞

受動態率 45％

⇒ **be converted**

◆タンパク質などの性質を変換する意味で使う

◆convert 〜 to/into …の用例が多い

前に来る単語（主語）		後に来る語句
enzyme（酵素）	**convert**	**the enzyme**（酵素）
mutation（変異）		**the protein**（タンパク質）
complex（複合体）		**the 〜 form**（〜型）
reaction（反応）		**the 〜 complex**（〜複合体）
activity（活性）		**the 〜 energy**（〜エネルギー）
pathway（経路）		**the phenotype of 〜**（〜の表現型）
infection（感染）		**the product**（産物）
binding（結合）		**the 〜 response**（〜反応）
substitution（置換）		**the 〜 precursor**（〜前駆体）
		substrate（基質）

▶ 使い方の例

- **mutations convert the enzyme**　　変異は，酵素を変換する
- **substitutions convert the protein**　　置換は，タンパク質を変換する
- **complex convert the** TBP/DNA **complex**　　複合体は，TBP/DNA複合体を変換する
- **enzyme converts substrate**　　酵素は，基質を変換する

例文 When the missing cofactor is added, the **enzyme converts** substrate to product and selectively elutes from the column. (Anal Biochem. 2000 282:39)

その酵素は基質を産物に変換する

用例数 2,600

modify 他 修飾する／改変する

文型 第3文型他動詞

受動態率 40 %

⇒ be modified

◆活性や応答などを修飾するときに使う

前に来る単語（主語）
we（われわれ）
protein（タンパク質）
factors（因子）
mutation（変異）
experience（経験）
process（過程）
genotype（遺伝子型）

modify

後に来る語句
~ activity（~活性）
~ response（~応答）
~ proteins（~タンパク質）
~ function（~機能）
~ structure（~構造）
~ expression（~発現）
~ effect（~効果）
~ method（~方法）
~ properties（~特性）
~ risk（~リスク）
~ association（~関連）
~ receptor（~受容体）
~ phenotype（~表現型）

▶ 使い方の例

- **factors modify** TR **activity** 因子は，TR活性を修飾する
- **experience modifies** the **responses** 経験は，応答を修飾する
- **proteins modify** effector **functions** タンパク質は，エフェクター機能を修飾する
- **mutation modifies** drastically the **structure** 変異は，構造を劇的に修飾する
- **we modify** the **method** われわれは，方法を改変する
- **genotypes modified** the **association** 遺伝子型は，関連を修飾した
- **processes modify** the **phenotype** 過程は，表現型を修飾する

例文 However, many **factors modify** this **response**, including the bacterial load. (Infect Immun. 2004 72:6330)
多くの因子が，この反応を修飾する

II 変化を意味する動詞

D 変化・移動・影響する

用例数　900

shift 他 シフトさせる

文型 第3文型他動詞

受動態率 45％

⇒ be shifted

◆変異がバランスをシフトさせるときなどに用いられる
◆移動を意味するが，必ずしも存在する場所の移動ではない

前に来る単語（主語）		後に来る語句
mutation（変異） **binding**（結合） **treatment**（処理） **substitution**（置換） **change**（変化）	**shift**	**the equilibrium**（平衡） **the voltage dependence of ～**（～の電位依存性） **the balance**（バランス） **～ response curve**（～の反応曲線） **the ～ profile**（～プロファイル） **the ～ relationship**（～関連性）

▶ 使い方の例

- **binding shifts the equilibrium**　結合は，平衡をシフトさせる
- **change shifts the voltage dependence of ～**　変化は，～の電位依存性をシフトさせる
- **mutations shifted the** concentration–response **relationship**　変異は，濃度–反応関連性をシフトさせた

例文 OMP **binding shifts the equilibrium** from a nonfunctional state, in which the active sites are unreactive, to the functional proteolytic conformation. (Cell. 2007 131:572)
OMP結合は，平衡をシフトさせる

Ⅱ-D　変化・移動・影響する

47. 移動する／移される

「移動する／移される」の動詞は，自動詞または他動詞受動態のパターンで使う．toやintoを使って「～へ移動する／移される」の表現が多い．

移行する ………	**translocate** (870) ◆431／ **be translocated** (460) ◆432
輸送される ……	**be transported** (980) ◆433
移入される ……	**be transfected** (1,200) ◆434
移される ………	**be transferred** (980) ◆435
移動する ………	**move** (2,400) ◆436
遊走する ………	**migrate** (2,600) ◆437
シフトする ……	**be shifted** (720) ◆438
動員される ……	**be recruited** (2,100) ◆439

（カッコ内数字：用例数，◆：ページ数）

✻ 意味・用法

- translocate（自動詞），be translocated，be transportedは，タンパク質などが移行するときに使われる
- be transfectedはDNAが細胞に移入されるとき，be transferredは細胞や電子などが移されるときに用いられる
- move，migrate，be shiftedは細胞などが移動するとき，be recruitedは人やタンパク質が動員されるときに使われる

✻ 動詞に結びつく主語のカテゴリー

❶著者・論文	❷分析研究	❸研究結果	❹方法	❺対象	❻現象	❼もの	❽疾患	❾処理・治療	❿場所	⓫変化	⓬機能	⓭関係	⓮定量値	⓯目的	
				●		●									**translocate**（移行する）
						●									**be translocated**（移行する）
				●		●									**be transported**（輸送される）
				●		●									**be transfected**（移入される）
				●	●	●									**be transferred**（移される）
				●		●		●	●						**move**（移動する）
				●		●									**migrate**（遊走する）
				●						●		●			**be shifted**（シフトする）
				●		●									**be recruited**（動員される）

✻ 言い換え可能な動詞 ―意味が似ている動詞と前後の語の組み合わせ例

主語	動詞	後に来る語句
protein complex	translocate be translocated move	to the nucleus to ～ surface

The complex <translocates／is translocated／moves> to the nucleus to regulate transcription.

訳 複合体は，転写を調節するために核に移行する

主語	動詞	後に来る語句
protein complex	be transported be translocated translocate	to ～ membrane to ～ surface

This protein <is transported／is translocated／translocates> to the nuclear membrane.

訳 このタンパク質は，核膜に輸送される

用例数 870

translocate 自 移行する

文型 第1文型自動詞

⇒ **be translocated**

◆他動詞としても用いられる
◆toやintoを伴ってタンパク質が核などに移行する意味で使われる

よく使われる前置詞 ❶ to（34%）/❷ into（10%）/❸ from（7%）

前に来る単語（主語）		後に来る語句
protein（タンパク質）	**translocate**	**to the nucleus**（核へ）
complex（複合体）		**to ～ membrane**（～膜へ）
cells（細胞）		**to ～ surface**（～表面へ）
enzyme（酵素）		**to the cytosol**（サイトゾルへ）
fragment（断片）		**into the nucleus**（核へ）
subunits（サブユニット）		**into ～ cells**（～細胞へ）
form（型）		**from the cytoplasm to ～**（細胞質から～へ）
		from the cytosol to ～（サイトゾルから～へ）

▶ 使い方の例

- **form translocates to the nucleus** 型は，核へ移行する
- domain **translocated to** the plasma **membrane** ドメインは，細胞膜へ移行した
- **complex translocates to** the **surface** 複合体は，表面へ移行する
- **fragment translocates to the cytosol** 断片は，サイトゾルへ移行する
- **subunits translocate into the nucleus** サブユニットは，核へ移行する
- **proteins translocated into** the host **cell** タンパク質は，宿主細胞へ移行した
- **protein translocates from the cytoplasm to ～** タンパク質は，細胞質から～へ移行する

例文 Following cell stimulation by agonists, p105 is proteolysed more rapidly and released Rel **subunits translocate into the nucleus**. (Nature. 1999 397:363)
放出されたRelサブユニットは核に移行する

II 変化を意味する動詞

D 変化・移動・影響する

用例数　460

be translocated 移行する

文型 第3文型受動態

受動態率 50％

⇒ translocate

◆自動詞のtranslocateとほぼ同じ内容を表す場合も多い

よく使われる前置詞 ❶ to（33%）/❷ into（25%）/❸ from（9%）/❹ across（6%）/❺ in（5%）

前に来る単語（主語）		後に来る語句
protein（タンパク質）	be translocated	**to the nucleus**（核へ）
domain（ドメイン）		**to ～ membrane**（～膜へ）
genome（ゲノム）		**to ～ cytoplasm**（～細胞質へ）
DNA		**to ～ surface**（～表面へ）
molecules（分子）		**into ～ cells**（～細胞の中へ）
complex（複合体）		**into ～ nucleus**（～核の中へ）
polypeptide（ポリペプチド）		**into the endoplasmic reticulum**（小胞体の中へ）
product（産物）		**from the cytosol**（サイトゾルから）
		across ～ membrane（～膜を越えて）

▶ 使い方の例

- **protein was translocated to the nucleus** タンパク質は，～核へ移行した
- **product is translocated to** the **cytoplasm** 産物は，細胞質へ移行する
- **genome is translocated into** the **cell** ゲノムは，細胞へ移行する
- **complex is translocated from the cytosol** 複合体は，サイトゾルから移行する
- **domain is translocated across** the outer **membrane** ドメインは，外膜を越えて移行する

例文 hRad21 is a nuclear protein; however, the cleaved 64-kDa carboxy-terminal **product is translocated to** the **cytoplasm** early in apoptosis before chromatin condensation and nuclear fragmentation. (Mol Cell Biol. 2002 22:8267)

切断された64 kDaのカルボキシ末端産物は細胞質へ移行する

用例数 980

be transported 輸送される

文型 第3文型受動態

受動態率 50 %

◆transportは名詞の用例が非常に多い
◆be transportedは何らかの機構を用いて輸送されることを意味する

よく使われる前置詞 ❶ to（26%）/❷ into（12%）/❸ from（9%）/❹ by（9%）/ ❺ in（6%）/❻ across（5%）

前に来る単語（主語）		後に来る語句
protein（タンパク質） **complex**（複合体） **cargo**（カーゴ） **molecule**（分子） **cholesterol**（コレステロール） **particles**（粒子） **tubulin**（チューブリン） **capsids**（カプシド） **mutant**（変異体）	**be transported**	**to the cell surface**（細胞表面へ） **to ～ membrane**（～膜へ） **to ～ site**（～部位へ） **to ～ cytoplasm**（～細胞質へ） **to ～ periplasm**（～ペリプラズムへ） **to ～ compartments**（～コンパートメントへ） **into the nucleus**（核へ） **into ～ cells**（～細胞へ） **from ～ site of synthesis**（～の合成の部位から） **from the endoplasmic reticulum**（小胞体から） **in ～ direction**（～方向に） **along microtubules**（微小管に沿って）

▶ 使い方の例

- **complexes are transported to the cell surface** 複合体は，細胞表面へ輸送される
- **proteins are transported to** the plasma **membrane** タンパク質は，細胞膜へ輸送される
- **particles are transported to** the ligand **sites** 粒子は，リガンド部位へ輸送される
- **mutants were transported to** perinuclear **compartments** 変異体は，核周囲のコンパートメントへ輸送された
- **protein is transported from** its **site of synthesis** タンパク質は，それの合成の部位から輸送される
- **cholesterol is transported from the endoplasmic reticulum** コレステロールは，小胞体から輸送される
- **tubulin was transported in** an anterograde **direction** チューブリンは，順行方向に輸送された
- **cargo is transported along microtubules** カーゴは，微小管に沿って輸送される

例文 In this study, we addressed whether **cholesterol is transported from endosomes to the plasma membrane** before reaching NPC1-containing late endosomes.（J Biol Chem. 2003 278:14850）

コレステロールは，エンドソームから細胞膜へ輸送される

用例数　1,200

be transfected 移入される

文型 第3文型受動態

受動態率 70％

◆細胞にDNAを導入するときに用いられる

◆be transfected with（～を移入される）とbe transfected into（～に移入される）の２つのパターンがある

よく使われる前置詞 ❶ with（58%）/❷ into（32%）

be transfected with ～を移入される

◆主語のカテゴリー：❺対象

前に来る単語（主語）		後に来る語句
cells（細胞）	be transfected with	**～ vector**（～ベクター） **～ plasmid**（～プラスミド） **～ construct**（～コンストラクト）

▶ 使い方の例

・**cells were transfected with** a **plasmid**　細胞は，プラスミドを移入された

例文 Drosophila S2 **cells were transfected with constructs** that code for two portions of the Drosophila laminin alpha chain.（J Biol Chem. 1996 271:18074）

ショウジョウバエS2細胞は，～をコードするコンストラクトを移入された

be transfected into ～に移入される

◆主語のカテゴリー：❼もの

前に来る単語（主語）		後に来る語句
construct（コンストラクト） **gene**（遺伝子） **vector**（ベクター） **plasmid**（プラスミド）	be transfected into	**～ cells**（～細胞）

▶ 使い方の例

- **constructs were transfected into** NIH3T3 **cells**
  コンストラクトは，NIH3T3細胞に移入された

例文 The HCV-ribozyme expression **construct was transfected into** Huh7 **cells**. (Proc Natl Acad Sci USA. 2005 102:2579)
HCVリボザイム発現コンストラクトは,Huh7細胞に移入された

用例数 980

be transferred 移される／移る

文型 第３文型受動態
受動態率 65％

◆ transferは名詞の用例が非常に多い
◆ be transferredは細胞や電子などに対してよく使われる

よく使われる前置詞 ❶ to（36％）/❷ from（18％）/❸ into（13％）

前に来る単語（主語）	be transferred	後に来る語句
cells（細胞）		**to ～ mice**（～マウスへ）
electron（電子）		**to ～ strain**（～系統へ）
group（基）		**to ～ recipients**（～レシピエントに）
proton（プロトン）		**to ～ cells**（～細胞へ）
gene（遺伝子）		**to ～ medium**（～培地へ）
information（情報）		**to ～ nucleus**（～核へ）
patient（患者）		**from donor to ～**（ドナーから～へ）
protein（タンパク質）		**into ～ recipients**（～レシピエントへ）
plants（植物）		**into ～ mice**（～マウスへ）
mutation（変異）		**in ～ step**（～段階で）

▶ 使い方の例

- **mutations were transferred to** other **strains** 変異が,他の系統へ移された
- **gene is transferred into** MEL **cells** 遺伝子が，MEL細胞へ移される
- **plants were transferred from** Ca(2+)-containing **medium**
  植物は，Ca(2+)含有培地から移された
- **protein was transferred from donor to** ～ タンパク質は,ドナーから～へ移された
- **cells were transferred into** irradiated **recipients**
  細胞は,照射されたレシピエントへ移された
- **proton is transferred in** the rate-determining **step** プロトンは,律速段階で移される

II 変化を意味する動詞

D 変化・移動・影響する

例文 By separating the stimulated recipient cells from donor cells, we found that **Tgl protein was transferred from the donors to** the rescued recipient **cells**. (Science. 2005 309:125)

Tglタンパク質は，ドナーからレスキューされたレシピエント細胞へ移った

用例数　2,400

move 自 移動する

文型 第1文型自動詞

◆他動詞や名詞としても用いられる
◆細胞やタンパク質などが移動するときに使う

よく使われる前置詞 ❶ to（7%）/❷ from（6%）/❸ in（6%）

前に来る単語（主語）		後に来る語句
cells（細胞）	move	**to the nucleus**（核へ）
protein（タンパク質）		**to 〜 pole**（〜極へ）
domain（ドメイン）		**to 〜 position**（〜位置へ）
chromosome（染色体）		**to 〜 surface**（〜表面へ）
motor（モーター）		**to the 〜 membrane**（〜膜へ）
complex（複合体）		**to 〜 ends**（〜端へ）
microtubules（微小管）		**from cell to cell**（細胞から細胞へ）
vesicles（小胞）		**from 〜 site**（〜部位から）
molecules（分子）		**in 〜 direction**（〜方向に）
particles（粒子）		**in 〜 manner**（〜様式で）
polymerase（ポリメラーゼ）		**into the nucleus**（核へ）
bacteria（細菌）		**toward 〜 end**（〜末端に向かって）
charge（チャージ）		**toward 〜 pole**（〜極に向かって）
enzyme（酵素）		**toward the center of 〜**（〜の中心に向かって）
site（部位）		**along microtubules**（微小管に沿って）
stimulus（刺激）		**along 〜 filament**（〜線維に沿って）
chromatids（染色分体）		**along DNA**（DNAに沿って）

▶ 使い方の例

- **enzyme moves to the nucleus**　酵素は，核へ移動する
- **chromatids move to** the same **pole**　染色分体は，同じ極へ移動する
- **site moved to** a downstream **position**　部位は，下流の位置へ移動した
- **cells move to** the **surface**　細胞は，表面へ移動する
- **protein moves from** one **site**　タンパク質は，ひとつの部位から移動する

- **stimulus moves in** their preferred **direction** 刺激は，それらの好みの方向に移動する
- **domains move in** some **manner** ドメインは，ある様式で移動する
- **complex moves into the nucleus** 複合体は，核へ移動する
- **motor moved toward** the minus end モーターは，マイナス端に向かって移動した
- **chromosomes move** toward mitotic spindle **poles** 染色体は，紡錘体極に向かって移動する
- **molecules move toward the center of** ～ 分子は，～の中心に向かって移動する
- **polymerase moves along DNA** ポリメラーゼは，DNAに沿って移動する

例文 We also find that on temperature shift the **protein moves from** the cell **surface into** the **cell**. (Development. 2005 132:4697)
タンパク質は細胞表面から細胞へ移動する

用例数 2,600

migrate 自 遊走する／移動する

文型 第１文型自動詞

◆細胞などが自ら移動することを意味する

よく使われる前置詞 ❶ to (13%) /❷ into (7%) /❸ in (5%) /❹from (5%)

前に来る単語（主語）	migrate	後に来る語句
cells（細胞）		**to ～ site**（～部位へ）
protein（タンパク質）		**to ～ lymph node**（～リンパ節へ）
neurons（ニューロン）		**to ～ position**（～位置へ）
precursors（前駆体）		**to ～ organs**（～臓器へ）
progenitors（前駆体）		**to ～ nucleus**（～核へ）
neutrophils（好中球）		**to ～ location**（～位置へ）
keratinocytes（ケラチノサイト）		**to the liver**（肝臓へ）
enzyme（酵素）		**to the cortex**（皮質へ）
fibroblasts（線維芽細胞）		**into ～ tissue**（～組織へ）
lymphocytes（リンパ球）		**in ～ direction**（～方向に）
leukocytes（白血球）		**from ～ zone**（～帯から）
		as a single band（単一バンドとして）
		as a ～ protein（～タンパク質として）

▶ 使い方の例

- **leukocytes migrate to** inflammatory **sites** 白血球は，炎症部位へ遊走する
- **cells migrated to** their correct **location** 細胞は，それらの正しい位置へ遊走した
- **lymphocytes migrate to the liver** リンパ球は，肝臓へ遊走する
- **interneurons migrate to the cortex** 介在ニューロンは，皮質に遊走する

- **fibroblasts migrate in** a luminal **direction**　線維芽細胞は,管腔方向に遊走する
- **neurons migrate from** the ventricular **zone**　ニューロンは,脳室帯から遊走する
- **enzyme migrates as a single band**　酵素は,単一バンドとして移動する
- **protein migrated as a** 66 kDa **protein**　タンパク質は,66 kDaタンパク質として移動した

例文 The initial integrin-mediated suppression of ROS constitutes a mechanism to prevent inappropriate tissue damage as **leukocytes migrate to** inflammatory **sites**. (J Clin Invest. 2003 112:1732)
白血球は,炎症部位へ遊走する

用例数　720

be shifted　シフトする

文型 第3文型受動態
受動態率45%

⇒ shift

◆場所以外の移動にもよく用いられる

よく使われる前置詞 ❶ to (32%) /❷ from (13%) /❸ by (9%) /❹ toward (8%) /❺ in (6%)

前に来る単語（主語）		後に来る語句
cells（細胞）	**be shifted**	**to 〜 potentials**（〜電位に）
curve（カーブ）		**to the right**（右に）
equilibrium（平衡）		**to 〜 temperature**（〜温度に）
culture（培養物）		**to 〜 concentrations**（〜濃度に）
inactivation（不活性化）		**from 〜 to … degrees C**（〜から…℃に）
relationship（関連性）		**in 〜 direction**（〜方向に）

▶ 使い方の例

- **relationships were shifted to** more negative **potentials**　関連性は,より負の電位にシフトした
- **curve is shifted to the right**　カーブは,右にシフトする
- **cells are shifted to** low **temperatures**　細胞は,低い温度にシフトさせられる
- **cultures were shifted from** 30 **to** 37 **degrees C**　培養物は,30℃から37℃にシフトさせられた
- **inactivation was shifted in** the negative **direction**　不活性化は,負の方向にシフトした

例文 When the EC QCM biosensor Deltaf shift values were normalized by the number of ECs found firmly attached to the QCM surface via trypsin removal and electronic counting, the dose **curve was shifted to** lower nocodazole **concentrations**, resulting in a more sensitive drug biosensor. (Anal Biochem. 2007 361:77)
用量曲線は,より低いノコダゾール濃度にシフトした

用例数 2,100

be recruited 動員される／補充される

文型 第3文型受動態
受動態率 45％

◆S＋V＋Oの受動態
◆タンパク質, 細胞, 人に対して使う
◆特定の場所（集団）に集められることを意味する

よく使われる前置詞 ❶ to（48％）/❷ from（12％）/❸ into（5％）/❹ by（5％）

前に来る単語（主語）	be recruited	後に来る語句
patients（患者）		**to 〜 promoter**（〜プロモーターに）
cells（細胞）		**to 〜 receptor**（〜受容体に）
subjects（被験者）		**to 〜 complex**（〜複合体に）
complex（複合体）		**to 〜 sites**（〜部位に）
protein（タンパク質）		**to membranes**（膜に）
participants（参加者）		**from 〜 community**（〜コミュニティーから）
women（女性）		**from 〜 clinics**（〜クリニックから）
factor（因子）		**from 〜 practices**（〜診療所から）
controls（コントロール）		**into 〜 study**（〜研究に）

▶ 使い方の例

- **complex is recruited to** the HIS3 **promoter** 複合体が, HIS3プロモーターに動員される
- **protein was recruited to** the DISC **complex** タンパク質は, DISC複合体に動員された
- **factors are recruited to** the transcription **sites** 因子は,転写部位に動員される
- **protein is recruited to membranes** タンパク質は,膜に動員される
- **subjects were recruited from** the **community** 被験者は,コミュニティーから動員された
- **patients were recruited from** two asthma **clinics** 患者は,2つの喘息クリニックから動員された
- **participants were recruited from** the **practices** 参加者は,診療所から動員された
- **controls were recruited into** the **study** 対象は,研究に動員された

例文 We found that KIBRA-DLC1 **complex is recruited to** ER-responsive **promoters**.
(J Biol Chem. 2006 281:19092)
KIBRA-DLC1複合体はER応答性プロモーターに動員される

Ⅱ-D　変化・移動・影響する

48. 影響する

「影響する」の表現には，他動詞が用いられる．

影響する	…………………………	**affect** (22,000) ◆441／ **influence** (7,500) ◆442
～に影響を及ぼさない	…	**have no effect on** (4,700) ◆443

（カッコ内数字：用例数，◆：ページ数）

✻ 意味・用法

- affect と influence はどちらも影響するという意味で，用法もかなり近い
- have ～ effect on は，さまざまな程度の影響を表現するときに使う

✻ 動詞に結びつく主語のカテゴリー

❶著者・論文	❷分析研究	❸研究結果	❹方法	❺対象	❻現象	❼もの	❽疾患	❾処理・治療	❿場所	⓫変化	⓬機能	⓭関係	⓮定量値	⓯目的	
				●	●	●	●				●	●	●		**affect**（影響する）
		●			●	●					●		●		**influence**（影響する）
				●	●	●	●	●		●			●		**have no effect on** （～に影響を及ぼさない）

✻ 言い換え可能な動詞 ―意味が似ている動詞と前後の語の組み合わせ例

主語	動詞	後に来る語句
mutation gene factor activity expression	affect influence	～ expression ～ activity ～ function ～ level ～ growth ～ response ～ development ～ structure

These genes <affect／influence> viral growth in macrophage cell cultures.

訳 これらの遺伝子は，マクロファージ細胞培養でウイルス増殖に影響する

用例数 22,000

affect 他 影響する

文型 第3文型他動詞
受動態率 25%
⇒ be affected

◆変異が発現や活性に影響するときに使われる

前に来る単語(主語)		後に来る語句
mutation (変異)	affect	**~ expression** (~発現)
genes (遺伝子)		**~ activity** (~活性)
factor (因子)		**~ function** (~機能)
change (変化)		**~ level** (~レベル)
activity (活性)		**~ rate** (~割合/速度)
expression (発現)		**~ ability** (~能力)
interaction (相互作用)		**~ growth** (~増殖)
substitution (置換)		**~ response** (~応答)
function (機能)		**~ development** (~発生)
process (過程)		**~ stability** (~安定)
phosphorylation (リン酸化)		**~ structure** (~構造)
disorder (障害)		**~ activation** (~活性化)
condition (状態)		**~ formation** (~形成)
		~ transcription (~転写)

▶ 使い方の例

- **interactions** affect cell surface **expression** 相互作用は,細胞表面発現に影響する
- **changes** affect antiviral **activity** 変化は,抗ウイルス活性に影響する
- **substitution** affects protein **function** 置換は,タンパク質機能に影響する
- **factors** affect the **rate** 因子は,割合に影響する
- **genes** affected the **growth** 遺伝子は,増殖に影響した
- **expression** affects immune **responses** 発現は,免疫応答に影響する
- **activity** affects cell **development** 活性は,細胞発生に影響する
- **function** affects chromatin **structure** 機能は,クロマチン構造に影響する
- **phosphorylation** affects Syk **activation** リン酸化は,Syk活性化に影響する
- **mutations** affect dimer **formation** 変異は,二量体形成に影響する
- **mutation** affected the **transcription** 変異は,転写に影響した

例文 CDK **activity** affects Cdc6 **function** by multiple mechanisms: CDK activity affects transcription of CDC6, degradation of Cdc6, nuclear import of Cdc6, and binding of Cdc6 to Clb2.(Mol Biol Cell. 2007 18:1324)

CDK活性は,Cdc6機能に影響する

用例数　7,500

influence 他 影響する

文型 第3文型他動詞
受動態率 25％
⇒ be influenced

◆名詞の用例も多い
◆因子が発現や活性に影響するときなどに使う

前に来る単語（主語）		後に来る語句
factors（因子）	influence	**～ expression**（～発現）
gene（遺伝子）		**～ activity**（～活性）
signaling（シグナル伝達）		**～ development**（～発生）
pathway（経路）		**～ function**（～機能）
mutation（変異）		**～ response**（～応答）
activity（活性）		**～ binding**（～結合）
domain（ドメイン）		**～ outcome**（～結果）
genotype（遺伝子型）		**～ growth**（～増殖）
structure（構造）		**～ process**（～過程）
expression（発現）		**～ level**（～レベル）
environment（環境）		**～ risk**（～リスク）
variation（変動）		**～ structure**（～構造）
molecule（分子）		**～ behavior**（～行動）
		～ differentiation（～分化）

▶ 使い方の例

- **mutations influence** gene **expression**　変異は，遺伝子発現に影響する
- **environment influences** the specific **activity**　環境は，比活性に影響する
- **signaling influences** the **development**　シグナル伝達は，発生に影響する
- **genes influence** the locomotor **response**　遺伝子は，運動応答に影響する
- **factors influence** the **outcome**　因子は，結果に影響する
- **variation influences** HDL **levels**　変動は，HDLレベルに影響する
- **genotype influences** the **risk**　遺伝子型は，リスクに影響する
- **domain influences** the heme **structure**　ドメインは，ヘム構造に影響する
- **environment influences** the **behavior**　環境は，行動に影響する
- **structure influences** the **differentiation**　構造は，分化に影響する

例文 Literature reports suggest that both genetic and environmental **factors** **influence** the **outcome** of infection. (Infect Immun. 2002 70:6919)
遺伝的および環境的因子の両方が，感染の結果に影響する

用例数 4,700

have no effect on

～に影響を及ぼさない

◆have ～ effect onのパターンで, have no effect on以外にもhave little effect on（～にほとんど影響を及ぼさない, 用例数:880）, have an effect on（～に影響を及ぼす:150）, have profound effects on（～に重大な影響を及ぼす:140）, have opposite effects on（～に反対の影響を及ぼす:80）, have minimal effects on（～に最小の影響を及ぼす:60）などがよく用いられる

前に来る単語（主語）	have no effect on	後に来る語句
treatment（処置）		**～ activity**（～活性）
mutation（変異）		**～ expression**（～発現）
inhibitor（阻害剤）		**～ binding**（～結合）
protein（タンパク質）		**～ level**（～レベル）
expression（発現）		**～ rate**（～割合／速度）
mutant（変異）		**～ response**（～応答）
activity（活性）		**～ activation**（～活性化）
antibody（抗体）		**～ phosphorylation**（～リン酸化）
peptide（ペプチド）		**～ ability**（～能力）
administration（投与）		**～ survival**（～生存）
overexpression（過剰発現）		**～ proliferation**（～増殖）
stimulation（刺激）		**～ induction**（～誘導）
infection（感染）		**～ viability**（～生存率）
blockade（遮断）		**～ formation**（～形成）
inhibition（抑制）		**～ release**（～放出）
		～ production（～産生）

▶ 使い方の例

- **activity had no effect on** the BrAAP **activity**
  活性は, BrAAP活性に影響を及ぼさなかった
- **treatment had no effect on** the **expression**　処置は,発現に影響を及ぼさなかった
- **antibodies had no effect on** the **binding**　抗体は,結合に影響を及ぼさなかった
- **inhibitor had no effect on** the **level**　阻害剤は,レベルに影響を及ぼさなかった
- **mutants had no effect on** fMLP **responses**
  変異体は, fMLP応答に影響を及ぼさなかった
- **blockade had no effect on** alloreactive CD8 **activation**
  遮断は,アロ反応性CD8活性化に影響を及ぼさなかった
- **stimulation had no effect on** tyrosine **phosphorylation**
  刺激は,チロシンリン酸化に影響を及ぼさなかった

- **infection had no effect on** the **ability**　感染は，能力に影響を及ぼさなかった
- **protein had no effect on** cell **proliferation**　タンパク質は，細胞増殖に影響を及ぼさなかった
- **overexpression had no effect on** neointima **formation**　過剰発現は，新生内膜形成に影響を及ぼさなかった
- **inhibition had no effect on** spontaneous TNF α **production**　抑制は，自発性TNFα産生に影響を及ぼさなかった

例文 Unliganded cellular retinol-binding **protein has no effect on** RoDH **activity**. (J Biol Chem. 1998 273:19778)
リガンド非結合の細胞性レチノール結合タンパク質はRoDH活性に影響を及ぼさない

Ⅱ-D　変化・移動・影響する

49. 影響を受ける

「影響を受ける」の表現には，他動詞受動態などが用いられる．

影響を受ける ……	**be affected** (6,400) ◆446／ **be influenced** (2,700) ◆447
影響を受けない …	**be unaffected** (3,000) ◆448

（カッコ内数字：用例数，◆：ページ数）

✻ 意味・用法

・**be affected** と **be influenced** は「影響を受ける」，**be unaffected** は「影響を受けない」という意味で用いられる

✻ 動詞に結びつく主語のカテゴリー

❶著者・論文	❷分析研究	❸研究結果	❹方法	❺対象	❻現象	❼もの	❽疾患	❾処理・治療	❿場所	⓫変化	⓬機能	⓭関係	⓮定量値	⓯目的	
			●		●						●		●		**be affected**（影響を受ける）
												●	●		**be influenced**（影響を受ける）
										●		●	●		**be unaffected**（影響を受けない）

✻ 言い換え可能な動詞 ―意味が似ている動詞と前後の語の組み合わせ例

主語	動詞	後に来る語句
expression level binding activity rate	be influenced be affected	by the presence by ～ factor

The level of high-density lipoprotein-cholesterol is <influenced／affected> by several genetic and nongenetic factors.

訳 高密度リポタンパク質コレステロールのレベルは，いくつかの遺伝的および非遺伝的因子によって影響を受ける

用例数　6,400

be affected　影響を受ける

文型 第3文型受動態
受動態率25％

⇒ affect

◆be affected byの用例が多い
◆「発現が～によって影響を受ける」などのパターンで使う
◆affectedは，「病気に罹患した」という意味の形容詞として使われることも多い

よく使われる前置詞 ❶ by（61％）/❷ in（9％）

前に来る単語（主語）		後に来る語句
expression（発現）	**be affected**	**by ～ mutation**（～変異によって）
level（レベル）		**by the presence**（存在によって）
function（機能）		**by ～ factor**（～因子によって）
binding（結合）		**by ～ concentration**（～濃度によって）
activity（活性）		**by ～ length**（～長によって）
pathway（経路）		**by the absence of ～**（～の非存在によって）
neurons（ニューロン）		**by ～ deletion**（～欠失によって）
system（システム）		**by ～ binding**（～結合によって）
growth（増殖）		**by ～ treatment**（～処置によって）
rate（割合／速度）		**by the nature of ～**（～の性質によって）

▶ 使い方の例

- **expression is affected by** the sfr6 **mutation**　発現は，sfr6変異によって影響を受ける
- **rate is affected by** protein **concentration**　割合は，タンパク質濃度によって影響を受ける
- **system is affected by** the **deletion**　システムは，欠失によって影響を受ける
- **levels were affected by** the **treatment**　レベルは，処置によって影響を受けた

例文 Cholinergic septohippocampal **neurons are affected by** circulating estrogens.（J Comp Neurol. 2003 463:390）
コリン作動性中隔海馬ニューロンは，循環エストロゲンによって影響を受ける

用例数 2,700

be influenced 影響を受ける

文型 第3文型受動態

受動態率25％

⇒ influence

◆be influenced byの用例が圧倒的に多い
◆反応や活性などが因子によって影響を受けるときなどに使う

よく使われる前置詞 by（91％）

前に来る単語（主語）		後に来る語句
response（反応）	**be influenced**	**by ～ factors**（～因子によって）
activity（活性）		**by the presence**（存在によって）
expression（発現）		**by ～ interaction**（～相互作用によって）
level（レベル）		**by ～ structure**（～構造によって）
binding（結合）		**by ～ activity**（～活性によって）
rate（割合／速度）		**by ～ state of …**（…の～状態によって）

▶ 使い方の例

- **activity is influenced by** local **factors** 活性は，局所因子によって影響を受ける
- **binding was influenced by the presence** 結合は，存在によって影響を受けた
- **expression is influenced by** the **interaction** 発現は，相互作用によって影響を受ける

例文 This role in ASL volume regulation suggests that ENaC **activity is influenced by** local **factors** rather than systemic signals indicative of total body volume homeostasis. (J Biol Chem. 2002 277:8338)

ENaC活性は，局所因子によって影響を受ける

II 変化を意味する動詞

D 変化・移動・影響する

用例数　3,000

be unaffected 影響を受けない

文型 第2文型be動詞

◆S＋be動詞＋形容詞
◆be unaffected byの用例が多い
◆活性や発現が「～の存在」によって影響を受けないときなどに用いられる

よく使われる前置詞 ❶ by（59%）/❷ in（7%）

前に来る単語（主語）		後に来る語句
activity（活性） **levels**（レベル） **expression**（発現） **binding**（結合） **response**（反応） **activation**（活性化）	**be unaffected**	**by ～ treatment**（～処置によって） **by ～ mutation**（～変異によって） **by the presence of ～**（～の存在によって） **by ～ inhibitor**（～阻害剤によって） **by the absence of ～**（～の非存在によって） **by changes in ～**（～の変化によって） **in ～ mutants**（～変異体において）

▶ 使い方の例

- **expression is unaffected by** this **treatment**　発現は，この処置によって影響を受けない
- **binding is unaffected by** these **mutations**　結合は，これらの変異によって影響を受けない
- **activation was unaffected by** the **inhibitor**　活性化は，その阻害剤によって影響を受けなかった
- **activity was unaffected by the absence of ～**　活性は，～の非存在によって影響を受けなかった
- **levels were unaffected by changes in ～**　レベルは，～の変化によって影響を受けなかった

例文 By contrast, ER β mRNA **levels were unaffected by** any steroid **treatment**.（J Invest Dermatol. 2006 Sep;126(9):2010）
ERβのmRNAレベルは，どのステロイド処置によっても影響を受けなかった

Ⅱ-D　変化・移動・影響する

50. ～になる／ならない

「～になる／ならない」の表現には，第２文型の自動詞や第５文型他動詞が使われる．

～になる	**become** (14,000) ◆450
…を～にする	**render** (2,000) ◆451
…することを～にする	**make it ～ to …** (920) ◆452
～にされる	**be rendered** (330) ◆453

（カッコ内数字：用例数，◆：ページ数））

✻ 意味・用法

- **become** はS＋V＋C（第２文型）の自動詞で，「～になる」という意味で使われる
- 第５文型の他動詞である **render** と **make** には，補語として形容詞が使われることが多い．**make it ～ to *do*** で，「…することを～（可能 possible，など）にする」などのパターンとして用いられる
- **be rendered** は「～にされる」という意味で，第５文型受動態の文で使われる

✻ 動詞に結びつく主語のカテゴリー

❶著者・論文	❷分析研究	❸研究結果	❹方法	❺対象	❻現象	❼もの	❽疾患	❾処理・治療	❿場所	⓫変化	⓬機能	⓭関係	⓮定量値	⓯目的	
		●	●	●		●			●		●	●	●		**become**（～になる）
					●								●		**render**（…を～にする）
	●		●												**make it ～ to …**（…することを～にする）
				●		●									**be rendered**（～にされる）

用例数　14,000

become 自 〜になる／〜の状態になる

文型 第2文型自動詞

◆S＋V＋Cの自動詞
◆「入手可能になる」などの意味で使われる

前に来る単語（主語）		後に来る語句
cells（細胞）	become	**available**（入手可能に）
protein（タンパク質）		**apparent**（明らかに）
mice（マウス）		**clear**（明らかに）
expression（発現）		**evident**（明らかに）
patient（患者）		**resistant to 〜**（〜に抵抗性に）
neurons（ニューロン）		**active**（活性化がある）
gene（遺伝子）		**important**（重要に）
animals（動物）		**possible**（可能に）
site（部位）		**undetectable**（検出不能に）
region（領域）		**sensitive to 〜**（〜に感受性に）
response（応答）		**activated**（活性化された）
complex（複合体）		**phosphorylated**（リン酸化された）
structure（構造）		**infected**（感染した）
system（システム）		**restricted**（制限された）
activity（活性）		**associated with 〜**（〜と結合した）
function（機能）		**〜 tool**（〜手段）
data（データ）		**〜 cells**（〜細胞）

▶ 使い方の例

- data **become** available　データは，入手可能になる
- activity **became** evident　活性は，明らかになった
- patients **become** resistant to 〜　患者は，〜に抵抗性になる
- gene **becomes** active　遺伝子は，活性化状態になる
- function **becomes** important　機能は，重要になる
- responses **became** undetectable　応答は，検出不能になった
- cells **became** sensitive to 〜　細胞は，〜に感受性になった
- neurons **become** activated　ニューロンは，活性化された状態になる
- protein **becomes** phosphorylated　タンパク質は，リン酸化された状態になる
- animals **became** infected　動物は，感染した状態になった
- expression **becomes** restricted　発現は，制限された状態になる
- region **becomes** associated with 〜　領域は，〜と結合した状態になる

例文 MPT **cells** **become** **resistant to** rapamycin after prolonged exposure. (Transplantation. 2006 82:17)　MPT細胞は，ラパマイシンに抵抗性になる

用例数　2,000

render 他 …を～にする

文型 第5文型他動詞
受動態率 15%
⇒ be rendered

◆「主語＋動詞＋目的語＋補語（形容詞）」のパターンで使う
◆「～を抵抗性／感受性にする」という意味の場合が多い

前に来る単語（主語）	render A＋B	A（…を：目的語）	B（～にする：補語）
mutation（変異）		**them**（それら）	**resistant to ～**（～に抵抗性の）
expression（発現）		**it**（それ）	**susceptible to ～**（～に感受性の）
overexpression（過剰発現）		**cells**（細胞）	**sensitive to ～**（～に感受性の）
		the enzyme（酵素）	**inactive**（不活性な）
		the protein（タンパク質）	**unable to ～**（～できない）
		plants（植物）	**vulnerable to ～**（～に対して脆弱な）
		mice（マウス）	**incapable of ～**（～できない）
		neurons（ニューロン）	

▶ 使い方の例

- **overexpression renders cells sensitive to ～**　過剰発現は，細胞を～に感受性にする
- **mutations render neurons vulnerable to ～**　変異は，ニューロンを～に対して脆弱にする
- **mutation renders the enzyme incapable of ～**　変異は，その酵素を～できなくする

例文 In addition, Six1 **overexpression** **renders** OCC **resistant to** tumor necrosis factor-related apoptosis inducing ligand (TRAIL)-mediated apoptosis, and Six1 knockdown in the TRAIL-resistant SKOV3 ovarian carcinoma line dramatically sensitizes the cells to TRAIL. (Cancer Res. 2007 67:3036)
Six1過剰発現は，OCCを腫瘍壊死因子関連アポトーシス誘発リガンド（TRAIL）仲介アポトーシスに抵抗性にする

II 変化を意味する動詞
D 変化・移動・影響する

用例数　920

make it ～ to …　…することを～にする　文型 第５文型他動詞

◆「主語＋動詞＋目的語＋補語（形容詞）」のパターンの変形で，itは後ろのto不定詞を意味する

◆make it ～ that節のパターンでも用いられる

◆makeは，第３文型でも使われる

前に来る単語（主語）		A（～にする：補語）	目的語
approach（アプローチ）	make it A to *do*	**possible**（可能な）	**to identify ～**（～を同定すること）
system（システム）		**difficult**（困難な）	**to determine ～**（～を決定すること）
technique（技術）		**feasible**（実行可能な）	**to study ～**（～を研究すること）
technology（テクノロジー）		**easier**（より易しい）	**to use ～**（～を使用すること）
analysis（分析）		**impossible**（不可能な）	**to detect ～**（～を検出すること）
		important（重要な）	**to develop ～**（～を開発すること）
			to distinguish ～（～を区別すること）
			to assess ～（～を評価すること）
			to test ～（～をテストすること）
			to examine ～（～を調べること）

▶ 使い方の例

・**approach makes it difficult to study ～**　アプローチは，～を研究することを困難にする

・**technique makes it possible to examine ～**　技術は，～を調べることを可能にする

例文 This **technique makes it possible to** examine the expression of thousands of genes simultaneously. (Oncogene. 2003 22:6497)

この技術は，数千の遺伝子の発現を同時に調べることを可能にする

用例数 330

be rendered ～にされる／～になる

文型 第5文型受動態

受動態率 15％

⇒ render

◆S＋V＋O＋Cの受動態
◆「主語＋be rendered＋形容詞(補語)」のパターンで用いられる
◆細胞などが抵抗性／感受性になる場合に使う

前に来る単語（主語）		後に来る語句
cells（細胞）	**be rendered**	**tolerant**（耐性の）
mice（マウス）		**susceptible to ～**（～に感受性の）
rats（ラット）		**sensitive to ～**（～に感受性の）
animals（動物）		**inactive**（不活性な）
enzyme（酵素）		**free of ～**（～がない）
patients（患者）		
protein（タンパク質）		

▶ 使い方の例

- **rats were rendered tolerant** ラットは，耐性にされた
- **mice are rendered susceptible to ～** マウスは，～に感受性にされる
- **cells are rendered sensitive to ～** 細胞は，～に感受性にされる
- **protein is rendered inactive** タンパク質は，不活性にされる
- **patients were rendered free of ～** 患者は，～がなくなった

例文 Furthermore, when **mice were rendered susceptible to** P. carinii by CD4(+) depletion, mannose receptor knockout mice (MR-KO) had pathogen loads equal to those of wild-type mice. (Infect Immun. 2003 71:6213)
マウスは，カリニ肺炎菌に感受性にされた

II 変化を意味する動詞

D 変化・移動・影響する

Ⅱ-D　変化・移動・影響する

51. 始める／続ける

「始める／続ける」の単語には，他動詞と自動詞の両方のパターンがある．

始める………… **begin** (他動詞) (3,000) ◆455
始まる………… **begin** (自動詞) (1,600) ◆456
着手する …… **undertake** (900) ◆456
着手される … **be undertaken** (1,900) ◆457
続ける………… **continue** (他動詞) (4,800) ◆458
続く …………… **continue** (自動詞) (1,100) ◆459

（カッコ内数字：用例数，◆：ページ数）

✻ 意味・用法

・begin は「始める／始まる」の意味で使われる
・undertake は「着手する」の意味で使われる
・be undertaken は「着手される」の意味で使われる
・continue は「続ける／続く」の意味で使われる

✻ 動詞に結びつく主語のカテゴリー

❶著者・論文	❷分析研究	❸研究結果	❹方法	❺対象	❻現象	❼もの	❽疾患	❾処理・治療	❿場所	⓫変化	⓬機能	⓭関係	⓮定量値	⓯目的	
●	●	●		●									●		**begin**（他動詞）（始める）
											●		●		**begin**（自動詞）（始まる）
●															**undertake**（着手する）
	●		●												**be undertaken**（着手される）
●	●	●		●				●					●		**continue**（他動詞）（続ける）
								●					●		**continue**（自動詞）（続く）

用例数 3,000

begin 他 始める

文型 第3文型他動詞

受動態率5%

◆to不定詞を目的語にする用例が非常に多い
◆著者や結果が理解や解明し始めるなどのパターンで用いられる
◆S＋V＋～ingのパターンでも使われる
◆自動詞としても用いられる ⇒ begin（自動詞）

頻度分析 to *do*（58%）

前に来る単語（主語）
cells（細胞）
we（われわれ）
study（研究）
results（結果）
levels（レベル）
findings（知見）
data（データ）
neurons（ニューロン）
mice（マウス）

begin

後に来る語句
to understand ～（～を理解する）
to emerge（現れる）
to elucidate ～（～を解明する）
to define ～（～を定義する）
to reveal ～（～を明らかにする）
to identify ～（～を同定する）
to address ～（～に取り組む）
to provide ～（～を提供する）
to examine ～（～を調べる）
to increase（増大する）
to be understood（理解される）
to be elucidated（解明される）

▶ 使い方の例

- **we begin to understand ～** われわれは,～を理解し始める
- **data begin to elucidate ～** データは,～を解明し始める
- **results begin to define ～** 結果は,～を定義し始める
- **findings begin to identify ～** 知見は,～を同定し始める
- **studies begin to provide ～** 研究は,～を提供し始める
- **levels began to increase** レベルは,増大し始めた

例文 Germline stem **cells begin to** differentiate by forming interconnected germ cell cysts (cystocytes), and under certain conditions male mouse cystocytes have been postulated to revert into functional progenitors.（Nature. 2004 428:564）
生殖系列幹細胞は分化し始める

II 変化を意味する動詞

D 変化・移動・影響する

用例数　1,600

begin 自 始まる

文型 第1文型自動詞

◆発現が何かで始まる場合などに使う
◆他動詞としても用いられる ⇒ **begin（他動詞）**

よく使われる前置詞 ❶ with（27%）/❷ at（13%）/❸ in（13%）

前に来る単語（主語）		後に来る語句
expression（発現） **process**（過程） **development**（発達） **pathway**（経路）	**begin**	**with ～ formation**（～形成で） **with colonization of ～** （～のコロニー形成で） **with ～ binding**（～の結合で） **at ～ days**（～日に） **in childhood**（小児期に）

▶ 使い方の例

・**development begins with** the **formation**　発達は，その形成で始まる

・**expression begins at** 10.5 **days**　発現は，10.5日に始まる

例文 Vascular **development begins with** the **formation** of a primary vascular plexus that is rapidly remodeled by angiogenesis into the interconnected branched patterns characteristic of mature vasculature.（Dev Biol. 2004 271:263）

血管発生は，原始血管叢の形成で始まる

用例数　900

undertake 他 着手する

文型 第3文型他動詞

受動態率70％

⇒ **be undertaken**

◆著者が研究などに着手するときに使う

前に来る単語（主語）		後に来る語句
we（われわれ） **the authors**（著者ら）	**undertake**	**～ study**（～研究） **～ analysis**（～分析） **～ review**（～レビュー）

▶ 使い方の例

・**we undertook** this **study**　われわれは，この研究に着手した

・**the authors undertook** an archival **analysis**　著者らは，保存記録の分析に着手した

・**we undertook** a systematic **review**　われわれは，系統的なレビューに着手した

例文 We undertook a cross-sectional **study** of 7870 patients with type 2 diabetes from a population of 253,618 patients from 42 general practices in the UK. (Lancet. 2004 364:423)
われわれは,7,870名の患者の断面調査に着手した

用例数 1,900

be undertaken 着手される

文型 第3文型受動態
受動態率 70%

⇒ undertake

◆to不定詞（〜するために）を伴う用例が非常に多い
◆研究が着手される場合などに用いられる

頻度分析 ❶ to *do*（68%）/❷ in（7%）

前に来る単語（主語）		後に来る語句
study（研究）	be undertaken	**to determine 〜**（〜を決定するために）
investigation（研究）		**to investigate 〜**（〜を精査するために）
experiments（実験）		**to examine 〜**（〜を調べるために）
analysis（分析）		**to evaluate 〜**（〜を評価するために）
trial（試行）		**to identify 〜**（〜を同定するために）
work（研究）		**to test 〜**（〜をテストするために）
approach（アプローチ）		**to assess 〜**（〜を評価するために）
project（プロジェクト）		**to characterize 〜**（〜を特徴づけるために）
		to define 〜（〜を定義するために）
		to explore 〜（〜を探索するために）

▶ 使い方の例

- **project was undertaken to determine** 〜 プロジェクトは,〜を決定するために着手された
- **experiments were undertaken to investigate** 〜 実験は,〜を精査するために着手された
- **investigation was undertaken to examine** 〜 研究は,〜を調べるために着手された
- **trial was undertaken to evaluate** 〜 試行は,〜を評価するために着手された
- **approach was undertaken to identify** 〜 アプローチは,〜を同定するために着手された
- **study was undertaken to test** 〜 研究は,〜をテストするために着手された
- **analysis was undertaken to assess** 〜 分析は,〜を評価するために着手された
- **work was undertaken to characterize** 〜 研究は,〜を特徴づけるために着手された
- **study was undertaken to define** 〜 研究は,〜を定義するために着手された

例文 A **study was undertaken to examine** the influence of acute renal perfusion pressure (RPP) reduction on renin release, renal renin and angiotensinogen gene expression and the role played by angiotensin II in these responses. (J Physiol. 1999 520:261)
研究が,〜の影響を調べるために着手された

用例数　4,800

continue 他 続ける

文型 第３文型他動詞

受動態率５%

◆ to不定詞を目的語にする用例が非常に多い
◆ 細胞や患者が増え続ける場合などに使われる
◆ 自動詞としても用いられる ⇒ continue（自動詞）

頻度分析 to *do*（77%）

前に来る単語（主語）		後に来る語句
cells（細胞）	continue	**to increase**（増大する）
patient（患者）		**to grow**（成長する）
studies（研究）		**to have ～**（～をもつ）
mice（マウス）		**to evolve**（進化する）
research（研究）		**to express ～**（～を発現する）
level（レベル）		**to proliferate**（増殖する）
therapy（治療）		**to rise**（上がる）
we（われわれ）		**to receive ～**（～を受ける）
neurons（ニューロン）		**to improve ～**（～を改善する）
data（データ）		**to provide ～**（～を提供する）
surgery（手術）		**to show ～**（～を示す）
		to expand ～（～を広げる）
		to develop（開発する／発達する）
		to occur（起こる）
		to be expressed（発現される）
		to be a ～（～である）

▶ 使い方の例

- **levels continued to increase**　レベルは，増大し続けた
- **neurons continue to grow**　ニューロンは，成長し続ける
- **therapy continues to have ～**　治療は，～をもち続ける
- **mice continue to express ～**　マウスは，～を発現し続ける
- **cells continued to proliferate**　細胞は，増殖し続けた
- **patients continued to receive ～**　患者は，～を受け続けた
- **research continues to improve ～**　研究は，～を改善し続ける
- **data continue to show ～**　データは，～を示し続ける
- **surgery continues to occur**　手術は，起こり続ける
- disease **continues to be a ～**　疾患は，～であり続ける

例文 The **cells** **continue** **to grow** and duplicate their nuclei, generating large multinucleate cells. (Dev Cell. 2005 8:467)　それらの細胞は増殖し続ける

用例数　1,100

continue 自 続く

文型 第1文型自動詞

◆発現や処置などが続くときに使う
◆他動詞の用例も多い ⇒ **continue（他動詞）**

よく使われる前置詞 ❶ in（11%）/❷ for（10%）/❸ until（6%）

前に来る単語（主語）		後に来る語句
expression（発現） **treatment**（処置）	**continue**	**for ～ days**（～日間） **for ～ weeks**（～週間） **until disease progression**（疾患進行まで）

▶ 使い方の例

- **treatment** **continued** **for** 60 **days**　処置は,60日間続いた
- **treatment** **continued** **until disease progression**　処置は,疾患進行まで続いた

例文 Before induction of glaucoma, a subset of animals was placed on phenytoin-containing chow; this **treatment** **continued** **for** 8 **weeks**. (Invest Ophthalmol Vis Sci. 2005 46:4164)　この処置は,8週間続いた

Ⅱ-D　変化・移動・影響する

52. 病気にかかる／起こす

「病気にかかる／起こす」の動詞は，さまざまなパターンで使う．

発症する	**develop**（他動詞）（19,000）◆462
～を患う	**suffer from**（自動詞）（460）◆462
受ける	**suffer**（他動詞）（540）◆463
～（病気）の原因になる	**predispose to**（自動詞）（370）◆464
～に罹りやすくする	**predispose**（他動詞）（570）◆465
感染する	**infect**（2,000）◆466
感染する／感染させられる	**be infected**（1,800）◆466
経験する	**experience**（2,600）◆467
受ける／起こす／経験する	**undergo**（19,000）◆468

（カッコ内数字：用例数，◆：ページ数）

✻ 意味・用法

- **develop** と **suffer from** は「病気を発症する／発症している」という意味，**predispose to** は「（病気の）原因になる」という意味で使う
- **suffer** と **predispose** は他動詞としても使われ，それぞれ「（障害を）受ける」と「（病気に）罹りやすくする」という意味で使われる
- **infect** は「菌が人などに感染する」という意味だが，逆に「人が菌に感染する」という場合には **be infected with** を用いる
- **experience** は「患者が心不全などを起こす／経験する」場合に用いられる
- **undergo** は「細胞がアポトーシスなどを起こす」場合に用いられる

✻ 動詞に結びつく主語のカテゴリー

❶著者・論文	❷分析研究	❸研究結果	❹方法	❺対象	❻現象	❼もの	❽疾患	❾処理・治療	❿場所	⓫変化	⓬機能	⓭関係	⓮定量値	⓯目的	
				●											**develop**（他動詞）（発症する）
		●	●	●											**suffer from**（自動詞）（～を患う／～の難点がある）
				●											**suffer**（他動詞）（受ける／経験する）
					●	●	●								**predispose to**（自動詞）〔～（病気）の原因になる〕
					●	●									**predispose**（他動詞）（～に罹りやすくする）
				●											**infect**（感染する）
				●											**be infected**（感染する／感染させられる）
				●											**experience**（経験する）
				●		●									**undergo**（受ける／起こす／経験する）

✻ 言い換え可能な動詞 —意味が似ている動詞と前後の語の組み合わせ例

主語	動詞	後に来る語句
patient mice individuals animals	suffer from develop	～ disease ～ infection

Five patients <suffered from／developed> end-stage renal disease.

訳 5人の患者は，末期の腎疾患を患った

用例数　19,000

develop 他 発症する／開発する

文型 第3文型他動詞

◆他動詞および自動詞として用いられる ⇒ **develop（自動詞）**
◆他動詞のdevelopは「発症する」と「開発する」の意味をもつが，ここでは「発症する」の用例のみを取り上げる

前に来る単語（主語）		後に来る語句
mice（マウス）	develop	**～ disease**（～疾患）
patient（患者）		**～ cancer**（～がん）
animals（動物）		**～ lesions**（～病変）
subject（対象）		**～ diabetes**（～糖尿病）
recipient（レシピエント）		**～ tumors**（～腫瘍）
individuals（個々人）		**～ infection**（～感染）

▶ 使い方の例

- **recipients developed** overt CMV **disease**　レシピエントは，明白なサイトメガロウイルス疾患を発症した
- **patients developed** solid **cancers**　患者は，固形がんを発症した
- **animals develop** genital **lesions**　動物は，生殖器病変を発症する
- **subjects developed** type 1 **diabetes**　対象は，1型糖尿病を発症した
- **individuals develop** benign **tumors**　個々人は，良性腫瘍を発症する
- **mice developed** chronic **infection**　マウスは，慢性感染を発症した

例文 One **patient developed** adenocarcinoma within 10 months of LARS.（Ann Surg. 2003 238:458）
一人の患者は腺がんを発症した

用例数　460

suffer from 自 ～を患う／～の難点がある

文型 第1文型自動詞

◆自動詞の用例が多いが他動詞としても使われる ⇒ **suffer（他動詞）**
◆suffer fromで，「～（病気）を患っている」という意味になる

頻度分析 from（92%）

前に来る単語（主語）		後に来る語句
patient（患者）	suffer from	~ disease（～疾患）
mice（マウス）		~ disorder（～障害）
method（方法）		~ limitation（～制限）
model（モデル）		~ problem（～問題）
individuals（個々人）		~ infection（～感染）
approach（アプローチ）		~ syndrome（～症候群）
animals（動物）		~ lack of …（…の～欠損）
		~ pain（～疼痛）
		~ failure（～不全）
		~ deficiency（～欠乏）
		~ bias（～偏り）

▶ 使い方の例

- **animals suffered from** a wasting **disease**　動物は,消耗性疾患を患った
- **models suffer from** a serious **limitation**　モデルは,深刻な制限の難点がある
- **methods suffer from** common **problems**　方法は,よくある問題の難点がある
- **patients suffer from** recurrent **infections**　患者は,再発性の感染を患っている
- **patients suffer from** neuropathic **pain**　患者は,神経因性疼痛を患う
- **individuals suffer from** attentional **deficiencies**　個々人は,注意の欠乏を患っている
- **approach suffers from** inherent user **bias**　アプローチは,固有のユーザーの偏りの難点がある

例文 Aged **individuals suffer from** multiple dysfunctions during skeletal muscle atrophy.（J Physiol. 2003 553:357）　高齢の個々人は,複数の機能障害を患う

用例数 540

suffer 他 受ける／経験する

文型 第3文型他動詞
受動態率0%

◆受動態では使われない
◆患者が再発などを経験するあるいは細胞が障害を受けるなどの意味で用いられる
◆自動詞（suffer from）の用例も多い ⇒ **suffer from**

前に来る単語（主語）		後に来る語句
patient（患者）	**suffer**	**～ damage**（～障害／～損傷）
mice（マウス）		**～ morbidity**（～病的状態）
cells（細胞）		**～ stroke**（～発作）
		～ recurrence（～再発）
		～ relapse（～再発）

▶ 使い方の例

- **cells suffer** massive DNA **damage**　細胞は,広範なDNA損傷を受ける
- **mice suffered** severe **morbidity**　マウスは,重篤な病的状態を経験した
- **patients suffer** a **relapse**　患者は,再発を経験する

例文 When exponential-phase cultures of Deinococcus radiodurans are exposed to a 5000-Gray dose of gamma radiation, individual **cells suffer** massive DNA **damage**. (Trends Microbiol. 1999 7:362)　個々の細胞は,広範なDNA損傷を受ける

用例数　460

predispose to

自 ～（病気）の原因になる

文型 第１文型自動詞

◆自動詞だけでなく他動詞としても用いられる ⇒ **predispose（他動詞）**
◆自動詞のpredisposeは,直後にtoを伴って「病気の原因になる」の意味で使う

頻度分析 to（97％）

前に来る単語（主語）		後に来る語句
mutation（変異）	**predispose to**	**～ development of …**（…の～発生）
deficiency（欠損）		**～ disease**（～疾患）
variant（変異体）		**～ cancer**（～がん）
infection（感染）		**～ diabetes**（～糖尿病）
obesity（肥満）		**～ formation**（～形成）
factors（因子）		**～ onset**（～発生）
alleles（アレル）		**～ injury**（～傷害）
		autoimmunity（自己免疫）
		atherosclerosis（アテローム性動脈硬化）
		～ neoplasia（～新生物）

▶ 使い方の例

- **infection** **predisposes to** the **development of** ～ 感染は,～の発生の原因になる
- **mutations** **predispose to** breast **cancer** 変異は,乳がんの原因になる
- **variants** **predispose to** human liver **injury** 変異体は,ヒトの肝傷害の原因になる
- **alleles** **predispose to** colorectal **neoplasia** アレルは,結腸直腸新生物の原因になる

例文 Thus, neonatal RSV **infection** **predisposes to** the **development of** airway eosinophilia and enhanced AHR via an IL-13-dependent mechanism during reinfection, whereas infection at a later age protects against the development of these altered airway responses after reinfection. (J Immunol. 2005 175:83)
新生仔RSV感染は,気道好酸球増加症の発症の原因になる

用例数 570

predispose 他 罹りやすくする

文型 第3文型他動詞
受動態率 20％

◆自動詞としても使われる ⇒ **predispose to**
◆predispose ～ to …で「～を…に罹りやすくする」という意味になる

前に来る単語（主語）	predispose	後に来る語句
mutation（変異）		**individuals to ～**（個々人を～に）
factors（因子）		**patients to ～**（患者を～に）
allele（アレル）		**women to ～**（女性を～に）
		cells to ～（細胞を～に）
		mice to ～（マウスを～に）
		persons to ～（人を～に）
		carriers to ～（保因者を～に）
		the host to ～（宿主を～に）
		humans to ～（人を～に）

▶ 使い方の例

- **mutations** **predispose** **individuals to** ～ 変異は,個々人を～に罹りやすくする
- **factors** **predispose** **patients to** ～ 因子は,患者を～に罹りやすくする
- **allele** **predisposes** **cells to** ～ アレルは,細胞を～になりやすくする

例文 It is unknown whether genetic **factors** **predispose** **patients to** idiopathic pancreatitis. (N Engl J Med. 1998 339:653)
遺伝的因子が患者を特発性膵臓炎に罹りやすくする

用例数　2,000

infect 他 感染する／感染させる

文型 第３文型他動詞
受動態率 50％

⇒ be infected

◆細菌やウイルスが細胞や動物などに感染するときに使う

前に来る単語（主語）		後に来る語句
virus（ウイルス）	infect	**cells**（細胞）
strain（系統）		**humans**（ヒト）
nematodes（線虫）		**macrophages**（マクロファージ）
bacteria（細菌）		**plants**（植物）
species（種）		**mammals**（哺乳類）
		the host（宿主）
		the lung（肺）

▶ 使い方の例

- **strains infect cells**　系統は,細胞に感染する
- **species infect humans**　種は,ヒトに感染する
- **bacteria infect plants**　細菌は,植物に感染する
- **virus infects the lungs**　ウイルスは,肺に感染する

例文 Chlamydia **species infect** epithelial **cells** at mucosal surfaces, and are major causes of sexually transmitted diseases.（J Clin Invest. 1997 99:77）
Chlamydia種は上皮細胞に感染する

用例数　1,800

be infected 感染させられる／感染する

文型 第３文型受動態
受動態率 50％

⇒ infect

◆be infected withで「患者などが～に感染する／感染させられる」という意味になる

よく使われる前置詞 ▶ with（66％）

前に来る単語（主語）		後に来る語句
mice（マウス）	**be infected**	**with ～ virus**（～ウイルスに）
cells（細胞）		**with ～ strain**（～系統に）
patients（患者）		**with ～ vector**（～ベクターに）
macrophages（マクロファージ）		**with ～ adenovirus**（～アデノウイルスに）
animals（動物）		**with ～ retrovirus**（～レトロウイルスに）
rats（ラット）		**with ～ mutant**（～変異体に）

▶ 使い方の例

- **cells were infected with** vaccinia **virus** 細胞は,ワクシニアウイルスに感染させられた
- **mice were infected with** two **strains** マウスは,2つの株に感染した
- **cells were infected with** a retroviral **vector** 細胞は,レトロウイルスベクターに感染させられた
- lines **were infected with** recombinant **retrovirus** 株は,組換え型レトロウイルスに感染させられた
- neurons **were infected with** an HSV **mutant** ニューロンは,HSV変異体に感染させられた

例文 Nine **patients were infected with** Ehrlichia chaffeensis, and 6 were infected with a spotted fever group rickettsia; 1 patient had evidence of coinfection with E. chaffeensis and a spotted fever group rickettsia. (J Infect Dis. 1999 180:900)
9人の患者が,エーリキア・シャフェンシスに感染した

用例数 2,600

experience 他 経験する／起こす

文型 第3文型他動詞
受動態率2%

◆experienceは,受動態ではほとんど使われない
◆患者が重篤な症状を経験するときなどに使う

前に来る単語（主語）		後に来る語句
patients（患者）	**experience**	**～ episode**（～エピソード）
group（群）		**～ event**（～事象）
women（女性）		**～ failure**（～不全）
subject（対象）		**～ improvement**（～改善）
recipients（レシピエント）		**～ response**（～応答）
		～ reduction（～低下）

▶ 使い方の例

- **recipients** experienced no rejection **episodes**　レシピエントは，拒絶エピソードを経験しなかった
- **patients** experienced serious adverse **events**　患者は，重篤有害事象を経験した
- **patients** experienced heart **failure**　患者は，心不全を起こした
- **women** experienced significant **improvements**　女性は，顕著な改善を経験した

例文 Both **patients** experienced sustained **improvement** in renal function and nutritional status at 61/2 years and 28 months of follow-up, respectively. (Transplantation. 2003 75:560)

両方の患者は，腎機能および栄養状態の持続的改善を経験した

用例数　19,000

undergo 他 起こす／経験する／受ける

文型 第3文型他動詞
受動態率0％

- ◆受動態では使われない
- ◆細胞がアポトーシスを起こすときや患者が手術を受けるとき（⇒ undergo：受ける）などに用いられる
- ◆ここでは，「起こす」の用例だけを示す

前に来る単語（主語）		後に来る語句
cells（細胞）	undergo	**apoptosis**（アポトーシス）
protein（タンパク質）		～ **changes**（～変化）
receptor（受容体）		～ **differentiation**（～分化）
neurons（ニューロン）		～ **phosphorylation**（～リン酸化）
		～ **cell death**（～細胞死）

▶ 使い方の例

- **cells** undergo **apoptosis**　細胞は，アポトーシスを起こす
- **protein** undergoes conformational **changes**　タンパク質は，立体構造変化を起こす
- **cells** undergo terminal **differentiation**　細胞は，最終分化を起こす
- **receptors** undergo rapid **phosphorylation**　受容体は，急速なリン酸化を起こす
- **neurons** undergo programmed **cell death**　ニューロンは，プログラム細胞死を起こす

例文 These findings demonstrate that AF5 **cells** undergo **apoptosis** in response to H2O2-mediated oxidative stress and signal pathway disruption by STSP that therefore would be useful in studies related to p53-dependent neuronal cell death and neurodegeneration. (Brain Res. 2006 1112:1)

AF5細胞はアポトーシスを起こす

Ⅲ-A　性質（～である）

53.～である

ここでは，「～である」の意味に近い動詞をまとめる．ただし，be動詞＋形容詞は別項で扱う（Ⅲ章の他項および672，692ページ参照）．

～である ……………… **be**（＋名詞）(260,000) ◆470
属する …………………… **belong** (2,200) ◆471
表す／代表する … **represent** (16,000) ◆472
～のままである … **remain** (28,000) ◆473

（カッコ内数字：用例数，◆：ページ数）

✻ 意味・用法

・**be**はタンパク質や遺伝子が「(～のメンバー) である」ことを示すときなどに使われる

・**belong to**は「(～のグループ) に属する」ことを示すときに使われる

・**represent**は，あるグループの代表的な例であることを示すときに使う

・**remain**は「～のままである」という意味で，「～されないまま残っている」ことを表すときによく用いられる

✻ 動詞に結びつく主語のカテゴリー

❶著者・論文	❷分析研究	❸研究結果	❹方法	❺対象	❻現象	❼もの	❽疾患	❾処理・治療	❿場所	⓫変化	⓬機能	⓭関係	⓮定量値	⓯目的	
	●	●				●	●			●	●				**be**（＋名詞）（～である）
						●									**belong**（属する）
	●	●		●		●									**represent**（表す／代表する）
				●		●	●				●	●	●		**remain**（～のままである）

用例数　260,000

be（＋名詞）自 ～である

文型 第2文型 be 動詞

◆S＋V＋Cの自動詞
◆be（～である）の補語としては，名詞か形容詞が用いられる
◆ここでは，be動詞＋名詞（句）の例だけを示す（be動詞＋形容詞については解説編：be動詞＋形容詞＋to *do* を参照）
◆「be in ～：～にある」など第1文型でも使われる

前に来る単語（主語）

- **protein**（タンパク質）
- **function**（機能）
- **gene**（遺伝子）
- **activation**（活性）
- **complex**（複合体）
- **study**（研究）
- **cancer**（がん）
- **receptor**（受容体）
- **disease**（疾患）
- **phenotype**（表現型）
- **DNA**
- **factor**（因子）
- **finding**（知見）

be

後に来る語句

- **a member of ～**（～のメンバー）
- **the result of ～**（～の結果）
- **the first report**（最初の報告）
- **a consequence of ～**（～の結果）
- **a family of ～**（～のファミリー）
- **a substrate**（基質）
- **a mechanism**（機構）
- **a major cause of ～**（～の主な原因）
- **a prerequisite**（必要条件）
- **a risk factor for**（～の危険因子）
- **a potent inhibitor of ～**（～の強力な阻害剤）
- **the case**（ケース）
- **a candidate**（候補）
- **an important determinant of ～**（～の重要な決定因子）
- **an increase in ～**（～の増大）
- **an essential component of ～**（～の必須の構成要素）
- **a hallmark of ～**（～の特徴）
- **a key regulator of ～**（～の鍵となる調節因子）
- **the presence of ～**（～の存在）

▶ 使い方の例

- **protein is a member of ～**　タンパク質は，～のメンバーである
- **study is the first report**　研究は，最初の報告である
- **phenotype is a consequence of ～**　表現型は，～の結果である
- **receptors are a family of ～**　受容体は，～のファミリーである

- **DNA is a substrate** DNAは，基質である
- **disease is a major cause of ～** 疾患は，～の主な原因である
- **complex is a prerequisite** 複合体は，必要条件である
- **gene is a candidate** 遺伝子は，候補である
- **function is an important determinant of ～** 機能は，～の重要な決定因子である
- **protein is an essential component of ～** タンパク質は，～の必須の構成要素である
- **activation is a hallmark of ～** 活性は，～の特徴である
- **factor is a key regulator of ～** 因子は，～の鍵となる調節因子である
- **finding was the presence of ～** 知見は，～の存在であった

例文 The S1P(2) **receptor is a member of** a family of G protein-coupled receptors that bind the extracellular sphingolipid metabolite sphingosine 1-phosphate with high affinity. (J Biol Chem. 2007 282:10690)
$S1P_2$受容体は，Gタンパク質共役型受容体のファミリーのメンバーである

Cardiovascular **disease is a major cause of** morbidity and mortality in renal recipients. (Transplantation. 2004 77:1199)
循環器疾患は，罹患と死亡の主な原因である

用例数 2,200

belong 自 属する

文型 第1文型自動詞

◆belong toのパターンが圧倒的に多い
◆タンパク質や遺伝子が，特定のグループに属することを示すときに使う

よく使われる前置詞 to (97%)

前に来る単語（主語）		後に来る語句
protein（タンパク質）	belong	**to … family of ～**（～の…ファミリー）
gene（遺伝子）		**to … class of ～**（…クラスの～）
receptor（受容体）		**to … group of ～**（～の…グループ）

▶ 使い方の例

- **proteins belong to** a **family of ～** タンパク質は，～のファミリーに属する
- **genes belong to** a unique **class of ～** 遺伝子は，ユニークなクラスの～に属する
- **receptors belong to** a **group of ～** 受容体は，～のグループに属する

例文 The human ATP1AL1 **gene belongs to** the **family of** Na,K-ATPase and H,K-ATPase (X,K-ATPases) genes. (Genomics. 1996 32:317)
ヒトATP1AL1遺伝子は，Na,K-ATPアーゼおよびH,K-ATPアーゼ（X,K-ATPアーゼ）遺伝子のファミリーに属する

用例数 16,000

represent 他 表す／代表する

文型 第3文型他動詞
受動態率 5％

◆現在形の用例が多い
◆「表す」という意味だが，「～である」とほぼ同義の場合も多い

前に来る単語（主語）
study（研究）
cells（細胞）
results（結果）
data（データ）
protein（タンパク質）
gene（遺伝子）
findings（知見）
work（研究）

represent

後に来る語句
～ mechanism（～機構）
… class of ～（…クラスの～）
… target for ～（～の…標的）
～ step（～ステップ）
～ approach（～アプローチ）
… example of ～（～の…例）
～ model（～モデル）
～ strategy（～戦略）
… family of ～（…ファミリーの～）
… form of ～（…型の～）
～ demonstration（～実証）
… component of ～（～の…成分）
… source of ～（～の…ソース）
the first report of ～（～の最初の報告）

▶ 使い方の例

- **findings represent** a novel **mechanism** 　知見は，新規の機構を表す
- **proteins represent** a novel **class of** ～ 　タンパク質は，新規のクラスの～を表す
- **results represent** an important **step** 　結果は，重要なステップを表す
- **study represents** the first **example of** ～ 　研究は，～の最初の例を表す
- **data represent** the first **demonstration** 　データは，最初の実証を表す
- **work represents the first report of** ～ 　研究は，～の最初の報告である（を表す）
- **cells represent** a potential **source of** ～ 　細胞は，～の潜在的なソースを表す

例文 Some of these **genes represent** possible novel **targets for** regulation through the ERalpha/AP-1 tethering pathway.（Mol Cell Biol. 2007 27:5090）
これらの遺伝子のいくつかは，ありうる新規の標的を表す

The present **work represents** the first systematic **approach** to these compound classes, the few previously known examples of which were obtained by diverse approaches.（J Org Chem. 2007 72:6742）
ここに示す研究は，最初の系統的なアプローチを表す

用例数 28,000

remain 自 ～のままである

文型 第2文型自動詞

◆S+V+Cの自動詞
◆「～のまま残っている」という意味で使われる
◆補語としては，形容詞・名詞・to不定詞が用いられる

頻度分析 to *do*（6%）

前に来る単語（主語）
cells（細胞）
mechanism（機構）
function（機能）
level（レベル）
protein（タンパク質）
activity（活性）
disease（疾患）
expression（発現）
association（関連）

remain

後に来る語句
unclear（不明な）
unknown（不明な）
elusive（とらえどころのない）
controversial（議論の余地がある）
unchanged（変化しない）
stable（安定した）
uncertain（確かでない）
constant（一定の）
intact（無傷の）
elevated（上昇した）
obscure（不明瞭な）
associated with ～（～と結合した／～と関連した）
significant（有意な）
high（高い）
undefined（未決定の）
unresolved（未解決の）
bound（結合した）
low（低い）
unaffected（影響されない）
active（活性のある）
enigmatic（謎の）
viable（生存可能な）
～ challenge（～難題）
～ problem（～問題）

▶ 使い方の例

- **mechanisms remain unclear** 機構は，不明のままである
- **mechanisms remain unknown** 機構は，不明のままである
- **expression remained unchanged** 発現は，変化しないままであった

III 状態・性質を示す動詞
A 性質（～である）

- function **remained** stable　機能は，安定したままであった
- levels **remained** constant　レベルは，一定のままであった
- association **remained** significant　関連は，有意なままであった
- levels **remained** high　レベルは，高いままであった
- cells **remained** viable　細胞は，生存可能なままであった
- activity **remained** elevated　活性は，上昇したままであった
- protein **remains** associated with ～　タンパク質は，～と結合したままである
- protein **remained** bound　タンパク質は，結合したままであった
- disease **remains** a challenge　疾患は，難題のままである

例文 Cell cycle arrest by FoxO transcription factors involves transcriptional repression of cyclin D, although the exact **mechanism remains unclear**.（Mol Cell Biol. 2004 24:10058）
正確な機構は不明のままである

remain to be ～されないままである

◆S＋V＋ to beの自動詞
◆remainが直後にto不定詞を伴う用例はあまり多くはない
◆to不定詞が使われるのは，「to be＋過去分詞」の場合がほとんどである
◆主語のカテゴリー：⑫機能，❼もの

前に来る単語（主語）	remain to be	後に来る語句
mechanism（機構）		**determined**（決定される）
function（機能）		**elucidated**（解明される）
work（研究）		**established**（確立される）
gene（遺伝子）		**identified**（同定される）
		defined（定義される）

▶ 使い方の例

- functions **remain to be** determined　機能は，まだ決定されないままである
- mechanism **remains to be** elucidated　機構は，まだ解明されないままである
- genes **remain to be** identified　遺伝子は，まだ同定されないままである

例文 Although the **mechanism remains to be elucidated**, these results demonstrate that mutations in NS4B can attenuate BVDV cytopathogenicity despite NS3 production.（J Virol. 2001 75:10651）
機構は，解明されないままである

Ⅲ-A　性質（〜である）

54. もつ

「〜をもつ」の表現は，他動詞のパターンで使う．これらの動詞は，受動態では使われないものが多い．

もつ	**have** (160,000) ◆477／ **possess** (6,400) ◆478／ **hold** (1,400) ◆479
（内部に）もつ	**harbor** (1,700) ◆479
含む	**contain** (39,000) ◆480／ **include** (25,000) ◆481
維持する	**maintain** (7,600) ◆481
保持する	**retain** (5,000) ◆482
（形など）をとる	**assume** (1,400) ◆483

（カッコ内数字：用例数，◆：ページ数）

✻ 意味・用法

- have と possess は，性質や形をもつときに広く使われる．possess は，タンパク質が活性をもつときなどに使われる
- hold はアプローチが見込みをもつ意味などで用いられる
- harbor は生物や細胞が内部に（遺伝子のレベルで）もつことを意味する
- have は，広い意味をもち，possess，harbor，hold の代わりに置き換えて使うことが可能である
- contain はタンパク質がドメインなどを含むときに使われる
- include は遺伝子群が構成する要素として転写因子などを含むときに使われる
- maintain は細胞などが性質を維持しているときに使われる
- retain は変異体などが能力を維持しているときに用いられる
- assume はある構造をとるという意味で用いられる

✻ 動詞に結びつく主語のカテゴリー

❶著者・論文	❷分析研究	❸研究結果	❹方法	❺対象	❻現象	❼もの	❽疾患	❾処理・治療	❿場所	⓫変化	⓬機能	⓭関係	⓮定量値	⓯目的	
	●			●	●	●		●							**have**（もつ）
				●		●									**possess**（もつ）
		●	●					●							**hold**（もつ）
				●		●			●						**harbor**〔（内部に）もつ〕
				●		●			●						**contain**（含む）
						●									**include**（含む）
				●		●					●				**maintain**（維持する）
				●		●									**retain**（保持する）
●		●	●	●		●									**assume**〔（形など）をとる〕

✻ 言い換え可能な動詞—意味が似ている動詞と前後の語の組み合わせ例

主語	動詞	後に来る語句
protein mice mutant	have possess	～ activity

These adenoviral mutants <have／possess> considerable activity in ovarian cancer.

訳 これらのアデノウイルス変異体は，卵巣がんにおいてかなりの活性をもつ

主語	動詞	後に来る語句
cells protein	possess assume	～ structure ～ phenotype

Stem cells may <possess／assume> an open chromatin structure.

訳 幹細胞は，開放クロマチン構造をもつかもしれない

主語	動詞	後に来る語句
cells protein complex	retain maintain	～ ability ～ activity

These cells <retain／maintain> the ability to produce mesenchyme.

訳 これらの細胞は，間充織を産生する能力を保持する

用例数 160,000

have 他 もつ

文型 第3文型他動詞

受動態率0％

◆受動態で使われることはない
◆研究対象が，活性などをもつときに使う
◆haveは，完了形を作るためにもよく用いられる

前に来る単語（主語）		後に来る語句
patient（患者）	have	**no effect**（効果のない）
mutant（変異体）		**～ activity**（～活性）
protein（タンパク質）		**～ disease**（～疾患）
mice（マウス）		**～ sensitivity**（～感受性）
mutation（変異）		**～ response**（～反応）
subjects（対象）		
animals（動物）		
treatment（処置）		
assay（アッセイ）		

▶ 使い方の例

- **mutation had no effect** 変異は，効果をもたなかった
- **mutants had** increased **activity** 変異体は，増大した活性をもっていた
- **patients had** metastatic **disease** 患者らは，転移性疾患をもっていた
- **assay had** a **sensitivity** アッセイは，感受性をもっていた
- **mice had** similar **responses** マウスは，類似の反応をもっていた

例文 Estrogen **treatment had no effect** in either age group on pre-delay or post-delay errors at either 60 s or 6 h delays. (Brain Res. 2005 1052:163)
エストロゲン処理は，効果をもたなかった

III 状態・性質を示す動詞
A 性質（～である）

用例数　6,400

possess 他 もつ

文型 第3文型他動詞
受動態率0%

◆受動態で使われることはない
◆研究対象が，活性・機構・構造などをもつときに使う

前に来る単語（主語）		後に来る語句
cells（細胞）	possess	**～ activity**（～活性）
protein（タンパク質）		**～ property**（～特性）
mice（マウス）		**… ability to ～**（～する…能力）
mutant（変異体）		**～ domain**（～ドメイン）
compound（化合物）		**～ function**（～機能）
complex（複合体）		**～ mechanism**（～機構）
strain（系統）		**～ structure**（～構造）
neurons（ニューロン）		**～ characteristics**（～特徴）
species（種）		**～ feature**（～特徴）
enzyme（酵素）		**～ capacity**（～能力）
gene（遺伝子）		**～ mutation**（～変異）
family（ファミリー）		**～ homology**（～相同性）
virus（ウイルス）		**～ phenotype**（～表現型）
		～ defect（～欠損）

▶ 使い方の例

- **protein** possessed endonucleolytic **activity**　タンパク質は，ヌクレオチド鎖切断活性をもっていた
- **compounds** possess excellent spectral **properties**　複合体は，素晴らしいスペクトル特性をもつ
- **cells** possess the **ability to** ～　細胞は，～する能力をもつ
- **enzymes** possess dsRNA-binding **domains**　酵素は，二本鎖RNA結合ドメインをもつ
- **families** possess distinct **functions**　ファミリーは，異なる機能をもつ
- **neurons** possess remarkably effective **mechanisms**　ニューロンは，著しく効果的な機構をもつ
- **species** possess a pyramidal **structure**　種は，ピラミッド構造をもつ
- **complexes** possess basic **characteristics**　複合体は，基本的特徴をもつ
- **viruses** possessed an attenuation **phenotype**　ウイルスは，弱毒表現型をもっていた
- **mice** possess unique **defects**　マウスは，独特の欠損をもつ

例文 The **enzyme** possessed amidolytic **activity** against p-nitroanilide substrates most effectively after alanine residues and also displayed aminopeptidase activity against non-p-nitroanilide peptides with a preference for phenylalanine.（J Biol Chem. 1998 273:16771）　その酵素は，アミド分解活性をもっていた

用例数 1,400

hold 他 もつ／主張する

文型 第3文型他動詞
受動態率 25 %

◆方法が可能性をもつ場合などに使う

前に来る単語（主語）		後に来る語句
approach（アプローチ）	hold	**promise**（見込み）
therapy（治療）		**～ potential**（～可能性）
findings（知見）		**sister chromatids**（姉妹染色分体）
method（方法）		**～ breath**（～息）
system（システム）		**～ implication**（～意味）
hypothesis（仮説）		**that節**（～ということ）

▶ 使い方の例

- **therapy holds promise** 治療は，見込みをもつ（有望である）
- **approach holds** enormous **potential** アプローチは，巨大な可能性をもつ
- **findings hold** important **implications** 知見は，重要な意味をもつ
- **hypothesis holds that** ～ 仮説は，～ということを主張する

例文 Stem cell **therapy holds** great **promise** for the replacement of damaged or dysfunctional myocardium. (Proc Natl Acad Sci USA. 2004 101:12277)
幹細胞治療は，大きな見込みをもつ

用例数 1,700

harbor 他（内部に）もつ

文型 第3文型他動詞
受動態率 1 %

◆受動態では使われない
◆遺伝子の変異やウイルスなどをもつときに使われる

前に来る単語（主語）		後に来る語句
cells（細胞）	harbor	**～ mutation**（～変異）
mice（マウス）		**～ gene**（～遺伝子）
patient（患者）		**～ deletion**（～欠失）
region（領域）		**～ plasmid**（～プラスミド）
tumors（腫瘍）		**～ site**（～部位）
protein（タンパク質）		**～ allele**（～アレル）
cancers（がん）		**～ virus**（～ウイルス）
		～ domain（～ドメイン）

▶ 使い方の例

- **patients** harbored a missense **mutation**　患者らは,ミスセンス変異をもっていた
- **region** harbors positional candidate **genes**　領域は,ポジショナル候補遺伝子をもつ
- **mice** harbor a **deletion**　マウスは,欠失をもつ
- **cells** harbored latent **virus**　細胞は,潜在ウイルスをもっていた
- **protein** harbors a periplasmic **domain**　タンパク質は,ペリプラズムドメインをもつ

例文 The **tumors** harbored no somatic **mutations** in APC, BRAF, AXIN2, or beta-catenin, but KRAS2 and TGFBR2 mutations were found. (Gastroenterology. 2007 132:527)
それらの腫瘍は,体細胞変異をもっていなかった

用例数　39,000

contain 他 含む

文型 第3文型他動詞
受動態率1％

◆containingの用例が多い
◆受動態では使われない
◆タンパク質がドメインを含む場合などに使う

前に来る単語（主語）		後に来る語句
protein（タンパク質）	contain	**～domain**（～ドメイン）
region（領域）		**～site**（～部位）
gene（遺伝子）		**～gene**（～遺伝子）
genome（ゲノム）		**～sequence**（～配列）
domain（ドメイン）		**～motif**（～モチーフ）
complex（複合体）		**～residue**（～残基）
sequence（配列）		**～repeat**（～リピート）
mutant（変異体）		**～exons**（～エクソン）
subunit（サブユニット）		**～subunit**（～サブユニット）

▶ 使い方の例

- **protein** contains a PDZ **domain**　タンパク質は,PDZドメインを含む
- **region** contains binding **sites**　領域は,結合部位を含む
- **genome** contains 68 **genes**　ゲノムは,68個の遺伝子を含む
- **domain** contains an RGDS **sequence**　ドメインは,RGDS配列を含む
- **sequence** contains four **motifs**　配列は,4つのモチーフを含む
- **gene** contains four **exons**　遺伝子は,4つのエクソンを含む
- **complex** contains two catalytic **subunits**　複合体は,2つの触媒サブユニットを含む

例文 The EGO-2 **protein contains** a Bro1 **domain**, which is known in other systems to localize to certain endosomal compartments. (Genetics. 2007 176:2265)
EGO-2タンパク質は,Bro1ドメインを含む

用例数 25,000

include 他 含む

文型 第3文型他動詞
受動態率 10%

⇒ **be included**

◆includingの用例が多い
◆遺伝子群の構成要素について述べる場合などに使う

前に来る単語(主語)		後に来る語句
genes (遺伝子)	**include**	**~ proteins** (~タンパク質)
factors (因子)		**~ factors** (~因子)
proteins (タンパク質)		**~ disease** (~疾患)
		~ enzymes (~酵素)

▶ 使い方の例

- **proteins include** transcription **factors** タンパク質は,転写因子を含む
- **factors include** pre-existing **disease** 因子は,既存の疾患を含む
- **proteins include** two **enzymes** タンパク質は,2つの酵素を含む

例文 These **genes include** transcription **factors**, kinases, and other **enzymes**, cell surface receptors, and Ig H chains. (J Immunol. 2002 168:996)
これらの遺伝子は,転写因子,キナーゼおよびその他の酵素を含む

用例数 7,600

maintain 他 維持する

文型 第3文型他動詞
受動態率 30%

◆細胞がレベルを維持する場合などに使う

前に来る単語(主語)		後に来る語句
cells (細胞)	**maintain**	**~ level** (~レベル)
protein (タンパク質)		**~ integrity** (~完全性)
mice (マウス)		**~ homeostasis** (~ホメオスタシス)
neurons (ニューロン)		**~ stability** (~安定性)
mechanism (機構)		**~ function** (~機能)
signaling (シグナル伝達)		**~ expression** (~発現)
pathway (経路)		**~ activity** (~活性)
complex (複合体)		**~ balance** (~バランス)
muscle (筋肉)		**~ state** (~状態)
to (~する)		**~ ability** (~能力)

▶ 使い方の例

- **cells maintain** high **levels** of ～ 細胞は,高レベルの～を維持する
- **mechanisms maintain** genome **integrity** 機構は,ゲノムの完全性を維持する
- **mice maintain** normal glucose **homeostasis** マウスは,正常なグルコースホメオスタシスを維持する
- **pathway maintains** genomic **stability** 経路は,遺伝的安定性を維持する
- **mice maintained** normal cardiac **function** マウスは,正常な心臓機能を維持した
- **to maintain** ～ **expression** ～発現を維持する
- **proteins maintain** the **ability** タンパク質は,能力を維持する

例文 LPS-treated CD14-D **mice maintained** normal cardiac **function**. (Circulation. 2002 106:2608)
LPS処理されたCD14-Dマウスは,正常な心機能を維持した

用例数 5,000

retain 他 保持する

文型 第3文型他動詞
受動態率 20%

◆変異体が能力を保持する場合などに使う

前に来る単語（主語）		後に来る語句
mutant（変異体）	retain	**… ability to ～**（～する…能力）
cells（細胞）		**～ activity**（～活性）
protein（タンパク質）		**～ capacity**（～能力）
domain（ドメイン）		**～ function**（～機能）
enzyme（酵素）		**～ affinity**（～親和性）
complex（複合体）		**～ property**（～性質）
molecule（分子）		

▶ 使い方の例

- **mutants retain** the **ability to** ～ 変異体は,～する能力を保持する
- **enzyme retains** full **activity** 酵素は,完全な活性を保持する
- **cells retain** the **capacity** 細胞は,能力を保持する
- **mutants retain** sufficient normal **function** 変異体は,十分な正常機能を保持する
- **complexes retained** an **affinity** 複合体は,親和性を保持した

例文 ETRA-153 **cells retained** the **ability to** grow on all electron acceptors tested, including fumarate, trimethylamine N-oxide (TMAO), thiosulfate, dimethyl sulfoxide, ferric citrate, nitrate, and O(2), as well as the ability to reduce ferric citrate, manganese(IV), nitrate, and nitrite. (J Bacteriol. 2001 183:4918)
ETRA-153細胞は,増殖する能力を保持した

用例数　1,400

assume 他（形など）をとる／仮定する

文型 第3文型他動詞

受動態率 50％

◆細胞やタンパク質が，構造や性質をとることを意味する
◆仮定するという意味でも使われる ⇒ assume that

頻度分析 that節（25%）

前に来る単語（主語）		後に来る語句
cells（細胞）	assume	**～ conformation**（～高次構造）
method（方法）		**～ role**（～役割）
peptide（ペプチド）		**～ structure**（～構造）
protein（タンパク質）		**～ importance**（～重要性）
		～ phenotype（～表現型）
		that 節（～ということ）

▶ 使い方の例

- **protein** **assumes** a new **conformation**　タンパク質は，新しい高次構造をとる
- **peptides** **assume** different **structures**　ペプチドは，異なる構造をとる
- **cells** **assume** a mesenchymal **phenotype**　細胞は，間葉系の表現型をとる

例文 The bound **peptides** **assume** a regular **conformation** that is similar to a polyproline type II helix. (Proc Natl Acad Sci USA. 1996 93:734)
結合したペプチドは，通常の高次構造をとる

III 状態・性質を示す動詞

A 性質（～である）

Ⅲ-A　性質（～である）

55. 欠けている

「欠けている」の表現は，be動詞＋形容詞のパターンで使われる．

欠けている／欠陥がある…	**be deficient** (1,000) ◆485
欠陥がある……	**be defective** (2,100) ◆486

（カッコ内数字：用例数，◆：ページ数）

✽ 意味・用法

・be deficient と be defective は，どちらも能力や活性に欠陥があるときなどに用いられる

✽ 動詞に結びつく主語のカテゴリー

❶著者・論文	❷分析研究	❸研究結果	❹方法	❺対象	❻現象	❼もの	❽疾患	❾処理・治療	❿場所	⓫変化	⓬機能	⓭関係	⓮定量値	⓯目的	
				●											**be deficient**（欠けている／欠陥がある）
				●	●	●					●				**be defective**（欠陥がある）

✽ 言い換え可能な動詞 ―意味が似ている動詞と前後の語の組み合わせ例

主語	be動詞＋形容詞	後に来る語句
cells mutant mice	be deficient be defective	in ～ ability to in ～ activity

These mutants are <deficient／defective> in their ability to produce that signal.

訳 これらの変異体は，そのシグナルを産生するそれらの能力に欠陥がある

用例数　1,000

be deficient 欠けている／欠陥がある

文型 第2文型be動詞

◆S＋be動詞＋形容詞
◆be deficient inの用例が非常に多い
◆変異体に能力が欠けているときなどに用いられる

よく使われる前置詞 ❶ in（86%）/❷ for（6%）

前に来る単語（主語）		後に来る語句
cells（細胞）	be deficient	**in ～ ability to …**（…する～能力に）
mutant（変異体）		**in ～ activity**（～活性に）
mice（マウス）		**in ～ production**（～産生に）
		in ～ expression（～発現に）

▶ 使い方の例

- **mice are deficient in** their **ability to** ～　マウスは，～するそれらの能力に欠陥がある
- **mutants are deficient in** the **activity**　変異体は，その活性に欠陥がある
- **cells are deficient in** IL-2 **production**　細胞は，IL-2産生に欠陥がある

例文 We show by surface plasmon resonance that these Argos **mutants are deficient in** their **ability to** bind Spitz in vitro. (J Biol Chem. 2006 281:28993)
これらのArgos変異体は，Spitzに結合するそれらの能力に欠陥がある

III 状態・性質を示す動詞
A 性質（～である）

用例数　2,100

be defective 欠陥がある

文型 第2文型be動詞

◆S＋be動詞＋形容詞
◆be defective inの用例が多い
◆変異体が能力に欠陥があるときなどに用いられる

よく使われる前置詞 ❶ in（75%）/❷ for（13%）

前に来る単語（主語）		後に来る語句
mutant（変異体）	**be defective**	**in ～ ability to …**（…する～能力に）
cells（細胞）		**in ～ binding**（～結合に）
mice（マウス）		**in ～ formation**（～形成に）
protein（タンパク質）		**in ～ activation**（～活性化に）
strain（系統）		**in ～ cells**（～細胞において）
function（機能）		**in ～ activity**（～活性に）
mutation（変異）		**in ～ mutants**（～変異体に）
gene（遺伝子）		**in ～ induction**（～誘導に）
		for ～ binding（～結合に関して）

▶ 使い方の例

- **mutants are defective in** their **ability to** ～　変異体は,～するそれらの能力に欠陥がある
- **mutants were defective in** DNA **binding**　変異体は,DNA結合に欠陥があった
- **strains were defective in** hyphal **formation**　系統は,菌糸形成に欠陥があった
- **cells are defective in** p53 **activation**　細胞は,p53活性化に欠陥がある
- **gene is defective in** those **cells**　遺伝子は,それらの細胞において欠陥がある
- **cells are defective in** the transactivational **activity**　細胞は,トランス活性化活性に欠陥がある
- **mice are defective in** p53 **induction**　マウスは,p53誘導に欠陥がある
- **proteins were defective for** PDGF-R **binding**　タンパク質は, PDGF-R結合に関して欠陥があった

例文 We observed that nonmotile **mutants were defective in** biofilm **formation**. (J Bacteriol. 2007 189:4418)　非運動性変異体は,バイオフィルム形成に欠陥があった

Ⅲ-A　性質（～である）

56. ～から成る／構成する

「～から成る／構成する」の動詞にはさまざまなパターンがある．現象よりも状態や性質を示す場合が多い．

～から成る	**consist of** (7,000) ◆490／**be composed of** (2,800) ◆490／**be comprised of** (590) ◆491
構成する／～から成る	**comprise** (3,500) ◆492／**constitute** (3,800) ◆493
形成する	**form** (29,000) ◆494
構築する／集合体を作る	**assemble** (1,200) ◆495
構築される／組み立てられる	**be assembled** (1,200) ◆496
組織化される	**be organized** (960) ◆497
組み込まれる	**be incorporated** (1,700) ◆498
含まれる	**be included** (2,100) ◆499

（カッコ内数字：用例数，◆：ページ数）

✱ 意味・用法

- consist，be composed，be comprised は必ず直後に of を伴って，「～から成る」という意味で使われる
- comprise，constitute も，それぞれニュアンスは異なるが結果的に「～から成る」に近い内容を表す
- form，assemble into，be assembled into は，「集まって～を構成する」という意味で使われる
- be organized into は「～に組織化される」という意味だが，内容は「～から成る」に近い
- be incorporated は「組み込まれる」ときに用いられる
- be included は「含まれる」ときに用いられる

Ⅲ 状態・性質を示す動詞

A 性質（～である）

✻ 動詞に結びつく主語のカテゴリー

❶著者・論文	❷分析研究	❸研究結果	❹方法	❺対象	❻現象	❼もの	❽疾患	❾処理・治療	❿場所	⓫変化	⓬機能	⓭関係	⓮定量値	⓯目的	
		●				●		●							**consist of**（〜から成る）
		●				●									**be composed of**（〜から成る）
						●			●						**be comprised of**（〜から成る）
		●				●			●						**comprise**（構成する／〜から成る）
	●	●		●		●			●						**constitute**（構成する／〜から成る）
				●		●			●						**form**（形成する）
				●		●									**assemble** 〔（集まって）構築する／集合体を作る〕
						●									**be assembled** （構築される／組み立てられる）
				●		●									**be organized**（組織化される）
		●		●	●	●						●			**be incorporated** （組み込まれる）
	●			●											**be included**（含まれる）

✻ 言い換え可能な動詞 ―意味が似ている動詞と前後の語の組み合わせ例

主語	動詞	後に来る語句
protein gene system complex family structure domain	consist of be composed of be comprised of	〜 exons 〜 subunit 〜 domain 〜 protein

These hybrid proteins <consist／are composed／are comprised> of the extracellular domains of hepatitis C virus glycoproteins.

訳 これらのハイブリッドタンパク質は，C型肝炎ウイルスの糖タンパク質の細胞外ドメインから成る

主語	動詞	後に来る語句
protein gene domain region	comprise constitute	～ family of ～ domain ～ group ～ component ～ class of

The genes <comprise／constitute> a three-gene family encoding glycosylated transmembrane proteins.

訳 それらの遺伝子は，グリコシル化された膜貫通タンパク質をコードする３つの遺伝子ファミリーを構成する

主語	動詞	後に来る語句
protein subunits genes	be incorporated be incorporated	into ～ complex

These subunits were <incorporated／assembled> into a receptor complex.

訳 これらのサブユニットは，受容体複合体に組み込まれた

用例数　7,000

consist of 自 ～から成る

文型 第１文型自動詞

◆consistは後にofを伴って,「～から成る」の意味で使われる

頻度分析 of(95%)

前に来る単語（主語）		後に来る語句
group（群）	consist of	**～ exons**（～エクソン）
protein（タンパク質）		**～ subunit**（～サブユニット）
gene（遺伝子）		**～ domain**（～ドメイン）
system（システム）		**～ protein**（～タンパク質）
population（集団）		**～ patients**（～患者）
complex（複合体）		**～ component**（～構成要素）
family（ファミリー）		**～ residues**（～残基）
structure（構造）		**～ members**（～メンバー）
treatment（処置）		**～ mixture of …**（…の～混合）
sample（試料）		
domain（ドメイン）		

▶ 使い方の例

- **gene consists of** 10 **exons**　遺伝子は,10個のエクソンから成る
- **complex consists of** four **subunits**　複合体は,4つのサブユニットから成る
- **structure consists of** two **domains**　構造は,2つのドメインから成る
- **system consists of** four **proteins**　システムは,4つのタンパク質から成る
- **population consisted of** 238 **patients**　集団は,238人の患者から成った
- **family consists of** 68 **members**　ファミリーは,68メンバーから成る
- **sample consists of** a simple **mixture of** ～　試料は,～の単純な混合から成る

例文 The study **group consisted of** 83 **patients** with 44 esophageal adenocarcinomas and 39 squamous cell carcinomas. (Ann Surg. 2007 245:241)
研究群は,83名の患者から成った

用例数　2,800

be composed of ～から成る

文型 第３文型受動態
受動態率95％

◆be composedは後にofを伴って,「～から成る」の意味で使われる

頻度分析 of(94%)

前に来る単語（主語）		後に来る語句
complex（複合体）	**be composed of**	**～ subunits**（～サブユニット）
protein（タンパク質）		**～ domains**（～ドメイン）
system（システム）		**～ exons**（～エクソン）
channel（チャネル）		**～ protein**（～タンパク質）
gene（遺伝子）		**～ repeats**（～リピート）
domain（ドメイン）		**～ polypeptides**（～ペプチド）
enzyme（酵素）		
genome（ゲノム）		
structure（構造）		

▶ 使い方の例

- **channels are composed of** four **subunits** チャネルは,4つのサブユニットから成る
- **protein is composed of** two **domains** タンパク質は,2つのドメインからなる
- **gene is composed of** four **exons** 遺伝子は,4つのエクソンから成る
- **complex is composed of** eight **proteins** 複合体は,8つのタンパク質から成る
- **domain is composed of** four tandem **repeats** ドメインは,4つのタンデムリピートから成る
- **enzyme is composed of** 12 **polypeptides** 酵素は,12個のポリペプチドから成る

例文 The FRA3 **protein is composed of** two **domains**, an N-terminal localized WD-repeat domain and a C-terminal localized 5PTase catalytic domain. (Plant Cell. 2004 16:3242)
FRA3タンパク質は,2つのドメインから成る

用例数 590

be comprised of ～から成る

文型 第3文型受動態

受動態率 15％

⇒ **comprise**

◆be comprisedは後にofを伴って,「～から成る」の意味で使われる

頻度分析 of(93％)

前に来る単語（主語）		後に来る語句
complex（複合体）	**be comprised of**	**～ exons**（～エクソン）
protein（タンパク質）		**～ protein**（～タンパク質）
family（ファミリー）		**～ domains**（～ドメイン）
gene（遺伝子）		**～ amino acids**（～アミノ酸）
system（システム）		**～ subunits**（～サブユニット）
group（群）		**～ residues**（～残基）
network（ネットワーク）		
domain（ドメイン）		
enzyme（酵素）		
region（領域）		

▶ 使い方の例

- **gene** is comprised of 5 **exons**　遺伝子は,5つのエクソンから成る
- **complex** is comprised of three **proteins**　複合体は,3つのタンパク質から成る
- **protein** is comprised of two **domains**　タンパク質は,2つのドメインから成る
- **protein** is comprised of 253 **amino acids**　タンパク質は,253のアミノ酸から成る
- **enzyme** was comprised of four **subunits**　酵素は,4つのサブユニットから成った
- **region** is comprised of numerous basic **residues**　領域は,多数の塩基性残基から成る

例文 The RFX **complex** is comprised of three **proteins**, RFXB, RFXAP, and RFX5, all of which are required for DNA binding and activation of MHCII gene expression. (Biochemistry. 2007 46:1597)　RFX複合体は,3つのタンパク質から成る

用例数　3,500

comprise 他 構成する／〜から成る

文型 第3文型他動詞
受動態率 15％

⇒ be comprised of

◆「(〜全体を)構成する」という意味で使う.「〜全体を構成する」は,すなわち「〜から成る」とほぼ同じ意味である

前に来る単語（主語）		後に来る語句
protein（タンパク質）	comprise	**〜 family of …**（…の〜ファミリー）
gene（遺伝子）		**〜 domain**（〜ドメイン）
family（ファミリー）		**〜 group**（〜群）
structure（構造）		**〜 component**（〜構成要素）
complex（複合体）		**〜 class of …**（〜クラスの…）
domain（ドメイン）		**〜 complex**（〜複合体）
system（システム）		**〜 exons**（〜エクソン）
elements（エレメント）		**〜 site**（〜部位）
subunit（サブユニット）		**the majority of 〜**（〜の大部分）
site（部位）		
region（領域）		

▶ 使い方の例

- **proteins** comprise a **family of** 〜　タンパク質は,〜のファミリーを構成する
- **structure** comprises two **domains**　構造は,2つのドメインから成る
- **system** comprises several **classes of** 〜　システムは,いくつかのクラスの〜から成る
- **subunits** comprise a "core" **complex**　サブユニットは,コア複合体を構成する
- **gene** comprises 17 **exons**　遺伝子は,17個のエクソンから成る
- **elements** comprise a binding **site**　エレメントは,結合部位を構成する

例文 The crystal structure reveals a dimeric protein where each **subunit** comprises three **domains**: a domain that binds the partner PEP:sugar phosphotransferase system protein, HPr; a domain that carries the phosphorylated histidine residue, His-189; and a PEP-binding domain. (Proc Natl Acad Sci USA. 2006 103:16218)
各々のサブユニットは,3つのドメインから成る

用例数 3,800

constitute 他 構成する／～から成る

文型 第3文型他動詞
受動態率 1%

◆ここでいう「構成する」とは,「～から成る」と非常に意味が近い

前に来る単語（主語）		後に来る語句
proteins（タンパク質）	constitute	**～ family of …**（～ファミリーの…）
cells（細胞）		**～ mechanism**（～機構）
gene（遺伝子）		**～ class of …**（～クラスの…）
results（結果）		**～ component of …**（…の～構成要素）
study（研究）		**～ step**（～段階）
findings（知見）		**～ target**（～標的）
patients（患者）		**～ site**（～部位）
domain（ドメイン）		**～ group**（～群）
region（領域）		**～ pathway**（～経路）
		～ evidence（～証拠）
		～ domain（～ドメイン）
		～ part of …（…の～部分）

▶ 使い方の例

- **genes constitute** a large **family of** ～　遺伝子は,大きなファミリーの～を構成する
- **proteins constitute** a **class of** ～　タンパク質は,ひとつのクラスの～を構成する
- **cells constitute** a main **component of** ～　細胞は,～の主要な構成要素を構成する
- **findings constitute** a first **step**　知見は,最初の段階を構成する
- **region constitutes** the putative palmitoyl-CoA-binding **site**　領域は,推定上のパルミトイルCoA結合部位を構成する
- **patients constituted** the study **group**　患者は,研究群を構成した
- **proteins constitute** a multiprotein **pathway**　タンパク質は,多タンパク質の経路を構成する
- **results constitute** the first **evidence**　結果は,最初の証拠を構成する

例文 ABC (ATP-binding cassette) **proteins constitute** a large **family of** membrane proteins that actively transport a broad range of substrates. (Nature. 2005 433:876)　ABC（ATP結合カセット）タンパク質は,大きなファミリーの膜タンパク質を構成する

III 状態・性質を示す動詞
A 性質（～である）

用例数　29,000

form 他 形成する

文型 第3文型他動詞
受動態率 10%
⇒ **be formed**

◆名詞の用例も多い
◆タンパク質などが複合体などを形成する意味で用いられる

前に来る単語（主語）		後に来る語句
proteins（タンパク質）		**a complex with ～**（～との複合体）
cells（細胞）		**the basis**（基礎）
domain（ドメイン）		**part of ～**（～の部分）
subunit（サブユニット）		**dimers**（二量体）
enzyme（酵素）		**tumors**（腫瘍）
peptide（ペプチド）	**form**	**colonies**（コロニー）
residues（残基）		**a hydrogen bond**（水素結合）
receptor（受容体）		**a ～ structure**（～構造）
sequence（配列）		**homodimers**（ホモダイマー）
terminals（末端）		**biofilms**（バイオフィルム）
molecules（分子）		**synapses**（シナプス）
region（領域）		
neurons（ニューロン）		

▶ 使い方の例

- **receptor forms a complex with ～**　受容体は,～と複合体を形成する
- **region forms part of ～**　領域は,～の部分を形成する
- **molecules form** a **dimer**　分子は,二量体を形成する
- **cells formed tumors**　細胞は,腫瘍を形成した
- **cells formed colonies**　細胞は,コロニーを形成した
- **residue forms a hydrogen bond**　残基は,水素結合を形成する
- **peptide formed a** nontransmembranous **structure**　ペプチドは,非膜貫通性の構造を形成した
- **enzymes form homodimers**　酵素は,ホモ二量体を形成する
- **neurons form synapses**　ニューロンは,シナプスを形成する

例文 Herein, we demonstrate that Hox11 paralogous **proteins form a complex with** Pax2 and Eya1 to directly activate expression of Six2 and Gdnf in the metanephric mesenchyme. (Mol Cell Biol. 2007 27:7661)
Hox11にパラロガスなタンパク質は,Pax2およびEya1との複合体を形成する

用例数　1,200

assemble

自（集まって）構築する／集合する

文型 第1文型自動詞

⇒ be assembled

◆assemble intoで「集合して～を構築する」という意味になる
◆タンパク質が集合体を作るときに使われる
◆現在形の用例が多い
◆他動詞としても用いられる
◆特にassembledは形容詞的用法の過去分詞として使われることが多い

よく使われる前置詞 ❶ into（45%）/❷ in（12%）/❸ with（11%）/❹ to（7%）

前に来る単語（主語）	assemble	後に来る語句
protein（タンパク質）		**into ～ complex**（～複合体を）
subunits（サブユニット）		**into ～ structure**（～構造を）
molecules（分子）		**into ～ particle**（～粒子を）
dimers（二量体）		**into ～ fibril**（～原線維を）
complexes（複合体）		**into ～ filament**（～フィラメントを）
mutant（変異体）		**in vitro**（試験管内で）
monomers（単量体）		**in the absence of ～**（～の非存在下で）
peptides（ペプチド）		**in the endoplasmic reticulum**（小胞体で）
spindles（紡錘体）		**in ～ membrane**（～膜で）
isoform（アイソフォーム）		**with ～ subunit**（～サブユニットと）
filaments（フィラメント）		

▶ 使い方の例

- **subunits assemble into** cell-surface **complexes**　サブユニットは，細胞表面複合体を構築する
- **protein assembles into** a ring **structure**　タンパク質は，環状構造を構築する
- **isoform assembles into** the mature **particle**　アイソフォームは，成熟した粒子を構築する
- **peptides assembled into** irregular, short **fibrils**　ペプチドは，不規則で短い原線維を構築した
- **spindles assemble in the absence of ～**　紡錘体は，～の非存在下で集合体を作る
- **molecules assemble in the endoplasmic reticulum**　分子は，小胞体で集合体を作る
- **mutants assemble with** the α **-subunit**　変異体は，αサブユニットと集合体を作る

例文 About 11 essential **proteins assemble into** a ring **structure** at the surface of the cell to bring about cytokinesis in bacteria.（J Bacteriol. 2006 188:7396）
およそ11個の必須タンパク質は，環構造を構築する

用例数　1,200

be assembled 構築される／組み立てられる

文型 第３文型受動態

受動態率 55％

⇒ assemble

◆自動詞のassembleと意味が近い場合がある
◆タンパク質が複合体に組み立てられる場合と複合体が構築される場合の２つのパターンがある
◆be assembled intoとbe assembled fromとでは，前後関係が逆になる

よく使われる前置詞 ❶ into（16％）/❷ in（12％）/❸ from（12％）/❹ by（7％）

前に来る単語（主語）		後に来る語句
complex（複合体）	**be assembled**	**into ～ complex**（～複合体に）
genes（遺伝子）		**into ～ contigs**（～コンティグに）
protein（タンパク質）		**in vitro**（試験管内で）
structure（構造）		**in the endoplasmic reticulum**（小胞体で）
subunits（サブユニット）		**from ～ segments**（～セグメントから）
molecules（分子）		
sequence（配列）		

▶ 使い方の例

・**subunits are assembled into** alternative transcriptional **complexes**
サブユニットは，オルタナティブな転写複合体に組み立てられる

・**sequences were assembled into** 408 **contigs**
配列は，408のコンティグに組み立てられた

・**complexes are assembled in the endoplasmic reticulum**
複合体は，小胞体で構築される

・**genes are assembled from** multiple gene **segments**
遺伝子は，複数の遺伝子セグメントから構築される

例文 Immunoglobulin and T-cell-receptor **genes are assembled from** component gene **segments** in developing lymphocytes by a site-specific recombination reaction, V(D)J recombination. (Nature. 1998 Aug 20;394(6695):744)
イムノグロブリンとT細胞受容体遺伝子は，構成遺伝子セグメントから構築される

Here, we show that CSN5A and CSN5B **subunits are assembled into** distinct CSN **complexes** in vivo, which are present in drastically different abundances, with CSN(CSN5A) appearing to be the dominant one. (Plant Cell. 2004 16:2984)
CSN5AおよびCSN5Bサブユニットは，別個のCSN複合体に組み立てられる

用例数 960

be organized 組織化される

文型 第3文型受動態
受動態率65%

◆be organized intoは「～に組織化される」という意味だが，内容は「～から成る」に近い

よく使われる前置詞 ❶ into（35%）/❷ in（21%）/❸ as（9%）/❹ by（6%）

前に来る単語（主語）		後に来る語句
gene（遺伝子）	be organized	**into ～ exon**（～エクソンに）
genome（ゲノム）		**into ～ domains**（～ドメインに）
protein（タンパク質）		**into ～ clusters**（～クラスターに）
cells（細胞）		**in an operon**（オペロン内で）
system（システム）		**in ～ arrays**（～アレイ内で）

▶ 使い方の例

・**gene is organized into** 10 **exons**　遺伝子は，10のエクソンに組織化される
・**protein is organized into** three **domains**　タンパク質は，3つのドメインに組織化される
・**genes are organized in an operon**　遺伝子は，オペロン内に組織化されている

例文 The human short chain L-3-hydroxyacyl-CoA dehydrogenase **gene is organized into** six exons and five introns and maps to chromosome Xp11.2. (J Biol Chem. 1998 273:10741)
ヒト短鎖L-3-ヒドロキシアシルCoA脱水素酵素遺伝子は，6つのエクソンと5つのイントロンに組織化される

用例数 1,700

be incorporated 組み込まれる

文型 第3文型受動態

受動態率 45%

⇒ incorporate

◆タンパク質が膜などに組み込まれるときに使う
◆be incorporated intoの用例が非常に多い

よく使われる前置詞 ❶ into（68%）/❷ in（6%）

前に来る単語（主語）		後に来る語句
protein（タンパク質）	be incorporated	**into ～ model**（～モデルに）
gene（遺伝子）		**into ～ particles**（～粒子に）
cells（細胞）		**into ～ membrane**（～膜に）
group（群）		**into ～ bilayers**（～二重層に）
nucleotide（ヌクレオチド）		**into ～ genome**（～ゲノムに）
residue（残基）		**into ～ complex**（～複合体に）
mutation（変異）		**into ～ virions**（～ビリオンに）
label（ラベル）		**into ～ protein**（～タンパク質に）
subunit（サブユニット）		**into ～ algorithm**（～アルゴリズムに）
probe（プローブ）		**into ～ vesicle**（～小胞に）
peptide（ペプチド）		**into ～ structures**（～構造に）
effects（効果）		**into ～ products**（～産物に）
results（結果）		**into ～ matrix**（～マトリックスに）

▶ 使い方の例

- **results are incorporated into** a **model** 結果は，モデルに組み込まれる
- **proteins were incorporated into** retroviral **particles** タンパク質は，レトロウイルス粒子に組み込まれた
- **protein is incorporated into** the plasma **membrane** タンパク質は，細胞膜に組み込まれる
- **peptides were incorporated into** phospholipid **bilayers** ペプチドは，リン脂質二重層に組み込まれた
- **mutations are incorporated into** the **genome** 変異は，ゲノムに組み込まれる
- **subunits were incorporated into** the receptor **complex** サブユニットは，受容体複合体に組み込まれた
- **probes were incorporated into** nascent secretory **proteins** プローブは，新生の分泌タンパク質に組み込まれた

例文 The IBV M **protein is incorporated into** these **particles** when present.（J Virol. 2000 74:4319）
IBV Mタンパク質は，これらの粒子に組み込まれる

用例数 2,100

be included 含まれる

文型 第3文型受動態
受動態率 10%

⇒ include

◆ be included inの用例が多い
◆ 研究調査の対象の数を示すときに用いられる

よく使われる前置詞 in (52%)

前に来る単語（主語）		後に来る語句
patients（患者）	be included	**in ～ study**（～研究に）
studies（研究）		**in ～ analysis**（～分析に）
trials（治験）		**in ～ review**（～レビューに）
controls（対照）		**in ～ model**（～モデルに）
subjects（対象）		**in ～ group**（～群に）
group（群）		
women（女性）		
variable（変数）		

▶ 使い方の例

- **trials were included in** the **study** 治験がその研究に含まれた
- **patients were included in** the **analysis** 患者がその分析に含まれた
- **studies were included in** this **review** 研究がこのレビューに含まれた
- **variables are included in** the **model** 変数がそのモデルに含まれる
- **patients were included in** each **group** 患者がそれぞれの群に含まれた

例文 A total of 11 **patients were included in** the **study**. (Circulation. 2004 109:2440)
合計11名の患者がその研究に含まれた

Ⅲ-A　性質（～である）

57. 蓄積する／濃縮される

「蓄積する／濃縮される」の動詞は，他動詞受動態または自動詞のパターンで使う．

濃縮される	**be enriched** (2,200) ◆501／ **be concentrated** (1,200) ◆501
蓄積される／登録される	**be deposited** (1,200) ◆502
蓄積する	**accumulate** (4,200) ◆503

（カッコ内数字：用例数，◆：ページ数）

✱ 意味・用法

・be enriched と be concentrated は濃縮される，be deposited と accumulate は蓄積される／蓄積する意味で用いられるが，両者の意味はほとんど同じ場合も多い

・be deposited in は，（データベースに）登録されるという意味でも使われる

✱ 動詞に結びつく主語のカテゴリー

❶著者・論文	❷分析研究	❸研究結果	❹方法	❺対象	❻現象	❼もの	❽疾患	❾処理・治療	❿場所	⓫変化	⓬機能	⓭関係	⓮定量値	⓯目的	
				●		●							●		**be enriched**（濃縮される）
				●		●							●		**be concentrated**（濃縮される）
		●				●									**be deposited** （蓄積される／登録される）
				●	●	●									**accumulate**（蓄積する）

✱ 言い換え可能な動詞 ―意味が似ている動詞と前後の語の組み合わせ例

主語	動詞	後に来る語句
protein transcript activity	be concentrated be enriched	in ～ region in ～ nucleus in ～ fractions

This protein is <concentrated／enriched> in the synaptic regions of CA1.

訳 このタンパク質は，CA1のシナプス領域において濃縮される

用例数 2,200

be enriched 濃縮される

文型 第3文型受動態
受動態率85％

◆be enriched inの用例が多い
◆タンパク質などが細胞やフラクションにおいて濃縮されるという場合に用いられる

よく使われる前置詞 ❶ in（58%）/❷ for（13%）/❸ at（6%）

前に来る単語（主語）		後に来る語句
cells（細胞）	be enriched	**in ～ cells**（～細胞において）
protein（タンパク質）		**in ～ fractions**（～画分において）
genes（遺伝子）		**in brain**（脳において）
transcripts（転写物）		**in ～ region**（～領域において）
activity（活性）		**in ～ nucleus**（～核において）
population（集団）		**for genes**（～遺伝子に関して）
		for ～ cells（～細胞に関して）

▶ 使い方の例

- **activity is enriched in** CD4^{+} T **cells**　活性は，CD4＋ T細胞において濃縮される
- **protein was enriched in** ER-containing **fractions**　タンパク質は，ERを含む画分において濃縮された
- **transcripts are enriched in** embryo **nuclei**　転写物は，胚の核において濃縮される

例文 These lipid Ag-reactive T **cells were enriched in** CD4-negative T cell **fractions** and showed cytotoxic activity against CD1-expressing guinea pig bone marrow-derived dendritic cells pulsed with M. tuberculosis lipid Ags.（J Immunol. 2002 169:330）
これらの脂質Ag反応性T細胞は，CD4陰性T細胞画分に濃縮された

用例数 1,200

be concentrated 濃縮される

文型 第3文型受動態
受動態率80％

◆be concentrated inの用例が多い
◆タンパク質などが核などに濃縮される場合に用いられる

よく使われる前置詞 ❶ in（51%）/❷ at（20%）

前に来る単語（主語）		後に来る語句
protein（タンパク質）	**be concentrated**	**in ～ nucleus**（～核において）
receptors（受容体）		**in ～ region**（～領域において）
cells（細胞）		**in ～ area**（～領域において）
immunoreactivity（免疫反応性）		**in ～ membrane**（～膜において）
activity（活性）		**in ～ fraction**（～画分において）
neurons（ニューロン）		**in ～ spine**（～突起棘において）
transcript（転写物）		**at ～ sites**（～部位において）

▶ 使い方の例

- **neurons are concentrated in** the dorsal cochlear **nucleus**
  ニューロンは，背側蝸牛核において濃縮される
- **protein is concentrated in** the synaptic **regions**
  タンパク質は，シナプス領域において濃縮される
- **cells were concentrated in** the SBA(−) **fraction**
  細胞は，SBA(−)画分において濃縮された
- **immunoreactivity is concentrated in** the dendritic **spines**
  免疫反応性は，樹状突起棘において濃縮される
- **receptors are concentrated at** postsynaptic **sites**
  受容体は，シナプス後部において濃縮される

例文 Within the nucleus, the sea urchin major vault **protein is concentrated in** the **region** of the nucleolus and to punctate regions of the nuclear envelope. (Dev Biol. 1997 190:117)　ウニの主要ヴォールトタンパク質は，核小体の領域において濃縮される

用例数　1,200

be deposited 蓄積される／登録される

文型 第3文型受動態
受動態率 80％

◆タンパク質などが蓄積される，あるいはデータがデータベースに登録される意味で使われる

よく使われる前置詞 ▶ ❶ in（31％）/❷ on（15％）/❸ into（7％）

前に来る単語（主語）		後に来る語句
protein（タンパク質）	**be deposited**	**in ～ database**（～データベースに）
films（フィルム）		**in ～ data bank**（～データバンクに）
analyte（分析物）		**on the surface**（～表面において）
material（物質）		
data（データ）		

▶ 使い方の例

- **data** **are deposited** **in** the **database**　データは，データベースに登録される

例文 Immunostaining revealed that wild-type PDGF **protein** **was deposited** **in** the basement membrane region. (Am J Pathol. 1999 154:281)
野生型PDGFタンパク質は，基底膜領域において蓄積された

用例数　4,200

accumulate 自 蓄積する

文型 第1文型自動詞

◆S＋Vの自動詞. 他動詞の用例もある
◆accumulate inの用例が多い
◆細胞やタンパク質などが核や組織に蓄積するときに使う

よく使われる前置詞 ❶ in (54%) /❷ at (9%) /❸ to (7%)

前に来る単語（主語）		後に来る語句
cells（細胞）	accumulate	**in the nucleus**（核において）
protein（タンパク質）		**in ～ cells**（～細胞において）
mRNA		**in the cytoplasm**（細胞質において）
transcript（転写物）		**in the lung**（肺において）
mutations（変異）		**in ～ tissues**（～組織において）
complex（複合体）		**in the cytosol**（サイトゾルにおいて）
		at sites of ～（～の部位で）

▶ 使い方の例

- **complexes** **accumulate** **in the nucleus**　複合体は，核において蓄積する
- **mRNAs** **accumulate** **in** infected **cells**　mRNAは，感染細胞において蓄積する
- **protein** **accumulates** **in the cytoplasm**　タンパク質は，細胞質において蓄積する
- **cells** **accumulated** **in** the lymphoid **tissues**　細胞は，リンパ組織において蓄積した
- **protein** **accumulated** **in the cytosol**　タンパク質は，サイトゾルにおいて蓄積した
- **cells** **accumulate** **at sites of** ～　細胞は，～の部位で蓄積する

例文 BZR1 **protein** **accumulates** **in the nucleus** of elongating cells of dark-grown hypocotyls and is stabilized by BR signaling and the bzr1-1D mutation. (Dev Cell. 2002 2:505)
BZR1タンパク質は，伸長細胞の核において蓄積する

Ⅲ-B　重要である

58. 重要である

「重要である」の表現は，be動詞＋形容詞のパターンで使われる．

重要である …………………	**be important** (12,000) ◆506
決定的に重要である …	**be critical** (8,100) ◆508／ **be crucial** (2,600) ◆510
中心をなす …………………	**be central** (800) ◆511

（カッコ内数字：用例数，◆：ページ数）

✻ 意味・用法

・**be critical** と **be crucial** は，どちらも「決定的に重要である」という意味で用法も非常に近い

・**be important** もこれらと意味が近い

・**be central to** は「～の中心をなす」という意味だが，「重要である」ことを意味することもある

✻ 動詞に結びつく主語のカテゴリー

❶著者・論文	❷分析研究	❸研究結果	❹方法	❺対象	❻現象	❼もの	❽疾患	❾処理・治療	❿場所	⓫変化	⓬機能	⓭関係	⓮定量値	⓯目的	
		●	●	●		●			●		●	●	●		**be important**（重要である）
				●		●			●	●	●	●	●		**be critical**（決定的に重要である）
				●					●	●	●	●	●		**be crucial**（決定的に重要である）
			●			●					●				**be central**（中心をなす）

＊ 言い換え可能な動詞 ―意味が似ている動詞と前後の語の組み合わせ例

主語	be動詞＋形容詞	後に来る語句
interaction cells pathway residue activity expression signaling	be important be critical be crucial	for ～ function for ～ binding for ～ development for ～ activity for ～ interaction for understanding for ～ activation for ～ formation in determining

This interaction is <important／critical／crucial> for the development of T cells.

訳 この相互作用は, T細胞の発達にとって重要である

用例数　12,000

be important 重要である

文型 第2文型 be 動詞

◆S＋be動詞＋形容詞
◆be important for（～にとって重要である）の用例が多い
◆be important inは「～において重要である」という意味で使われるが，be important in ～ing（～する際に重要である）のパターンも多い

よく使われる前置詞 ❶ for（56%）/❷ in（29%）

be important

前に来る単語（主語）
interaction（相互作用）
cells（細胞）
pathway（経路）
residue（残基）
factor（因子）
activity（活性）
receptor（受容体）
expression（発現）
signaling（シグナル伝達）
motif（モチーフ）
channel（チャネル）
system（システム）
function（機能）
findings（知見）
result（結果）

後に来る語句
for ～ function（～機能にとって）
for ～ binding（～結合にとって）
for ～ development（～発生にとって）
for ～ activity（～活性にとって）
for ～ interaction（～相互作用にとって）
for understanding ～（～を理解するために）
for ～ regulation（～調節にとって）
for ～ activation（～活性化にとって）
for ～ formation（～形成にとって）
in determining ～（～を決定する際に）
in ～ development（～発生において）
in the pathogenesis of ～（～の病因において）
in ～ regulation（～調節において）
in mediating ～（～を仲介する際に）
in understanding ～（～を理解する際に）
in maintaining ～（～を維持する際に）

▶ 使い方の例

- **interactions** are important **for** gluconeogenic **function** 相互作用は，糖新生の機能にとって重要である
- **residues** are important **for** ligand **binding** 残基は，リガンド結合にとって重要である
- **signaling** is important **for** the **development** シグナル伝達は，発生にとって重要である
- **motif** is important **for** catalytic **activity** モチーフは，触媒活性にとって重要である
- **findings** are important **for understanding** ～ 知見は，～を理解するために重要である
- **activities** are important **for** the **regulation** 活性は，調節にとって重要である
- **function** is important **for** the **formation** 機能は，形成にとって重要である
- **factors** are important **in determining** ～ 因子は，～を決定する際に重要である
- **cells** are important **in** the **development** 細胞は，発生において重要である
- **pathway** is important **in the pathogenesis of** ～ 経路は，～の病因において重要である
- **receptors** are important **in** the **regulation** 受容体は，調節において重要である
- **system** is important **in mediating** ～ システムは，～を仲介する際に重要である
- **results** are important **in understanding** ～ 結果は，～を理解する際に重要である
- **expression** is important **in maintaining** ～ 発現は，～を維持する際に重要である

例文 Only active GTP-bound Gqalpha, not inactive GDP-bound Gqalpha, can bind to Btk. Mutations of Btk that disrupt its ability to bind Gqalpha also eliminate Btk stimulation by Gqalpha, suggesting that this **interaction** is important **for** Btk **activation**. (Proc Natl Acad Sci USA. 1998 95:12197)

この相互作用は，Btk活性化にとって重要である

B-**cells** are important **in** the **development** of type 1 diabetes, but their role is not completely defined. (Diabetes. 2004 53:2581)

B細胞は，1型糖尿病の発生において重要である

用例数　8,100

be critical 決定的に重要である

文型 第2文型be動詞

◆S＋be動詞＋形容詞
◆be critical for（～にとって決定的に重要である）の用例が非常に多い
◆be critical toでも意味はほとんど変わらない

よく使われる前置詞 ❶ for（69%）/❷ to（15%）/❸ in（9%）

前に来る単語（主語）
interaction（相互作用）
pathway（経路）
cells（細胞）
domain（ドメイン）
activity（活性）
expression（発現）
signaling（シグナル伝達）
site（部位）
residue（残基）
function（機能）
response（反応）
kinase（キナーゼ）
activation（活性化）
complex（複合体）
motif（モチーフ）
sequence（配列）
information（情報）

be critical

後に来る語句
for ～ development（～発生にとって）
for ～ function（～機能にとって）
for ～ binding（～結合にとって）
for ～ activity（～活性にとって）
for ～ interaction（～相互作用にとって）
for ～ activation（～活性化にとって）
for ～ formation（～形成にとって）
for ～ regulation（～調節にとって）
for maintaining ～（～を維持するために）
for understanding ～（～を理解するために）
for ～ induction（～誘導にとって）
for ～ expression（～発現にとって）
for ～ maintenance（～維持にとって）
to ～ function（～機能にとって）
to ～ development（～発生にとって）
to understanding ～（～を理解するのに）
in determining ～（～を決定する際に）

▶ 使い方の例

- **expression is critical for** embryo **development**
  発現は，胚発生にとって決定的に重要である
- **interactions are critical for** osteoclast **function**
  相互作用は，破骨細胞機能にとって決定的に重要である
- **residues are critical for** fibronectin **binding**
  残基は，フィブロネクチン結合にとって決定的に重要である
- **domain is critical for** functional **activity**
  ドメインは，機能的活性にとって決定的に重要である
- **activity is critical for** such **interactions**
  活性は，そのような相互作用にとって決定的に重要である
- **pathways are critical for** ERK **activation**
  経路は，ERK活性化にとって決定的に重要である
- **signaling is critical for** the **formation** シグナル伝達は，形成にとって決定的に重要である
- **residues are critical for maintaining** ～ 残基は，～を維持するために決定的に重要である
- **motif is critical for** high-level **expression**
  モチーフは，高レベルの発現にとって決定的に重要である
- **function is critical for** the **maintenance** 機能は，維持にとって決定的に重要である
- **pathway is critical to** the **development** 経路は，発生にとって決定的に重要である
- **function is critical in determining** ～ 機能は，～を決定する際に決定的に重要である

例文 Taken together, our findings indicate that appropriate CUL-4A **expression is critical for** early embryonic **development**.（Mol Cell Biol. 2002 22:4997）
適切なCUL-4A発現は，初期胚発生にとって決定的に重要である

用例数 2,600

be crucial 決定的に重要である

文型 第２文型 be 動詞

◆Ｓ＋be動詞＋形容詞
◆be crucial forの用例が非常に多く，次いでbe crucial toの用例が多い

よく使われる前置詞 ❶for（66％）/❷to（18％）/❸in（9％）

前に来る単語（主語）

- **cells**（細胞）
- **signaling**（シグナル伝達）
- **interaction**（相互作用）
- **activity**（活性）
- **pathway**（経路）
- **region**（領域）
- **site**（部位）
- **channels**（チャネル）
- **function**（機能）
- **expression**（発現）
- **activation**（活性化）
- **residue**（残基）

be crucial

後に来る語句

- **for ～ development**（～発生にとって）
- **for ～ function**（～機能にとって）
- **for ～ binding**（～結合にとって）
- **for understanding ～**（～を理解するために）
- **for ～ activity**（～活性にとって）
- **for ～ formation**（～形成にとって）
- **for ～ activation**（～活性化にとって）
- **for ～ interaction**（～相互作用にとって）
- **for ～ induction**（～誘導にとって）
- **for ～ survival**（～生存にとって）
- **for maintaining ～**（～を維持するために）
- **to understanding ～**（～を理解するために）
- **to ～ development**（～発生にとって）
- **in determining ～**（～を決定する際に）

▶ 使い方の例

- **signaling is crucial** for normal **development**
  シグナル伝達は，正常な発生にとって決定的に重要である
- **regions were crucial** for ADA2 **function**
  領域は，ADA2機能にとって決定的に重要であった
- **residues is crucial for understanding** ～
  残基は，～を理解するために決定的に重要である
- **interactions are crucial for** biological **activity**
  相互作用は，生物学的活性にとって決定的に重要である
- **site was crucial for** transcriptional **activation**
  部位は，転写活性化にとって決定的に重要であった
- **region is crucial for** the **interaction** 領域は，相互作用にとって決定的に重要である
- **pathways are crucial for** the **induction** 経路は，誘導にとって決定的に重要である

・**activity** is crucial **for maintaining** ～ 活性は，～を維持するために決定的に重要である
・**expression** is crucial **in determining** ～ 発現は，～を決定する際に決定的に重要である
・**cells** are crucial **to** the **development** 細胞は，発生にとって決定的に重要である

例文 Stem **cells** are crucial **for** normal **development** and homeostasis, and their misbehavior may be related to the origin of cancer.（Development. 2004 131:337）
幹細胞は，正常な発生とホメオスタシスにとって決定的に重要である

用例数 800

be central 中心をなす

文型 第2文型 be 動詞

◆S＋be動詞＋形容詞
◆be central toで「～の中心をなす」という意味で使われる用例が圧倒的に多い
◆「中心をなす」とは，「重要である」という意味に近い場合も多い

よく使われる前置詞 ❶ to（93％）/❷ in（5％）

前に来る単語（主語）		後に来る語句
protein（タンパク質）	be central	**to ～ pathogenesis**（～病因の）
complex（複合体）		**to understanding ～**（～を理解するために）
pathway（経路）		**to ～ process**（～過程の）
function（機能）		**to ～ function**（～機能の）
inflammation（炎症）		**to ～ development**（～発生の）
system（システム）		**to ～ regulation**（～調節の）
		to ～ activation（～活性化の）

▶ 使い方の例

・**inflammation** is central **to** the **pathogenesis** 炎症は，病因の中心をなす
・**pathways** are central **to** the **processes** 経路は，過程の中心をなす
・**system** is central **to** the **development** システムは，発生の中心をなす
・**protein** is central **to** the **regulation** タンパク質は，調節の中心をなす
・**complex** is central **to** T-cell **activation** 複合体は，T細胞活性化の中心をなす

例文 Vascular **inflammation** is central **to** the **pathogenesis** of acute coronary syndromes (ACS) and the response to vascular injury after percutaneous coronary intervention (PCI).（Circulation. 2003 108:III22）
血管炎症は，急性冠症候群の病因の中心をなす

Ⅲ-B　重要である

59. 有用である

「有用である」の表現は，be 動詞＋形容詞のパターンで使う．

有用である …………………………	**be useful** (4,400) ◆513
～するのに役立つ ………………	**help** (6,600) ◆514
利用できる／入手できる …	**be available** (4,500) ◆515
効果的である ……………………	**be effective** (2,300) ◆515／ **be efficacious** (220) ◆516
活性がある ………………………	**be active** (2,000) ◆517

(カッコ内数字：用例数，◆：ページ数)

✻ 意味・用法

・be useful は「有用である」，
help は「～するのに役立つ」，
be available は「利用できる」，
be effective と be efficacious は「効果的である」，
be active は「活性がある」という意味で使われ，
それぞれ意味が異なる

✻ 動詞に結びつく主語のカテゴリー

❶著者・論文	❷分析研究	❸研究結果	❹方法	❺対象	❻現象	❼もの	❽疾患	❾処理・治療	❿場所	⓫変化	⓬機能	⓭関係	⓮定量値	⓯目的	
	●	●	●												**be useful** (有用である)
	●	●				●					●	●			**help** (～するのに役立つ)
		●	●												**be available** (利用できる／入手できる)
			●					●							**be effective** (効果的である)
								●							**be efficacious** (効果的である)
						●					●				**be active** (活性がある)

用例数　4,400

be useful 有用である

文型 第2文型be動詞

◆S＋be動詞＋形容詞
◆may be usefulの用例が多い
◆モデルや方法が研究などのために有用であることを示すために使う

頻度分析 ❶ for（40%）/❷ in（39%）/❸ to *do*（7%）/❹ as（7%）

前に来る単語（主語）		後に来る語句
model（may）（モデル）	**be useful**	**for ～ study**（～研究のために）
method（方法）		**for studying ～**（～を研究するために）
approach（may）（アプローチ）		**for identifying ～**（～を同定するために）
inhibitors（may）（阻害剤）		**for … treatment of ～**（～の…処置のために）
system（may）（システム）		**in the treatment of ～**（～の処置の際に）
data（データ）		**in identifying ～**（～を同定する際に）
assay（may）（アッセイ）		**in predicting ～**（～予測する際に）
compound（may）（複合体）		**in treating ～**（～を処置する際に）
		in assessing ～（～を評価する際に）
		in determining ～（～を決定する際に）

▶ 使い方の例

・**system may be useful for** epidemiological **studies**
システムは，疫学的研究のために有用であるかもしれない

・**model may be useful for studying** ～
モデルは，～を研究するために有用であるかもしれない

・**data are useful for identifying** ～　データは，～を同定するために有用である

・**inhibitors may be useful in the treatment of** ～
阻害剤は，～の処置において有用であるかもしれない

・**model may be useful in identifying** ～
モデルは，～を同定する際に有用であるかもしれない

・**compound may be useful in treating** ～
化合物は，～を処置する際に有用であるかもしれない

・**approach may be useful in determining** ～
アプローチは，～を決定する際に有用であるかもしれない

例文 This mutant animal **model may be useful for** the **study** of the functional roles of cochlear nucleus neurons.（Brain Res. 1999 847:85）
この変異動物モデルは，蝸牛神経核ニューロンの機能的役割の研究のために有用であるかもしれない

用例数　6,600

help 自 役立つ

文型 自動詞

◆to *do*を伴う自動詞
◆help to *do*の形で使うが, toは省略されることの方が多い, 特殊な用法の単語である
◆他動詞としても用いられる（help us to *do*など）

頻度分析 ❶ to *do*（32%）/❷ *do*（64%）

前に来る単語（主語）
results（結果）
findings（知見）
data（データ）
study（研究）
model（モデル）
interaction（相互作用）
complex（複合体）
observations（観察）
structure（構造）
pathway（経路）

help

後に来る語句
explain ～（～を説明するのに）
identify ～（～を同定するのに）
define ～（～を定義するのに）
elucidate ～（～を解明するのに）
determine ～（～を決定するのに）
maintain ～（～を維持するのに）
to explain ～（～を説明するのに）
to define ～（～を定義するのに）
to identify ～（～を同定するのに）
to elucidate ～（～を解明するのに）
to maintain ～（～を維持するのに）
to determine ～（～を決定するのに）
in understanding ～（～を理解する際に）

▶ 使い方の例

- **model helps explain ～**　モデルは,～を説明するのに役立つ
- **structure helps identify ～**　構造は,～を同定するのに役立つ
- **findings help define ～**　知見は,～を定義するのに役立つ
- **interactions help determine ～**　相互作用は,～を決定するのに役立つ
- **pathway helps maintain ～**　経路は,～を維持するのに役立つ
- **data help to explain ～**　データは,～を説明するのに役立つ
- **results help to define ～**　結果は,～を定義するのに役立つ
- **study helps to elucidate ～**　研究は,～を解明するのに役立つ

例文 These **results help define** the cellular basis for plasticity underlying the development of behavioral sensitization.（J Neurosci. 2007 27:14275）
これらの結果は,細胞基盤を定義するのに役立つ

These animal **data help to explain** multiple clinical studies that have demonstrated that the analgesic effect of spinally administered lipid-soluble opioids is due in part, if not exclusively, to uptake into plasma and distribution to brainstem opioid receptors.（Curr Opin Anaesthesiol. 2004 17:441）
これらの動物データは,複数の臨床研究を説明するのに役立つ

用例数　4,500

be available 利用できる／入手できる

文型 第2文型 be動詞

◆S＋be動詞＋形容詞
◆データやプログラムが利用できる／入手できるという意味で使われることが多い

頻度分析 ❶ for (20%) /❷ at (12%) /❸ on (8%) /❹ to *do* (7%) /
❺ from (6%) /❻ in (6%)

前に来る単語（主語）		後に来る語句
data（データ）	be available	**for ～ patient**（～患者に対して）
information（情報）		**for analysis**（分析に対して）
program（プログラム）		**for download**（ダウンロードに）
result（結果）		**at http://～**（http://～において）
software（ソフトウエア）		**on request**（依頼に応じて）
database（データベース）		**on the web**（webにおいて）
method（方法）		**to support～**（～を支持する）
sequence（配列）		**from http://～**（http://～から）
code（コード）		**from the authors**（著者から）
sample（試料）		**in ～ patients**（～患者において）

▶ 使い方の例

- **data were available for 122 patients**　データは,122名の患者に対して利用できた
- **program is available for download**　プログラムは,ダウンロードに利用できる
- **information is available at http://～**　情報は,http://～において入手できる
- **software is available on request**　ソフトウエアは,依頼すれば入手できる
- **data are available to support ～**　～を支持するデータが利用できる
- **database is available from http://～**　データベースは, http://～から利用できる
- **code is available from the authors**　コードは,著者から入手できる

例文 **Data were available for 399 patients** (202 receiving TDF, 197 receiving placebo), of whom 199 (50%) completed the study. (Arthritis Rheum. 2006 54:1829)
データは,399名の患者に対して利用できた

用例数　2,300

be effective 効果的である

文型 第2文型 be動詞

◆S＋be動詞＋形容詞
◆be effective inの用例が多い
◆治療や薬剤が効果的であることを示すために使う

よく使われる前置詞 ❶ in（53%）/❷ for（10%）/❸ at（6%）/❹ against（5%）

前に来る単語（主語）		後に来る語句
therapy（治療）	**be effective**	**in reducing ～**（～を低下させる際に）
agent（薬剤）		**in preventing ～**（～を防ぐ際に）
treatment（処置）		**in treating ～**（～を処置する際に）
inhibitor（阻害剤）		**in inhibiting ～**（～を抑制する際に）
vaccine（ワクチン）		**in the treatment of ～**（～の処置において）
compound（化合物）		**in ～ prevention**（～予防において）
system（システム）		**in ～ patient**（～患者において）
		in ～ model（～モデルにおいて）
		at reducing ～（～を低下させるのに）

▶ 使い方の例

- **treatment is effective in reducing** ～　処置は,～を低下させる際に効果的である
- **agents are effective in preventing** ～　薬剤は,～を防ぐ際に効果的である
- **compound is effective in treating** ～　化合物は,～を処置する際に効果的である
- **inhibitors are effective in the treatment of** ～　阻害剤は,～の処置において効果的である
- **therapy is effective in** elderly **patients**　治療は,高齢の患者において効果的である
- **vaccines are effective in** animal **models**　ワクチンは,動物モデルにおいて効果的である

例文 Androgen ablation **therapy is effective in treating** androgen-dependent tumors, but eventually, androgen-independent tumors recur and are refractory to conventional chemotherapeutics.（Cancer Res. 2007 67:9001）

アンドロゲン除去療法は,アンドロゲン依存性腫瘍を治療する際に効果的である

用例数　220

be efficacious　効果的である

文型 第２文型 be 動詞

◆S＋be動詞＋形容詞
◆be efficacious inの用例が多い
◆ワクチンや処置が治療に効果的であるときに使う

よく使われる前置詞 ❶ in（55%）/❷ for（13%）

前に来る単語（主語）		後に来る語句
vaccine（ワクチン） **therapy**（治療） **treatment**（処置）	**be efficacious**	**in … treatment of ～**（～の…処置において） **in ～ model**（～モデルにおいて） **in reducing ～**（～を低下させる際に） **in preventing ～**（～を防ぐ際に）

▶ 使い方の例

- **therapy was efficacious in** the experimental **treatment of ～**
  治療は,～の実験的処置において効果的であった
- **vaccine was efficacious in preventing** ～　ワクチンは,～を防ぐ際に効果的であった

例文 These results confirm that subtherapeutic RS-61443 + CsA combination **therapy is efficacious in preventing** rejection while minimizing toxicity. (Transplantation. 1996 61:527)
治療量以下のRS-61443とCsAの併用療法は,拒絶反応を防ぐ際に効果的である

用例数　2,000

be active 活性がある

文型 第2文型 be 動詞

◆S＋be動詞＋形容詞
◆プロモーターや酵素が細胞において活性があるときなどに使う

よく使われる前置詞 ❶ in (38%) /❷ against (8%)

前に来る単語（主語）		後に来る語句
promoter（プロモーター） **enzyme**（酵素） **protein**（タンパク質） **pathway**（経路） **gene**（遺伝子） **complex**（複合体）	**be active**	**in ～ cells**（～細胞において） **in vivo**（生体内で） **in the absence of ～**（～の非存在下において） **in ～ assay**（～アッセイにおいて） **against ～ virus**（～ウイルスに対して）

▶ 使い方の例

- **pathway is active in** tumor **cells**　経路は,腫瘍細胞において活性がある
- **promoters are active in vivo**　プロモーターは,生体内で活性がある
- **enzymes were active in the absence of** ～　酵素は,～の非存在下において活性があった
- **complex is active in** a protease **assay** 複合体は,プロテアーゼアッセイにおいて活性がある

例文 The sIL-1Ra **promoter was active in** HepG2 **cells** stimulated by IL-1beta and/or IL-6, whereas the icIL-1Ra promoter was inactive. (J Clin Invest. 1997 99:2930)
sIL-1Raプロモーターは,HepG2細胞において活性があった

III 状態・性質を示す動詞
B 重要である

Ⅲ-B　重要である

60. 必要である

「必要である」の表現は，他動詞・be動詞＋過去分詞・be動詞＋形容詞のパターンで使われる．

必要とする …… **require** (29,000) ◆520
必要とされる … **be required** (34,000) ◆521／
be needed (4,800) ◆522
必要である …… **be necessary** (8,600) ◆524
必須である …… **be essential** (13,000) ◆525
十分である …… **be sufficient** (6,800) ◆526

(カッコ内数字：用例数，◆：ページ数)

✻ 意味・用法

- **require**は「～の存在などを必要とする」という場合が多い
- **be required**（必要とされる），**be necessary**（必要である），**be essential**（必須である）は意味も用法もよく似ており，活性などが必要とされるときに使われる
- **be needed**は，to不定詞を伴って「～するために研究が必要とされる」などのパターンが多い
- **be sufficient**は十分条件を示すために用いられる

✻ 動詞に結びつく主語のカテゴリー

❶著者・論文	❷分析研究	❸研究結果	❹方法	❺対象	❻現象	❼もの	❽疾患	❾処理・治療	❿場所	⓫変化	⓬機能	⓭関係	⓮定量値	⓯目的	
			●		●					●	●	●	●		**require**（必要とする）
					●	●			●	●	●		●		**be required**（必要とされる）
	●	●	●					●							**be needed**（必要とされる）
	●					●							●		**be necessary**（必要である）
				●		●			●	●	●	●	●		**be essential**（必須である）
						●			●	●	●	●	●		**be sufficient**（十分である）

✻ 言い換え可能な動詞 ―意味が似ている動詞と前後の語の組み合わせ例

主語	動詞	後に来る語句
activity protein gene domain function pathway signaling site activation expression cells region	be required be necessary be essential	for ～ activation for ～ development for ～ formation for ～ activity for ～ expression for ～ binding for ～ function for ～ interaction for ～ differentiation

This protein is <required／necessary／essential> for the expression of viral late proteins.

訳 このタンパク質は，ウイルスの後期タンパク質の発現のために必要である

主語	動詞	後に来る語句
study	be needed be required	to determine

Further study is <needed／required> to determine the cost-effectiveness of this novel treatment.

訳 さらなる研究が，この新規の治療の対費用効果を決定するために必要とされる

用例数　29,000

require 他 必要とする

文型 第3文型他動詞

受動態率 55％

⇒ be required

◆活性化が何かの存在や活性を必要とするときに使う

前に来る単語（主語）		後に来る語句
activation（活性化）	require	**the presence of ～**（～の存在）
activity（活性）		**activation**（活性化）
process（過程）		**the activity of ～**（～の活性）
expression（発現）		**the use of ～**（～の使用）
interaction（相互作用）		**the function of ～**（～の機能）
formation（形成）		**the expression of ～**（～の発現）
pathway（経路）		**the participation of ～**（～の関与）
system（システム）		**the formation of ～**（～の形成）
reaction（反応）		**the action of ～**（～の作用）
mechanism（機構）		**the development of ～**（～の開発）
approach（アプローチ）		**the addition of ～**（～の添加）

▶ 使い方の例

- activity **requires** the presence of ～　　活性は，～の存在を必要とする
- expression **requires** activation　　発現は，活性化を必要とする
- activation **required** the activity of ～　　活性化は，～の活性を必要とした
- approach **requires** the use of ～　　アプローチは，～の使用を必要とする
- pathway **requires** the function of ～　　経路は，～の機能を必要とする
- formation **requires** the expression of ～　　形成は，～の発現を必要とする
- process **requires** the participation of ～　　過程は，～の関与を必要とする
- mechanism **requires** the formation of ～　　機構は，～の形成を必要とする
- reactions **require** the action of ～　　反応は，～の作用を必要とする
- systems **require** the development of ～　　システムは，～の開発を必要とする

例文 uPA-induced mitogenic **activity requires activation** of both STAT5b and ERK.
(J Biol Chem. 2005 280:17449)

uPAに誘導される分裂促進活性は，STAT5bとERKの両方の活性化を必要とする

用例数 34,000

be required 必要とされる

文型 第３文型受動態

受動態率 55％

⇒ require

◆be required for（～のために必要とされる）の用例が非常に多い

よく使われる前置詞 ❶ for（76%）/❷ to（13%）

前に来る単語（主語）		後に来る語句
activity（活性）	be required	**for ～ activation**（～活性化のために）
protein（タンパク質）		**for ～ development**（～発生のために）
gene（遺伝子）		**for ～ activity**（～活性のために）
domain（ドメイン）		**for ～ expression**（～発現のために）
function（機能）		**for ～ formation**（～形成のために）
pathway（経路）		**for ～ function**（～機能のために）
signaling（シグナル伝達）		**for ～ binding**（～結合のために）
site（部位）		**for ～ induction**（～誘導のために）
activation（活性化）		**for ～ assembly**（～構築のために）
complex（複合体）		**for ～ interaction**（～相互作用のために）
study（研究）		**for ～ regulation**（～調節のために）
factor（因子）		**for ～ localization**（～局在化のために）
expression（発現）		**for ～ replication**（～複製のために）
cells（細胞）		**for ～ differentiation**（～分化のために）
interaction（相互作用）		**for ～ maintenance**（～維持のために）
region（領域）		**for ～ transcription**（～転写のために）
phosphorylation（リン酸化）		**to maintain ～**（～を維持するために）
residue（残基）		**to determine ～**（～を決定するために）
		to achieve ～（～を達成するために）
		to activate ～（～を活性化するために）

▶ 使い方の例

・**domain is required for** the **activation** ドメインは，活性のために必要とされる

・**signaling is required for** the proper **development** シグナル伝達は，適切な発生のために必要とされる

・**sites are required for** promoter **activity** 部位は，プロモーター活性のために必要とされる

・**pathway is required for** its **expression** 経路は，それの発現のために必要とされる

・**gene is required for** the **formation** 遺伝子は，形成のために必要とされる

・**phosphorylation is required for** the **function** リン酸化は，機能のために必要とされる

・**region is required for** RNA **binding** 領域は，RNA結合のために必要とされる

- **expression** is required **for** this **induction**　発現は,この誘導のために必要とされる
- **function** is required **for** spindle **assembly**　機能は,紡錘体構築のために必要とされる
- **residues** are required **for** a strong **interaction**　残基は,強力な相互作用のために必要とされる
- **proteins** are required **for** the proper **regulation**　タンパク質は,適切な調節のために必要とされる
- **site** is required **for** this **localization**　部位は,この局在化のために必要とされる
- **activation** is required **for** successful **replication**　活性化は,うまくいく複製のために必要とされる
- **activity** is required **for** the **maintenance**　活性は,維持のために必要とされる
- **complex** is required **for** the **transcription**　複合体は,転写のために必要とされる
- **factor** is required **to maintain** ～　因子は,～を維持するために必要とされる
- **studies** are required **to determine** ～　研究は,～を決定するために必要とされる
- **cells** were required **to achieve** ～　細胞は,～を達成するために必要とされた
- **interaction** is required **to activate** ～　相互作用は,～を活性化するために必要とされる

例文 Catalytic **function** was required **for** antiviral **activity**, and the target cells of infection were unaffected. (J Virol. 2007 81:1444)
触媒機能は,抗ウイルス活性のために必要とされた

用例数　4,800

be needed　必要とされる

文型 第3文型他動詞
受動態率60％

⇒ **need**

◆名詞の用例も多い
◆be needed to *do*（～するために必要とされる）の用例が多い
◆need to *do*（～する必要がある）とは意味が異なることに注意しよう

頻度分析 ❶ to *do*（53%）/❷ for（17%）

前に来る単語（主語）		後に来る語句
study（研究）	**be needed**	**to determine ～**（～を決定するために）
research（研究）		**to identify ～**（～を同定するために）
trial（試行）		**to assess ～**（～を評価するために）
work（研究）		**to confirm ～**（～を確認するために）
method（方法）		**to define ～**（～を定義するために）
strategies（戦略）		**to understand ～**（～を理解するために）
data（データ）		**to improve ～**（～を改善するために）
approach（アプローチ）		**to evaluate ～**（～を評価するために）
efforts（努力）		**to clarify ～**（～を明らかにするために）
investigation（研究）		**to establish ～**（～を確立するために）
therapy（治療）		**to elucidate ～**（～を解明するために）
information（情報）		**for ～ activation**（～活性化のために）
treatment（処置）		**for ～ binding**（～結合のために）
model（モデル）		**for ～ activity**（～活性のために）
evidence（証拠）		**for ～ expression**（～発現のために）

▶ 使い方の例

- **research is needed to determine** ～　研究は，～を決定するために必要とされる
- **methods are needed to identify** ～　方法は，～を同定するために必要とされる
- **trials are needed to assess** ～　試行は，～を評価するために必要とされる
- **studies are needed to confirm** ～　研究は，～を確認するために必要とされる
- **work is needed to define** ～　研究は，～を定義するために必要とされる
- **information is needed to understand** ～　情報は，～を理解するために必要とされる
- **strategies are needed to improve** ～　戦略は，～を改善するために必要とされる
- **data are needed to evaluate** ～　データは，～を評価するために必要とされる
- **evidence is needed to clarify** ～　証拠は，～を明らかにするために必要とされる
- **investigations are needed to establish** ～　研究は，～を確立するために必要とされる
- **approaches are needed to elucidate** ～　アプローチは，～を解明するために必要とされる
- function **is needed for** NF- κB **activation**　機能は，NF-κB活性化のために必要とされる

例文 A randomized **trial is needed to assess** the true effect of HSCT.（J Clin Oncol. 2001 19:3350）
無作為試験は，HSCTの真の効果を評価するために必要とされる

用例数　8,600

be necessary 必要である

文型 第2文型be動詞

◆S＋be動詞＋形容詞
◆be necessaryは，be requiredと意味・用法とも非常に近い
◆be necessary for（～のために必要である）の用例が多い

よく使われる前置詞 ❶ for（59%）/❷ to（19%）

前に来る単語（主語）	be necessary	後に来る語句
domain（ドメイン）		**for ～ activation**（～活性化のために）
activity（活性）		**for ～ development**（～発生のために）
protein（タンパク質）		**for ～ formation**（～形成のために）
study（研究）		**for ～ activity**（～活性のために）
gene（遺伝子）		**for ～ induction**（～誘導のために）
site（部位）		**for ～ expression**（～発現のために）
signaling（シグナル伝達）		**for ～ binding**（～結合のために）
activation（活性化）		**for ～ function**（～機能のために）
expression（発現）		**for ～ maintenance**（～維持のために）
pathway（経路）		**for ～ interaction**（～相互作用のために）
cells（細胞）		**for ～ differentiation**（～分化のために）
region（領域）		**to determine ～**（～を決定するために）
function（機能）		**to maintain ～**（～を維持するために）
motif（モチーフ）		**to achieve ～**（～を達成するために）
sequence（配列）		**to prevent ～**（～を防ぐために）
receptor（受容体）		**to induce ～**（～を誘導するために）

▶ 使い方の例

- **pathways are necessary for** MARCKS **activation**
  経路は，MARCKS活性化のために必要である
- **function is necessary for** normal plant **development**
  機能は，正常な植物発生のために必要である
- **genes are necessary for** the **formation**　遺伝子は，形成のために必要である
- **domain is necessary for** full **activity**　ドメインは，完全な活性のために必要である
- **signaling is necessary for** the **induction**　シグナル伝達は，誘導のために必要である
- **motifs are necessary for** tissue-specific **expression**
  モチーフは，組織特異的な発現のために必要である
- **receptor is necessary for** cell surface **binding**
  受容体は，細胞表面結合のために必要である
- **activity is necessary for** its **function**　活性は，それの機能のために必要である

・**sequence** is necessary **for** optimal **interaction** 配列は,最適な相互作用のために必要である
・**studies** are necessary **to determine** ～ 研究は,～を決定するために必要である
・**protein** is necessary **to maintain** ～ タンパク質は,～を維持するために必要である
・**sites** were necessary **to achieve** ～ 部位は,～を達成するために必要であった
・**expression** is necessary **to induce** ～ 発現は,～を誘導するために必要である

例文 Each **protein** is necessary **for formation** of this complex. (Proc Natl Acad Sci USA. 1997 94:127)
各々のタンパク質は,この複合体の形成のために必要である

用例数 13,000

be essential 必須である

文型 第2文型 be 動詞

◆S＋be動詞＋形容詞
◆用法は, be necessaryに近い
◆be essential for(～のために必須である)の用例が非常に多い

よく使われる前置詞 ❶ for(84%) /❷ to(8%)

be essential

前に来る単語(主語)	後に来る語句
protein (タンパク質)	**for ～ development** (～発生のために)
activity (活性)	**for ～ function** (～機能のために)
gene (遺伝子)	**for ～ activity** (～活性のために)
domain (ドメイン)	**for ～ formation** (～形成のために)
function (機能)	**for ～ replication** (～複製のために)
pathway (経路)	**for ～ activation** (～活性化のために)
cells (細胞)	**for ～ binding** (～結合のために)
interaction (相互作用)	**for ～ survival** (～生存のために)
site (部位)	**for ～ expression** (～発現のために)
complex (複合体)	**for ～ viability** (～生存能のために)
signaling (シグナル伝達)	**for ～ regulation** (～調節のために)
residue (残基)	**for ～ differentiation** (～分化のために)
kinase (キナーゼ)	**for ～ interaction** (～相互作用のために)
factor (因子)	**for ～ initiation** (～開始のために)
receptor (受容体)	**for ～ transcription** (～転写のために)
region (領域)	**to maintain ～** (～を維持するために)
activation (活性化)	**to prevent ～** (～を防ぐために)
expression (発現)	**to understanding ～** (～を理解するのに)

▶ 使い方の例

- **expression** is essential **for** normal plant **development** 発現は,正常な植物発生のために必須である
- **domain** is essential **for** its inhibitory **function** ドメインは,阻害機能のために必須である
- **residue** is essential **for** enzyme **activity** 残基は,酵素活性のために必須である
- **gene** is essential **for** organelle **formation** 遺伝子は,オルガネラ形成のために必須である
- **protein** is essential **for** viral **replication** タンパク質は,ウイルス複製のために必須である
- **complex** is essential **for** the **activation** 複合体は,活性化のために必須である
- **residues** are essential **for** efficient pRBR **binding** 残基は,効率的なpRBR結合のために必須である
- **activity** is essential **for** cell **survival** 活性は,細胞生存のために必須である
- **pathways** are essential **for** the **viability** 経路は,生存能のために必須である
- **functions** are essential **for** the **regulation** 機能は,調節のために必須である
- **signaling** is essential **for** sexual **differentiation** シグナル伝達は,性分化のために必須である
- **kinase** is essential **for** the **initiation** キナーゼは,開始のために必須である
- **region** is essential **for** the **transcription** 領域は,転写のために必須である

例文 The CDC37 **gene is essential for** the **activity** of p60(v-src) when expressed in yeast cells. (Mol Biol Cell. 1997 8:2501)
CDC37遺伝子は,p60(v-src)の活性のために必須である

用例数　6,800

be sufficient 十分である

文型 第2文型 be動詞

◆S＋be動詞＋形容詞
◆be sufficient toは,「～するのに十分である」という意味で,十分条件を示すために使う
◆必要条件の文ともパターンは近い

頻度分析 ❶ to *do* (71%) /❷ for (24%)

前に来る単語（主語）		後に来る語句
domain（ドメイン）	**be sufficient**	**to induce ～**（～を誘導するのに）
region（領域）		**to confer ～**（～を与えるのに）
expression（発現）		**to cause ～**（～を引き起こすのに）
sequence（配列）		**to activate ～**（～を活性化するのに）
promoter（プロモーター）		**to mediate ～**（～を仲介するのに）
activity（活性）		**to inhibit ～**（～を抑制するのに）
activation（活性化）		**to direct ～**（～を方向づけるのに）
overexpression（過剰発現）		**to promote ～**（～を促進するのに）
signaling（シグナル伝達）		**to trigger ～**（～の引き金を引くのに）
pathway（経路）		**to drive ～**（～を駆動するのに）
receptor（受容体）		**for ～ binding**（～結合にとって）
level（レベル）		**for ～ activation**（～活性化にとって）
motif（モチーフ）		**for ～ interaction**（～相互作用にとって）
interaction（相互作用）		**for ～ activity**（～活性にとって）
function（機能）		**for ～ induction**（～誘導にとって）
fragment（断片）		**for ～ expression**（～発現にとって）
complex（複合体）		**for ～ formation**（～形成にとって）
		for ～ localization（～局在化にとって）

▶ 使い方の例

- **complex is sufficient to induce** ～　複合体は，～を誘導するのに十分である
- **sequence is sufficient to confer** ～　配列は，～を与えるのに十分である
- **overexpression is sufficient to cause** ～　過剰発現は，～を引き起こすのに十分である
- **receptor is sufficient to activate** ～　受容体は，～を活性化するのに十分である
- **activation is sufficient to mediate** ～　活性化は，～を仲介するのに十分である
- **activity is sufficient to inhibit** ～　活性は，～を抑制するのに十分である
- **fragment is sufficient to direct** ～　断片は，～を方向づけるのに十分である
- **signaling is sufficient to promote** ～　シグナル伝達は，～を促進するのに十分である
- **region is sufficient for** Rim20p **binding**　領域は，Rim20p結合にとって十分である
- **pathway is sufficient for** checkpoint **activation**　経路は，チェックポイント活性化にとって十分である
- **domain is sufficient for** these protein **interactions**　ドメインは，これらのタンパク質相互作用にとって十分である
- **promoter is sufficient for** transcriptional **activity**　プロモーターは，転写活性にとって十分である
- **expression is sufficient for** the **induction**　発現は，誘導にとって十分である

例文 These data indicate that enhanced Cox-2 **expression is sufficient to induce** mammary gland tumorigenesis. (J Biol Chem. 2001 276:18563)
増強されたCox-2発現は，乳腺腫瘍形成を誘導するのに十分である

III 状態・性質を示す動詞　B 重要である

Ⅲ-B　重要である

61. 特有である

「特有である」の表現は，be 動詞＋形容詞のパターンで使う．

特異的である … **be specific** (2,500) ◆529
特徴的である … **be characteristic** (920) ◆530
独特である ……… **be unique** (1,600) ◆530

（カッコ内数字：用例数，◆：ページ数）

✻ 意味・用法

・be specific は，（標的に対して）特異的であるときに用いられる
・be characteristic と be unique は，（対象に）特徴的／独特であるという場合に使われる

✻ 動詞に結びつく主語のカテゴリー

❶著者・論文	❷分析研究	❸研究結果	❹方法	❺対象	❻現象	❼もの	❽疾患	❾処理・治療	❿場所	⓫変化	⓬機能	⓭関係	⓮定量値	⓯目的	
	●									●		●	●		**be specific**（特異的である）
													●		**be characteristic**（特徴的である）
			●	●		●									**be unique**（独特である）

用例数　2,500

be specific 特異的である

文型 第２文型be動詞

- ◆S＋be動詞＋形容詞
- ◆be specific forの用例が多い
- ◆効果などが標的に対して特異的であるという意味で使う

よく使われる前置詞 ❶ for（44%）/❷ to（33%）

前に来る単語（主語）		後に来る語句
effect（効果）	be specific	**for ～ epitope**（～エピトープに）
interaction（相互作用）		**for ～ cells**（～細胞に）
binding（結合）		**for ～ peptide**（～ペプチドに）
activity（活性）		**for ～ DNA**（～DNAに）
response（反応）		**for ～ proteins**（～タンパク質に）
inhibition（抑制）		**to ～ cells**（～細胞に）
assay（アッセイ）		**to ～ sequence**（～配列に）
expression（発現）		**to ～ infection**（～感染に）

▶ 使い方の例

- **responses were specific for** the mutated **epitope**
  反応は，変異したエピトープに特異的であった
- **expression is specific for** photoreceptor **cells**　発現は，光受容細胞に特異的である
- **interaction was specific for** the transit **peptide**
  相互作用は，輸送ペプチドに特異的であった
- **binding was specific for** methylated **DNA**　結合は，メチル化されたDNAに特異的であった
- **activity was specific for** CR-containing **proteins**
  活性は，CRを含むタンパク質に特異的であった
- **effect was specific to** neuronal **cells**　効果は，神経細胞に特異的であった
- **inhibition was specific to** the peptide **sequence**
  抑制は，ペプチド配列に特異的であった

例文 The **binding was specific for** methylated **DNA** and responded to local sequence changes in the same way that cleavage does.（J Mol Biol. 2000 298:611）
その結合は，メチル化されたDNAに特異的であった

Ⅲ 状態・性質を示す動詞

B 重要である

用例数　920

be characteristic 特徴的である

文型 第2文型be動詞

◆S＋be動詞＋形容詞
◆be characteristic ofの用例が圧倒的に多い
◆発現などが細胞などに特徴的であるときに使う

よく使われる前置詞 of（91％）

前に来る単語（主語）		後に来る語句
expression（発現）	be characteristic	**of ～ cells**（～細胞に）
feature（特徴）		**of ～ disease**（～疾患に）
activity（活性）		**of ～ protein**（～タンパク質に）
pattern（パターン）		

▶ 使い方の例

・**expression is characteristic of** B **cells**　発現は，B細胞に特徴的である

例文 Increased ErbB2 **activity is characteristic of** several cancers and is responsible for many aspects of malignant cell behavior in these cancers.（J Biol Chem. 2005 280:8875）
増大したErbB2活性は，いくつかの癌に特徴的である

用例数　1,600

be unique 独特である

文型 第2文型be動詞

◆S＋be動詞＋形容詞
◆タンパク質などの存在が対象に独特であることを示すときに使う

よく使われる前置詞 ❶ to（35％）/❷ in（23％）/❸ among（18％）

前に来る単語（主語）		後に来る語句
protein（タンパク質）	be unique	**to plants**（植物に）
cells（細胞）		**to ～ strain**（～系統に）
sequence（配列）		**in … ability to ～**（～する…能力の点で）
gene（遺伝子）		**in having ～**（～をもつ点で）
system（システム）		**among ～ proteins**（～タンパク質の間で）
domain（ドメイン）		

▶ 使い方の例

- **proteins are unique to plants** タンパク質は，植物に独特である
- **system is unique in** its **ability to** ～ システムは，～するそれの能力の点で独特である
- **cells are unique in having** ～ 細胞は，～をもつ点で独特である
- **domain was unique among** these **proteins** ドメインは，これらのタンパク質の間で独特であった

例文 Differentiated pancreatic β **cells are unique in** their **ability to** secrete insulin in response to a rise in plasma glucose.（J Biol Chem. 1999 274:14112）
分化した膵β細胞は，インスリンを分泌するそれらの能力の点で独特である

Ⅲ-B　重要である

62. 通常である

「通常である」の表現はbe動詞＋形容詞のパターンで用いられるが，normalとcommonとではかなり意味が異なる．

正常である	**be normal** (1,600) ◆533
よく起こる／共通である	**be common** (2,300) ◆534

（カッコ内数字：用例数，◆：ページ数）

✻ 意味・用法

・**be normal**はある機能が変異体においても正常であるとき，**be common**は疾患などが特定の集団においてよく起こるときに用いられる．つまり論文でいうcommonは，normalの範囲外のこと（疾患・症状など）がよく起こるということになる

✻ 動詞に結びつく主語のカテゴリー

❶著者・論文	❷分析研究	❸研究結果	❹方法	❺対象	❻現象	❼もの	❽疾患	❾処理・治療	❿場所	⓫変化	⓬機能	⓭関係	⓮定量値	⓯目的	
				●							●		●		**be normal**（正常である）
					●		●								**be common**（よく起こる／共通である）

用例数　1,600

be normal 正常である

文型 第2文型 be 動詞

◆S＋be動詞＋形容詞
◆レベルや機能などが患者や変異体などにおいても正常であるときに使う

よく使われる前置詞 in（31%）

前に来る単語（主語）		後に来る語句
level（レベル）	**be normal**	**in ～ mice**（～マウスにおいて）
mice（マウス）		**in ～ patients**（～患者において）
function（機能）		**in ～ mutants**（～変異において）
development（発生）		**in ～ cells**（～細胞において）
cells（細胞）		**in ～ group**（～群において）
expression（発現）		**in ～ embryos**（～胚において）
activity（活性）		**in ～ subjects**（～対象において）

▶ 使い方の例

・**development is normal in** transgenic **mice**
発生は,トランスジェニックマウスにおいて正常である

・**function was normal in** 15 **patients**　機能は,15名の患者において正常であった

・**expression is normal in** mdab1 **mutants**　発現は, mdab1変異体において正常である

・**levels were normal in** this **group**　レベルは,この群において正常であった

・**activity is normal in** hnn **embryos**　活性は, hnn胚において正常である

例文 Contractile **activity was normal in** knockout **mice** after intestinal manipulation.（Gastroenterology. 2000 118:316）収縮性活性は,ノックアウトマウスにおいて正常であった

用例数　2,300

be common よく起こる／共通である

文型 第２文型 be 動詞

◆S＋be動詞＋形容詞
◆疾患などがある集団内でよく起こるとき，あるいは複数の集団で共通に起こるときに使う

よく使われる前置詞 ❶ in（37%）/❷ to（17%）/❸ among（7%）

前に来る単語（主語）		後に来る語句
infection（感染）	be common	**in patients with 〜**（〜の患者において）
mutation（変異）		**in 〜 population**（〜集団において）
disorder（疾患）		**in 〜 disease**（〜疾患において）
disease（疾患）		**in 〜 cancers**（〜癌において）
symptoms（症状）		**in 〜 group**（〜群において）
abnormalities（異常）		**in 〜 tumors**（〜腫瘍において）
dysfunction（機能障害）		**to 〜 cells**（〜細胞に）
depression（うつ病）		**among patients**（患者の間で）

▶ 使い方の例

- **disorders are common in patients with 〜**　障害は，〜の患者においてよく起こる
- **infections are common in** human **populations**　感染は，ヒトの集団においてよく起こる
- **dysfunction are common in** many **diseases**　機能障害は，多くの疾患においてよく起こる
- **symptoms were common in** both **groups**　症状は，両方の群において共通であった
- **mutations are common in** gastrointestinal stromal **tumors**　変異は，消化管間葉性腫瘍においてよく起こる
- **abnormalities are common to** all somatic **cells**　異常は，すべての体細胞に共通である
- **depression is common among patients**　うつ病は，患者の間でよく起こる

例文 **Depression is common in patients with** HF and has been linked to adverse outcomes.（J Am Coll Cardiol. 2004 44:2333）　うつ病は，HFの患者においてよく起こる

Ⅲ-B　重要である

63. 原因である

「原因である」の表現は，be動詞＋形容詞のパターンで使う．

〜の原因である／〜に責任がある …	**be responsible for** (6,900) ◆536
〜のせいである／〜が原因である …	**be due to** (6,600) ◆537

（カッコ内数字：用例数，◆：ページ数）

✻ 意味・用法

- **be responsible for** は，機構などが効果や活性をもたらす原因であることを示すために使われる
- **be due to** は，欠損などが何かの違いのせいであることを示すために使われることが多い
- **be responsible for** と **be due to** とでは，原因と結果の位置関係が逆になる

✻ 動詞に結びつく主語のカテゴリー

❶著者・論文	❷分析研究	❸研究結果	❹方法	❺対象	❻現象	❼もの	❽疾患	❾処理・治療	❿場所	⓫変化	⓬機能	⓭関係	⓮定量値	⓯目的	
				●	●	●			●		●		●		**be responsible for**（〜の原因である／〜に責任がある）
							●			●		●	●		**be due to**（〜のせいである／〜が原因である）

用例数　6,900

be responsible for　～の原因である／～に責任がある

文型 第2文型 be 動詞

◆S＋be動詞＋形容詞
◆responsibleは本来「責任がある」という意味だが，論文では「ものが効果や活性をもたらす主体である」ことを示すために使われる

頻度分析 for（97%）

前に来る単語（主語）		後に来る語句
domain（ドメイン）	be responsible for	**～ effect**（～効果の）
protein（タンパク質）		**～ activity**（～活性の）
mechanism（機構）		**～ binding**（～結合の）
pathway（経路）		**～ activation**（～活性化の）
cells（細胞）		**～ phenotype**（～表現型の）
factor（因子）		**～ expression**（～発現の）
mutation（変異）		**～ formation**（～形成の）
enzyme（酵素）		**～ production**（～産生の）
site（部位）		**the majority of ～**（～の大部分の）
activity（活性）		**～ interaction**（～相互作用の）
complex（複合体）		**～ inhibition**（～抑制の）
region（領域）		**～ induction**（～誘導の）

▶ 使い方の例

- **proteins are responsible for** this **effect**　タンパク質は，この効果の原因である
- **domain was responsible for** the kinase **activity**　ドメインは，キナーゼ活性の原因であった
- **region is responsible for** the **activation**　領域は，活性化の原因である
- **mutations were responsible for** this **phenotype**　変異は，この表現型の原因であった
- **pathways are responsible for** the **expression**　経路は，発現の原因である
- **mechanism is responsible for** the **formation**　機構は，形成の原因である
- **cells were responsible for** the **production**　細胞は，産生の原因であった
- **region is responsible for** the **interaction**　領域は，相互作用の原因である
- **site is responsible for** significant **inhibition**　部位は，有意な抑制の原因である

例文 Although the DH **domain is responsible for** GEF **activity**, the role of the PH domain is less clear.（J Biol Chem. 2003 278:11457）
DHドメインは，GEF活性の原因である

用例数 6,600

be due to ～のせいである／～が原因である

文型 第2文型 be 動詞

◆ S＋be動詞＋形容詞
◆「効果や欠損」が「効果や違い」のせいであるときに使われることが多い

頻度分析 to（88%）

前に来る単語（主語）		後に来る語句
effect（効果）	be due to	～ effect（～効果）
activity（活性）		differences in ～（～の違い）
phenotype（表現型）		the presence of ～（～の存在）
difference（違い）		～ loss（～損失）
defect（欠損）		～ ability（～能力）
inhibition（抑制）		～ expression（～発現）
expression（発現）		mutation（変異）
response（反応）		an increase in ～（～の増大）
resistance（抵抗性）		～ reduction（～低下）
		inhibition of ～（～の抑制）
		～ activity（～活性）

▶ 使い方の例

- **inhibition was due to** the **effect** 抑制は，効果のせいであった
- **difference is due to differences in** ～ 違いは，～の違いのせいである
- **activity is due to the presence of** ～ 活性は，～の存在のせいである
- **defects are due to** a **loss** 欠損は，損失のせいである
- **defect is due to** the impaired **ability** 欠損は，障害された能力のせいである
- **phenotype is due to** ectopic **expression** 表現型は，異所性発現のせいである
- **resistance was due to mutation** 抵抗性は，変異のせいであった
- **expression is due to an increase in** ～ 発現は，～の増大のせいである
- **effect was due to** a **reduction** 効果は，低下のせいであった

例文 The mutant **phenotype is due to** the **expression** of a hybrid transcript derived from the vector and the insertion site.（Proc Natl Acad Sci USA. 2005 102:6425）
変異表現型は，ハイブリッド転写物の発現のせいである

III 状態・性質を示す動詞

B 重要である

Ⅲ-C　一致・関連する

64. 一致する

「一致する」の表現には，自動詞・他動詞能動態・受動態・be動詞＋形容詞のさまざまなパターンがある．自動詞・be動詞＋形容詞・受動態では，直後に前置詞のwithまたはtoが続くことが多い．

同時に起こる	**coincide** (1,500) ◆542／**be coincident** (250) ◆542
一致する	**agree** (1,200) ◆543
一致する／適合する	**be fitted**／**be fit** (620) ◆544
合う／合わせる	**fit** (700) ◆544
適合する	**be compatible** (700) ◆545
一致する／一貫している	**be consistent** (12,000) ◆546
一致する／匹敵する	**match** (1,400) ◆547／**be matched** (570) ◆547
等しい	**be equal** (370) ◆548
同一である	**be identical** (2,300) ◆548
区別できない	**be indistinguishable** (1,000) ◆549
相当する／対応する	**correspond** (3,700) ◆550

（カッコ内数字：用例数，◆：ページ数）

✻ 意味・用法

- coincideとbe coincidentは同時に起こること，すなわち一致することを意味する
- agree，be fitted，fit，be compatible，be consistentは，結果が以前のデータと一致するときに使われる
- matchは配列が一致する／匹敵する場合，be equalは数字が等しい場合，be identicalは配列や性質が同一である場合，be indistinguishableは変異体が野生型と区別できない場合などに用いられる
- correspondは同定された場所や配列がすでに知られているものの場所や配列に相当するとき，be matchedは年齢や性別などのバックグラウンドが匹敵するときに使われる

✻ 動詞に結びつく主語のカテゴリー

❶著者・論文	❷分析研究	❸研究結果	❹方法	❺対象	❻現象	❼もの	❽疾患	❾処理・治療	❿場所	⓫変化	⓬機能	⓭関係	⓮定量値	⓯目的	
					●					●			●		**coincide**（一致する／同時に起こる）
										●			●		**be coincident**（同時に起こる）
		●	●												**agree**（一致する）
		●													**be fitted ／ be fit**（一致する／適合する）
●		●													**fit**（合う／合わせる）
		●	●												**be compatible**（適合する）
	●	●													**be consistent**（一致する）
									●						**match**（一致する／匹敵する）
				●											**be matched**（匹敵する／一致する）
													●		**be equal**（等しい）
													●		**be identical**（同一である）
				●									●		**be indistinguishable**（区別できない）
						●			●						**correspond**（相当する／対応する）

✻ 言い換え可能な動詞 —意味が似ている動詞と前後の語の組み合わせ例

主語	動詞（be動詞＋形容詞）	後に来る語句
expression changes	coincide with be coincident with	the onset the appearance of an increase in ～ expression the induction

The changes <coincided with／were coincident with> an increase in bile acid synthesis.

訳 それらの変化は，胆汁酸合成の増大と一致した

主語	動詞（be動詞＋形容詞）	後に来る語句
results data	agree with be fitted to be consistent with be compatible with	～ data

Our results <agreed with／were fitted to／were consistent with／were compatible with > experimental data.

訳 われわれの結果は，実験データと一致した

One point
～意味は似ているが使い方が異なる単語の使い分け～

（2）「一致する」－ coincide with
agree with
fit
match
be identical to
be matched to
correspond

1. coincide with と agree with の違いは？

・The gene expression coincides with the appearance of its catalytic activity.　その遺伝子発現は，それの触媒活性の出現と一致する

・These results agree with previous studies.　これらの結果は，以前の研究と一致する

coincide with の例文では，遺伝子発現が活性の出現と**同時に起こる**ことを示している．一方，agree with の例文では，研究結果が以前の研究と一致することを述べている．つまり，agree は**内容の一致を意味する**わけである．

2. fit と agree with の違いは？

・Our model fit the data.　われわれのモデルは，そのデータと一致した

fitは，**モデルがデータに一致するときに使われる**．一方，**agree with**（上述）は，**今回の結果が以前の結果と一致するとき**などに使う．

3. match と agree with の違いは？

・The sequence **matches** the consensus sequence.
その配列は,コンセンサス配列と一致する

matchの例文では配列がコンセンサスと**ほぼ同じ**であることを示している．一方，**agree with**（上述）の場合は，結論の一致であって**厳密な比較ではない**．

4. were identical to と match の違いは？

・The repeat sequences **were identical to** AP1-binding sites.
それらの繰り返し配列は,AP1結合部位と同一であった

be identical toの例文では配列が**完全に一致した**ことを述べている．**match**（上述）を使った場合は，ほぼ同等であるが**100％同一かどうかはわからない**．

5. be matched to とbe identical to との違いは？

・Controls **were matched to** cases on gender, race, and age.
コントロール群は,性別,人種,年齢に関して匹敵した

be matched toの例文では，対象群が実験群にほぼ匹敵することを述べているが，**厳密に同一ではない**．一方，**be identical to**（上述）の場合は**同一である**と考えられる．

6. correspond to と coincide with の違い？

・The site **corresponds to** the amino terminus.
その部位は,アミノ末端に相当する

correspond toは，**場所がある場所に相当する**ことを示す．一方，**coincide with**（上述）は**同時に起こる**ことを意味する．

用例数　1,500

coincide 自 一致する／同時に起こる

文型 第１文型自動詞

◆coincide withの用例が圧倒的に多い
◆同時あるいは同じ場所で２つ(発現と開始など)のことが起こることを意味する

よく使われる前置詞 with (92%)

前に来る単語（主語）		後に来る語句
expression（発現） **changes**（変化） **activation**（活性化） **events**（イベント） **transition**（移行）	**coincide**	**with the onset of ～**（～の開始に） **with the appearance of ～**（～の出現に） **with an increase in ～**（～の増大に） **with … expression of ～**（～の…発現に） **with ～ activation**（～活性化に） **with the period of ～**（～の期間に） **with the emergence of ～**（～の出現に） **with the formation of ～**（～の形成に） **with the induction of ～**（～の誘導に） **with ～ activity**（～活性に）

▶ 使い方の例

- **expression coincided with the onset of** ～　　発現は,～の開始に一致した
- **expression coincided with** the **expression of** ～　　発現は,～の発現に一致した
- **transition coincides with the period**　　移行は,期間に一致する

例文 NF- κB **activation coincided with** the change of A1/Bfl-1. (J Biol Chem. 2005 280:23490)
NF-κB活性化は,A1/Bfl-1の変化と一致した

用例数　250

be coincident 同時に起こる

文型 第２文型be動詞

◆S＋be動詞＋形容詞
◆be coincident withの用例が非常に多い
◆発現や活性が開始や誘導と同時に起こるときなどに使われる

よく使われる前置詞 with (88%)

前に来る単語（主語）		後に来る語句
expression（発現） **activity**（活性） **change**（変化）	**be coincident**	**with the onset**（開始と） **with ～ induction**（～誘導と） **with ～ expression**（～発現と） **with … appearance of ～**（～の…出現と） **with an increase in ～**（～の増大と）

▶ 使い方の例

- **expression is coincident with the onset** 発現は,開始と同時に起こる
- **change is coincident with** the initial **expression** 変化は,初期発現と同時に起こる
- **changes are coincident with an increase in** ～ 変化は,～の増大と同時に起こる

例文 In each case, the conformational **change is coincident with induction** of membrane-fusion activity, providing strong evidence that the fusogenic structure is formed.（Proc Natl Acad Sci USA. 1997 94:14306）

立体構造的変化は,膜融合活性の誘導と同時に起こる

用例数 1,200

agree 自 一致する

文型 第1文型自動詞

◆他動詞でも使われる
◆結果が他の研究と一致することを意味する
◆agree withの用例が多いが, agree well withの用例もかなりある

よく使われる前置詞 ▶ with（49%）

前に来る単語（主語）		後に来る語句
results（結果） **data**（データ） **model**（モデル） **methods**（方法） **values**（値） **findings**（知見）	**agree**	**with ～ data**（～データと） **with ～ results**（～結果と） **with ～ studies**（～研究と） **with ～ predictions**（～予想と） **with ～ values**（～値と）

▶ 使い方の例

- **results agree with** recent **data** 結果は,最近のデータと一致する
- **results agree with** previous **studies** 結果は,以前の研究と一致する

例文 The **results agree with** previous **studies** utilizing conventional techniques. (Biophys J. 2005 88:2145)　その結果は,従来の技術を使った以前の研究と一致する

用例数　620

be fitted ／ be fit　一致する／適合する

文型 第３文型受動態
受動態率 45％

⇒ fit

◆fitの過去分詞には, fittedとfitがある
◆be fitted toの用例が多い
◆fitは自動詞としても用いられる
◆fitは名詞や形容詞の用例も多い
◆データやモデルが他のデータやモデルと一致することを意味する

よく使われる前置詞 ❶ to（49%）/❷ with（18%）/❸ by（13%）

前に来る単語（主語）		後に来る語句
data（データ） **models**（モデル） **curves**（カーブ） **results**（結果） **distributions**（分布）	**be fitted** **be fit**	**to ～ data**（～データと） **to a model**（モデルと） **with exponential components** （指数成分と）

▶ 使い方の例

・**model was fitted to** the **data**　モデルは,データと一致した
・**results were fitted to a model**　結果は,モデルと一致した
・**distributions were fitted with** five **exponential components**　分布は,5つの指数成分と一致した

例文 Dynamic PET **data were fitted to** appropriate mathematic **models** before and after wavelet-based noise reduction to get flow estimates. (J Nucl Med. 2001 42:194)　動的PETデータは,適切な数学的モデルと一致した

用例数　700

fit　**他** 合う／合わせる

文型 第３文型他動詞
受動態率 45％

be fitted ／ be fit

◆モデルがデータに合うときや, 著者がモデルをデータに合わせるときなどに使う

前に来る単語（主語）		後に来る語句
we（われわれ）	**fit**	**the data**（そのデータ）
model（モデル）		**a model**（モデル）
data（データ）		**the model**（そのモデル）

▶ 使い方の例

- **model fits the data** モデルは，そのデータに合う
- **data fit a model** データは，モデルに合う
- **we fit the model** われわれは，そのモデルを合わせる

例文 This model could not be rejected for An. gambiae and An. arabiensis, although the **data fit the model** poorly. (Proc Natl Acad Sci USA. 2003 100:10818)
それらのデータは，そのモデルにあまり合わない

用例数　700

be compatible 適合する

文型 第２文型 be 動詞

◆S＋be動詞＋形容詞
◆be compatible withの用例が圧倒的に多い
◆データや結果がモデルなどと適合するときに使う

よく使われる前置詞 with（95%）

前に来る単語（主語）		後に来る語句
data（データ）	**be compatible**	**with ～ model**（～モデルに）
results（結果）		**with ～ role**（～役割に）
findings（知見）		**with the hypothesis that ～**（～という仮説に）
method（方法）		**with ～ data**（～データに）
observations（観察）		**with ～ observations**（～観察に）
model（モデル）		**with ～ function**（～機能に）

▶ 使い方の例

- **results are compatible with a model** 結果は，モデルに適合する
- **data are compatible with the hypothesis that ～** データは，～という仮説に適合する
- **results are compatible with a role** 結果は，役割に適合する
- **models are compatible with the data** モデルは，データに適合する
- **findings were compatible with** in vivo **observations** 知見は，生体内観察に適合した
- **observations are compatible with** the known **function** 観察は，既知の機能に適合する

III 状態・性質を示す動詞
C 一致・関連する

例文 Alternatively, the **data** **are compatible** **with** a **role** of the lamina in targeting the U(L)31/U(L)34 protein complex to the nuclear membrane. (J Virol. 2004 78:5564)
そのデータは,ラミナの役割に適合する

用例数　12,000

be consistent　一致している／一貫している

文型 第2文型 be 動詞

◆S＋be動詞＋形容詞
◆be consistent withの用例が圧倒的に多い
◆結果が仮説などと一致している場合に使われる

よく使われる前置詞 with（97%）

前に来る単語（主語）

- **results**（結果）
- **data**（データ）
- **findings**（知見）
- **observations**（観察）
- **studies**（研究）
- **model**（モデル）
- **analysis**（分析）
- **experiments**（実験）
- **effects**（効果）

be consistent

後に来る語句

- **with the hypothesis that ～**（～という仮説と）
- **with a model in which ～**（～であるモデルと）
- **with the idea that ～**（～という考えと）
- **with a role for ～**（～の役割と）
- **with the notion that ～**（～という考えと）
- **with ～ observation**（～観察と）
- **with the presence of ～**（～の存在と）
- **with ～ studies**（～研究と）
- **with a mechanism**（機構と）
- **with ～ data**（～データと）
- **with the view that ～**（～という考えと）
- **with ～ results**（～結果と）

▶ 使い方の例

- **results are consistent with the hypothesis that** ～ 結果は,～という仮説と一致している
- **data are consistent with a model in which** ～ データは,～であるモデルと一致している
- **findings are consistent with the idea that** ～ 知見は,～という考えと一致している
- **observations are consistent with the notion that** ～
観察は,～という考えと一致している

例文 The kinetic **analysis** **is consistent** **with** a cooperative **mechanism** in which both the thiourea and the tertiary amine of the catalyst are involved productively in the rate-limiting cyanide addition step. (J Am Chem Soc. 2007 129:15872)
動態解析は,協同的機構と一致している

用例数　1,400

match 他 一致する／匹敵する

文型 第3文型他動詞
受動態率 30%

⇒ be matched

◆配列がコンセンサスに一致あるいは匹敵するときなどに使う

前に来る単語（主語）		後に来る語句
sequence（配列）	match	**the consensus sequence**（コンセンサス配列）
site（部位）		**the sequence**（配列）
		the rate（速度）
		the data（データ）

▶ 使い方の例

- **site matched the consensus sequence**　部位は，コンセンサス配列に一致した
- **sequence matched the sequence**　配列は，配列に一致した

例文 SerRS was purified from M. thermoautotrophicum; its N-terminal peptide **sequence matched the sequence** deduced from the relevant ORF in the genomic data of M. thermoautotrophicum and M. jannaschii.（J Bacteriol. 1998 180:6446）
それのN末端ペプチド配列は，関連するオープンリーディングフレームから推定される配列に一致した

用例数　570

be matched 匹敵する／一致する

文型 第3文型受動態
受動態率 30%

⇒ match

◆matchは他動詞が多いが，自動詞や名詞でも用いられる
◆被検者群と対照群が年齢・性別などで匹敵することを示すために使われる

よく使われる前置詞 ❶ to（28%）/❷ for（19%）/❸ with（14%）/❹ by（13%）

前に来る単語（主語）		後に来る語句
controls（対照）	be matched	**to cases**（症例に）
groups（グループ）		**to patients**（患者に）
patients（患者）		**to controls**（対照に）
subjects（対象）		**with ～ controls**（対照に）
case（症例）		**with ～ case**（症例と）
		for age（年齢に関して）
		by age（年齢に関して）

▶ 使い方の例

- **controls were matched to cases**　対照は，症例に匹敵した
- **cases were matched with** 327 **controls**　症例は，327名の対照と匹敵した
- **groups were matched for age**　グループは，年齢に関して匹敵した

例文 **Controls were matched for age**, race, and geographic location. (J Clin Oncol. 2003 21:1447)
対照は，年齢，人種，および地理的位置に関して匹敵した

用例数　370

be equal 等しい

文型 第２文型 be 動詞

◆S＋be動詞＋形容詞
◆be equal toの用例が多い
◆数字などが等しい場合に用いる

よく使われる前置詞 ❶ to（53％）/❷ in（17％）

前に来る単語（主語）		後に来る語句
rates（速度／割合） **survival**（生存率） **specificity**（特異性）	**be equal**	**to that of ～**（～のそれに） **to the rate of ～**（～の速度に） **to those of ～**（～のそれらに）

▶ 使い方の例

- **survival is equal to that of** ～　生存率は，～のそれに等しい

例文 The Km value for dansyl-calmodulin **was equal to that of** calmodulin, and that of TA-calmodulin was 3.5-fold greater. (Biochemistry. 1998 37:6188)
ダンシル-カルモジュリンのKm値は，カルモジュリンのそれに等しかった

用例数　2,300

be identical 同一である

文型 第２文型 be 動詞

◆S＋be動詞＋形容詞
◆be identical toの用例が多い
◆２者間で配列や性質が同一であるときに使う

よく使われる前置詞 ❶ to（54％）/❷ in（13％）

前に来る単語（主語）		後に来る語句
sequence（配列）	**be identical**	**to that of ～**（～のそれと）
pattern（パターン）		**to that observed**（観察されたそれと）
rate（速度）		**to those of ～**（～のそれらと）
phenotype（表現型）		**to sequences**（配列と）
activity（活性）		

▶ 使い方の例

- **sequence is identical to that of** ～　配列は，～のそれと同一である
- **phenotype was identical to that observed**　表現型は，観察されたそれと同一であった

例文 This domain is separable from the N-terminal fragment, and its **activity is identical to that of** the full-length enzyme. (Biochemistry. 2004 43:13370)
それの活性は，完全長の酵素のそれと同一である

用例数　1,000

be indistinguishable 区別できない

文型 第2文型 be 動詞

◆S＋be動詞＋形容詞
◆be indistinguishable fromの用例が多い
◆変異体が野生型と区別できない場合などに使う

よく使われる前置詞 ❶ from (70%) /❷ in (7%)

前に来る単語（主語）		後に来る語句
mice（マウス）	**be indistinguishable**	**from that**（それと）
mutant（変異体）		**from those**（それらと）
strain（系統）		**from ～ mice**（～マウスと）
levels（レベル）		**from ～ cells**（～細胞と）
		from ～ littermates（～同腹仔と）
		from ～ enzyme（～酵素と）

▶ 使い方の例

- **levels were indistinguishable from those**　レベルは，それらと区別できなかった
- **mice were indistinguishable from** wild-type **mice**
  マウスは，野生型のマウスと区別できなかった
- **mutants were indistinguishable from** wild-type **cells**
  変異体は，野生型の細胞と区別できなかった

III 状態・性質を示す動詞
C 一致・関連する

・**mice were indistinguishable from** wild-type **littermates**
マウスは,野生型の同腹仔と区別できなかった

例文 In contrast, MCP-1(-/-) **mice were indistinguishable from** wild-type **mice** in their ability to clear Mycobacterium tuberculosis. (J Exp Med. 1998 187:601)
MCP-1(-/-)マウスは,野生型マウスと区別できなかった

用例数　3,700

correspond 自 相当する／対応する

文型 第1文型自動詞

◆corresponding toの用例が非常に多い
◆場所や配列などが既存のものに対応することを意味する

よく使われる前置詞 to(86%)

前に来る単語（主語）		後に来る語句
sequence（配列）	correspond	**to ～ region**（～領域に）
region（領域）		**to ～ site**（～部位に）
site（位置）		**to ～ formation**（～形成に）
protein（タンパク質）		**to ～ period**（～期間に）
value（価値）		
gene（遺伝子）		
transition（移行）		

▶ 使い方の例

・**region corresponds to** a **region**　領域は,領域に相当する
・**site corresponds to** the **site**　位置は,位置に相当する
・**transition corresponds to** the **formation** of ～　移行は,～の形成に相当する

例文 We have identified in EHEC an adherence factor, herein called E. coli common pilus (ECP), composed of a 21-kDa pilin subunit whose amino acid **sequence corresponds to** the product of the yagZ (renamed ecpA) gene present in all E. coli genomes sequenced to date. (Proc Natl Acad Sci USA. 2007 104:10637)
アミノ酸配列は,yagZ(ecpAと新たに命名された)遺伝子の産物に相当する

Ⅲ-C　一致・関連する

65. 似ている

「似ている」の表現には，be動詞＋形容詞や他動詞のパターンが使われる．形容詞のあとには，前置詞のtoが続くことが多い．また，resembleは他動詞であるので注意しよう．

匹敵する ……… **be comparable** (2,600) ◆552
似ている ……… **resemble** (3,800) ◆552／
be similar (12,000) ◆553
類似している … **be analogous** (370) ◆554
相同的である／類似している … **be homologous** (1,100) ◆554

(カッコ内数字：用例数，◆：ページ数)

✻ 意味・用法

- be comparableは結果の程度が匹敵するときに使われる
- resembleは表現型などが似ているときに用いられる
- be similarは数字などが似ているときに用いられる
- be analogousは性質などが類似しているときに使われる
- be homologousは遺伝子などの配列が相同的であるときに使われる

✻ 動詞に結びつく主語のカテゴリー

❶著者・論文	❷分析研究	❸研究結果	❹方法	❺対象	❻現象	❼もの	❽疾患	❾処理・治療	❿場所	⓫変化	⓬機能	⓭関係	⓮定量値	⓯目的	
		●		●									●		**be comparable** (匹敵する)
		●													**resemble** (似ている)
		●											●		**be similar** (似ている)
		●									●				**be analogous** (類似している)
						●			●						**be homologous** (相同的である／類似している)

用例数　2,600

be comparable　匹敵する／類似している

文型 第2文型be動詞

◆S＋be動詞＋形容詞
◆be comparable toの用例が多い
◆結果の程度が匹敵することを意味する

よく使われる前置詞 ❶ to（51%）/❷ with（15%）/❸ in（13%）

前に来る単語（主語）		後に来る語句
groups（群）	be comparable	**to that of ～**（～のそれに）
rate（速度）		**to that in ～**（～におけるそれに）
results（結果）		**to that observed**（観察されたそれに）
levels（レベル）		**to those of ～**（～のそれらに）
activity（活性）		**to those obtained**（得られたそれらに）
values（値）		**with that of ～**（～のそれに）
		in both groups（両方の群において）

▶ 使い方の例

・**activity was comparable to that of ～**　活性は,～のそれに匹敵した
・**results are comparable to those obtained**　結果は,得られたそれらに匹敵する

例文 The quantitative **results were comparable to those obtained** with three leading commercially available assays. (J Clin Microbiol. 2006 44:2280)
定量的結果は,3つの主な商業的に入手可能なアッセイで得られたそれらに匹敵した

用例数　3,800

resemble　他 似ている

文型 第3文型他動詞
受動態率0%

◆他動詞だが,受動態では用いられない
◆表現型などが似ているときに使う
◆closely resembleの用例もかなり多い

前に来る単語		後に来る語句
phenotype（表現型）	resemble	**that of ～**（～のそれ）
structure（構造）		**those of ～**（～のそれら）
sequence（配列）		**those seen**（見られたそれら）
pattern（パターン）		**those found**（見つけられたそれら）
closely（密接に）		**those observed**（観察されたそれら）
		the pattern（パターン）
		the phenotype of ～（～の表現型）
		the structure of ～（～の構造）

▶ 使い方の例

- **structure resembles that of ～** 構造は,～のそれに似ている
- **sequences resembled those found** 配列は,見つけられたそれらに似ていた
- **phenotype resembles the phenotype of ～** 表現型は,～の表現型に似ている
- **closely resemble those of ～** ～のそれらに密接に似ている

例文 The PPH **structure resembles that of** the other members of the PEPM/ICL superfamily and is most similar to the functionally related enzyme, PEPM.（Biochemistry. 2006 45:11491）

PPH構造は,PEPM/ICLスーパーファミリーの他のメンバーのそれに似ている

用例数　12,000

be similar　似ている

文型 第2文型 be 動詞

◆S＋be動詞＋形容詞
◆be similar toの用例が多い
◆数値データなどが似ているときに使われる

よく使われる前置詞 ❶ to（48%）/❷ in（21%）/❸ for（6%）

前に来る単語（主語）		後に来る語句
rate（速度）	**be similar**	**to that of ～**（～のそれに）
results（結果）		**to that in ～**（～におけるそれに）
levels（レベル）		**to that observed**（観察されたそれに）
groups（群）		**to that for ～**（～に対するそれに）
structure（構造）		**to that seen**（見られたそれに）
value（値）		**to those of ～**（～のそれらに）
findings（知見）		**to those reported**（報告されたそれらに）
characteristics（特徴）		**to those found**（見つけられたそれらに）
		to control（対照群に）
		in both groups（両群において）
		in patients（患者において）

▶ 使い方の例

- **result is similar to that observed** 結果は,観察されたそれに似ている
- **rates are similar to those of ～** 速度は,～のそれらに似ている
- **levels were similar in both groups** レベルは,両群において似ていた

例文 In contrast, the efficacy of the gating reaction **was similar to that of** wild-type heteromeric receptors.（J Physiol. 2007 581:51）

ゲーティング反応の有効性は,野生型ヘテロ受容体のそれに似ていた

Ⅲ 状態・性質を示す動詞

C 一致・関連する

用例数　370

be analogous 類似している

文型 第2文型be動詞

◆S＋be動詞＋形容詞
◆be analogous toの用例が圧倒的に多い
◆性質などが類似しているときに使われる

よく使われる前置詞 to（96%）

前に来る単語（主語）	be analogous	後に来る語句
mechanism（機構）		**to that of ～**（～のそれに）
function（機能）		**to those of ～**（～のそれらに）
results（結果）		**to ～ role**（～役割に）

▶ 使い方の例

・**mechanism is analogous to that of** ～　機構は,～のそれに類似している

例文 The proposed PPH catalytic **mechanism is analogous to that of** PEPM but includes activation of a water nucleophile with the loop Thr118 residue.
（Biochemistry. 2006 45:11491）　提案されたPPH触媒機構は,PEPMのそれに類似している

用例数　1,100

be homologous 相同的である／類似している

文型 第2文型be動詞

◆S＋be動詞＋形容詞
◆be homologous toの用例が非常に多い
◆タンパク質や遺伝子の配列が相同的であるときに使われる

よく使われる前置詞 to（87%）

前に来る単語（主語）	be homologous	後に来る語句
protein（タンパク質）		**to that of ～**（～のそれに）
gene（遺伝子）		**to genes**（遺伝子に）
domain（ドメイン）		**to a family of ～**（～のファミリーに）
region（領域）		**to proteins**（タンパク質に）
product（産物）		**to members of ～**（～のメンバーに）
sequence（配列）		

▶ 使い方の例

- **genes are homologous to genes** 遺伝子は，遺伝子に相同的である
- **protein was homologous to proteins** タンパク質は，タンパク質に相同的であった
- **domain is homologous to members of ～** ドメインは，～のメンバーに相同的である

例文 The zinc finger of Spt10p **is homologous to that of** foamy virus integrase, perhaps suggesting that this integrase is also a sequence-specific DNA-binding protein. (J Biol Chem. 2006 281:7040)

Spt10pのZnフィンガーは，泡沫状ウイルスのインテグラーゼのそれに相同的である

Ⅲ-C　一致・関連する

66. 関与する

「関与する」の動詞は，他動詞受動態および能動態のパターンで使われる．

関与している……………	**be involved** (16,000) ◆558
関与する／参加する …	**participate** (6,800) ◆559
関係づけられる …………	**be implicated** (8,700) ◆560
関わる／含む ……………	**involve** (17,000) ◆561
～な役割を果たす………	**play ～ role in** (32,000) ◆562

（カッコ内数字：用例数，◆：ページ数）

✻ 意味・用法

- **be involved** は「関与している」という意味，**participate** は「関与する」という意味で使われる．**be implicated** は「関係づけられる」という意味だが，完了形では「関与しているとされてきた」というような意味になる．いずれの場合も直後の前置詞としてinが使われる
- 能動態の **involve** は，機構が何らかの過程に関わる場合や含む場合に使われる
- **play ～ role in** はよく使われるフレーズで，「…において～な役割を果たす」という意味で用いられる

✻ 動詞に結びつく主語のカテゴリー

❶著者・論文	❷分析研究	❸研究結果	❹方法	❺対象	❻現象	❼もの	❽疾患	❾処理・治療	❿場所	⓫変化	⓬機能	⓭関係	⓮定量値	⓯目的	
			●			●			●		●				**be involved**（関与している）
				●		●									**participate**（関与する／参加する）
						●									**be implicated**（関係づけられる）
			●							●	●	●			**involve**（関わる／含む）
				●		●					●	●			**play ～ role in**（～な役割を果たす）

✻ 言い換え可能な動詞 ―意味が似ている動詞と前後の語の組み合わせ例

主語	動詞＋前置詞	名詞
protein gene factors receptor	be involved in participate in	the regulation of the pathogenesis of the development of the control of the formation of

These proteins <are involved／participate> in the formation of cellular junctions.

訳 これらのタンパク質は，細胞間結合の形成に関与している

用例数　16,000

be involved 関与している

文型 第3文型受動態

受動態率 50％

⇒ involve

◆be involved inの用例が圧倒的に多い
◆タンパク質や遺伝子が調節や病因に関与しているときに使う

よく使われる前置詞 in（93％）

前に来る単語（主語）		後に来る語句
protein（タンパク質）	**be involved**	**in the regulation of ～**（～の調節に）
gene（遺伝子）		**in the pathogenesis of ～**（～の病因に）
pathway（経路）		**in the development of ～**（～の発症に）
mechanism（機構）		**in the control of ～**（～の制御に）
factors（因子）		**in the formation of ～**（～の形成に）
residue（残基）		**in the process of ～**（～の過程に）
receptor（受容体）		**in the activation of ～**（～の活性化に）
complex（複合体）		**in the induction of ～**（～の誘導に）
domain（ドメイン）		**in the interaction**（相互作用に）
region（領域）		**in the generation of ～**（～の生成に）
system（システム）		**in the mechanism**（機構に）
signaling（シグナル伝達）		**in the biosynthesis of ～**（～の生合成に）
activity（活性）		**in the binding of ～**（～の結合に）
		in the maintenance of ～（～の維持に）
		in the modulation of ～（～の調節に）
		in the synthesis of ～（～の合成に）

▶ 使い方の例

- **pathway is involved in the regulation of ～**　経路は,～の調節に関与している
- **genes are involved in the pathogenesis of ～**　遺伝子は,～の病因に関与している
- **factors are involved in the development of ～**　因子は,～の発症に関与している
- **system is involved in the control of ～**　システムは,～の制御に関与している
- **signaling was involved in the formation of ～**　シグナル伝達は,～の形成に関与していた
- **protein is involved in the activation of ～**　タンパク質は,～の活性化に関与している
- **mechanisms were involved in the induction of ～**　機構は,～の誘導に関与していた
- **receptors are involved in the generation of ～**　受容体は,～の生成に関与している
- **residues are involved in the binding of ～**　残基は,～の結合に関与している

・region **is involved** in the biosynthesis of ～　領域は，～の生合成に関与している
・domain **is involved** in the process of ～　ドメインは，～の過程に関与している
・activity **is involved** in the mechanism　活性は，～の機構に関与している

例文 The ERK-MAPK and PKC **pathways are involved in the regulation of** expression of MMP-2 and TIMP-1 and -2.（Invest Ophthalmol Vis Sci. 2007 48:3737）
ERK-MAPKおよびPKC経路は，発現の調節に関与している

用例数　6,800

participate　自 関与する／参加する　文型 第1文型自動詞

◆participate inの用例が圧倒的に多い
◆本来は「参加する」という意味だが，論文では「関与する」という意味で使われることの方が多い

よく使われる前置詞 in（92%）

participate in

前に来る単語（主語）
protein（タンパク質）
cells（細胞）
subjects（対象）
patients（患者）
residues（残基）
gene（遺伝子）
receptor（受容体）
pathway（経路）
domain（ドメイン）
kinase（キナーゼ）

後に来る語句
the regulation of ～（～の調節）
the study（研究）
the formation of ～（～の形成）
the pathogenesis of ～（～の病因）
the process（過程）
the activation of ～（～の活性化）
the control of ～（～の制御）
catalysis（触媒作用）
the development of ～（～の発症）
the binding（結合）
regulating ～（～を調節すること）

▶ 使い方の例

・proteins **participate** in the regulation of ～　タンパク質は，～の調節に関与する
・patients **participated** in the study　患者は，その研究に参加した
・domain **participates** in the formation of ～　ドメインは，～の形成に関与する
・genes **participate** in the process　遺伝子は，過程に関与する
・kinase **participates** in the activation of ～　キナーゼは，～の活性化に関与する
・pathway **participates** in regulating ～　経路は，～を調節することに関与する

例文 **Proteins participate in** various biological **processes** and can be harnessed to probe and control biological events selectively and reproducibly, but the genetic code limits the building block to 20 common amino acids for protein manipulation in living cells.（Nat Neurosci. 2007 10:1063）
タンパク質は，さまざまな生物学的過程に関与する

用例数 8,700

be implicated 関係づけられる

文型 第3文型受動態

受動態率 65％

⇒ implicate

◆be implicated inの用例が非常に多い
◆完了形の用例が非常に多い
◆完了形では，「関与しているとされてきた」という意味であり，be involvedと意味が近い

よく使われる前置詞 ❶ in（84％）/❷ as（10％）

have been implicated

前に来る単語（主語）
protein（タンパク質）
pathway（経路）
factor（因子）
gene（遺伝子）
kinases（キナーゼ）
signaling（シグナル伝達）
cells（細胞）
receptor（受容体）
system（システム）
stress（ストレス）

後に来る語句
in the pathogenesis of ～（～の病因に）
in the regulation of ～（～の調節に）
in the development of ～（～の発症に）
in the control of ～（～の制御に）
in the pathophysiology of ～（～の病態生理に）
in the etiology of ～（～の病因に）
in the activation of ～（～の活性化に）
in the induction of ～（～の誘導に）
in the formation of ～（～の形成に）
as ～ factor（～因子として）
as ～ regulator of …（…の～調節因子として）
as ～ mediator of …（…の～メディエーターとして）
as ～ cause of …（…の～な原因として）
as ～ mechanism（～機構として）
as ～ component（～構成要素として）

▶ 使い方の例

- **receptors have been implicated in the pathogenesis of ～**
  受容体は，～の病因に関係づけられてきた
- **proteins have been implicated in the regulation of ～**
  タンパク質は，～の調節に関係づけられてきた
- **factors have been implicated in the development of ～**
  因子は，～の発症に関係づけられてきた
- **cells have been implicated in the control of ～** 細胞は，～の制御に関係づけられてきた

・**signaling has been implicated as** a critical **factor**
シグナル伝達は,決定的に重要な因子として関係づけられてきた
・**proteins have been implicated as** potential **regulators of** ～
タンパク質は,～の潜在的な調節因子として関係づけられてきた
・**pathway has been implicated as** an important **mediator of** ～
経路は,～の重要なメディエーターとして関係づけられてきた
・**stress has been implicated as** a **mechanism** ストレスは,機構として関係づけられてきた
・**kinase has been implicated as** an essential **component**
キナーゼは,必須の構成要素として関係づけられてきた

例文 A number of Rab **proteins have been implicated in** cancer **development** and/or progression. (J Biol Chem. 2007 282:37640)
いくつかのRabタンパク質は,がんの発生および/あるいは進行に関係づけられてきた

用例数 17,000

involve 他 関わる／含む

文型 第3文型他動詞
受動態率 50%

⇒ **be involved**

◆機構などが活性や変化などに関わるときに使われる
◆be involved inと比べると,変化する現象に関わるという意味合いが強い

前に来る単語（主語）		後に来る語句
mechanism（機構）	involve	**the formation of ～**（～の形成）
process（過程）		**the activation of ～**（～の活性化）
pathway（経路）		**changes in ～**（～の変化）
method（方法）		**the use of ～**（～の使用）
reaction（反応）		**binding**（結合）
interaction（相互作用）		**inhibition of ～**（～の抑制）
activation（活性化）		**phosphorylation**（リン酸化）
step（段階）		
response（応答）		

▶ 使い方の例

・**reaction involves the formation of** ～ 反応は,～の形成に関わる
・**response involves the activation of** ～ 応答は,～の活性化に関わる
・**mechanisms involve changes in** ～ 機構は,～の変化に関わる
・**method involves the use of** ～ 方法は,～の使用を含む
・**process involves binding** 過程は,結合を含む
・**interaction involves inhibition of** ～ 相互作用は,～の抑制に関わる
・**pathway involves phosphorylation** 経路は,リン酸化を含む

例文 This **process** **involves** **binding** of ATR to the ATR-activating domain of TopBP1, which is located between BRCT domains VI and VII. (J Biol Chem. 2007 282:28036)
この過程は，TopBP1のATR活性化ドメインへのATRの結合を含む

用例数　32,000

play ～ role in … …において（際に）～な役割を果たす

◆play a role inだけでなく，play a/an <important／critical／key／central／essential／major／significant／pivotal／crucial> role inなどがよく用いられる
◆「役割を果たす」は，「関与する」ということに近い

頻度分析 ❶ in（93%）

前に来る単語（主語）

- **cells**（細胞）
- **proteins**（タンパク質）
- **pathway**（経路）
- **factor**（因子）
- **signaling**（シグナル伝達）
- **receptors**（受容体）
- **interactions**（相互作用）

play ～ role in

後に来る語句

- **the regulation of ～**（～の調節）
- **the pathogenesis of ～**（～の病因）
- **the development of ～**（～の発症）
- **the control of ～**（～の制御）
- **the initiation**（開始）
- **the maintenance of ～**（～の維持）
- **the induction of ～**（～の誘導）
- **the formation of ～**（～の形成）
- **the activation of ～**（～の活性化）
- **the generation of ～**（～の生成）
- **the pathophysiology of ～**（～の病態生理）
- **regulating ～**（～を調節する）
- **determining ～**（～を決定する）
- **mediating ～**（～を仲介する）
- **modulating ～**（～を調節する）
- **controlling ～**（～を制御する）
- **maintaining ～**（～を維持する）
- **promoting ～**（～を促進する）
- **establishing ～**（～を確立する）
- **preventing ～**（～を予防する）
- **protecting ～**（～を保護する）

▶ 使い方の例

・**factors play** an important **role in the regulation of** ～
因子は，～の調節において重要な役割を果たす

- **cells play** a major **role in the pathogenesis of ～**
  細胞は，～の病因において主要な役割を果たす
- **pathway plays** a central **role in the development of ～**
  経路は，～の発症において中心的な役割を果たす
- **signaling plays** an essential **role in the control of ～**
  シグナル伝達は，～の制御において必須の役割を果たす
- **receptors play** a pivotal **role in the initiation**
  受容体は，開始において中心的な役割を果たす
- **protein plays** a critical **role in the maintenance of ～**
  タンパク質は，～の維持において決定的な役割を果たす
- **interactions play** a key **role in regulating ～**
  相互作用は，～を調節する際に鍵となる役割を果たす

例文 The PD-1:PDL pathway **plays** an **important role in regulating** alloimmune responses but its role in transplantation tolerance is unknown. (J Immunol. 2007 179:5204)　PD-1:PDL経路は，同種免疫応答を制御する際に重要な役割を果たす

Ⅲ-C　一致・関連する

67. 関連する

「関連する」の表現には，他動詞受動態や自動詞のパターンなどがある．前置詞の後に示す現象や変化などと関連があることを表す．

関連している …………………	**be linked** (5,700) ◆567／ **be associated** (49,000) ◆568／ **be related** (5,700) ◆569
～と関連する …………………	**relate to** (900) ◆570
～と相関する …………………	**correlate with** (13,000) ◆571
相関する …………………	**be correlated** (6,400) ◆572
関連している／重要である …	**be relevant** (970) ◆573

（カッコ内数字：用例数，◆：ページ数）

✻ 意味・用法

・前置詞には，toまたはwithが使われることが多い．Ⅲ章75の「結合する」と意味が近いが，「物理的に関連している」→「結合している」と考えるとよいだろう

・主語としては，**be linked**には遺伝子や発現，**be associated**や**correlate with**には発現や活性，**be related**には効果や活性，**relate to**には変化や違い，**be correlated**や**be relevant**には結果や知見が用いられる

✻ 動詞に結びつく主語のカテゴリー

❶著者・論文	❷分析研究	❸研究結果	❹方法	❺対象	❻現象	❼もの	❽疾患	❾処理・治療	❿場所	⓫変化	⓬機能	⓭関係	⓮定量値	⓯目的	
						●	●			●			●		**be linked**（関連している）
					●	●	●	●		●		●	●		**be associated**（関連している）
		●				●					●	●	●		**be related**（関連している）
		●								●		●	●		**relate to**（～と関連する）
					●					●		●	●		**correlate with**（～と相関する）
		●										●	●		**be correlated**（相関する）
	●	●													**be relevant**（関連している／重要である）

✱ 言い換え可能な動詞 ─意味が似ている動詞と前後の語の組み合わせ例

主語	動詞＋前置詞	名詞
activity expression effect	be related to correlate with	differences in changes in the presence of the degree of the ability of the number of

The low activity of the protein <is related to／correlates with> the presence of serine instead of glutamine.

訳 そのタンパク質の低活性は，グルタミンではなくてセリンの存在に関連する

One point
～意味は似ているが使い方が異なる単語の使い分け～

(3)「関連する」－ be involved in
be related to
be linked to
be associated with
participate in

1. be involved in と be related to の違いは？

・The p53 pathway is involved in the regulation of cell cycle progression. p53経路は，細胞周期進行の調節に関与している

・These effects are related to changes in the gene expression. これらの効果は，遺伝子発現の変化に関連している

be involved in の例文では，経路が調節の機構に**原因として深く関わっている**ことが感じられる．一方，**be related to** の例文では，効果は変化と関連があることはわかる．しかし，どちらが原因か結果かという**因果関係までは示していない**．関わりの程度もよくわからない．

2. be related toとbe linked toの違いは？

・Mutations in the gene **are linked to** the development of breast cancer.　その遺伝子の変異は,乳癌の発症に関連している

前述のbe related toでは，因果関係はハッキリしなかった．しかし，**be linked to**の例文では，変異が癌の発生に関連しているという**因果関係がハッキリと示されている**．

3. be related toとbe associated withの違いは？

・Cigarette smoking **is associated with** an increased risk of lung cancer.　喫煙は,肺癌のリスクの増大に関連している

be associated withの例文でも，喫煙による肺癌のリスクの増大という**因果関係が示されている**．

4. be linked toとbe associated withの違いは？

前述の**be linked to**の例文では，遺伝子の変異という**明確な内的要因の関連性**について述べている．一方，前述の**be associated with**の例文では，外的な要因によるリスクの増加について述べられているにすぎない．このように**be associated with**は，**増大や低下について述べるときに使われる**ことが多い．

5. be involved inとbe associated withの違いは？

1の**be involved in**の例文では，経路が機構として関与している．一方，3の**be associated with**の例文では，具体的な現象がある変化に関連している場合に使われる．

6. be involved inとparticipate inの違いは？

・GATA-6 **participates in** the regulation of CD49 expression.　GATA-6は,CD49発現の調節に関与する

participate inは，本来，「参加する」という意味だが，論文では例文のように「関与する」という意味で使われることが多く，**be involved in**に近い．また，be implicated inもbe involved inと意味・用法とも非常に近い．

用例数 5,700

be linked 関連している

文型 第3文型受動態

受動態率 65%

⇒ link

- ◆be linked toの用例が非常に多い
- ◆因果関係としての直接的なつながりを意味する
- ◆疾患に関連することが多い
- ◆完了形もかなり多い
- ◆linkは名詞としても用いられる

よく使われる前置詞 ❶ to (80%) /❷ with (6%)

前に来る単語（主語）		後に来る語句
gene（遺伝子）	be linked	**to the development of ～**（～の発症に）
expression（発現）		**to mutations in ～**（～の変異に）
activity（活性）		**to the pathogenesis of ～**（～の病因に）
sequence（配列）		**to changes in ～**（～の変化に）
protein（タンパク質）		**to activation of ～**（～の活性化に）
disease（疾患）		**to the presence of ～**（～の存在に）
phenotype（表現型）		**to the regulation of ～**（～の調節に）
mutation（変異）		**to the ability of ～**（～の能力に）
activation（活性化）		

▶ 使い方の例

- **diseases are linked to mutations in** ～ 疾患は，～の変異に関連している
- **mutations are linked to the pathogenesis of** ～ 変異は，～の病因に関連している
- **activation** has **been linked to changes in** ～ 活性化は，～の変化に関連している
- **expression is linked to activation of** ～ 発現は，～の活性化に関連している

例文 The protein kinase family is a prime target for therapeutic agents, since unregulated protein kinase **activities are linked to** myriad diseases. (Biochemistry. 2004 43:85)

制御されていないタンパク質キナーゼ活性は，多種多様の疾患に関連している

III 状態・性質を示す動詞

C 一致・関連する

用例数　49,000

be associated 関連している

文型 第3文型受動態

受動態率 99％

⇒ associate（自動詞）

◆be associated withの用例が圧倒的に多い

◆「関連している」の意味で使われる場合が多いが,「結合する」の意味でも使われる. 増大や低下との関連について述べる場合が多い

◆associateには, 他動詞と自動詞の用法がある. 自動詞は,「結合する」という意味で用いられる

◆能動態で使われることはほとんどなく, もっぱら受動態で使われる

よく使われる前置詞 ▶ with（98％）

be associated

前に来る単語（主語）
expression（発現）
activity（活性）
infection（感染）
levels（レベル）
therapy（治療）
treatment（処置）
disease（疾患）
allele（アレル）
changes（変化）
protein（タンパク質）
activation（活性化）
apoptosis（アポトーシス）
obesity（肥満）
effect（効果）
response（応答）

後に来る語句
with an increased risk of 〜（〜の増大したリスクと）
with an increase in 〜（〜の増大と）
with a decrease in 〜（〜の低下と）
with the development of 〜（〜の発症と）
with a reduction in 〜（〜の低下と）
with changes in 〜（〜の変化と）
with activation of 〜（〜の活性化と）
with the presence of 〜（〜の存在と）
with loss of 〜（〜の欠如と）
with increased mortality（増大した死亡率と）
with inhibition of 〜（〜の阻害と）
with increased expression of 〜（〜の増大した発現と）
with alterations in 〜（〜の変化と）
with increased levels of 〜（〜の増大したレベルと）
with the induction of 〜（〜の誘導と）
with the formation of 〜（〜の形成と）

▶ 使い方の例

- obesity **is associated** with an increased risk of ～ 肥満は,～の増大したリスクと関連している
- activation **is associated** with an increase in ～ 活性化は,～の増大と関連している
- changes **were associated** with a decrease in ～ 変化は,～の低下と関連していた
- infection **is associated** with the development of ～ 感染は,～の発症と関連している
- therapy **was associated** with a reduction in ～ 治療は,～の低下と関連していた
- disease **is associated** with changes in ～ 疾患は,～の変化と関連している
- treatment **is associated** with activation of ～ 処置は,～の活性化と関連している
- expression **was associated** with loss of ～ 発現は,～の喪失と関連していた
- activity **was associated** with the formation of ～ 活性は,～の形成と関連していた
- effect **was associated** with the induction of ～ 効果は,～の誘導と関連していた
- apoptosis **was associated** with increased expression of ～ アポトーシスは,～の増大した発現と関連していた

例文 C-reactive **protein is associated with an increased risk** for developing cardiovascular disease.（J Am Coll Cardiol. 2007 49:594）
C反応性タンパク質は,循環器疾患を発症する増大したリスクと関連している

用例数 5,700

be related 関連している

文型 第3文型受動態
受動態率70％

⇒ relate

◆be related toの用例が非常に多い
◆relateは自動詞としても使われるが,他動詞の用例の方が多い
◆単なる関連性を意味し,必ずしも原因や結果としての関連を意味するわけではない
◆relatedは,形容詞的用法が多い

よく使われる前置詞 ❶ to（89％）

前に来る単語（主語）		後に来る語句
effect（効果）	**be related**	**to differences in ～**（～の違いと）
protein（タンパク質）		**to changes in ～**（～の変化と）
activity（活性）		**to the presence of ～**（～の存在と）
expression（発現）		**to the degree of ～**（～の程度と）
factors（因子）		**to the ability**（能力と）
function（機能）		**to the amount of ～**（～の量と）
results（結果）		**to the number of ～**（～の数と）

Ⅲ 状態・性質を示す動詞
C 一致・関連する

▶ 使い方の例

- **results are related to differences in ～**　結果は,～の違いに関連している
- **effects are related to changes in ～**　効果は,～の変化に関連している
- **activity is related to the presence of ～**　活性は,～の存在に関連している
- **factors are related to the amount of ～**　因子は,～の量に関連している

例文 Some of these **effects are related** directly **to** drug toxicity, whereas others are related to secondary effects of the drug. (Curr Opin Ophthalmol. 2000 11:389)
これらの効果のいくつかは,薬物毒性に直接的に関連している

用例数 900

relate to 自 ～と関連する

文型 第1文型自動詞

⇒ relate（他動詞）

◆relateは他動詞の用例の方がずっと多い
◆自動詞は, relate toのパターンで使うことが非常に多い
◆be related toと意味は非常に近いが, より直接的な表現である
◆過去形の用例は少ない

頻度分析 to (89%)

前に来る単語（主語）		後に来る語句
change（変化）	**relate to**	**～ function**（～機能）
differences（違い）		**differences**（違い）
structure（構造）		**changes in ～**（～の変化）
activity（活性）		**prognosis**（予後）

▶ 使い方の例

- **structure relates to** gene **function**　構造は,遺伝子機能と関連する
- **differences relate to differences**　違いは,違いと関連する
- **changes relate to changes in ～**　変化は,～の変化と関連する

例文 We speculate that the anisotropy **changes relate to** the functional **changes in** brain connectivity that are thought to play a central role in the clinical expression of the disease. (Brain. 2007 130:2375)
異方性変化は,脳の統合性の機能的変化と関連する

用例数 13,000

correlate with 自 ～と相関する

文型 第1文型自動詞

⇒ be correlated

- correlateは，自動詞と他動詞の両方の用例があり，また，名詞としても用いられる
- 自動詞は，correlate withのパターンが圧倒的に多い
- ここでいう「相関する」とは，「関連する」や「一致する」と非常に近い
- be correlated withとほぼ同じ意味であるが，correlate withの方が用例数は多い
- 現在形の用例の方が過去形より多い
- correlate well withの用例もある

頻度分析 with（99%）

前に来る単語（主語）	correlate with	後に来る語句
expression（発現）		**changes in ～**（～の変化）
activity（活性）		**the degree of ～**（～の程度）
levels（レベル）		**the ability of ～**（～の能力）
phenotype（表現型）		**the level of ～**（～のレベル）
binding（結合）		**the presence of ～**（～の存在）
activation（活性化）		**the severity of ～**（～の重症度）
effect（効果）		**differences in ～**（～の違い）
difference（違い）		**a decrease in ～**（～の低下）
phosphorylation（リン酸化）		**the development of ～**（～の発達）

▶ 使い方の例

- **differences correlate with changes in ～** 違いは，～の変化と相関する
- **levels correlate with the degree of ～** レベルは，～の程度と相関する
- **activity correlates with the ability of ～** 活性は，～の能力と相関する
- **expression correlates with the presence of ～** 発現は，～の存在と相関する
- **levels correlate with the severity of ～** レベルは，～の重症度と相関する
- **effects correlate with a decrease in ～** 効果は，～の低下と相関する

例文 Our data suggest serum BLyS levels are elevated in patients with familial B-CLL and that elevated BLyS **levels correlate with the presence of** a T at −871 in the BLyS promoter.（J Clin Oncol. 2006 24:983）

上昇したBLySレベルは，−871でのTの存在と相関する

Ⅲ 状態・性質を示す動詞

C 一致・関連する

用例数　6,400

be correlated　相関する

文型 第3文型受動態

受動態率 90％

⇒ correlate with

- ◆ be correlated withの用例が非常に多い
- ◆ correlateは他動詞と自動詞の両方で用いられ, be correlatedは自動詞のcorrelateとほぼ同じ意味である
- ◆ resultsやfindingsを主語にする場合は, be correlatedの方がよく使われる
- ◆ 過去形の用例の方が多い

よく使われる前置詞 ❶ with（86％）/❷ to（5％）

前に来る単語（主語）		後に来る語句
results（結果）	**be correlated**	**with 〜 ability**（〜能力と）
findings（知見）		**with changes in 〜**（〜の変化と）
expression（発現）		**with 〜 levels of …**（〜レベルの…と）
activity（活性）		**with 〜 increase in …**（…の〜増大と）
levels（レベル）		**with 〜 findings**（〜知見と）
effect（効果）		**with 〜 expression**（〜発現と）
response（応答）		**with the presence of 〜**（〜の存在と）
phenotype（表現型）		**with the degree of 〜**（〜の程度と）

▶ 使い方の例

- **activity is correlated with changes in** 〜　活性は,〜の変化と相関する
- **findings were correlated with** histologic **findings**　知見は,組織学的知見と相関した
- **results were correlated with** the **expression**　結果は,発現と相関した
- **expression is correlated with the presence of** 〜　発現は,〜の存在と相関する
- **effect was correlated with** increased **levels of** 〜　効果は,増大したレベルの〜と相関した

例文 **Results were correlated with** the **expression** of three synaptic protein genes in the dentate gyrus. (Am J Psychiatry. 2006 163:540)
結果は,3つのシナプスタンパク質遺伝子の発現と相関した

用例数 970

be relevant 関連している／重要である

文型 第2文型be動詞

◆S＋be動詞＋形容詞
◆be relevant toの用例が多い
◆関連しておりかつ重要である場合に用いられる

よく使われる前置詞 ❶ to（70%）/❷ for（15%）/❸ in（8%）

前に来る単語（主語）		後に来る語句
finding（知見） **results**（結果） **studies**（研究） **model**（モデル） **data**（データ）	**be relevant**	**to ～ development**（～発症に） **to the pathogenesis of ～**（～の…病因に） **to understanding ～**（～を理解するのに） **to ～ role**（～役割に） **to ～ function**（～機能に） **to ～ regulation**（～調節に） **to the design of ～**（～の設計に） **for understanding ～**（～を理解するのに）

▶ 使い方の例

- **findings** are relevant **to** the **development** 知見は，発症に関連している
- **findings** are relevant **to the pathogenesis of** ～ 知見は，～の病因に関連している
- **data** are relevant **to understanding** ～ データは，～を理解するのに重要である
- **results** are relevant **to the design of** ～ 結果は，～の設計に重要である
- **findings** are relevant **for understanding** ～ 知見は，～を理解するのに重要である

例文 These **results are relevant to the design of** vaccines against PRRSV.（J Virol. 2002 76:4241）
これらの結果は，ワクチンの設計に重要である

III 状態・性質を示す動詞
C 一致・関連する

Ⅲ-C　一致・関連する

68. 伴う

「伴う」の表現には，他動詞受動態のパターンが使われる．

～を伴う／～に伴われる …	**be accompanied by** (4,700) ◆575
～を伴う／～が続く…………	**be followed by** (1,500) ◆576
共役する …………………………	**be coupled** (2,200) ◆577

（カッコ内数字：用例数，◆：ページ数））

✻ 意味・用法

- be accompanied by は「～を伴う」という意味で使われる
- be followed by は「～が引き続いて起こる」という意味で使われる
- be coupled は「共役する」という意味で使われる

✻ 動詞に結びつく主語のカテゴリー

❶著者・論文	❷分析研究	❸研究結果	❹方法	❺対象	❻現象	❼もの	❽疾患	❾処理・治療	❿場所	⓫変化	⓬機能	⓭関係	⓮定量値	⓯目的	
				●	●					●		●	●		**be accompanied by**（～を伴う／～に伴われる）
					●					●					**be followed by**（～を伴う／～が続く）
						●							●		**be coupled**（共役する）

用例数　4,700

be accompanied by

～を伴う／～によって伴われる

文型 第3文型受動態
受動態率 80%

◆変化が増大や低下などを伴うときに使う

頻度分析 by (98%)

前に来る単語（主語）		後に来る語句
change（変化）	be accompanied by	**an increase in ～**（～の増大）
effect（効果）		**～ reduction**（～低下）
expression（発現）		**～ changes**（～変化）
mice（マウス）		**a decrease in ～**（～の低下）
activation（活性化）		**～ loss**（～喪失）
activity（活性）		**～ levels of …**（～レベルの…）
apoptosis（アポトーシス）		**～ activation**（～活性化）
binding（結合）		**～ release**（～放出）

▶ 使い方の例

- **activation was accompanied by an increase in ～**　活性化は,～の増大を伴った
- **binding is accompanied by** conformational **changes**　結合は,立体構造変化を伴う
- **expression is accompanied by** the **loss**　発現は,喪失を伴う
- **effects were accompanied by** reduced serum **levels of ～**　効果は,～の低下した血清レベルを伴った
- **apoptosis was accompanied by** the **activation**　アポトーシスは,活性化を伴った

例文 **Apoptosis is accompanied by** the **activation** of a number of apoptotic proteases (caspases) which selectively cleave specific cellular substrates. (Oncogene. 1999 18:1781)

アポトーシスは,いくつかのアポトーシスプロテアーゼの活性化を伴う

用例数　1,500

be followed by　～を伴う／～が続く

文型 第3文型受動態

受動態率40％

◆ステップや活性化などに引き続いて増大などが起こるときに使う
◆be followedは，「追跡される」という意味でも用いられる

頻度分析 by（57％）

前に来る単語（主語）		後に来る語句
step（ステップ）	be followed by	**an increase in ～**（～の増大）
phase（層）		**～ reduction**（～の低下）
activation（活性化）		**apoptosis**（アポトーシス）
event（イベント）		**～ transfer**（～移動）
reaction（反応）		**activation of ～**（～の活性化）
increase（増大）		**a decrease in ～**（～の低下）
binding（結合）		**formation of ～**（～の形成）

▶ 使い方の例

- **activation is followed by an increase in** ～　活性化は，～の増大を伴う
- **step is followed by** hydride **transfer**　ステップは，水素移動を伴う
- **events were followed by activation of** ～　イベントは，～の活性化を伴った
- **increase was followed by a decrease in** ～　増大は，～の低下を伴った
- **binding is followed by formation of** ～　結合は，～の形成を伴う

例文 Kinase **activation is followed by an increase in** c-fos and c-jun gene expression and enhanced activating protein 1 (AP-1) DNA-binding activity. (J Clin Invest. 1996 97:508)　キナーゼ活性化は，c-fosおよびc-jun遺伝子発現の増大を伴う

用例数　2,200

be coupled 共役する

文型 第３文型受動態

受動態率 60％

◆coupleは，自動詞としても使われる
◆be coupled toの用例が多い
◆２つのことが必然的に同時に起こるときに用いられる

よく使われる前置詞 ❶ to（64%）/❷ with（17%）

前に来る単語（主語）		後に来る語句
receptor（受容体）	be coupled	**to ～ hydrolysis**（～加水分解と）
hydrolysis（加水分解）		**to ～ changes**（～変化と）
binding（結合）		**to ～ binding**（～結合と）
activity（活性）		**to ～ activation**（～活性化と）
reaction（反応）		**to ～ translocation**（～転位置と）
transfer（移動）		**to ～ reduction**（～低下と）
		with ～ changes（～変化と）
		with ～ expression（～発現と）

▶ 使い方の例

- **transfer is coupled to** the **hydrolysis**　移動は，加水分解と共役する
- **activity is coupled to** ATP **binding**　活性は，ATP結合と共役する
- **binding is coupled to** effector **activation**　結合は，効果器活性化と共役する
- **reactions are coupled to** transmembrane **translocation**　反応は，膜貫通転位置と共役している
- **hydrolysis is coupled to** substrate **reduction**　加水分解は，基質の低下と共役している
- **activity is coupled with** the conformational **changes**　活性は，立体構造変化と共役する

例文 This electron **transfer is coupled to** the **translocation** of protons across the membrane by the protonmotive Q cycle mechanism.（J Biol Chem. 2006 281:36036）
この電子伝達は，プロトンの転位と共役する

Ⅲ 状態・性質を示す動詞

C 一致・関連する

Ⅲ-C　一致・関連する

69. 関係づける

「関係づける」の表現には，他動詞のパターンが用いられる．

関係づける ……………… **implicate** (4,200) ◆579／
relate (2,400) ◆579
関連させる／つなぐ… **link** (3,100) ◆580

（カッコ内数字：用例数，◆：ページ数）

✻ 意味・用法

- **implicate** は結果が役割を他のものに関係づける場合に使われる
- **relate** は著者が結果を何かと関係づける場合に使われる
- **link** は関連させるという意味と物理的に結びつけるという意味の両方で使われる

✻ 動詞に結びつく主語のカテゴリー

❶著者・論文	❷分析研究	❸研究結果	❹方法	❺対象	❻現象	❼もの	❽疾患	❾処理・治療	❿場所	⓫変化	⓬機能	⓭関係	⓮定量値	⓯目的	
	●	●													**implicate**（関係づける）
●		●													**relate**（関係づける）
●	●	●													**link**（関連させる／つなぐ）

用例数　4,200

implicate 他 関係づける

文型 第3文型他動詞

受動態率65％

⇒ be implicated

◆結果やデータが役割などを関係づける意味で使う

◆implicate A in B（AをBに関係づける）のパターンも多い

前に来る単語（主語）		後に来る語句
results（結果）	implicate	**a role for ～**（～の役割）
data（データ）		**the involvement of ～**（～の関与）
findings（知見）		**the importance of ～**（～の重要性）
study（研究）		**the presence of ～**（～の存在）
evidence（証拠）		
observations（観察）		

▶ 使い方の例

- **data implicate a role for ～**　データは，～の役割を関係づける
- **results implicate the involvement of ～**　結果は，～の関与を関係づける
- **observations implicate the importance of ～**　観察は，～の重要性を関係づける
- **studies implicate the presence of ～**　研究は，～の存在を関係づける

例文 Growing **evidence implicates the involvement of** CD8 T cell immune responses in its pathogenesis. (Hepatology. 2007 46:472)
増大する証拠は，CD8 T細胞の免疫応答の関与をそれの病因に関係づける

用例数　2,400

relate 他 関係づける

文型 第3文型他動詞

受動態率70％

⇒ be related

◆自動詞としても用いられる ⇒ relate to

◆著者が研究データを他のものと関連づけるときなどに使う

◆relate A to B（AをBと関係づける）のパターンがかなり多い

前に来る単語（主語）		後に来る語句
we（われわれ）	relate	**these findings**（これらの知見）
model（モデル）		**these data**（これらのデータ）
results（結果）		**the changes**（それらの変化）
		these results（これらの結果）

▶ 使い方の例

- **we relate these findings**　われわれは，これらの知見を関係づける
- **results relate the changes**　結果は，それらの変化を関係づける
- **we relate these results**　われわれは，これらの結果を関係づける

例文 **We relate these results** to the thermal properties of the compounds measured by simultaneous differential scanning calorimetry and thermal gravimetric analysis. (J Am Chem Soc. 2001 123:6300)
われわれは，これらの結果をそれらの化合物の温度特性と関係づける

用例数　3,100

link 他 関連させる／つなぐ

文型 第3文型他動詞
受動態率65％
⇒ be linked

◆研究結果などが現象を他のものと関連させる場合，あるいはタンパク質などを物理的に結びつける場合に用いられる
◆link A to/with B（AをBと関連させる／つなぐ）のパターンも多い

前に来る単語（主語）		後に来る語句
results（結果）	link	**the cytoskeleton**（細胞骨格）
data（データ）		**the activation**（活性化）
findings（知見）		**the regulation of ～**（～の調節）
we（われわれ）		**the activity**（活性）
evidence（証拠）		**the expression of ～**（～の発現）
study（研究）		

▶ 使い方の例

- **data link the activation** of ～　データは，～の活性化を関連させる
- **results link the activity**　結果は，活性を関連させる
- **evidence links the expression of** ～　証拠は，～の発現を関連させる

例文 Together, these **data link the expression of** geminin to the RB/E2F pathway and represent the first promoter analysis of this important regulator of DNA replication. (J Biol Chem. 2004 279:29255)
これらのデータは，gemininの発現をRB/E2F経路と関連させる

Ⅲ-C　一致・関連する

70.適している

「適している」の表現には，be動詞＋形容詞や他動詞受動態のパターンがある．

(〜に)適している …	**be 〜 suited** (430) ◆582
適している …………	**be suitable** (470) ◆582
適切である …………	**be appropriate** (370) ◆583

(カッコ内数字：用例数，◆：ページ数)

✻ 意味・用法

- be suitedは，be well suitedのような副詞をbe動詞との間に入れるパターンで使われる
- be well suited，be suitableは，方法が研究に適しているときなどに用いられる
- be appropriateは，方法などが適切であるという意味で使われる

✻ 動詞に結びつく主語のカテゴリー

❶著者・論文	❷分析研究	❸研究結果	❹方法	❺対象	❻現象	❼もの	❽疾患	❾処理・治療	❿場所	⓫変化	⓬機能	⓭関係	⓮定量値	⓯目的	
	●		●												**be 〜 suited**〔(〜に) 適している〕
			●	●											**be suitable** (適している)
			●												**be appropriate** (適切である)

用例数　430

be ～ suited　（～に）適している

文型 第3文型受動態

受動態率95％

◆方法が，分析や研究によく適しているときなどに用いられる

◆be **well** suited, be **ideally** suited, be **best** suited, be **better** suitedなど，be動詞とsuitedの間に副詞を入れる場合がほとんどで，単にbe suitedとして使われる例は少ない

頻度分析 ❶ for（51％）/❷ to（30％）/❸ to *do*（16％）

前に来る単語（主語）		後に来る語句
method（方法）	be ～ suited	**for ～ analysis**（～分析に）
system（系）		**for ～ study**（～研究に）
technique（技術）		**for use in ～**（～における使用に）
approach（アプローチ）		**to ～ analysis**（～分析に）
model（モデル）		**to ～ study**（～研究に）
assay（アッセイ）		**to provide ～**（～を提供するように）

▶ 使い方の例

- **technique is** ideally **suited for** polymorph **analysis**　技術は，多形分析に理想的に適している
- **system is** ideally **suited for** mechanistic **studies**　系は，機構研究に理想的に適している
- **assay is** well **suited for use in** ～　アッセイは，～における使用によく適している
- **method is** well **suited to** the **analysis**　方法は，その分析によく適している

例文 This **approach is** well **suited for** accurately determining the rheology of single cells, the study of temporal and cell-to-cell variations in the MTC signal amplitude, and assessing the statistical character of the tracers' random motion in detail. Biophys (J. 2007 93:3703)

このアプローチは，単一細胞の流体力学を正確に決定するのによく適している

用例数　470

be suitable　適している

文型 第2文型be動詞

◆S＋be動詞＋形容詞

◆be suitable forの用例が非常に多い

◆方法が研究や分析に適しているときに使われる

◆be more suitableなどの用例もある

よく使われる前置詞 for（82％）

前に来る単語（主語）		後に来る語句
method（方法） **model**（モデル） **technique**（技術） **approach**（アプローチ） **patients**（患者）	**be suitable**	**for use**（使用に） **for ～ studies**（～研究に） **for ～ analysis**（～分析に） **for ～ application**（～応用に） **for ～ detection**（～検出に）

▶ 使い方の例

- **method is suitable for use** 方法は，使用に適している
- **model is suitable for** transplant-related **studies** モデルは，移植関連研究に適している
- **methods are suitable for** linkage **analysis** 方法は，連鎖分析に適している
- **approach is suitable for** clinical **applications** アプローチは，臨床応用に適している

例文 This assay **method is suitable for** rapid quantitative **detection** of low molecular weight analytes for point-of-care diagnostic instrumentation. (Anal Chem. 2007 79:3542) このアッセイ方法は，低分子量分析物の急速な定量的検出に適している

用例数 370

be appropriate 適切である

文型 第2文型 be動詞

◆ S＋be動詞＋形容詞
◆ 方法が使用に適切であるときなどに用いられる

よく使われる前置詞 for (39%)

前に来る単語（主語）		後に来る語句
method（方法） **model**（モデル）	**be appropriate**	**for use**（使用に） **for patients**（患者に） **for ～ data**（～データに）

▶ 使い方の例

- **method is appropriate for use** 方法は，使用に適切である
- **methods are appropriate for** genotype **data** 方法は，遺伝子型データに適切である

例文 The **method is appropriate for use** in clinical virology and reference laboratories for the typing of enteroviruses, for the study of the epidemiology of enteroviruses, and for surveillance of enteroviruses. (J Clin Microbiol. 1998 36:1588) その方法は，臨床ウイルス学における使用に適切である

Ⅲ-C　一致・関連する

71. 異なる

「異なる」の表現には，自動詞またはbe動詞＋形容詞のパターンがある．

異なっている ………… **be different** (1,800) ◆586
明確に異なっている… **be distinct** (2,400) ◆586
異なる………………………… **differ** (12,000) ◆587
異なる／変動する …… **vary** (6,900) ◆589
無関係である ………… **be independent** (5,100) ◆590

（カッコ内数字：用例数，◆：ページ数）

✻ 意味・用法

・be different とbe distinctは「異なっている」という意味で，直後のfromの後に比較の対象が続くことが多い

・differは直後の前置詞の使い分けによって，さまざまな形で異なる内容を示す

・varyは「変動する」こと，すなわち状況によって値が異なることを表現するために使う

・be independentは「無関係である」という意味で用いられる

✻ 動詞に結びつく主語のカテゴリー

❶著者・論文	❷分析研究	❸研究結果	❹方法	❺対象	❻現象	❼もの	❽疾患	❾処理・治療	❿場所	⓫変化	⓬機能	⓭関係	⓮定量値	⓯目的	
									●		●				**be different**（異なっている）
				●		●			●		●		●		**be distinct**（明確に異なっている）
		●		●		●							●		**differ**（異なる）
				●		●						●	●		**vary**（異なる／変動する）
										●	●	●	●		**be independent**（無関係である）

＊ 言い換え可能な動詞 ―意味が似ている動詞と前後の語の組み合わせ例

主語	be動詞＋形容詞	後に来る語句
mechanism pattern site	be different be distinct	from ～ of from ～ in

This distribution pattern is <different／distinct> from the localization patterns of the other members of the group.

訳 この分布パターンは，そのグループの他のメンバーの局在パターンと異なっている

用例数　1,800

be different 異なっている

文型 第2文型 be動詞

◆S＋be動詞＋形容詞
◆be different from that ofの用例がかなり多い

よく使われる前置詞 ❶ from（46%）/❷ in（13%）/❸ for（6%）

前に来る単語（主語）		後に来る語句
mechanism（機構）	be different	**from ～ of …**（…の～と）
pattern（パターン）		**from ～ in …**（…における～と）
sequence（配列）		**from each other**（お互いに）
distribution（分布）		**in ～ cells**（～細胞の中で）
site（部位）		**in ～ groups**（～グループの中で）
		in ～ systems（～システムの中で）

▶ 使い方の例

・**mechanism is different from** that **of** ～　　機構は,～のそれと異っている
・**sites are different in** the two **systems**　　部位は,2つのシステムの中で異なっている

例文 Northern blot and in situ hybridization analysis of adult rat tissues indicate that expression of neuregulin-2 is highest in the cerebellum, and the expression **pattern is different from** that **of** neuregulins. (Nature. 1997 387:509)
その発現パターンは,ニューレグリンのそれと異なっている

用例数　2,400

be distinct 明確に異なっている

文型 第2文型 be動詞

◆S＋be動詞＋形容詞
◆be distinct fromの用例が非常に多い
◆fromの後と主語に同じ名詞が使われることも多い

よく使われる前置詞 from（78%）

前に来る単語（主語）		後に来る語句
site（部位）	**be distinct**	**from ～ of …**（…の～と）
pathway（経路）		**from ～ in …**（…における～と）
cells（細胞）		**from ～ role**（～役割と）
mechanism（機構）		**from ～ site**（～部位と）
pattern（パターン）		**from ～ cells**（～細胞と）
complex（複合体）		**from ～ protein**（～タンパク質と）
function（機能）		**from ～ domain**（～ドメインと）
domain（ドメイン）		**from ～ pathway**（～経路と）
activity（活性）		**from ～ ability**（～能力と）

▶ 使い方の例

- **activity was distinct from** that **of** ～　活性は，～のそれと明確に異なっていた
- **function is distinct from** the **role**　機能は，役割と明確に異なっている
- **site was distinct from** the binding **sites**　部位は，結合部位と明確に異なっていた
- **cells are distinct from** the B **cells**　細胞は，B細胞と明確に異なっている
- **domain is distinct from** the polysialylation **domain**
  ドメインは，ポリシアリル化ドメインと明確に異なっている
- **pathway is distinct from** the costimulatory **pathway**
  経路は，共刺激経路と明確に異なっている

例文 Germ **cells are distinct from** somatic **cells** in their immortality, totipotency, and ability to undergo meiosis.（Cell. 1998 94:635）
生殖細胞は体細胞と明確に異なっている

用例数　12,000

differ 自 異なる

文型 第1文型自動詞

- ◆他動詞としても使われる
- ◆タンパク質，系統，配列などが異なるときに用いられる
- ◆後に続く前置詞を使い分けることによって，いろいろな内容を表現する

よく使われる前置詞 ❶ from（26%）/❷ in（21%）/❸ between（9%）/❹ by（6%）

III 状態・性質を示す動詞

C 一致・関連する

前に来る単語（主語）		後に来る語句
protein（タンパク質）	**differ**	**from controls**（対照と）
strains（系統）		**from 〜 consensus**（〜コンセンサスと）
sequence（配列）		**from 〜 patients**（〜患者と）
gene（遺伝子）		**in their ability to 〜**（〜するそれらの能力において）
structure（構造）		**in 〜 length**（〜長さにおいて）
result（結果）		**in size**（大きさにおいて）
pattern（パターン）		**in 〜 expression**（〜発現において）
species（種）		**in 〜 specificity**（〜特異性において）
isoforms（アイソフォーム）		**in 〜 response**（〜応答において）
patients（患者）		**in 〜 sensitivity**（〜感受性において）
alleles（アレル）		**in 〜 capacity to …**（…する〜の能力において）
receptors（受容体）		**in sequence**（配列において）
group（did not）（グループは〜でなかった）		**in structure**（構造において）
levels（did not）（レベルは〜でなかった）		**in age**（年齢において）
survival（did not）（生存率は〜でなかった）		**between groups**（グループの間で）
concentrations（did not）（濃度は〜でなかった）		**between patients**（患者の間で）

▶ 使い方の例

- **sequences differed from** the **consensus**　配列は，コンセンサスと異なった
- **patients differ from** white **patients**　患者は，白人の患者と異なる
- **proteins differ in their ability to** 〜　タンパク質は，〜するそれらの能力において異なる
- **receptors differ in** the **length**　受容体は，長さにおいて異なる
- **genes differ in** their **expression**　遺伝子は，それらの発現において異なる
- **strains differ in** the **capacity to**　系統は，〜する能力において異なる
- **groups did not differ in age**　グループは，年齢において違わなかった
- **survival did not differ between groups**　生存率は，グループ間で異ならなかった
- **patterns differ between patients**　パターンは，患者間で異なる

例文 Following coculture with K562 targets, CSA-exposed NK cells **differed from controls** and lacked Ca(2+) oscillations, nuclear factor of activated T cells (NFAT) dephosphorylation, and NFAT nuclear translocation.（Blood. 2007 110:1530）
シクロスポリンAに曝されたNK細胞は，対照と異なった

Full-length and truncated (missing residues 1 to 105) Egr3 **isoforms differ in** the **ability to** stimulate transcription directed by a tandem repeat of two EREs but not by a single ERE.（Mol Cell Biol. 1999 19:4711）
完全長と切り詰められた（残基1-105を欠く）Egr3アイソフォームは，転写を刺激する能力において異なる

用例数　6,900

vary 自 異なる／さまざまである／変動する

◆他動詞としても使われる
◆さまざまな条件に伴って変動すること，つまり条件によって値が異なる(さまざまである)ことを意味する

よく使われる前置詞 ❶ with(13%) /❷ in(11%) /❸ from(9%) /❹ by(7%)

前に来る単語（主語）		後に来る語句
rate（速度）	vary	**with 〜 concentration**（〜濃度によって）
levels（レベル）		**with age**（年齢によって）
activity（活性）		**with time**（時間によって）
effect（効果）		**with 〜 conditions**（〜条件によって）
size（大きさ）		**with temperature**（温度によって）
value（値）		**with changes in 〜**（〜の変化によって）
protein（タンパク質）		**with 〜 duration**（〜持続時間によって）
response（反応）		**in size**（大きさにおいて）
pattern（パターン）		**in length**（長さにおいて）
risk（リスク）		**in 〜 ability to …**（…する〜能力において）
gene（遺伝子）		**from 〜 to …**（〜から…へ）
ratio（比）		
mutants（変異体）		
properties（特性）		

▶ 使い方の例

- **values vary with age**　値は，年齢によって異なる
- **rates vary with time**　速度は，時間によって異なる
- **ratios varied with** ionic **conditions**　比は，イオン条件によって異なった
- **properties vary with temperature**　特性は，温度によって異なる
- **levels vary with changes in** 〜　レベルは，〜の変化によって異なる
- **effects varied with** the **duration**　効果は，持続時間によって異なった
- **activity varied with** size　活性は，大きさによって異なった
- **proteins vary in length**　タンパク質は，長さにおいてさまざまである
- **mutants vary in** their **ability to** 〜　変異体は，〜するそれらの能力においてさまざまである
- **sizes varied from** 37 **to** 〜　大きさは，37から〜へ変動した

例文 The level of each **protein varied with temperature** according to a sigmoid curve that paralleled the melting in vitro, but the apparent T(m) was lower in vivo, because steady-state levels are observed rather than true thermodynamic equilibria.（J Mol Biol. 2007 372:268）各々のタンパク質のレベルは，温度によって変動した

III 状態・性質を示す動詞
C 一致・関連する

用例数　5,100

be independent 無関係である

文型 第2文型be動詞

◆S＋be動詞＋形容詞
◆be independent ofの用例が圧倒的に多い
◆効果や活性が他の活性や濃度と無関係である場合などに使う

よく使われる前置詞 of（97%）

前に来る単語（主語）		後に来る語句
effect（効果）	**be independent**	**of ～ activity**（～活性とは）
activity（活性）		**of ～ concentration**（～濃度とは）
association（関連）		**of ～ activation**（～活性化とは）
activation（活性化）		**of ～ status**（～状態とは）
expression（発現）		**of ～ function**（～機能とは）
inhibition（阻害）		**of the presence of**（～の存在とは）
response（反応）		**of ～ expression**（～発現とは）
interaction（相互作用）		**of ～ factors**（～因子とは）
rate（速度）		**of ～ phosphorylation**（～リン酸化とは）
function（機能）		**of ～ ability**（～能力とは）
binding（結合）		

▶ 使い方の例

- **rate is independent of** catalyst **concentration**　速度は，触媒濃度とは無関係である
- **association is independent of** kinase **activity**　関連は，キナーゼ活性とは無関係である
- **interaction is independent of** platelet **activation**　相互作用は，血小板活性化とは無関係である
- **response was independent of** cellular p53 **status**　反応は，細胞のp53状態とは無関係であった
- **expression is independent of** Lst8p **function**　発現は，Lst8p機能とは無関係である
- **effect was independent of the presence of ～**　効果は，～の存在とは無関係であった
- **binding was independent of** LDLr **expression**　結合は，LDLr発現とは無関係であった
- **inhibition is independent of** other transcription **factors**　阻害は，他の転写因子とは無関係である
- **activation is independent of** tyrosine **phosphorylation**　活性化は，チロシンリン酸化とは無関係である
- **activities are independent of** its **ability**　活性は，それの能力とは無関係である

例文 However, TIMP-2 **expression was independent of** Rac1 **activity**. (J Biol Chem. 2001 276:16248)
TIMP-2発現は，Rac1活性とは無関係であった

Ⅲ-C　一致・関連する

72. 依存する

「依存する」の表現は，自動詞あるいはbe動詞＋形容詞のパターンで使う．前置詞にはonが使われることが非常に多い．

依存する ………… **depend** (11,000) ◆592／**rely** (2,600) ◆593
依存している …… **be dependent** (8,200) ◆594
基づいている … **be based** (4,100) ◆595

(カッコ内数字：用例数，◆：ページ数)

✻ 意味・用法

・depend と be dependent は活性などが濃度などに依存するときに使われる
・rely は方法が能力に依存するときに使われる
・be based は方法が仮定などに基づいているときなどに使われる

✻ 動詞に結びつく主語のカテゴリー

❶著者・論文	❷分析研究	❸研究結果	❹方法	❺対象	❻現象	❼もの	❽疾患	❾処理・治療	❿場所	⓫変化	⓬機能	⓭関係	⓮定量値	⓯目的	
				●						●	●	●	●		**depend**（依存する）
	●		●	●							●		●		**rely**（依存する）
					●					●	●	●	●		**be dependent**（依存している）
	●	●	●												**be based**（基づいている）

✻ 言い換え可能な動詞 ―意味が似ている動詞と前後の語の組み合わせ例

主語	動詞（＋形容詞）	後に来る語句
activity function effect response expression activation formation binding inhibition	depend be dependent	on the presence of on ～ concentration on ～ activity on ～ expression on ～ activation

This effect <depends／is dependent> on the presence of the activation domain.
訳 この効果は，活性化ドメインの存在に依存する

用例数　11,000

depend 自 依存する

文型 第1文型自動詞

◆depend onの用例が非常に多い
◆活性や機能が存在や濃度に依存するときなどに使う

よく使われる前置詞 ❶ on（80%）/❷ upon（8%）

前に来る単語（主語）		後に来る語句
activity（活性）	**depend**	**on the presence of ～**（～の存在に）
function（機能）		**on ～ concentration**（～濃度に）
effect（効果）		**on ～ activity**（～活性に）
response（反応）		**on ～ interaction**（～相互作用に）
expression（発現）		**on ～ ability**（～能力に）
activation（活性化）		**on ～ context**（～状況に）
interaction（相互作用）		**on ～ expression**（～発現に）
formation（形成）		**on ～ activation**（～活性化に）
process（過程）		**on ～ cells**（～細胞に）
binding（結合）		
inhibition（阻害）		

▶ 使い方の例

- **activity depends on the presence of** ～　活性は,～の存在に依存する
- **processes depend on** the **activity**　過程は,活性に依存する
- **function depends on** multiple **interactions**　機能は,複数の相互作用に依存する
- **activation depends on** the **ability**　活性化は,能力に依存する
- **effect depended on** the **context**　効果は,状況に依存した
- **interaction depends on** the **expression**　相互作用は,発現に依存する
- **expression depends on** NFκB **activation**　発現は,NFκB活性化に依存する
- **formation depends on** specialized **cells**　形成は,特定化された細胞に依存する

例文 **Binding depended on the presence of** repeats 17–19.（J Biol Chem. 1997 272:2914）
結合は,リピート17–19の存在に依存した

用例数　2,600

rely 自 依存する

文型 第1文型自動詞

◆rely onの用例が非常に多い
◆方法が能力や相互作用に依存するときなどに用いられる

よく使われる前置詞 ❶ on（81%）/❷ upon（5%）

前に来る単語（主語）		後に来る語句
method（方法）	rely	**on ～ ability**（～能力に）
approach（アプローチ）		**on ～ interaction**（～相互作用に）
system（システム）		**on ～ activity**（～活性に）
technique（技術）		**on the presence of ～**（～の存在に）
study（研究）		**on ～ mechanism**（～機構に）
assay（アッセイ）		**on the assumption**（仮定に）
cells（細胞）		**on ～ activation**（～活性化に）
function（機能）		**on ～ detection**（～検出に）
process（過程）		
development（発生）		
activity（活性）		
mechanism（機構）		

▶ 使い方の例

- **approach relies on** the **ability**　アプローチは，能力に依存する
- **processes rely on** protein-protein **interactions**　過程は，タンパク質-タンパク質相互作用に依存する
- **mechanism relies on** the coordinated **activities**　機構は，協調した活性に依存する
- **activity relies on the presence of** ～　活性は，～の存在に依存する
- **cells rely on** a surveillance **mechanism**　細胞は，監視機構に依存する
- **technique relies on** the **detection**　技術は，検出に依存する

例文 The **technique relies on the assumption** that neural adaptation reduces activity when two successive stimuli activate the same subpopulation but not when they stimulate different subpopulations. (Trends Neurosci. 2006 29:250)
その技術は，～という仮定に依存する

III 状態・性質を示す動詞
C 一致・関連する

用例数　8,200

be dependent 依存している

文型 第2文型be動詞

- S＋be動詞＋形容詞
- be dependent onの用例が非常に多い
- 活性や効果が存在や活性などに依存しているときに使う
- dependと非常に意味が近い

よく使われる前置詞 ❶ on（81%）/❷ upon（17%）

前に来る単語（主語）		後に来る語句
activity（活性）	**be dependent**	**on the presence of ～**（～の存在に）
effect（効果）		**on ～ activity**（～活性に）
expression（発現）		**on ～ activation**（～活性化に）
activation（活性化）		**on ～ concentration**（～濃度に）
response（反応）		**on ～ expression**（～発現に）
formation（形成）		**on ～ level**（～レベルに）
function（機能）		**on ～ receptor**（～受容体に）
binding（結合）		**on ～ function**（～機能に）
induction（誘導）		
inhibition（阻害）		

▶ 使い方の例

- **expression is dependent on the presence of ～**　発現は，～の存在に依存している
- **formation was dependent on** iNOS **activity**　形成は，iNOS活性に依存していた
- **activation is dependent on** Smad2 **activation**　活性化は，Smad2活性化に依存している
- **effect was dependent on** the **concentration**　効果は，濃度に依存していた
- **function was dependent on** CD19 **expression**　機能は，CD19発現に依存していた
- **inhibition was dependent on** specific interaction　阻害は，特異的な相互作用に依存していた
- **activity was dependent on** Rac **function**　活性は，Rac機能に依存していた

例文 Increased iNOS **activity was dependent on** B1R **activation** of the MAPK ERK. (J Biol Chem. 2007 282:32453)
増大したiNOS活性は，MAPK ERKのB1R活性化に依存していた

用例数 4,100

be based 基づいている

文型 第3文型受動態

受動態率 95 %

- ◆be based onの用例が非常に多い
- ◆方法が観察や過程に基づいているときなどに用いられる
- ◆based onは,「～に基づいて」という意味の副詞句の用例も非常に多い

よく使われる前置詞 on (89%)

前に来る単語（主語）		後に来る語句
method（方法）	**be based**	**on ～ observation**（～観察に）
model（モデル）		**on ～ assumption**（～仮定に）
conclusion（結論）		**on ～ data**（～データに）
approach（アプローチ）		**on ～ analysis**（～分析に）
assay（アッセイ）		**on ～ model**（～モデルに）
study（研究）		**on ～ ability**（～能力に）
analysis（分析）		**on ～ findings**（～知見に）
system（システム）		**on the hypothesis that ～**（～という仮説に）
diagnosis（診断）		**on ～ studies**（～研究に）

▶ 使い方の例

- **conclusion is based on** the **observation**　結論は,観察に基づいている
- **model is based on** the **assumption**　モデルは,仮定に基づいている
- **approach was based on** hospital charge **data**　アプローチは,入院費データに基づいていた
- **analysis is based on** a diffusion **model**　分析は,拡散モデルに基づいている
- **method is based on** the **ability**　方法は,能力に基づいている
- **diagnosis is based on** the characteristic **findings**　診断は,特徴的な知見に基づいている
- **study is based on the hypothesis that ～**　研究は,～という仮説に基づいている

例文 This **method is based on** the **observation** that proteins localized to a given organelle by experiments tend to share a characteristic phylogenetic distribution of their homologs–a phylogenetic profile. (Proc Natl Acad Sci USA. 2000 97:12115)
この方法は,～という観察に基づいている

III 状態・性質を示す動詞

C 一致・関連する

Ⅲ-C　一致・関連する

73. 位置する

「位置する」の動詞は，他動詞受動態・自動詞・be動詞＋形容詞のパターンで使う．

位置している	**be located** (6,200) ◆598／ **be positioned** (920) ◆599
位置づけられる	**be mapped** (2,400) ◆600
位置する	**reside** (2,700) ◆601
局在している	**be localized** (5,400) ◆602
占める／占有する	**occupy** (1,100) ◆603
占められている	**be occupied** (430) ◆603
存在する	**exist** (9,300) ◆604／ **be present** (14,000) ◆605
発現される／発現する	**be expressed** (31,000) ◆606

（カッコ内数字：用例数，◆：ページ数）

✻ 意味・用法

・**be located**，**be positioned** は遺伝子や部位の位置などを示すために使われ，**be mapped** は遺伝子の染色体上での位置を表すときに使われる

・**reside** は，活性や遺伝子が細胞質や核に位置するときなどに用いられる

・**be localized** は，タンパク質などの局在を示すために使われる

・**occupy** と **be occupied** は，「分子が場所を占める」「場所が分子によって占められている」ときなどに用いられる

・**exist** と **be present** は，「存在する」という意味で使われる

・**be expressed** は，「発現される／発現する」という意味だが，どこで発現するかを示すために使われることも多い

✻ 動詞に結びつく主語のカテゴリー

❶著者・論文	❷分析研究	❸研究結果	❹方法	❺対象	❻現象	❼もの	❽疾患	❾処理・治療	❿場所	⓫変化	⓬機能	⓭関係	⓮定量値	⓯目的	
				●	●	●			●						**be located**（位置している）
						●			●						**be positioned**（位置している）
					●	●			●						**be mapped**（位置づけられる）
				●	●	●			●		●		●		**reside**（位置する）
				●		●							●		**be localized**（局在している）
				●		●			●						**occupy**（占める／占有する）
						●			●						**be occupied**（占められている）
		●		●		●					●	●			**exist**（存在する）
				●		●							●		**be present**（存在する）
				●		●									**be expressed**（発現される／発現する）

✻ 言い換え可能な動詞 ―意味が似ている動詞と前後の語の組み合わせ例

主語	動詞	後に来る語句
gene site cells	be located in reside in be localized to	～ region the nucleus ～ cytoplasm

This gene <is located in／resides in／is localized to> the proximal region of mouse chromosome 16.

訳 この遺伝子は，マウスの16番染色体の近位領域に位置する

用例数　6,200

be located 位置している

文型 第3文型受動態

受動態率 95％

◆locateは自動詞としても使われる
◆遺伝子や部位が領域などに位置する意味で使う

よく使われる前置詞 ❶ in（33％）/❷ on（12％）/❸ at（12％）/❹ within（9％）

be located

前に来る単語（主語）	後に来る語句
gene（遺伝子）	**in ～ region**（～領域に）
site（部位）	**in ～ domain**（～ドメインに）
residue（残基）	**in close proximity to ～**（～にごく近接して）
protein（タンパク質）	**in the nucleus**（核に）
mutation（変異）	**in ～ cytoplasm**（～細胞質に）
cells（細胞）	**on chromosome ～**（～番染色体上に）
element（エレメント）	**on ～ surface**（～表面に）
domain（ドメイン）	**at ～ terminus**（～末端に）
neurons（ニューロン）	**at ～ interface**（～界面に）
region（領域）	**at ～ site**（～部位に）
	at ～ end（～末端に）
	within ～ region（～領域内に）

▶ 使い方の例

- **gene is located in** a **region**　遺伝子は，領域に位置している
- **site is located in** this central **domain**　部位は，この中心ドメインに位置している
- **elements are located in close proximity to** ～　エレメントは，～にごく接近して位置している
- **protein is located in the nucleus**　タンパク質は，核に位置している
- **protein was located in** the **cytoplasm**　タンパク質は，細胞質に位置していた
- **gene is located on chromosome** 1　遺伝子は，1番染色体上に位置している
- **residue is located on** a **surface**　残基は，表面に位置している
- **domain was located at** the C **terminus**　ドメインは，C末端に位置していた
- **mutations were located at** different **sites**　変異は，異なる部位に位置していた
- **site is located at** the 5' **end**　部位は，5'末端に位置している
- **elements are located within** the spacer **region**　エレメントは，スペーサー領域内に位置している

例文 The acetate-binding **site is located at** the narrow **end** of the cavity formed by the helices alpha3b and alpha4.（J Mol Biol. 2004 337:443）
酢酸結合部位は，空隙の狭端部に位置している

用例数 920

be positioned 位置している／配置される

文型 第3文型受動態

受動態率75%

◆positionは名詞の用例が圧倒的に多い
◆部位やドメインが部位などに位置する意味で使う

頻度分析 ❶ in（15%）/❷ to *do*（14%）/❸ at（10%）/❹ on（8%）

前に来る単語（主語）	be positioned	後に来る語句
site（部位）		**in the minor groove**（副溝に）
domain（ドメイン）		**in ～ site**（～部位に）
residue（残基）		**in close proximity to ～**（～にごく近接して）
catheter（カテーテル）		**at ～ site**（～部位に）
ring（環）		**at ～ terminus**（～末端に）
group（基）		**at the interface**（界面に）
protein（タンパク質）		**on … side of ～**（～の…側に）
electrode（電極）		**on … surface of ～**（～の…表面に）
moiety〔部分（鎖）〕		**to interact**（相互作用するように）
gene（遺伝子）		**to act**（作用するように）

▶ 使い方の例

- **moiety is positioned in the minor groove** 部分は，副溝に位置している
- **residues are positioned in** the binding **site** 残基は，結合部位に位置している
- **domain is positioned in close proximity to** ～ ドメインは，～にごく近接して位置している
- **proteins are positioned at** the **site** タンパク質は，部位に位置している
- **residues are positioned at the interface** 残基は，界面に位置している
- **rings are positioned on** opposite **sides of** ～ 環は，～の反対側に位置している
- **electrode was positioned on** the epidural **surface of** ～ 電極は，～の硬膜外表面に位置していた
- **group is positioned to interact** 基は，相互作用しているように配置される

例文 However, the aminofluorene **ring is positioned in the minor groove** in the fully paired duplex while it stacks over the junctional base pair in the template-primer system.（Biochemistry. 1999 38:10855）アミノフルオレン環は副溝に位置している

III 状態・性質を示す動詞

C 一致・関連する

用例数　2,400

be mapped 位置づけられる

文型 第3文型受動態
受動態率 45％

⇒ map

◆ mapは名詞の用例も多い
◆ be mapped toの用例が多い
◆ 特定の遺伝子が染色体に位置づけられるときに使う

よく使われる前置詞 ❶ to（54％）/❷ by（8％）/❸ in（5％）

前に来る単語（主語）		後に来る語句
gene（遺伝子）	**be mapped**	**to chromosome ～**（～番染色体に）
site（部位）		**to ～ region**（～領域に）
locus（座位）		**to ～ residue**（～残基に）
mutation（変異）		**to ～ terminus**（～末端に）
domain（ドメイン）		**to ～ domain**（～ドメインに）
		to ～ locus（～座位に）
		by ～ analysis（～解析によって）

▶ 使い方の例

- **locus was mapped** to **chromosome** 2　座位は,2番染色体に位置づけられた
- **gene was mapped to** the BRCA1 **region**　遺伝子は，BRCA1領域に位置づけられた
- **site is mapped to** amino acid **residues** 232-254　部位は,アミノ酸残基232-254に位置づけられる
- **domains were mapped to** the C-**terminus**　ドメインは,C末端に位置づけられた
- **mutations were mapped to** the trpS **locus**　変異は，trpS座位に位置づけられた
- **genes were mapped by** primer extension **analysis**　遺伝子は,プライマー伸長法解析によって位置づけられた

例文 The VRN 1 **locus was mapped to chromosome** 3. (Plant J. 1996 10:637)
VRN 1座位は,3番染色体に位置づけられた

用例数　2,700

reside 自 位置する

文型 第1文型自動詞

◆reside inの用例が多い
◆本来は「住む」という意味だが，活性や遺伝子などが細胞質や核に位置することを示すために使う

よく使われる前置詞 ❶ in（52%）/❷ within（14%）

前に来る単語（主語）		後に来る語句
activity（活性）	reside	**in the cytoplasm**（細胞質に）
gene（遺伝子）		**in the nucleus**（核に）
cells（細胞）		**in ～ region**（～領域に）
site（部位）		**in ～ domain**（～ドメインに）
protein（タンパク質）		**in ～ tissue**（～組織に）
mutation（変異）		**in the endoplasmic reticulum**（小胞体に）
element（エレメント）		**in ～ complex**（～複合体に）
sequence（配列）		**in ～ terminus**（～末端に）
receptor（受容体）		**within ～ region**（～領域内に）
residues（残基）		**on chromosome ～**（～番染色体上に）
function（機能）		**on ～ surface**（～表面に）

▶ 使い方の例

- **protein resides in the cytoplasm**　タンパク質は，細胞質に位置する
- **activity resides in** a **region**　活性は，領域に位置する
- **mutation resides in** the peptide-binding **domain**　変異は，ペプチド結合ドメインに位置する
- **cells reside in** most **tissues**　細胞は，ほとんどの組織に位置する
- **elements reside within** the −108- to + 64-bp **region**　エレメントは，−108～+64 bp領域内に位置する
- **gene resides on chromosome** 2　遺伝子は，2番染色体上に位置する

例文 Hia adhesive **activity resides in** two homologous binding **domains**, called HiaBD1 and HiaBD2.（EMBO J. 2004 23:1245）
Hia接着活性は，2つの相同的な結合ドメインに位置する

III 状態・性質を示す動詞

C 一致・関連する

用例数　5,400

be localized 局在している／位置づけられる

文型 第3文型受動態

受動態率85％

⇒ localize

- ◆localizeは自動詞としても使われる
- ◆be localized toの用例が多い
- ◆「限局した」場所に位置すること，あるいは位置する場所を特定することを意味する
- ◆タンパク質が膜などに局在する意味でよく使う

よく使われる前置詞 ❶ to（52%）/❷ in（17%）

前に来る単語（主語）	be localized	後に来る語句
protein（タンパク質）		**to ～ membrane**（～膜に）
gene（遺伝子）		**to ～ region**（～領域に）
expression（発現）		**to the nucleus**（核に）
activity（活性）		**to chromosome ～**（～番染色体に）
site（部位）		**to ～ cells**（～細胞に）
immunoreactivity（免疫反応性）		**to ～ cytoplasm**（～細胞質に）
cells（細胞）		**to the endoplasmic reticulum**（小胞体に）
domain（ドメイン）		**in the nucleus**（核に）
complex（複合体）		**in the cytoplasm**（細胞質に）

▶ 使い方の例

- **domain is localized to** the plasma **membrane**　ドメインは，細胞膜に局在している
- **gene was localized to** the centromere **region**　遺伝子は，セントロメア領域に位置づけられた
- **protein is localized to the nucleus**　タンパク質は，核に局在している
- **gene was localized to chromosome** 17　遺伝子は，17番染色体に位置づけられた
- **expression was localized to** the inflammatory **cells**　発現は，炎症細胞に位置づけられた
- **activity are localized to the endoplasmic reticulum**　活性は，小胞体に局在している
- **complex is localized in the nucleus**　複合体は，核に局在している

例文 The WISP-1 **gene was localized to** human **chromosome** 8q24.1-8q24.3. (Proc Natl Acad Sci USA. 1998 95:14717)

WISP-1遺伝子は，ヒト染色体8q24.1-8q24.3に位置づけられた

用例数　1,100

occupy 他 占める／占有する

文型 第3文型他動詞
受動態率 30％
⇒ be occupied

◆場所を占める意味で使われる
◆「結合する」にも近い

前に来る単語（主語）		後に来る語句
molecule（分子）	occupy	**～ position**（～位置）
residue（残基）		**～ site**（～部位）
gene（遺伝子）		**～ region**（～領域）
ion（イオン）		**～ promoter**（～プロモーター）
protein（タンパク質）		**～ space**（～スペース）
cells（細胞）		**～ niche**（～ニッチ）
		～ domain（～ドメイン）

▶ 使い方の例

- **molecule occupies** the **position**　分子は，位置を占める
- **ion occupies** the active **site**　イオンは，活性部位を占める
- **cells occupy** the distal **region**　細胞は，遠位領域を占める
- **gene occupies** a **domain**　遺伝子は，ドメインを占める

例文 Pax6 **occupies** the binding **site** in the proximal promoter in vivo as demonstrated by the chromatin immunoprecipitation assay.（J Biol Chem. 2005 280:35228）
Pax6は，近位プロモーターの結合部位を占める

用例数　430

be occupied 占められている

文型 第3文型受動態
受動態率 30％
⇒ occupy

◆場所が分子などによって占められているときに使われる

よく使われる前置詞 ❶ by（62％）/❷ in（8％）

前に来る単語（主語）		後に来る語句
site（部位）	be occupied	**by ～ molecule**（～分子によって）
position（位置）		**by ～ factor**（～因子によって）
promoter（プロモーター）		**by ～ residue**（～残基によって）
receptor（受容体）		**by ～ ligand**（～リガンドによって）

▶ 使い方の例

- **site is occupied by** two water **molecules**　部位は,2つの水分子によって占められている
- **promoter is occupied by** different myogenic **factors**　プロモーターは,異なる筋原性因子によって占められている
- **position is occupied by** a charged **residue**　位置は,荷電残基によって占められている

例文 Only two active **sites are occupied by** the ligand **molecules**. (EMBO J. 2000 Oct 16;19(20):5281)　2つの活性部位だけが,リガンド分子によって占められている

用例数　9,300

exist 自 存在する

文型 第１文型自動詞

◆違いがある状態に存在するときなどに使う

よく使われる前置詞 ❶ in (31%) /❷ as (11%) /❸ between (9%)

前に来る単語（主語）	exist	後に来る語句
difference（違い）		**in ～ state**（～状態で）
data（データ）		**in ～ complex**（～複合体に）
evidence（証拠）		**in ～ forms**（～型で）
protein（タンパク質）		**in ～ conformation**（～高次構造で）
correlation（相関）		**in ～ cells**（～細胞に）
mechanism（機構）		**in ～ genome**（～ゲノムに）
pathway（経路）		**as ～ dimer**（～２量体として）
information（情報）		**as ～ complex**（～複合体として）
complex（複合体）		**as ～ monomer**（～単量体として）
receptor（受容体）		**as … mixture of ～**（～の…混合物として）
association（関連）		**as ～ isoforms**（～アイソフォームとして）
cells（細胞）		**between ～ pathways**（～経路の間に）
gene（遺伝子）		**between ～ expression**（～発現の間に）
enzyme（酵素）		

▶ 使い方の例

- **proteins exist in** two different **states**　タンパク質は,2つの異なる状態で存在する
- **proteins exist in** a **complex**　タンパク質は,複合体で存在する
- **complex exists in** a cytoplasmic **form**　複合体は,細胞質型で存在する

- **protein** **existed** **in** two **conformations** タンパク質は,2つの高次構造で存在した
- **mechanism** **exists** **in** NK **cells** 機構は,NK細胞に存在する
- **genes** **exist** **in** the **genomes** 遺伝子は,ゲノムに存在する
- **receptor** **exists** **as** a **dimer** 受容体は,2量体として存在する
- **enzyme** **exists** **as** two **isoforms** 酵素は,2つのアイソフォームとして存在する
- **differences** **exist** **between** the signaling **pathways** 違いは,シグナル伝達経路の間に存在する
- **correlation** **exists** **between** the **expression** 相関は,発現の間に存在する

例文 These results demonstrate that the SNARE core **complex** **exists** **in** a dynamic and reversible **state**, and the formation of the core complex is necessary for neurotransmitter release in neurons. (J Biol Chem. 2000 275:29482)
SNAREコア複合体は,動的かつ可逆的な状態で存在する

用例数 14,000

be present 存在する

文型 第2文型 be動詞

◆S＋be動詞＋形容詞
◆be present inの用例が多い
◆タンパク質などが細胞や組織に存在する場合に使う

よく使われる前置詞 ❶ in (59%) /❷ at (8%)

前に来る単語（主語）		後に来る語句
protein（タンパク質）	be present	**in** ～ **cells**（～細胞に）
cells（細胞）		**in** ～ **tissues**（～組織に）
gene（遺伝子）		**in** ～ **complex**（～複合体に）
activity（活性）		**in** ～ **cytoplasm**（～細胞質に）
transcript（転写物）		**in** ～ **nucleus**（～核に）
sequence（配列）		**at** ～ **levels**（～レベルで）
receptor（受容体）		

▶ 使い方の例

- **activity** **is present** **in** all **cells** 活性は,すべての細胞に存在する
- **transcript** **is present** **in** many **tissues** 転写物は,多くの組織に存在する
- **activity** **is present** **in** a protein **complex** 活性は,タンパク質複合体に存在する
- **protein** **is present** **in** the **cytoplasm** タンパク質は,細胞質に存在する
- **protein** **is present** **in** the **nucleus** タンパク質は,核に存在する
- **receptor** **is present** **at** high **levels** 受容体は,高いレベルで存在する

例文 CD4⁺ perforin-positive T **cells** **were present in** the synovial **tissue**, where their frequency correlated with the expansion of the CD4+ CD28– compartment in the periphery.（Arthritis Rheum. 1998 41:2108）

CD4⁺パーフォリン陽性T細胞は，滑膜組織に存在した

用例数　31,000

be expressed　発現される／発現する

文型 第3文型受動態

受動態率60%

⇒ **express**

◆遺伝子が発現される，あるいは発現するときに使う

よく使われる前置詞 ❶ in（48%）/❷ at（9%）/❸ by（5%）

前に来る単語（主語）		後に来る語句
gene（遺伝子）	**be expressed**	**in ～ cells**（～細胞において）
protein（タンパク質）		**in Escherichia coli**（大腸菌において）
mRNA		**in ～ tissue**（～組織において）
receptor（受容体）		**in ～ neuron**（～ニューロンにおいて）
transcript（転写物）		**in ～ oocytes**（～卵母細胞において）
subunit（サブユニット）		**in ～ brain**（～脳において）
mutant（変異体）		**in ～ region**（～領域において）
isoform（アイソフォーム）		**at ～ levels**（～レベルで）
channel（チャネル）		**by ～ cells**（～細胞によって）

▶ 使い方の例

- **transcript is expressed in** the epithelial **cells**　転写物は，上皮細胞において発現する
- **protein was expressed in Escherichia coli**　タンパク質は，大腸菌において発現された
- **gene is expressed in** most human **tissues**　遺伝子は，ほとんどのヒトの組織において発現する
- **receptors are expressed in** vasopressin **neurones**　受容体は，バソプレシンニューロンにおいて発現する
- **channels were expressed in** Xenopus **oocytes**　チャネルは，アフリカツメガエル卵母細胞において発現された
- **isoforms are expressed in** the **brain**　アイソフォームは，脳において発現する
- **genes are expressed in** different **regions**　遺伝子は，異なる領域において発現する
- **mRNA is expressed at** high **levels**　mRNAは，高いレベルで発現する
- **receptors are expressed by** endothelial **cells**　受容体は，内皮細胞によって発現される

例文 MMP-9 **mRNA is expressed in** pyramidal **neurons**, as determined with digoxigenin-labeled MMP-9 riboprobes, and the presence of this mRNA is confirmed with reverse transcriptase PCR.（J Neurosci. 1996 16:7910）

MMP-9 mRNAは，錐体ニューロンにおいて発現する

Ⅲ-D　機能する

74. 反応する／認識される

「反応する／認識される」の動詞は，自動詞あるいは他動詞受動態のパターンで使う．前置詞としては，with, to, byが使われることが多い．

反応する／応答する …	**respond** (8,400) ◆608
反応する ……………………	**react** (3,100) ◆608
認識する ……………………	**recognize** (5,900) ◆609
認識される …………………	**be recognized** (3,900) ◆610
情報交換する ……………	**communicate** (330) ◆611
相互作用する ……………	**interact** (20,000) ◆612

（カッコ内数字：用例数，◆：ページ数）

✻ 意味・用法

- respond to は「〜へ反応する」という意味で使われる
- react with，communicate with，interact with は「〜と反応する／相互作用する／情報交換する」という意味で使われる
- recognize は「〜を認識する」，be recognized by は「〜によって認識される」という意味で使われる

✻ 動詞に結びつく主語のカテゴリー

❶著者・論文	❷分析研究	❸研究結果	❹方法	❺対象	❻現象	❼もの	❽疾患	❾処理・治療	❿場所	⓫変化	⓬機能	⓭関係	⓮定量値	⓯目的	
			●	●											**respond**（反応する／応答する）
				●		●									**react**（反応する）
●			●	●		●									**recognize**（認識する）
						●									**be recognized**（認識される）
				●		●									**communicate**（情報交換する）
						●									**interact**（相互作用する）

用例数　8,400

respond 自 反応する／応答する

文型 第1文型自動詞

◆respond toの用例が非常に多い
◆細胞が処置や刺激に反応するときに使う

よく使われる前置詞 ▶ to (69%)

前に来る単語（主語）		後に来る語句
cells（細胞）	respond	**to treatment**（処置に）
neurons（ニューロン）		**to changes in 〜**（〜の変化に）
patients（患者）		**to 〜 stimuli**（〜刺激に）
mice（マウス）		**to 〜 signals**（〜シグナルに）
system（システム）		**to 〜 stress**（〜ストレスに）
subjects（対象）		**to 〜 stimulation**（〜刺激に）
plants（植物）		**to 〜 therapy**（〜治療に）
macrophages（マクロファージ）		**to 〜 infection**（〜感染に）
		to 〜 damage（〜損傷に）

▶ 使い方の例

- **mice responded to treatment**　マウスは，処置に反応した
- **cells respond to changes in** 〜　細胞は，〜の変化に反応する
- **neurons respond to** visual **stimuli**　ニューロンは，視覚刺激に反応する
- **plants respond to** environmental **stress**　植物は，環境ストレスに反応する
- **patients responded to** antibiotic **therapy**　患者は，抗生物質治療に反応した
- **mice respond to** viral **infection**　マウスは，ウイルス感染に反応する

例文 **Cells respond to** environmental **stress** with activation of c-Jun N-terminal kinase (JNK) and p38.（J Biol Chem. 1999 274:29599）細胞は，環境ストレスに反応する

用例数　3,100

react 自 反応する

文型 第1文型自動詞

◆他動詞として使われることもある
◆react withの用例が非常に多い
◆タンパク質と抗体などが反応するときによく使う

よく使われる前置詞 ▶ with (66%)

前に来る単語（主語）		後に来る語句
antibody（抗体）	**react**	**with ～ antibody**（～抗体と）
protein（タンパク質）		**with ～ protein**（～タンパク質と）
complex（複合体）		**with ～ cells**（～細胞と）
cells（細胞）		
radical（ラジカル）		
mutant（変異体）		

▶ 使い方の例

- **mutants reacted with** an **antibody** 変異体は，抗体と反応した
- **antibody reacted with** a **protein** 抗体は，タンパク質と反応した

例文 Recombinant **protein reacted with** a mouse monoclonal **antibody** raised against human hsp70.（Infect Immun. 1996 64:4123）
組換えタンパク質は，マウスのモノクローナル抗体と反応した

用例数 5,900

recognize 他 認識する

文型 第3文型他動詞
受動態率 40％
⇒ **be recognized**

◆細胞や抗体がエピトープやタンパク質などを認識する意味で使う

前に来る単語（主語）		後に来る語句
cells（細胞）	**recognize**	**epitopes**（エピトープ）
antibody（抗体）		**antigens**（抗原）
protein（タンパク質）		**proteins**（タンパク質）
domain（ドメイン）		**peptides**（ペプチド）
clone（クローン）		**the sequence**（配列）
enzyme（酵素）		**the presence of ～**（～の存在）
we（われわれ）		**the need**（必要性）
receptor（受容体）		**its substrates**（それの基質）
system（システム）		**that 節**（～ということ）

▶ 使い方の例

- **clones recognized epitopes** クローンは，エピトープを認識した
- **antibodies recognize antigens** 抗体は，抗原を認識する
- **domain recognizes proteins** ドメインは，タンパク質を認識する
- **receptor recognizes peptides** 受容体は，ペプチドを認識する

III 状態・性質を示す動詞
D 機能する

- proteins **recognize** the sequence　タンパク質は，配列を認識する
- cells **recognize** the presence of ～　細胞は，～の存在を認識する
- enzyme **recognizes** its substrates　酵素は，それの基質を認識する
- we **recognize** that ～　われわれは，～ということを認識する

例文 Anti-TPO **antibody** **recognized** **epitopes** located in the first 163 amino acids of TPO and prevented TPO from binding to its receptor. (Blood. 2001 98:3241)
抗TPO抗体は，TPOの最初の163のアミノ酸に位置するエピトープを認識した

用例数　3,900

be recognized　認識される

文型 第3文型受動態
受動態率 40%

⇒ recognize

◆タンパク質が細胞や抗体などに認識されるときに使う

よく使われる前置詞 ❶ by (42%) /❷ as (17%) /❸ in (6%)

前に来る単語（主語）		後に来る語句
protein（タンパク質）	be recognized	**by ～ cells**（～細胞によって）
peptide（ペプチド）		**by ～ antibody**（～抗体によって）
epitope（エピトープ）		**by ～ receptor**（～受容体によって）
sequence（配列）		**by ～ protein**（～タンパク質によって）
complex（複合体）		**as ～ factor**（～因子として）
antigen（抗原）		**as … cause of ～**（～の…原因として）

▶ 使い方の例

- peptides **are recognized** by B cells　ペプチドは，B細胞によって認識される
- complex **is recognized** by Cdx2 antibody　複合体は，Cdx2抗体によって認識される

例文 The 75-kD **protein** **is recognized** **by antibodies** to SLP-76, which has recently been isolated from T cells and sequenced. (Blood. 1996 88:522)
75-kDタンパク質は，SLP-76に対する抗体によって認識される

用例数 330

communicate 自 情報交換する

文型 第１文型自動詞

◆他動詞としても使われる
◆communicate withの用例が多い
◆細胞と細胞が情報交換するときなどに用いられる

よく使われる前置詞 with（49%）

前に来る単語（主語）		後に来る語句
cells（細胞） **bacteria**（細菌） **neurons**（ニューロン）	communicate	**with each other**（お互いに） **with one another**（お互いに） **with ～ cells**（～細胞と） **with ～ environment**（～環境と）

▶ 使い方の例

・**bacteria communicate with each other** 細菌は，お互いに情報交換する
・**cells communicate with** epithelial **cells** 細胞は，上皮細胞と情報交換する
・**cells communicate with** their external **environment** 細胞は，それらの外部環境と情報交換する

例文 **Bacteria communicate with each other** to coordinate expression of specific genes in a cell density-dependent fashion, a phenomenon called quorum sensing and response.（Proc Natl Acad Sci USA. 1999 96:13904）
細菌は，お互いに情報交換する

III 状態・性質を示す動詞

D 機能する

用例数　20,000

interact 自 相互作用する

文型 第1文型自動詞

◆interact withの用例が非常に多い
◆タンパク質とタンパク質が相互作用するときなどに使う
◆単に物理的な結合だけでなく，機能的な関連性も示唆する表現である

よく使われる前置詞 ▶ with（75%）

前に来る単語（主語）		後に来る語句
proteins（タンパク質）	**interact**	**with the ～ protein**（～タンパク質と）
domain（ドメイン）		**with the ～ domain of …**（…の～ドメインと）
subunit（サブユニット）		**with DNA**（DNAと）
complex（複合体）		**with the ～ receptor**（～受容体と）
receptor（受容体）		**with actin**（アクチンと）
factors（因子）		**with the ～ site**（～部位と）
region（領域）		**with the ～ region of …**（…の～領域と）
molecule（分子）		**with the C-terminus of ～**（～のC末端と）
directly（直接に）		
physically（物理的に）		
specifically（特異的に）		
functionally（機能的に）		

▶ 使い方の例

・**receptor interacts with the** transmembrane **protein**
受容体は，膜貫通タンパク質と相互作用する

・**proteins interact with the** extracellular **domain of** ～
タンパク質は，～の細胞外ドメインと相互作用する

・**complexes interact with the** LDL **receptor**　複合体は，LDL受容体と相互作用する

・**region interacts with actin**　領域は，アクチンと相互作用する

・**molecule interacts with the** effector **region of** ～
分子は，～の効果器領域と相互作用する

・**domain interacts with the C-terminus of** ～　ドメインは，～のC末端と相互作用する

・**directly interacts with** the C-terminal **domain of** ～
～のC末端ドメインと直接相互作用する

例文 JIP **complexes interact with the** SH2 **domain of** cFyn and may therefore promote tyrosine phosphorylation and activity of the NMDA receptor. (Genes Dev. 2007 21:2336)
JIP複合体は，cFynのSH2ドメインと相互作用する

Ⅲ-D　機能する

75. 結合する

「結合する」の動詞は，自動詞または他動詞受動態の表現が多い．前置詞のパターンはtoが多いが，withの場合もある．

結合する	**bind**（自動詞）(22,000) ◆615／**bind**（他動詞）(21,000) ◆616
結合している	**be bound** (2,000) ◆616
結合する／会合する	**associate** (6,400) ◆617
結合する／付着する	**attach** (490) ◆618
結合する	**be attached** (570) ◆619
つなぎ止められる	**be tethered** (230) ◆620
連結される	**be joined** (190) ◆620
連結されている	**be connected** (570) ◆621
抱合される	**be conjugated** (250) ◆622
接着する	**adhere** (1,000) ◆623

（カッコ内数字：用例数，◆：ページ数）

✻ 意味・用法

- **bind**（自動詞），**bind**（他動詞），**be bound**，**associate** はタンパク質などが結合するときに使われる
- **attach** は細胞が付着する場合など，**be attached** は小さな分子が結合している場合に使われる
- **be tethered** は膜表面につなぎ止められるときに使われる
- **be joined** と **be connected** は連結されるときに使われる
- **be conjugated** は接合される，**adhere** は接着するという意味で使われる

✻ 動詞に結びつく主語のカテゴリー

❶著者・論文	❷分析研究	❸研究結果	❹方法	❺対象	❻現象	❼もの	❽疾患	❾処理・治療	❿場所	⓫変化	⓬機能	⓭関係	⓮定量値	⓯目的	
						●									**bind**（自動詞）（結合する）
						●									**bind**（他動詞）（結合する）
						●									**be bound**（結合している）
						●									**associate**（結合する／会合する）
						●									**attach**（結合する／付着する）
						●									**be attached**（結合する）
						●									**be tethered**（つなぎ止められる）
						●									**be joined**（連結される）
				●		●			●		●				**be connected**（連結されている）
						●									**be conjugated**（抱合される）
				●											**adhere**（接着する）

✻ 言い換え可能な動詞 ―意味が似ている動詞と前後の語の組み合わせ例

主語	動詞＋前置詞	名詞
protein domain molecule complex	bind to associate with	DNA the ～ domain ～ receptor ～ proteins

These proteins <bind to／associate with> DNA as monomers.

訳 これらのタンパク質は，単量体としてDNAに結合する

主語	動詞＋前置詞	名詞
domain molecule	be attached to associate with bind to	microtubules membranes

This domain <is attached to／associates with／binds to> phospholipid membranes.

訳 このドメインは，リン脂質膜に結合する

用例数 22,000

bind 自 結合する

文型 第1文型自動詞

⇒ bind（他動詞）

- ◆他動詞としても使われる
- ◆直後にtoを伴うことが圧倒的に多い
- ◆bindingは名詞，形容詞あるいは動名詞としての用例が多い
- ◆動名詞のbindingはあとにtoを伴うことがほとんどである

よく使われる前置詞 to（90%）

前に来る単語（主語）		後に来る語句
protein（タンパク質）	**bind**	**to DNA**（DNAに）
domain（ドメイン）		**to actin**（アクチンに）
complex（複合体）		**to the ～ site**（～部位に）
factor（因子）		**to the ～ promoter**（～プロモーターに）
peptide（ペプチド）		**to the ～ receptor**（～受容体に）
molecule（分子）		**to the ～ domain of …**（…の～ドメインに）
inhibitor（阻害剤）		**to ～ enzyme**（～酵素に）
ligand（リガンド）		**to ～ region**（～領域に）
		to ～ element（～エレメントに）

▶ 使い方の例

- **protein binds to DNA** タンパク質は，DNAに結合する
- **complexes bind to** this **site** 複合体はこの部位に結合する
- **protein binds to the** VEGF **promoter** タンパク質は，VEGFプロモーターに結合する
- **ligands bind to the** same **receptors** リガンドは，同じ受容体に結合する
- **domain binds to the** kinase **domain of** ～ ドメインは，～のキナーゼドメインに結合する
- **inhibitors bind to** the **enzyme** 阻害剤は，酵素に結合する
- **peptide binds to** a **region** ペプチドは，領域に結合する
- **factors bind to** this **element** 因子は，このエレメントに結合する

例文 Two zinc finger **domains** at the N terminus of PARP-1 **bind to DNA** and thereby activate the catalytic domain situated at the C terminus of the enzyme.（J Biol Chem. 2008 283:4105） PARP-1のN末端の2つのZnフィンガードメインは，DNAに結合する

用例数　21,000

bind 他 結合する

文型 第3文型他動詞

受動態率10％

⇒ bind（自動詞）

◆自動詞としても使われる

◆他動詞のbindは自動詞のbind toとほとんど同じ意味（結合する）である場合が多く，「…を〜へ結び付ける」という意味で使われることは少ない

◆現在形で使われることが多く，過去形の用例はほとんどない

前に来る単語（主語）		後に来る語句
protein（タンパク質）	bind	**DNA**（DNA）
domain（ドメイン）		**ligand**（リガンド）
peptide（ペプチド）		**actin**（アクチン）
molecule（分子）		**the 〜 domain of …**（…の〜ドメイン）
receptor（受容体）		**the 〜 protein**（〜タンパク質）
complex（複合体）		**the 〜 promoter**（〜プロモーター）
factor（因子）		**the 〜 receptor**（〜受容体）

▶ 使い方の例

- **complexes bind DNA**　　複合体は，DNAに結合する
- **receptors bind ligand**　　受容体は，リガンドに結合する
- **domain binds actin**　　ドメインは，アクチンに結合する
- **factor binds the** intracellular **domain of 〜**　　因子は，〜の細胞内ドメインに結合する
- **protein binds the** soxS **promoter**　　タンパク質は，soxSプロモーターに結合する

例文 Many of these **proteins bind DNA**, which may serve as a template for protein folding.（Biochemistry. 2006 45:5896）　これらのタンパク質の多くは，DNAに結合する

用例数　2,000

be bound 結合している

文型 第3文型受動態

受動態率10％

⇒ bind（他動詞）

◆bind（自動詞／他動詞）に比べると使われる頻度はずっと低い

◆be bound toは，bind toよりも結合した状態を示している

◆boundは形容詞的に用いられることが多い（membrane-bound formやprotein bound toなど）

よく使われる前置詞 ❶ to（42％）/❷ by（18％）/❸ in（9％）

前に来る単語（主語）		後に来る語句
protein（タンパク質）	**be bound**	**to DNA**（DNAに）
substrate（基質）		**to the enzyme**（酵素に）
molecule（分子）		**to the protein**（タンパク質に）
ion（イオン）		**to chromatin**（クロマチンに）
peptide（ペプチド）		**to the surface of ～**（～の表面に）
ligand（リガンド）		**by ～ protein**（～タンパク質によって）
inhibitor（阻害剤）		**by ～ factor**（～因子によって）
complex（複合体）		**in the active site**（活性部位に）
		in ～ conformation（～配座に）

▶ 使い方の例

- **complex is bound to DNA** 複合体は,DNAに結合している
- **substrate is bound to the enzyme** 基質は,酵素に結合している
- **proteins are bound to chromatin** タンパク質は,クロマチンに結合している
- **molecules were bound to the surface of ～** 分子は,～の表面に結合していた
- **inhibitors are bound in the active site** 阻害剤は,活性部位に結合している
- **peptide is bound in** an extended **conformation** ペプチドは,伸長配座に結合している

例文 Mutational analysis and cell fractionation experiments indicated that the inv(16) fusion protein acts in the nucleus and that repression occurs when the **complex is bound to DNA**. (Proc Natl Acad Sci USA. 1999 96:12822)

その複合体はDNAに結合している

用例数　6,400

associate 自 結合する／会合する

文型 第1文型自動詞

⇒ **be associated**

◆他動詞としても用いられ, 特に他動詞受動態の用例が非常に多い(be associatedの項を参照)

◆自動詞のassociateは,「関連する」ではなく「結合する／会合する」の意味で用いられる

◆associate withのパターンが非常に多い

◆～-associated…は,「～に結合した…」という形容詞として用いられる

よく使われる前置詞 with(82%)

前に来る単語（主語）		後に来る語句
protein（タンパク質）	associate	**with 〜 proteins**（〜タンパク質と）
complex（複合体）		**with the 〜 domain**（〜ドメインと）
domain（ドメイン）		**with chromatin**（クロマチンと）
subunit（サブユニット）		**with microtubules**（微小管と）
molecules（分子）		**with membranes**（膜と）
physically（物理的に）		**with 〜 receptors**（〜受容体と）
directly（直接）		**with DNA**（DNAと）
specifically（特異的に）		**with the cytoskeleton**（細胞骨格と）
preferentially（優先的に）		

▶ 使い方の例

- **domain associates with** other maize **proteins**
  ドメインは,他のトウモロコシタンパク質と結合する
- **proteins associate with chromatin**　タンパク質は,クロマチンと結合する
- **domain associates with the** proline-rich **domain**
  ドメインは,プロリンに富んだドメインと結合する
- **directly associate with** growth factor **receptors**　成長因子受容体と直接結合する

例文 Both polypeptides **associate with membranes** and are postulated to facilitate entry by forming a translocation pore for the viral RNA. (J Virol. 2005 79:7745)
両方のポリペプチドは,膜と結合する

用例数　490

attach 自 結合する／付着する

文型 第1文型自動詞

⇒ **be attached**

- ◆自動詞と他動詞の両方の用法があり, attach toとbe attached toの意味は非常に近い
- ◆細胞や動原体が付着する場合などに用いられる
- ◆attach toのパターンが圧倒的に多い

よく使われる前置詞 to（99%）

前に来る単語（主語）		後に来る語句
cells（細胞）	attach	**to microtubules**（微小管に）
kinetochores（動原体）		**to host cells**（宿主細胞に）
chromosomes（染色体）		**to the surface**（表面に）
viruses（ウイルス）		**to membranes**（膜に）
		to 〜 receptors（〜受容体に）
		to the spindle（紡錘体に）

▶ 使い方の例

- **kinetochores attach to microtubules** 動原体は,微小管に結合する
- **chromosomes attach to the spindle** 染色体は,紡錘体に結合する
- **viruses attach to** specific **receptors** ウイルスは,特異的な受容体に結合する

例文 In sgo1 mutants, **chromosomes attach to microtubules** normally but cannot reorient if both sisters attach to the same pole. (Curr Biol. 2007 17:1837)
染色体は微小管に結合する

用例数 570

be attached 結合している

文型 第3文型受動態
受動態率 50%

⇒ attach (自動詞)

◆他動詞と自動詞の両方の用法がある(前項参照)
◆attach toとbe attached toは意味が近い
◆be attached toは, 分子の小さな部分に注目する場合によく用いられる
◆「共有結合している」の意味では, attach toではなくてbe attached toを使う
◆be covalently attached toの用例も多い

よく使われる前置詞 ▶ to (72%)

be attached

前に来る単語(主語)	後に来る語句
group (グループ/基)	**to the surface of 〜** (〜の表面に)
moiety (部分)	**to the plasma membrane** (形質膜に)
sequence (配列)	**to the 〜 terminus** (〜末端に)
chain (鎖)	**to actin** (アクチンに)
label (ラベル)	**to the protein** (タンパク質に)
molecule (分子)	**to a substrate** (基質に)
probe (プローブ)	**to the 〜 domain** (〜ドメインに)
domain (ドメイン)	**to microtubules** (微小管に)
kinetochore (動原体)	

▶ 使い方の例

- **molecules were attached to the surfaces of 〜** 分子は,〜の表面に結合していた
- **probe was attached to the C terminus** プローブは,C末端に結合していた
- **kinetochore is attached to microtubules** 動原体は,微小管に結合している
- **domain is attached to the** fingers **domain** ドメインは,フィンガー・ドメインに結合している

III 状態・性質を示す動詞
D 機能する

例文 In our experiments the interacting **molecules were attached to the surfaces of** the probe and sample of the atomic force microscope with flexible polymer tethers, and the unique mechanical signatures of the tethers determined the number of ruptured bonds. (Biophys J. 2006 90:4686)

相互作用する分子は,プローブの表面に結合していた

用例数　230

be tethered　つなぎ止められる

文型 第３文型受動態

受動態率 50%

◆名詞の用例も多い
◆be tethered toの用例が多い
◆分子が,膜表面につなぎ止められるときによく用いられる

よく使われる前置詞 to (68%)

前に来る単語（主語）		後に来る語句
domain（ドメイン）	**be tethered**	**to ～ membrane**（～膜に）
polymerase（ポリメラーゼ）		**to ～ surface**（～表面に）
subunits（サブユニット）		**to DNA**（DNAに）
complex（複合体）		

▶ 使い方の例

・**domain was tethered to** the plasma **membrane**
ドメインは,原形質膜につなぎ止められた

・**polymerases are tethered to DNA**
ポリメラーゼは,DNAにつなぎ止められる

例文 Chromosomal DNA **polymerases are tethered to DNA** by a circular sliding clamp for high processivity. (Proc Natl Acad Sci USA. 2003 100:14689)

染色体DNAポリメラーゼは,DNAにつなぎ止められる

用例数　190

be joined　連結される

文型 第３文型受動態

受動態率 35%

◆byを用いて「～によって（介して）連結される」ときによく使う
◆連結部分がクローズアップされる表現である

よく使われる前置詞 ❶ by (33%) /❷ to (24%) /❸ in (6%)

前に来る単語（主語）		後に来る語句
domain（ドメイン）	**be joined**	**by ～ linker**（～リンカーによって）
monomers（モノマー）		**to ～ region**（～領域に）
fragment（断片）		**to ～ DNA**（～DNAに）
end（末端）		

▶ 使い方の例

・**monomers are joined by** a peptide **linker** モノマーは，ペプチドリンカーによって連結される

例文 Small angle X-ray scattering studies (16 A resolution, chi approximately 1) suggest that two hp-12LOX **monomers are joined by** the catalytic domains, with the PLAT domains floating on the flexible linkers away from the main body of the dimer.（J Mol Biol. 2008 376:193）

2つのhp-12LOXモノマーは，触媒ドメインによって連結される

用例数 570

be connected 連結されている

文型 第3文型受動態

受動態率 60％

◆他動詞の用例が多いが，自動詞として使われることもある
◆結合する動きではなく，連結されている状態を意味する

よく使われる前置詞 ❶ to（40％）/❷ by（25％）/❸ with（11％）

前に来る単語（主語）		後に来る語句
domain（ドメイン）	**be connected**	**to actin**（アクチンに）
cells（細胞）		**to ～ surface**（～表面に）
pathway（経路）		**to ～ process**（～過程と）
region（領域）		**to ～ domain**（～ドメインと）
moieties（部分）		**with ～ portion**（～部分と）
		by ～ linker（～リンカーによって）
		by ～ bond（～結合によって）
		by ～ bridge（～ブリッジによって）
		by ～ turn（～ターンによって）
		by ～ region（～の領域によって）

▶ 使い方の例

・**domain is connected to** the N-terminal **domain**
ドメインは，N末端ドメインと連結されている

・**region is connected with** the dorsal **portion** 領域は，背側部分と連結されている

・**domains** are connected **by** two **linkers**　ドメインは,2つのリンカーによって連結されている
・**cells** are connected **by** intercellular **bridges**　細胞は,細胞間ブリッジによって連結されている
・**domains** are connected **by** a flexible **region** ドメインは,可動領域によって連結されている

例文 This **domain** is connected **to** the N-terminal **domain by** an unstructured **linker**, which is proposed to confer a high degree of mobility on alphaCTD. (EMBO J. 2000 19:1555)　このドメインは,不定形のリンカーによってN末端ドメインに連結されている

用例数　250

be conjugated 抱合される

文型 第3文型受動態
受動態率 75%

◆conjugateは名詞としても用いられる
◆be conjugated toの用例が多い
◆タンパク質などの特殊な結合に対して用いられる

よく使われる前置詞 ❶ to (66%) /❷ with (18%)

前に来る単語（主語）		後に来る語句
peptide（ペプチド）	**be conjugated**	**to ～ proteins**（～タンパク質に）
protein（タンパク質）		**to ～ antibody**（～抗体に）
ubiquitin（ユビキチン）		**to ubiquitin**（ユビキチンに）

▶ 使い方の例

・**peptides** were conjugated **to** carrier **protein**　ペプチドは,担体タンパク質に抱合された

例文 Selected **peptides** were conjugated **to** carrier **protein** and used for guinea pig immunizations. (J Biol Chem. 2003 278:5492)
選択されたペプチドは,担体タンパク質に抱合された

用例数 1,000

adhere 自 接着する

文型 第1文型自動詞

◆adhere toの用例が多い
◆細胞が基質と接着するときによく用いられる

よく使われる前置詞 to(71%)

前に来る単語（主語）		後に来る語句
cells（細胞）	adhere	**to fibronectin**（フィブロネクチンに）
platelets（血小板）		**to endothelial cells**（内皮細胞に）
strains（系統）		**to collagen**（コラーゲンに）
leukocytes（白血球）		**to the surface of ～**（～の表面に）
monocytes（単核球）		**to epithelial cells**（上皮細胞に）
bacteria（細菌）		**to laminin**（ラミニンに）
neutrophils（好中球）		**to fibrinogen**（フィブリノーゲンに）
preferentially（優先的に）		**to the endothelium**（内皮に）
to（～すること）		**to the substrate**（基質に）

▶ 使い方の例

- **cells adhered to fibronectin** 細胞は,フィブロネクチンに接着した
- **leukocytes adhere to endothelial cells** 白血球は,内皮細胞に接着する
- **neutrophils adhere to the endothelium** 好中球は,内皮に接着する
- **strains adhered to epithelial cells** 系統は,上皮細胞に接着した
- **preferentially adhered to laminins** ラミニンに優先的に接着した

例文 **Leukocytes adhere to endothelium** in a two-step mechanism: rolling (primarily mediated by selectins) followed by firm adhesion (primarily mediated by integrins). (Proc Natl Acad Sci USA. 2000 97:11262)
白血球は,2段階機構で内皮に接着する

III 状態・性質を示す動詞
D 機能する

Ⅲ-D　機能する

76. 機能する

「機能する」の動詞は，自動詞のパターンなどで使う．

機能する ………… **function** (12,000) ◆626
作用する ………… **act** (18,000) ◆627
働く／役立つ …… **serve** (10,000) ◆628
挙動する ………… **behave** (1,400) ◆630
作動する ………… **operate** (1,600) ◆631
発現する ………… **express** (23,000) ◆632

(カッコ内数字：用例数，◆：ページ数)

✻ 意味・用法

・function，act，serve，behaveの意味は互いに近く，直後にasを伴って「～として働く」の表現で使うことが多い

・operateは作動するという意味で使われる

・expressは遺伝子を発現するという意味で使われる

✻ 動詞に結びつく主語のカテゴリー

❶著者・論文	❷分析研究	❸研究結果	❹方法	❺対象	❻現象	❼もの	❽疾患	❾処理・治療	❿場所	⓫変化	⓬機能	⓭関係	⓮定量値	⓯目的	
						●			●						**function**（機能する）
						●			●		●				**act**（作用する）
	●	●	●	●		●			●			●			**serve**（働く／役立つ）
				●		●			●				●		**behave**（挙動する）
			●			●					●				**operate**（作動する）
				●											**express**（発現する）

＊ 言い換え可能な動詞 ─意味が似ている動詞と前後の語の組み合わせ例

主語	動詞	後に来る語句
protein domain gene receptor site complex factors	act function	as 〜 regulator as 〜 inhibitor as 〜 repressor as 〜 factor as 〜 activator as a tumor suppressor

This protein <acts／functions> as an inhibitor of apoptosis.

訳 このタンパク質は, アポトーシスの阻害因子として作用する

用例数　12,000

function 自 機能する

文型 第１文型自動詞

◆function asの用例が多い
◆タンパク質が,「～因子」として機能するというパターンが多い
◆名詞の用例もかなり多い

頻度分析 ❶ as（63%）/❷ in（24%）/❸ to *do*（10%）

前に来る単語（主語）
protein（タンパク質）
domain（ドメイン）
gene（遺伝子）
receptor（受容体）
region（領域）
site（部位）
complex（複合体）
factors（因子）
sequence（配列）
motif（モチーフ）
enzyme（酵素）
molecule（分子）

function

後に来る語句
as ～ regulator（～調節因子として）
as ～ repressor（～抑制因子として）
as ～ factor（～因子として）
as ～ receptor（～受容体として）
as ～ activator（～活性化因子として）
as ～ inhibitor（～阻害因子として）
as a tumor suppressor（腫瘍抑制因子として）
as ～ coactivator（～コアクチベーターとして）
as ～ sensor（～センサーとして）
as ～ element（～エレメントとして）
as ～ adaptor（～アダプターとして）
as ～ mediator（～仲介因子として）
as ～ domain（～ドメインとして）
to regulate ～（～を制御するように）
to maintain ～（～を維持するように）

▶ 使い方の例

- **factors function as** positive **regulators**　因子は,正の調節因子として機能する
- **domain functioned as** a transcription **repressor**　ドメインは,転写抑制因子として機能した
- **receptors function as** transcription **factors**　受容体は,転写因子として機能する
- **genes function as receptors**　遺伝子は,受容体として機能する
- **protein functioned as** an **activator**　タンパク質は,活性化因子として機能した
- **molecule functions as a tumor suppressor**　分子は,腫瘍抑制因子として機能する
- **complex functions as** a **coactivator**　複合体は,コアクチベーターとして機能する
- **site functions as** a negative regulatory **element**　部位は,負の調節エレメントして機能する

・**regions** functioned **as** equal transactivation **domains**
領域は，同等のトランス活性化ドメインとして機能した

・**receptors function to regulate** ～ 受容体は，～を制御するように機能する

例文 This fusion AML1 **protein functions as** an **inhibitor** of the normal AML1 protein. (Blood. 2001 97:2168)
この融合AML1タンパク質は，正常なAML1タンパク質の阻害因子として機能する

用例数 18,000

act 自 作用する

文型 第1文型自動詞

◆ asを伴って，タンパク質が「～因子」として作用するというパターンが多い

よく使われる前置詞 ❶ as (39%) /❷ in (10%) /❸ to (7%) /❹ on (5%)

前に来る単語（主語）	act	後に来る語句
protein（タンパク質）		**as ～ regulator**（～調節因子として）
gene（遺伝子）		**as ～ inhibitor**（～阻害因子として）
factor（因子）		**as ～ repressor**（～抑制因子として）
pathway（経路）		**as ～ factor**（～因子として）
domain（ドメイン）		**as ～ switch**（～スイッチとして）
receptor（受容体）		**as ～ protein**（～タンパク質として）
complex（複合体）		**as ～ activator**（～活性化因子として）
signaling（シグナル伝達）		**as ～ agonist**（～拮抗薬として）
selection（選択）		**as ～ scaffold**（～スキャフォールドとして）
compound（化合物）		**as a tumor suppressor**（腫瘍抑制因子として）
site（部位）		**in ～ manner**（～様式で）
drug（薬）		**in ～ pathway**（～経路で）
signal（シグナル）		**in ～ fashion**（～様式で）

▶ 使い方の例

・**protein acts as** a negative **regulator** タンパク質は，負の調節因子として作用する
・**domain acts as** an **inhibitor** ドメインは，阻害因子として作用する
・**site acts as** a **repressor** 部位は，抑制因子として作用する
・**receptor acts as** a competence **factor** 受容体は，コンピテンス因子として作用する
・**pathway acts as** a **switch** 経路は，スイッチとして作用する
・**factor acts as** an **activator** 因子は，活性化因子として作用する

・**compound** **acts** **as** a neutral **antagonist** 化合物は，ニュートラルアンタゴニストとして作用する
・**complex** **acts** **as** a **scaffold** 複合体は，スキャフォールドとして作用する
・**genes** **act** **in** a combinatorial **manner** 遺伝子は，組み合わせ様式で作用する
・**signaling** **acts** **in** a positive **fashion** シグナル伝達は，正の様式で作用する

例文 The Drosophila Inscuteable **protein** **acts** **as** a key **regulator** of asymmetric cell division during the development of the nervous system. (Curr Biol. 1999 9:155)
ショウジョウバエのInscuteableタンパク質は，非対称細胞分裂の鍵となる調節因子として作用する

用例数 10,000

serve 自 働く／役立つ

文型 第1文型自動詞

◆serve as（〜として働く）の用例が多いが，serve to *do*（〜するように働く／〜するのに役立つ）のパターンもある

頻度分析 ❶ as (79%) /❷ to *do* (14%)

serve as 〜として働く

◆細胞や分子などが，モデルなどとして働くときに使う
◆主語のカテゴリー：❼もの，❺対象，❹方法，❿場所，❸結果

serve as

前に来る単語（主語）
protein（タンパク質）
cells（細胞）
complex（複合体）
domain（ドメイン）
molecule（分子）
mice（マウス）
system（システム）
residue（残基）
animals（動物）
results（結果）
site（部位）
structure（構造）
receptor（受容体）
sequence（配列）
factor（因子）

後に来る語句
〜 model for …（…の〜モデル）
〜 site（〜部位）
〜 substrate（〜基質）
controls（コントロール）
〜 marker（〜マーカー）
〜 source（〜供給源）
〜 mechanism（〜機構）
〜 regulator（〜調節因子）
〜 tool（〜道具）
〜 template（〜テンプレート）
〜 basis for …（…の〜基礎）
〜 protein（〜タンパク質）
targets（標的）
a scaffold for 〜（〜スキャフォールド）

▶ 使い方の例

- **system** **serves as** a new **model for** ～ システムは,～の新しいモデルとして働く
- **domain** **serves as** an important **site** ドメインは,重要な部位として働く
- **complex** **serves as** a **substrate** 複合体は,基質として働く
- **animals** **served as** **controls** 動物は,コントロールとして働いた
- **cells** **serve as** the primary **source** 細胞は,一次供給源として働く
- **proteins** **serve as** critical **regulators** タンパク質は,決定的に重要な調節因子として働く
- **sequence** **served as** the transcriptional **template** 配列は,転写テンプレートとして働いた
- **results** **serve as** the **basis for** ～ 結果は,～の基礎として働く
- **factors** **serve as** **targets** 因子は,標的として働く
- **structure** **serves as** **a scaffold for** ～ 構造は,～のスキャフォールドとして働く

例文 Myelin basic **protein** **serves as** a **substrate** for the kinase and enables further characterization of the kinase properties. (J Biol Chem. 1996 271:27083)
ミエリン塩基性タンパク質は,そのキナーゼの基質として働く

serve to *do* ～するように働く／～するのに役立つ

◆相互作用などが「～するように働く」場合などに使う
◆主語のカテゴリー:⓭関係, ❸結果, ❹方法, ❷研究, ❼もの

前に来る単語(主語)
interaction (相互作用)
results (結果)
system (システム)
study (研究)
factors (因子)
protein (タンパク質)
structure (構造)

serve to

動詞
regulate ～ (～を制御する)
protect (保護する)
stabilize ～ (～を安定化させる)
maintain ～ (～を維持する)
increase (増大する)
modulate ～ (～を調節する)
limit ～ (～を制限する)
enhance ～ (～を増強する)
prevent ～ (～を防ぐ)
link ～ (～をつなぐ)
activate ～ (～を活性化する)
recruit ～ (～を動員する)
inhibit ～ (～を抑制する)
define ～ (～を定義する)

III 状態・性質を示す動詞
D 機能する

▶ 使い方の例

- **interaction serves to regulate** 〜　相互作用は,〜を制御するように働く
- **system serves to protect** 〜　システムは,〜を保護するように働く
- **interaction serves to stabilize** 〜　相互作用は,〜を安定化させるように働く
- **proteins serve to prevent** 〜　タンパク質は,〜を防ぐように働く
- **results serve to link** 〜　結果は,〜をつなぐのに役立つ
- **studies serve to define** 〜　研究は,〜を定義するのに役立つ

例文 Therefore, even in immunologically immature individuals, the immune **system serves to protect** against pathogens rather than simply to distinguish self from nonself. (Infect Immun. 1997 65:1688)　免疫系は病原体から保護するように働く

用例数　1,400

behave 自 挙動する

文型 第1文型自動詞

◆behave asの用例が多い
◆タンパク質などが,「〜因子」として挙動するという場合によく用いられる
◆前置詞のlikeを伴って,「〜のように挙動する」という用法もある

よく使われる前置詞 ▶ ❶ as (46%) /❷ like (14%) /❸ in (8%)

前に来る単語（主語）		後に来る語句
mutant（変異体）	behave	**as 〜 agonist**（〜作用薬として）
protein（タンパク質）		**as 〜 inhibitor**（〜阻害因子として）
enzyme（酵素）		**as 〜 monomer**（〜単量体として）
complex（複合体）		**as 〜 membrane protein**（〜膜タンパク質として）
region（領域）		**as a tumor suppressor**（腫瘍抑制因子として）
activity（活性）		**like 〜 membrane protein**（〜膜タンパク質のように）
		like 〜 receptor（〜受容体のように）

▶ 使い方の例

- **mutants behave as** dominantly acting **inhibitors**　変異体は,優性に作用する阻害因子として挙動する
- **enzyme behaved as** a **monomer**　酵素は,単量体として挙動した
- **protein behaves as a tumor suppressor**　タンパク質は,腫瘍抑制因子として挙動する
- **complexes behave like** selectin **receptors**　複合体は,セレクチン受容体のように挙動する

例文 The **enzyme behaved as** a **monomer** in size-exclusion chromatography and was not inhibited by physiological concentrations of PABA, its glucose ester, or folates. (Proc Natl Acad Sci USA. 2004 101:1496)　その酵素は，単量体として挙動した

用例数　1,600

operate 自 作動する

文型 第1文型自動詞

◆他動詞としても使われる

◆inを伴って，機構などが「～で作動する」というパターンが多い

よく使われる前置詞 ▶ ❶ in (30%) /❷ at (11%) /❸ on (9%) /❹ by (6%) / ❺ as (6%)

前に来る単語（主語）		後に来る語句
mechanism（機構）	operate	**in ～ cells**（～細胞において）
pathway（経路）		**in ～ manner**（～様式で）
system（システム）		**in ～ systems**（～システムで）
protein（タンパク質）		**at ～ level**（～レベルで）
selection（選択）		**at ～ stage**（～期に）
factors（因子）		**at ～ pressure**（～圧で）
process（過程）		**by ～ mechanism**（～機構によって）

▶ 使い方の例

- **pathways operate in** erythroleukemia **cells**　経路は，赤白血病細胞において作動する
- **mechanism operates in** these **systems**　機構は，これらのシステムで作動する
- **selection operated at** the molecular **level**　選択は，分子レベルで作動した
- **factors operate at** an early **stage**　因子は，初期に作動する
- **system operates by** a cyclical **mechanism**　システムは，周期性機構によって作動する

例文 Together with other published data, the results suggest that genetic **factors operate at** an early **stage** in the etiologic pathways that influence the development of radiographically discernible OA. (Arthritis Rheum. 2006 54:2147)　遺伝因子は，初期に作動する

III 状態・性質を示す動詞

D 機能する

用例数　23,000

express 他 発現する／発現させる

文型 第3文型他動詞
受動態率 60％

⇒ be expressed

◆細胞などが遺伝子発現する, あるいは, 著者らが遺伝子を発現させるときに使う

前に来る単語（主語）		後に来る語句
cells（細胞）		**… levels of ～**（…レベルの～）
we（われわれ）		**～ receptors**（～受容体）
mice（マウス）	**express**	**～ protein**（～タンパク質）
neuron（ニューロン）		**～ gene**（～遺伝子）
lines（系統）		**～ marker**（～マーカー）
tumors（腫瘍）		

▶ 使い方の例

- **cells express** high **levels of ～**　細胞は,高いレベルの～を発現する
- **neurons express** leptin **receptors**　ニューロンは,レプチン受容体を発現する
- **we expressed** the mutant **proteins**　われわれは,変異タンパク質を発現させた
- **lines express** these three **genes**　系統は,これら3つの遺伝子を発現する
- **tumors express** T-cell **markers**　腫瘍は,T細胞マーカーを発現する

例文 **Cells expressed** basal **levels of** ICAM-1, which was up-regulated by TNF-alpha but was not changed by all samples studied. (J Dent Res. 2001 80:1789)
細胞は,基礎レベルのICAM-1を発現した

Ⅲ-D　機能する

77. 調節する

「調節する」の動詞は，他動詞のパターンで使う．

制御する … **regulate** (27,000) ◆634／**control** (10,000) ◆635
調節する … **modulate** (10,000) ◆636
仲介する … **mediate** (18,000) ◆637
駆動する … **drive** (3,800) ◆638

(カッコ内数字：用例数，◆：ページ数)

✻ 意味・用法

- **regulate**，**control**，**modulate**，**mediate** は，タンパク性因子が発現や活性を制御／調節／仲介する場合に用いられる．ここでいう「制御／調節／仲介」は，互いにかなり意味が近い
- **drive** は，プロモーターが遺伝子発現を「動かす」という意味で使う

✻ 動詞に結びつく主語のカテゴリー

❶著者・論文	❷分析研究	❸研究結果	❹方法	❺対象	❻現象	❼もの	❽疾患	❾処理・治療	❿場所	⓫変化	⓬機能	⓭関係	⓮定量値	⓯目的	
			●		●	●					●		●		**regulate**（制御する）
			●			●					●				**control**（制御する）
			●	●		●					●		●		**modulate**（調節する）
			●	●		●			●		●	●			**mediate**（仲介する）
											●	●	●		**drive**（駆動する）

✻ 言い換え可能な動詞 ―意味が似ている動詞と前後の語の組み合わせ例

主語	動詞	後に来る語句
protein pathway factor receptor system	regulate modulate mediate	～ activity ～ function ～ response

An RNA and a translation factor <regulate／modulate／mediate> the activity of a transcriptional activator.

訳 RNAと翻訳因子は，転写活性化因子の活性を調節する

用例数　27,000

regulate 他 制御する／調節する

文型 第3文型他動詞
受動態率 30%

⇒ be regulated

◆タンパク質などが発現や活性を制御するときに使う

前に来る単語（主語）		後に来る語句
protein（タンパク質）	regulate	**～ expression**（～発現）
pathway（経路）		**～ activity**（～活性）
factor（因子）		**～ function**（～機能）
signaling（シグナル伝達）		**～ response**（～応答）
receptor（受容体）		**～ transcription**（～転写）
mechanism（機構）		**～ activation**（～活性化）
activity（活性）		**～ process**（～過程）
complex（複合体）		**～ development**（～発生）
signal（シグナル）		**～ differentiation**（～分化）
phosphorylation（リン酸化）		**～ proliferation**（～増殖）
system（システム）		**～ formation**（～形成）

▶ 使い方の例

- **mechanism regulates** the **expression**　機構は，発現を制御する
- **signals regulate** the **activity**　シグナルは，活性を制御する
- **phosphorylation regulates** myosin **function**　リン酸化は，ミオシン機能を制御する
- **receptors regulate** stress **responses**　受容体は，ストレス応答を制御する
- **proteins regulate** the **transcription**　タンパク質は，転写を制御する
- **activity regulated** Mphi **activation**　活性は，Mphi活性化を制御した
- **signals regulate** multiple **processes**　シグナルは，複数の過程を制御する
- **factors regulate** embryonic **development**　因子は，胚発生を制御する
- **signaling regulates** cell **differentiation**　シグナル伝達は，細胞分化を制御する
- **pathway regulates** cell **proliferation**　経路は，細胞増殖を制御する
- **complex regulates** the **formation**　複合体は，形成を制御する

例文 Thus, the AP-1 **factor regulates** the **expression** of cyclin D and E2F (the latter in turn regulates E2F-downstream genes), leading to cell cycle progression and breast cancer cell proliferation. (Oncogene. 2008 27:366)

AP-1因子は，サイクリンDとE2Fの発現を制御する

用例数 10,000

control 他 制御する／調節する

文型 第3文型他動詞
受動態率 30%
⇒ be controlled

◆名詞の用例が多い
◆経路やタンパク質などが発現や活性を制御するときに使う

前に来る単語（主語）		後に来る語句
protein（タンパク質）	control	**the expression of 〜**（〜の発現）
pathway（経路）		**the activity of 〜**（〜の活性）
factor（因子）		**the level of 〜**（〜のレベル）
gene（遺伝子）		**the rate of 〜**（〜の速度）
signaling（シグナル伝達）		**the development of 〜**（〜の発達）
system（システム）		**the timing of 〜**（〜のタイミング）
mechanism（機構）		**the growth**（増殖）
		the transcription of 〜（〜の転写）
		the formation of 〜（〜の形成）

▶ 使い方の例

- **pathway controls the expression of 〜** 経路は,〜の発現を制御する
- **factors control the rate of 〜** 因子は,〜の速度を制御する
- **signaling controls the development of 〜** シグナル伝達は,〜の発達を制御する
- **genes control the timing of 〜** 遺伝子は,〜のタイミングを制御する
- **mechanisms control the growth** 機構は,増殖を制御する
- **proteins control the transcription of 〜** タンパク質は,〜の転写を制御する

例文 Bacterial two-component regulatory **systems control the expression of** target genes through regulated changes in protein phosphorylation.（J Bacteriol. 2001 183:3149）
細菌の二成分制御システムは、標的遺伝子の発現を制御する

用例数　10,000

modulate 他 調節する

文型 第3文型他動詞
受動態率20％

⇒ be modulated

◆タンパク質などが活性などを調節するときに使う

前に来る単語（主語）		後に来る語句
protein（タンパク質）	modulate	**～ activity**（～活性／～活動）
receptor（受容体）		**～ function**（～機能）
cells（細胞）		**～ expression**（～発現）
factor（因子）		**～ response**（～応答）
pathway（経路）		**～ interaction**（～相互作用）
signaling（シグナル伝達）		**～ level**（～レベル）
system（システム）		**～ binding**（～結合）
activity（活性）		**～ effect**（～効果）
subunit（サブユニット）		**～ release**（～放出）

▶ 使い方の例

- **factors** modulate biological **activity**　因子は，生物学的活性を調節する
- **proteins** modulate cellular **functions**　タンパク質は，細胞機能を調節する
- **cells** modulate the **expression**　細胞は，発現を調節する
- **signaling** modulates psychostimulant **responses**　シグナル伝達は，覚醒剤応答を調節する
- **pathway** modulates protein **interactions**　経路は，タンパク質相互作用を調節する
- **subunits** modulate the **binding**　サブユニットは，結合を調節する
- **receptors** modulate the hyperthermic **effects**　受容体は，体温上昇作用を調節する
- **receptors** modulate GABA **release**　受容体は，GABA放出を調節する

例文 The immune **system** modulates brain **activity**, including body temperature, sleep and feeding behavior. (Nat Immunol. 2004 5:575)

免疫系は，脳の活動を調節する

用例数　18,000

mediate 他 仲介する

文型 第3文型他動詞
受動態率 40%

⇒ **be mediated**

◆受容体などが活性などを仲介するときに使う

前に来る単語（主語）		後に来る語句
receptor（受容体）	mediate	**～ activity**（～活性）
protein（タンパク質）		**～ inhibition**（～阻害）
pathway（経路）		**～ function**（～機能）
domain（ドメイン）		**～ repression**（～抑制）
cells（細胞）		**～ formation**（～形成）
channel（チャネル）		**～ activation**（～活性化）
complex（複合体）		**～ binding**（～結合）
factor（因子）		**～ adhesion**（～接着）
interaction（相互作用）		**～ effect**（～効果）
system（システム）		**～ interaction**（～相互作用）
region（領域）		**～ response**（～応答）
mechanism（機構）		

▶ 使い方の例

- **receptor mediates** direct **inhibition**　受容体は,直接阻害を仲介する
- **cells mediate** two important **functions**　細胞は,2つの重要な機能を仲介する
- **mechanisms mediate** this **repression**　機構は,この抑制を仲介する
- **region mediates** the **formation**　領域は,形成を仲介する
- **complex mediates** platelet **binding**　複合体は,血小板結合を仲介する
- **interactions mediate** cell **adhesion**　相互作用は,細胞接着を仲介する
- **pathway mediates** the facilitatory **effects**　経路は,促進効果を仲介する
- **domain mediates** direct **interaction**　ドメインは,直接相互作用を仲介する
- **receptors mediate** initial **responses**　受容体は,初期応答を仲介する

例文 Interestingly, EGF or wortmannin affected the interaction between NMDAR subunits and alpha-actinin, suggesting that this **protein mediates** the **effect** of PIP2 on NMDARs. (J Neurosci. 2007 May 27:5523)
このタンパク質は,NMDARに対するPIP2の効果を仲介する

Ⅲ 状態・性質を示す動詞
D 機能する

用例数　3,800

drive 他 駆動する

文型 第3文型他動詞
受動態率25％

⇒ be driven

◆プロモーターが（遺伝子）発現を駆動するときに使う

前に来る単語（主語）		後に来る語句
promoter（プロモーター）	drive	**～ expression**（～発現）
interactions（相互作用）		**～ formation**（～形成）
signal（シグナル）		**～ development**（～発生）
pathway（経路）		**～ proliferation**（～増殖）
hydrolysis（加水分解）		**～ differentiation**（～分化）
signaling（シグナル伝達）		**～ evolution**（～進化）
enhancer（エンハンサー）		**～ transcription**（～転写）
activity（活性）		**～ translocation**（～転位置）

▶ 使い方の例

- **promoter drove** transgene **expression**　プロモーターは，導入遺伝子発現を駆動した
- **interactions drive** the complex **formation**　相互作用は，複合体形成を駆動する
- **signal drives** plasma cell **development**　シグナルは，形質細胞発生を駆動する
- **pathway drives proliferation**　経路は，増殖を駆動する
- **enhancer drives** high level **transcription**　エンハンサーは，高いレベルの転写を駆動する
- **interactions drive** ACP-mediated **translocation**　相互作用はACP仲介性転位置を駆動する

例文 An ecdysone-inducible **promoter drives** the **expression** of inwardly rectifying potassium channels in polycistronic adenoviral vectors.（J Neurosci. 1999 19:1691）エクジソン誘導性プロモーターは，内向きに整流するカリウムチャネルの発現を駆動する

Ⅲ-D　機能する

78. 調節される

「調節される」の動詞は，他動詞受動態のパターンで使う.

制御される … **be regulated** (11,000) ◆641／
be controlled (4,200) ◆642
調節される … **be modulated** (2,500) ◆643
仲介される … **be mediated** (11,000) ◆644
駆動される … **be driven** (1,300) ◆645

（カッコ内数字：用例数，◆：ページ数）

✻ 意味・用法

- be regulated，be controlled，be modulated は，発現や活性が因子によって制御／調節されるときに用いられる
- be mediated は効果などが相互作用などによって仲介されるときに使われる．ここでいう「仲介」は「制御」に近い
- be driven は，遺伝子発現がプロモーターによって「動かされる」場合に使う

✻ 動詞に結びつく主語のカテゴリー

❶著者・論文	❷分析研究	❸研究結果	❹方法	❺対象	❻現象	❼もの	❽疾患	❾処理・治療	❿場所	⓫変化	⓬機能	⓭関係	⓮定量値	⓯目的	
					●	●				●	●		●		**be regulated**（制御される）
						●					●		●		**be controlled**（制御される）
						●					●		●		**be modulated**（調節される）
					●					●	●	●	●		**be mediated**（仲介される）
										●	●		●		**be driven**（駆動される）

✻ 言い換え可能な動詞 —意味が似ている動詞と前後の語の組み合わせ例

主語	動詞	後に来る語句
expression activity gene process transcription	be regulated be controlled	by ～ mechanism by ～ factor by ～ signals

This process is <regulated／controlled> by intracellular mechanisms.
訳 この過程は，細胞内の機構によって制御される

主語	動詞	後に来る語句
activity expression function level	be regulated be modulated	by ～ factor by ～ phosphorylation by ～ binding by ～ proteins in response to

This expression was <regulated／modulated> by hematopoietic growth factors.
訳 この発現は，造血成長因子によって調節された

用例数　11,000

be regulated 制御される

文型 第3文型受動態

受動態率 30%

⇒ regulate

◆be regulated byの用例が多い

◆発現や活性が因子などによって制御されるときに使う

よく使われる前置詞 ❶ by（64%）/❷ in（10%）

前に来る単語（主語）		後に来る語句
expression（発現） **activity**（活性） **gene**（遺伝子） **level**（レベル） **function**（機能） **transcription**（転写） **process**（過程） **pathway**（経路） **promoter**（プロモーター） **activation**（活性化） **production**（産生） **synthesis**（合成）	**be regulated**	**by ～ factor**（～因子によって） **by phosphorylation**（リン酸化によって） **by ～ mechanism**（～機構によって） **by ～ signaling**（～シグナル伝達によって） **by ～ pathway**（～経路によって） **by ～ activity**（～活性によって） **by ～ binding**（～結合によって） **by ～ proteins**（～タンパク質によって） **by ～ transcription**（～転写によって） **by ～ signals**（～シグナルによって） **in response to ～**（～に応答して） **in ～ manner**（～様式で）

▶ 使い方の例

- **genes are regulated by** transcription **factors**　遺伝子は，転写因子によって制御される
- **activity is regulated by phosphorylation**　活性は，リン酸化によって制御される
- **function is regulated by** a posttranscriptional **mechanism**　機能は，転写後機構によって制御される
- **promoter was regulated by** FGFR1 **signaling**　プロモーターは，FGFR1シグナル伝達によって制御された
- **processes are regulated by** a **pathway**　過程は，経路によって制御される
- **expression is regulated by** AKT **activity**　発現は，AKT活性によって制御される
- **activation is regulated by** G **proteins**　活性化は，Gタンパク質によって制御される
- **production is regulated by** neural **signals**　産生は，神経シグナルによって制御される
- **transcription is regulated in response to** ～　転写は，～に応答して制御される

例文 FET4 **expression is regulated by** several environmental **factors**. (J Biol Chem. 2002 277:33749)
FET4発現は，いくつかの環境因子によって制御される

III 状態・性質を示す動詞

D 機能する

用例数　4,200

be controlled 制御される

文型 第3文型受動態

受動態率 30%

⇒ control

◆be controlled byの用例が多い
◆発現や活性が機構などによって制御されるときに使う
◆controlは，名詞の用例が非常に多い

よく使われる前置詞 ❶ by（67%）/❷ in（6%）

前に来る単語（主語）		後に来る語句
expression（発現） **activity**（活性） **gene**（遺伝子） **process**（過程） **transcription**（転写） **differentiation**（分化）	**be controlled**	**by 〜 mechanism**（〜機構によって） **by 〜 factor**（〜因子によって） **by 〜 gene**（〜遺伝子によって） **by 〜 interaction**（〜相互作用によって） **by 〜 promoter**（〜プロモーターによって） **by 〜 complex**（〜複合体によって） **by 〜 signals**（〜シグナルによって）

▶ 使い方の例

・**expression is controlled by** various **mechanisms**
発現は,さまざまな機構によって制御される

・**transcription is controlled by** cell-specific **factors**
転写は,細胞特異的因子によって制御される

・**differentiation is controlled by** Hox **genes**　分化は,Hox遺伝子によって制御される

・**processes are controlled by** protein-protein **interactions**
過程は,タンパク質-タンパク質相互作用によって制御される

・**expression is controlled by** its **promoter**　発現は,それのプロモーターによって制御される

・**activity is controlled by** extracellular **signals**
活性は,細胞外シグナルによって制御される

例文 Metallothionein **transcription is controlled by** cell-specific **factors**, as well as developmentally modulated and metal-responsive pathways. (J Biol Chem. 1999 Oct 15;274(42):29655) メタロチオネインの転写は,細胞特異的因子によって制御される

用例数 2,500

be modulated 調節される

文型 第3文型受動態

受動態率 20%

⇒ **modulate**

◆be modulated byの用例が多い
◆活性や発現が因子などによって調節されるときに使う

よく使われる前置詞 ❶ by (72%) /❷ in (7%)

前に来る単語（主語）		後に来る語句
activity（活性）	be modulated	**by ～ factor**（～因子によって）
expression（発現）		**by ～ receptor**（～受容体によって）
function（機能）		**by ～ phosphorylation**（～リン酸化によって）
channel（チャネル）		**by changes in ～**（～の変化によって）
level（レベル）		**by ～ binding**（～結合によって）
receptor（受容体）		**by ～ proteins**（～タンパク質によって）
		in response to ～（～に応答して）

▶ 使い方の例

- **expression is modulated by** cellular **factors** 発現は，細胞性因子によって調節される
- **function is modulated by** serine/threonine **phosphorylation** 機能は，セリン/スレオニンリン酸化によって調節される
- **receptor is modulated by changes in** ～ 受容体は，～の変化によって調節される
- **activity is modulated by** multiple regulatory **proteins** 活性は，複数の制御タンパク質によって調節される

例文 **Expression is modulated by** serum **factors**, mediators of inflammation, and kinase activators and inhibitors, but the underlying mechanisms are not fully understood. (J Immunol. 2006 176:6906)
発現は，血清因子，炎症のメディエーターおよびキナーゼの活性化因子と阻害因子によって調節される

III 状態・性質を示す動詞

D 機能する

用例数　11,000

be mediated 仲介される

文型 第3文型受動態

受動態率40%

⇒ mediate

◆be mediated byの用例が多い
◆効果などが相互作用などによって仲介されるときに使う

よく使われる前置詞 ▶ ❶ by (68%) /❷ through (11%) /❸ in (6%)

前に来る単語（主語）		後に来る語句
effect（効果） **interaction**（相互作用） **response**（応答） **activation**（活性化） **activity**（活性） **expression**（発現） **binding**（結合） **inhibition**（阻害） **action**（作用） **regulation**（制御）	**be mediated**	**by ～ interaction**（～相互作用によって） **by ～ activation**（～活性化によって） **by ～ receptors**（～受容体によって） **by ～ mechanism**（～機構によって） **by ～ pathway**（～経路によって） **by ～ activity**（～活性によって） **by ～ phosphorylation**（～リン酸化によって） **by ～ inhibition**（～阻害によって） **through ～ receptors**（～受容体を通して） **through ～ activation**（～活性化を通して）

▶ 使い方の例

- **binding is mediated by** direct **interaction**　結合は，直接相互作用によって仲介される
- **inhibition is mediated by** the rapid **activation**　阻害は，急速な活性化によって仲介される
- **response is mediated by** nuclear **receptors**　応答は，核内受容体によって仲介される
- **activity is mediated by** two **mechanisms**　活性は，2つの機構によって仲介される
- **regulation is mediated by** the MAPK **pathway**　制御は，MAPK経路によって仲介される
- **interactions are mediated by** the **activities**　相互作用は，活性によって仲介される
- **effect is mediated by** the **inhibition**　効果は，阻害によって仲介される
- **actions are mediated through** their **receptors**　作用は，それらの受容体を通して仲介される

例文 This latter **effect is mediated by** TIMP-1 **inhibition** of an angiogenic response within the developing tumor mass, as demonstrated by immunostaining and microvessel counts.（Am J Pathol. 2001 158:1207）

この後者の効果は，血管新生反応のTIMP-1抑制によって仲介される

用例数 1,300

be driven 駆動される

文型 第3文型受動態

受動態率 25%

⇒ **drive**

◆be driven byの用例が多い
◆発現がプロモーターなどによって駆動されるときに使う

よく使われる前置詞 by（75%）

前に来る単語（主語）		後に来る語句
expression（発現） **process**（過程） **binding**（結合） **activation**（活性化）	**be driven**	**by ～ promoter** （～プロモーターによって） **by ～ interaction** （～相互作用によって） **by ～ selection**（～選択によって） **by ～ activity**（～活性によって） **by ～ mechanism**（～機構によって）

▶ 使い方の例

- **expression is driven by** a viral **promoter** 発現は，ウイルスプロモーターによって駆動される
- **binding is driven by** strong electrostatic **interactions**
  結合は，強い静電相互作用によって駆動される
- **processes are driven by** conserved molecular **mechanisms**
  過程は，保存された分子機構によって駆動される

例文 However, when gC gene **expression is driven by** its endogenous **promoter**, the stimulatory effect of ICP27 requires additional transactivators.（J Virol. 2003 77:9872）
gC遺伝子発現は，それの内在性プロモーターによって駆動される

III 状態・性質を示す動詞

D 機能する

Ⅲ-D　機能する

79. 調整される／適応する

「調整される／適応する」の表現は，他動詞受動態あるいは自動詞のパターンで使われる．

調整される	be adjusted (470)	◆647
適応する／調整される	be adapted (730)	◆647
～に適応する	adapt to (530)	◆648

（カッコ内数字：用例数，◆：ページ数）

✻ 意味・用法

- **be adjusted** は研究結果が年齢や性別などを考慮して調整される（補正される）ときなどに用いられる
- **be adapted** は方法が適合するように調整されるときなどに用いられる
- **be adapted** は自動詞の **adapt** と同様に「適合する」という意味でも使われる

✻ 動詞に結びつく主語のカテゴリー

❶著者・論文	❷分析研究	❸研究結果	❹方法	❺対象	❻現象	❼もの	❽疾患	❾処理・治療	❿場所	⓫変化	⓬機能	⓭関係	⓮定量値	⓯目的	
	●	●											●		**be adjusted**（調整される）
	●		●	●											**be adapted**（適応する／調整される）
				●											**adapt to**（～に適応する）

用例数　470

be adjusted 調整される

文型 第3文型受動態

受動態率60％

◆be adjusted forの用例が多い
◆研究結果が年齢などを考慮して調整されるときなどに用いられる

頻度分析 ❶ for（46％）/❷ to *do*（21％）/❸ by（8％）

前に来る単語（主語）		後に来る語句
analyses（分析）	be adjusted	**for age**（年齢に関して）
results（結果）		**to maintain ～**（～を維持するように）
model（モデル）		**to achieve ～**（～を達成するように）
dose（容量）		
data（データ）		

▶ 使い方の例

・**analyses were adjusted for age**　分析は，年齢に関して調整された
・**dose was adjusted to maintain ～**　容量は，～を維持するように調整された

例文 Analyses were adjusted for age and sex, and stratified by ascertainment source (population versus clinic). (Cancer Res. 2007 67:11128)
分析は，年齢と性別に関して調整された

用例数　730

be adapted 適応する／調整される

文型 第3文型受動態

受動態率80％

⇒ adapt to

◆方法が，適合するように調整されるときなどに用いられる
◆adaptは自動詞としても使われる

頻度分析 ❶ to（35％）/❷ to *do*（25％）/❸ for（27％）

前に来る単語（主語）		後に来る語句
method（can）（方法）	be adapted	**for use**（使用のために）
system（系）		**to grow**（増殖するように）
assay（アッセイ）		**to allow ～**（～を可能にするように）
cells（細胞）		**to study ～**（～を研究するために）

▶ 使い方の例

・**method can be adapted for use**　方法は，使用のために調整されうる

III 状態・性質を示す動詞

D 機能する

・**cells were adapted to grow**　細胞は,増殖するように適応した
・**assay was adapted to allow ～**　アッセイは,～を可能にするように調整された

例文 For a variety of reasons, not least because many genes are essential for viability, it is important that these **methods can be adapted to allow** the controlled silencing of target genes. (Trends Genet. 1998 14:73)
これらの方法は,標的遺伝子の制御されたサイレンシングを可能にするように調整されうる

用例数　530

adapt to　自 ～に適応する

文型 第1文型自動詞
受動態率95%
⇒ **be adapted**

◆細胞や生物が,環境などに適応するときに用いられる
◆adaptは他動詞としても使われる

頻度分析 to (95%)

前に来る単語（主語）		後に来る語句
cells（細胞）	adapt to	**～ changes**（～変化）
pathogen（病原体）		**～ conditions**（～状態）
organism（生物）		**～ environments**（～環境）
neurons（ニューロン）		**～ stress**（～ストレス）
		～ stimuli（～刺激）

▶ 使い方の例

・**organisms adapt to** environmental **changes**　生物は,環境変化に適応する
・**pathogens adapt to** their host **environments**　病原体は,それらの宿主環境に適応する
・**cells adapt to** prolonged **stimuli**　細胞は,延長した刺激に適応する

例文 Upon inhalation, C. neoformans disseminates to the brain and causes meningoencephalitis, but the mechanisms by which the **pathogen adapts to** the low-oxygen **environment** in the brain have not been investigated. (Mol Microbiol. 2007 64:614)
その病原体は,低酸素環境に適応する

Ⅲ-D　機能する

80. 最適化する

「最適化する」動詞は，to 不定詞の用例が非常に多い．

最適化する ……… **optimize** (1,200) ◆650
最適化される … **be optimized** (760) ◆650
最大化する ……… **maximize** (840) ◆651
最小化する ……… **minimize** (1,300) ◆652

（カッコ内数字：用例数，◆：ページ数）

✻ 意味・用法

・**optimize** は「最適化する」，**be optimized** は「最適化される」，**maximize** は「最大化する」，**minimize** は「最小化する」意味で用いられる

✻ 動詞に結びつく主語のカテゴリー

❶著者・論文	❷分析研究	❸研究結果	❹方法	❺対象	❻現象	❼もの	❽疾患	❾処理・治療	❿場所	⓫変化	⓬機能	⓭関係	⓮定量値	⓯目的	
	●		●												**be optimized**（最適化される）
							―								**optimize**（最適化する）
							―								**maximize**（最大化する）
							―								**minimize**（最小化する）

用例数　1,200

optimize 他 最適化する

文型 第3文型他動詞

受動態率 40％

⇒ be optimized

◆結果や性能などを最適化する意味で使われる

◆to不定詞の用例が多い

前に来る単語		後に来る語句
to（～するために／～する…）	optimize	**～ outcomes**（～結果） **～ performance**（～性能） **～ treatment**（～処置） **～ therapy**（～治療） **～ function**（～機能） **～ conditions**（～状態） **～ efficiency**（～効率） **～ detection**（～検出）

▶ 使い方の例

- **to optimize** clinical **outcomes**　臨床結果を最適化するために
- **to optimize** the **performance**　性能を最適化するために
- **to optimize treatment**　処置を最適化するために
- **to optimize therapy**　治療を最適化するために
- **to optimize** protein **function**　タンパク質機能を最適化するために

例文 Pending further definition of the relationship between SSAT induction and antitumor growth and toxicity in vivo, these relationships may be used **to optimize** therapeutic efficacy. (Mol Pharmacol. 1997 52:69)

これらの関連性は，治療効力を最適化するために使われるかもしれない

用例数　760

be optimized 最適化される

文型 第3文型受動態

受動態率 40％

⇒ optimize

◆条件が最適化されるときに使われる

頻度分析 ❶ for（25％）/❷ to *do*（21％）/❸ by（10％）

前に来る単語（主語）		後に来る語句
conditions（条件） **assay**（アッセイ） **parameters**（パラメーター） **method**（方法）	**be optimized**	**for ～ analysis**（～分析に対して） **for use**（使用に対して） **for ～ performance**（～性能に対して） **to maximize ～**（～を最大化するために） **to minimize ～**（～を最小化するために） **to obtain ～**（～を得るために） **to yield ～**（～を生じるために） **by using ～**（～を使うことによって） **by varying ～**（～を変動させることによって）

▶ 使い方の例

- **assay is optimized for** high-throughput **analysis**　アッセイは,ハイスループット分析に対して最適化される
- **conditions were optimized to minimize** ～　条件は,～を最小化するために最適化された
- **parameters were optimized to obtain** ～　パラメーターは,～を得るために最適化された

例文 PCR **conditions were optimized to minimize** PCR error using perfect match primers at the Msp I site in the p53 tumor suppressor gene at codon 248.（Nucleic Acids Res. 1999 27:1819）
PCR条件は,PCRエラーを最小化するために最適化された

用例数 840

maximize 他 最大化する

文型 第3文型他動詞
受動態率 10%

◆効率を最大化する意味で使われる
◆to不定詞の用例が多い

前に来る単語		後に来る語句
to（～するために／～する…）	**maximize**	**～ efficiency**（～効率） **～ efficacy**（～効力） **～ benefit**（～利点） **～ potential**（～潜在能） **～ sensitivity**（～感受性） **～ utility**（～有用性） **～ effectiveness**（～有効性）

▶ 使い方の例

- ・**to maximize** the **efficiency**　効率を最大化するために
- ・**to maximize efficacy**　効力を最大化するために
- ・**to maximize** the clinical **benefit**　臨床的利点を最大化するために
- ・**to maximize** the **potential**　潜在能を最大化するために

例文 To **maximize** the **efficiency** of the algorithm, we derive the analytical derivatives of the likelihood function with respect to all unknown model parameters.（Biophys J. 2000 79:1928）　そのアルゴリズムの効率を最大化するために

用例数　1,300

minimize 他 最小化する

文型 第3文型他動詞
受動態率 20％

◆効果を最小化するときに使われる
◆to不定詞の用例が多い

前に来る単語		後に来る語句
to（～するために／～する…）	**minimize**	**～ effects**（～作用） **the risk of ～**（～のリスク） **～ loss**（～喪失） **～ complications**（～合併症） **～ impact**（～衝撃） **～ damage**（～損傷） **～ injury**（～傷害） **the number of ～**（～の数）

▶ 使い方の例

- ・**to minimize** adverse **effects**　有害作用を最小化するために
- ・**to minimize the risk of** ～　～のリスクを最小化するために
- ・**to minimize** blood **loss**　血液喪失を最小化するために
- ・**to minimize** postoperative **complications**　術後合併症を最小化するために
- ・**to minimize** the **impact** of ～　～の衝撃を最小化するために

例文 Low doses of MMF were chosen **to minimize** adverse **effects** and to reduce levels of CNIs without the attendant risks of under-immunosuppression.（Transplantation. 2005 79:304）低容量のMMFが，有害作用を最小化するために選択された

Ⅲ-D　機能する

81. 制限される

「制限される」の動詞は，他動詞受動態のパターンで使う．

限られる …………………………	**be restricted** (3,100) ◆654／ **be confined** (940) ◆654
限られる／制限される …	**be limited** (4,800) ◆655

（カッコ内数字：用例数，◆：ページ数）

✻ 意味・用法

・be restricted，be confined，be limited は，発現などが特定の場所に限られるときに使われる．直後には，to が続く場合が多い

✻ 動詞に結びつく主語のカテゴリー

❶著者・論文	❷分析研究	❸研究結果	❹方法	❺対象	❻現象	❼もの	❽疾患	❾処理・治療	❿場所	⓫変化	⓬機能	⓭関係	⓮定量値	⓯目的	
	●				●	●							●		**be restricted**（限られる）
	●					●							●		**be confined**（限られる）
	●	●	●				●	●					●		**be limited**（限られる／制限される）

✻ 言い換え可能な動詞 ─意味が似ている動詞と前後の語の組み合わせ例

主語	動詞	後に来る語句
expression	be restricted be confined be limited	to ～ cells to ～ region

The expression was <restricted／confined／limited> to subpopulations of mature cells.

訳 その発現は成熟細胞の亜集団に限られた

用例数　3,100

be restricted 限られる

文型 第3文型受動態
受動態率 75％

◆be restricted toの用例が非常に多い
◆発現が特定の細胞などに限られるときに使う

よく使われる前置詞 ❶ to（80％）/❷ by（6％）

前に来る単語（主語）	be restricted	後に来る語句
expression（発現）		**to ～ cells**（～細胞に）
analysis（分析）		**to ～ tissue**（～組織に）
activity（活性）		**to ～ region**（～領域に）
protein（タンパク質）		**to ～ cytoplasm**（～細胞質に）
replication（複製）		**to ～ membrane**（～膜に）

▶ 使い方の例

- **expression is restricted to** immune **cells**　発現は,免疫細胞に限られる
- **replication was restricted to** respiratory **tissues**　複製は,呼吸器組織に限られた
- **activity is restricted to** boundary **regions**　活性は,境界領域に限られる
- **expression is restricted to** the **cytoplasm**　発現は,細胞質に限られる
- **protein was restricted to** the basolateral **membrane**　タンパク質は,側底膜に限られた

例文 **Expression was restricted to** ductal epithelial **cells** in the pancreas, surface colonocytes, small intestinal villi, and gastric isthmus cells.（Gastroenterology. 2001 120:1720）
発現は,管上皮細胞に限られた

用例数　940

be confined 限られる

文型 第3文型受動態
受動態率 90％

◆be confined toの用例が非常に多い
◆発現が特定の細胞などに限られるときに使う

よく使われる前置詞 to（88％）

前に来る単語（主語）	be confined	後に来る語句
expression（発現）		**to ～ cells**（～細胞に）
activity（活性）		**to ～ region**（～領域に）
protein（タンパク質）		**to patients**（患者に）
immunoreactivity（免疫応答性）		**to ～ surface**（～表面に）
analysis（分析）		

▶ 使い方の例

- **protein** **was confined to** primary glioma **cells**　タンパク質は,初代グリオーマ細胞に限られた
- **analysis** **was confined to patients**　分析は,患者に限られた
- **expression** **was confined to** the articular **surface**　発現は,関節表面に限られた

例文 In leaves CER2 **expression** **is confined to** the guard **cells**, trichomes, and petioles. (Plant Physiol. 1997 115:925)
CER2発現は,孔辺細胞,毛状突起および葉柄に限られる

用例数　4,800

be limited　限られる／制限される

文型 第３文型受動態
受動態率 50％

◆発現が特定の細胞などに限られる場合や,研究などが何かによって制限される場合に使う

よく使われる前置詞 ❶ to (30%) /❷ by (30%) /❸ in (5%)

前に来る単語（主語）		後に来る語句
expression（発現）	**be limited**	**to ～ cells**（～細胞に）
study（研究）		**to ～ region**（～領域に）
data（データ）		**to … subset of ～**（～の…サブセットに）
use（使用）		**by the lack of ～**（～の欠如によって）
approach（アプローチ）		**by the rate**（割合によって）
therapy（治療）		**by … inability to ～**（～することができないことによって）
disease（疾患）		**by ～ availability**（入手の可能性によって）
		by ～ effect（～効果によって）

▶ 使い方の例

- **expression** **is limited to** hematopoietic **cells**　発現は,造血細胞に限られる
- **study** **is limited by the lack of** ～　研究は,～の欠如によって制限される
- **approach** **is limited by availability**　アプローチは,入手の可能性によって制限される

例文 WASP **expression** **is limited to** hemopoietic **cells**, and WASP regulates the actin cytoskeleton. (J Immunol. 2006 176:6576)
WASP発現は,造血細胞に限られる

Lamivudine therapy induces improvements in chronic hepatitis B in a high proportion of patients, but prolonged **therapy** **is limited by** the development of viral resistance. (Hepatology. 2000 32:828)
長期の治療は,ウイルス抵抗性の発生によって制限される

III 状態・性質を示す動詞
D 機能する

Ⅲ-D　機能する

82. 避ける

「避ける」の動詞は，他動詞のパターンで使う.

避ける………	**avoid** (1,800) ◆657
回避する …	**circumvent** (540) ◆657

（カッコ内数字：用例数，◆：ページ数）

✻ 意味・用法

・avoid と circumvent は，どちらも方法が問題などを避ける場合に用いられる

✻ 動詞に結びつく主語のカテゴリー

❶著者・論文	❷分析研究	❸研究結果	❹方法	❺対象	❻現象	❼もの	❽疾患	❾処理・治療	❿場所	⓫変化	⓬機能	⓭関係	⓮定量値	⓯目的	
			●	●											**avoid**（避ける）
●			●												**circumvent**（回避する）

✻ 言い換え可能な動詞 ─意味が似ている動詞と前後の語の組み合わせ例

主語	動詞	後に来る語句
method approach	avoid circumvent	～ problem ～ effect the need

This novel method <circumvents／avoids> the need for microarrays.

訳 この新規の方法は，マイクロアレイの必要性を回避する

用例数 1,800

avoid 他 避ける

文型 第3文型他動詞
受動態率 15%

◆方法が問題を避ける場合に使う

前に来る単語（主語）		後に来る語句
method（方法）	avoid	**～ effect**（～効果）
cells（細胞）		**～ problem**（～問題）
approach（アプローチ）		**the need**（必要性）
		the use of ～（～の使用）

▶ 使い方の例

- **method avoids** these **problems** 方法は,これらの問題を避ける
- **approach avoids the need** アプローチは,必要を避ける

例文 The present **approach avoids the need** to decouple the ligand from its surrounding (bulk solvent and receptor protein) as is traditionally performed in the double-decoupling scheme.（Proc Natl Acad Sci USA. 2005 102:6825）
現在のアプローチは,リガンドを分離する必要性を避ける

用例数 540

circumvent 他 回避する

文型 第3文型他動詞
受動態率 10%

◆著者や方法が問題などを回避するときに使う

前に来る単語（主語）		後に来る語句
we（われわれ）	circumvent	**～ problem**（～問題）
method（方法）		**～ limitation**（～限界）
approach（アプローチ）		**the need**（必要性）
to（～する）		**～ difficulty**（～困難）
		～ effect（～影響）
		～ requirement（～必要性）

▶ 使い方の例

- **we circumvented** this **problem** われわれは,この問題を回避した
- **method circumvents the need** 方法は,必要を回避する
- **we circumvent** this **difficulty** われわれは,この困難を回避する
- **to circumvent** this **limitation** この限界を回避する

例文 Here **we circumvent** the computational **problem** by doing an experiment.（Nature. 2005 436:993）
われわれは,計算問題を回避する

Ⅲ-D　機能する

83. できる／できない

「できる／できない」の表現には，be動詞＋形容詞や自動詞のパターンがある．

できる ………	**be able to** (9,000) ◆659／ **be capable of** (5,100) ◆660
できない …	**be unable to** (3,800) ◆661／ **fail to** (12,000) ◆661

（カッコ内数字：用例数，◆：ページ数）

✻ 意味・用法

- be able to と be unable to の現在形は，それぞれ can と cannot に近いが，用例数はずっと少ない
- be capable of は，ものの能力について述べるときに使われる
- fail to は，主にものの性質を述べるために使う

✻ 動詞に結びつく主語のカテゴリー

❶著者・論文	❷分析研究	❸研究結果	❹方法	❺対象	❻現象	❼もの	❽疾患	❾処理・治療	❿場所	⓫変化	⓬機能	⓭関係	⓮定量値	⓯目的	
●				●		●									**be able to**（できる）
			●	●		●									**be capable of**（できる）
●				●		●									**be unable to**（できない）
	●			●	●	●		●	●				●		**fail to**（できない）

✻ 言い換え可能な動詞 ―意味が似ている動詞と前後の語の組み合わせ例

主語	動詞（＋形容詞）	後に来る語句
we mutant cells protein strain	be unable fail	to bind to induce to form to detect

We <were unable／failed> to detect the presence of any proteins.

訳 われわれは，どのタンパク質の存在も検出することができなかった

用例数 9,000

be able to ～することができる

文型 be動詞＋形容詞＋to *do*

◆S＋be動詞＋形容詞＋to *do*
◆現在形より過去形の用例の方が多い
◆現在形は助動詞のcanに比べると用例ははるかに少ない
◆weが主語になることが多いが,「細胞やタンパク質が～を誘導できる」などの用例もかなり多い
◆to不定詞に受動態が使われることはあまりない

頻度分析 to *do*(99%)

前に来る単語(主語)		動詞
we (われわれ)	be able to	**bind** (結合する)
cells (細胞)		**induce ～** (～を誘導する)
protein (タンパク質)		**form ～** (～を形成する)
mutant (変異体)		**inhibit ～** (～を抑制する)
enzyme (酵素)		**identify ～** (～を同定する)
patient (患者)		**activate ～** (～を活性化する)
		detect ～ (～を検出する)

▶ 使い方の例

- **enzyme was able to bind** 酵素は,結合することができた
- **protein was able to induce ～** タンパク質は,～を誘導することができた
- **cells were able to form ～** 細胞は,～を形成することができた
- **proteins were able to inhibit ～** タンパク質は,～を抑制することができた
- **we were able to identify ～** われわれは,～を同定することができた
- **mutants were able to activate ～** 変異体は,～を活性化することができた
- **we were able to detect ～** われわれは,～を検出することができた

例文 These latter **cells are able to inhibit** T-cell proliferation, at least in part via production of nitric oxide, but do not induce T-cell apoptosis. (Cancer Res. 2005 65:7493)
これらの後者の細胞は,T細胞増殖を抑制することができる

III 状態・性質を示す動詞

D 機能する

用例数　5,100

be capable of　～することができる

文型 第2文型be動詞

◆S＋be動詞＋形容詞＋of＋～ing
◆ofのあとには～ing形が続くことが多い
◆細胞やタンパク質の能力について述べるときに使い，weは主語にならない
◆現在形の用例が多い

頻度分析 of（99%）

前に来る単語（主語）		後に来る語句
cells（細胞）	be capable of	**binding**（結合する）
protein（タンパク質）		**inducing ～**（～を誘導する）
domain（ドメイン）		**forming ～**（～を形成する）
system（システム）		**activating ～**（～を活性化する）
enzyme（酵素）		**producing ～**（～を産生する）
method（方法）		**inhibiting ～**（～を抑制する）
mutant（変異体）		**mediating ～**（～を仲介する）
receptor（受容体）		**detecting ～**（～を検出する）
molecule（分子）		**generating ～**（～を作製する）
complex（複合体）		**growth**（増殖）
strain（系統）		**autophosphorylation**（自己リン酸化）

▶ 使い方の例

- **enzyme is capable of binding**　酵素は，結合することができる
- **cells are capable of inducing** ～　細胞は，～を誘導することができる
- **mutant was capable of forming** ～　変異体は，～を形成することができた
- **protein is capable of activating** ～　タンパク質は，～を活性化することができる
- **cells are capable of producing** ～　細胞は，～を産生することができる
- **domain is capable of inhibiting** ～　ドメインは，～を抑制することができる
- **receptor is capable of mediating** ～　受容体は，～を仲介することができる
- **method is capable of detecting** ～　方法は，～を検出することができる
- **system was capable of generating** ～　システムは，～を作製することができた
- **strain was capable of growth**　系統は，増殖できた
- **protein is capable of autophosphorylation**　タンパク質は，自己リン酸化できる

例文 This 9.6-kDa **protein is capable of binding** to HBx in vitro, and transient and stable expression in hepatocellular carcinoma cells abolishes the transactivation properties of HBx on luciferase constructs driven by AP-1 and endogenous hepatitis B virus enhancer/promoter elements.（J Virol. 1998 72:1737）

この9.6 kDaのタンパク質は，HBxに結合することができる

用例数　3,800

be unable to　～することができない

文型 be動詞＋形容詞＋to *do*

- ◆S＋be動詞＋形容詞＋to *do*
- ◆現在形より過去形の用例の方が多い
- ◆現在形はcannotよりかなり用例数が少ない
- ◆「変異体は結合できなかった」などの人以外を主語にする用例も多い

頻度分析 to *do*（99%）

前に来る単語（主語）	be unable to	動詞
we（われわれ）		**bind**（結合する）
mutant（変異体）		**induce ～**（～を誘導する）
cells（細胞）		**grow**（増殖する）
protein（タンパク質）		**form ～**（～を形成する）
strain（系統）		**detect ～**（～を検出する）

▶ 使い方の例

- ・**mutants were unable to bind**　変異体は，結合することができなかった
- ・**proteins are unable to induce** ～　タンパク質は，～を誘導することができない
- ・**strain was unable to grow**　系統は，増殖することができなかった
- ・**cells were unable to form** ～　細胞は，～を形成することができなかった
- ・**we were unable to detect** ～　われわれは，～を検出することができなかった

例文 A narB **mutant was unable to grow** on a medium containing nitrate as a nitrogen source, although this mutant could grow on media containing urea or nitrite with rates similar to those of the wild type.（J Bacteriol. 1999 181:7363）
narB変異体は，増殖することができなかった

用例数　12,000

fail to　自 ～できない

文型 自動詞＋to *do*

- ◆S＋V＋to *do*の自動詞
- ◆failはto不定詞を直後に伴う用例が非常に多い
- ◆「試みたができなかった」というパターンが多い
- ◆「失敗する」という意味でも使われる
- ◆研究対象が主語となることが多い
- ◆過去形の用例が多い

頻度分析 to *do*（91%）

fail to

前に来る単語（主語）	動詞
cells（細胞）	**induce ～**（～を誘導する）
mice（マウス）	**bind**（結合する）
mutant（変異体）	**activate ～**（～を活性化する）
protein（タンパク質）	**form ～**（～を形成する）
we（われわれ）	**produce ～**（～を産生する）
analysis（分析）	**inhibit ～**（～を抑制する）
domain（ドメイン）	**show ～**（～を示す）
patient（患者）	**develop ～**（～を発症する）
embryos（胚）	**respond**（応答する）
treatment（処置）	**express ～**（～を発現する）
animals（動物）	**detect ～**（～を検出する）
mutation（変異）	**increase**（増大する）
receptor（受容体）	**stimulate ～**（～を刺激する）
neurons（ニューロン）	**undergo ～**（～を起こす）
activity（活性）	**block ～**（～をブロックする）
region（領域）	**demonstrate ～**（～を実証する）
virus（ウイルス）	

▶ 使い方の例

- **treatment failed to induce ～**　処置は,～を誘導できなかった
- **protein failed to bind**　タンパク質は,結合できなかった
- **mutants fail to form ～**　変異体は,～を形成できない
- **virus failed to produce ～**　ウイルスは,～を産生できなかった
- **domain failed to inhibit ～**　ドメインは,～を抑制できなかった
- **mice failed to develop ～**　マウスは,～を発症しなかった
- **animals fail to respond**　動物は,応答できない
- **cells fail to express ～**　細胞は,～を発現できない
- **we failed to detect ～**　われわれは,～を検出できなかった
- **region failed to increase**　領域は,増大できなかった
- **receptor failed to stimulate ～**　受容体は,～を刺激できなかった
- **embryos fail to undergo ～**　胚は,～を起こせない
- **mutation fails to block ～**　変異は,～をブロックできない
- **analysis failed to demonstrate ～**　分析は,～を実証できなかった

例文 DNA **analysis failed to detect** mutations in the genes encoding any of the following proteins: AChR subunits, rapsyn, ColQ, ChAT or muscle-specific kinase. (Brain. 2006 129:2061)
DNA分析は,変異を検出できなかった

Coffee Break

英語論文を書くのが苦手！な人へのアドバイス

論文を書く一番のコツは，**ともかく書き始めること**である．どこからでもいい．書けるところから書き始めよう．論文を書くのに最初から最後まで，順に書く人はまずいない．Materials & MethodsやResultsでは，最初に小見出しをつけてみよう．そうすれば，いろいろなところから書き始めることができる．IntroductionやDiscussionでも仮の小見出しを作って，できるところから始めよう．小見出しをつけて論文を細分化する．ポイントは，論文を書き始めるための壁を低くすることだ．

論文執筆に使えるものは何でも使おう．特に，**関連論文**はできるだけたくさん集めて参考にしよう．使える表現，使えるネタを探して集めよう．**図**は必ず最初に作ろう．それに沿ってストーリーを考えるのだ．Resultsは必ず図を見ながら書かなければならない．実験結果をていねいに説明していけば，執筆そのものの調子もだんだん上がってくる．何かを参照しながら書く．これが２番目のコツである．

ある程度書いたら，印刷して赤ペンで添削しよう．添削しつつ少しだけアイデアを書き加えていくのだ．何度も添削するのだから，最初からうまく書こうと思わなくていい．「**赤ペン添削→修正**」を繰り返して少しずつ完成度を上げていけばいいだろう．人に見せるのは，この作業が終わってからだ．３番目のコツは，添削を繰り返すことである．

アイデアにつまったら，自分の論文の意義を考えよう．**ビジョン**を必ず論文に盛り込もう．この研究の目的は何であったのか？この論文で**言いたいこと**，言えることは何だろうか？じっくりと考えて，その答えを書き込もう．

論文執筆は，集中して取り組めば取り組むほど早く仕上がる仕事である．集中力を高めて一気に進めていくことが何より必要だ．

～英語力アップのために～

文型と動詞の用法をマスターしよう

はじめに－5文型による動詞の分類とマスターすべき表現法

英語の基本は**5文型**である．5文型は文の構造を示すものだが，同時に**動詞の使い方**を示すものでもある．そこで英文を正しく書くためには，次のことをよく理解しておく必要がある．①自分がどの文型を使おうとしているのか，②使おうとしている動詞の用法がその文型で正しいか，である．

第1文型	主語＋自動詞
第2文型	主語＋自動詞＋補語
第3文型	主語＋他動詞＋目的語
第4文型	主語＋他動詞＋目的語1＋目的語2
第5文型	主語＋他動詞＋目的語＋補語

5文型そのものの説明はここでは省略するが，不安のある人は文法書などで確認していただきたい．この5文型に基づいて動詞の使い方を考えるうえで，大きな問題となることがひとつある．論文でよく使われる**受動態の文型**について，通常の文法書では触れられていないという点だ．受動態の文型は，能動態とは明らかに異なっている．そこで，ここでは受動態で用いられる「**be動詞＋過去分詞**」をひとつの動詞ととらえた場合，その文型がどうなるかについて考えてみよう．

まず第3文型受動態だが，この場合，本来の目的語が主語となるので動詞（過去分詞）の後ろには何も残らない．つまり第1文型と同じパターンである．

第4文型受動態の場合は，通常，目的語1が前に出て主語になる．しかし，目的語2は後ろに残る．したがって第3文型のパターンである．

第5文型受動態の場合も，本来の目的語は主語となる．一方，補語は動詞（過去分詞）の後に残るので，この文型は第2文型のパターンと同じように見える．

以上をまとめると次のようになる．

1. 第１文型	主語＋自動詞
第３文型受動態	主語＋be動詞＋過去分詞
2. 第２文型	主語＋自動詞＋補語
第５文型受動態	主語＋be動詞＋過去分詞＋補語
3. 第３文型	主語＋他動詞＋目的語
第４文型受動態	主語＋be動詞＋過去分詞＋目的語
4. 第４文型	主語＋他動詞＋目的語１＋目的語２
5. 第５文型	主語＋他動詞＋目的語＋補語
6. その他（There is ～., It ～ that ….）	

There is ～. やIt ～ that …. の構文を「その他」として加えると６つのパターンになるが，上記の分類は従来の５文型の枠に収まるといっていいであろう．

ところで，英語では第３文型の動詞が最も多く，**「主語＋動詞＋目的語（名詞）」**のパターンがいわば**英語の基本形**と言えるものである．そこで本書では，このパターンに基づいて，他動詞（あるいは他動詞相当語句）の**前後にどのような名詞が使われるかを示したい**．しかし第３文型が最も多いとは言ってもすべてではないし，大部分と言えるほどでもない．そこで，その他の文型をどのようにこの第３文型のパターンに当てはめるかを考えてみよう．

i. 第１文型	主語＋自動詞＋前置詞＋名詞
第３文型受動態	主語＋be動詞＋過去分詞＋前置詞＋名詞
第２文型	主語＋be動詞＋形容詞＋前置詞＋名詞
ii. 第２文型	主語＋自動詞＋名詞／形容詞
第５文型受動態	主語＋be動詞＋過去分詞＋名詞／形容詞
iii. 第３文型	主語＋他動詞＋目的語（名詞）
第４文型受動態	主語＋be動詞＋過去分詞＋目的語（名詞）
iv. 第４文型	主語＋他動詞＋目的語1（名詞）＋目的語2（名詞）
v. 第５文型	主語＋他動詞＋目的語（名詞）＋補語（名詞/形容詞）

まず，第４文型受動態は**be動詞＋過去分詞**を１つの動詞とみなせば，第３文型と同等であることはすでに述べたとおりである．

文型と動詞の用法

「主語＋動詞＋目的語」を品詞中心に直すと「主語（名詞）＋動詞＋名詞」となる．第２文型のうち補語が名詞となる例「**主語＋自動詞＋名詞**」では，このパターンにほぼ該当する．第５文型受動態でも，同様のことが言える．

一方，第１文型は「主語＋動詞」なので，目的語に相当するものが存在しない．しかし，多くの第１文型の自動詞は直後に前置詞句を伴っており，これは無視できないほど重要なものである．そこで，直後の前置詞も動詞の枠に加えて，「主語＋**動詞＋前置詞**＋名詞」を「主語＋**動詞**＋名詞」と同等と考えることはむしろ当然のように思える．

第３文型受動態は，第１文型と同じ分類に入れてあるので，同様に考えることができる．一方，第４文型と第５文型の一部については，「主語＋動詞＋名詞＋α」と考えれば問題ない．そうすると残りは，第２文型と第５文型受動態で**補語**が**形容詞**となる場合だが，これは形容詞を名詞に匹敵すると考えると形の上ではフィットする．そこで，第２文型と第５文型受動態については「主語＋**動詞**＋名詞／形容詞」のパターンで考えることにする．

ただし，第２文型の中心である**be動詞**は使用頻度が圧倒的に高い一方で，それ自体では特定の意味をもたない．そこで「be動詞＋形容詞」は「be動詞＋過去分詞」に匹敵すると考え，「主語＋**be動詞＋形容詞＋前置詞**＋名詞」を追加のパターンとして加えた．

このような考えから，本書では**動詞**（あるいは**be動詞＋形容詞**）に対してよく使われる**主語**と後に続く**名詞**について，動詞の直後に名詞が続かない文型に対しては間に入る**前置詞**を含めて示してある．

以下では，まずは文型に対する理解を深めてもらうために，論文で使われる第１文型から第５文型までを順に解説する．本書の辞典部分（22～662ページ）を利用する際にぜひ役立てていただきたい．

1.第1文型自動詞（＋前置詞）

第1文型の自動詞は，第2文型の自動詞と違って後ろに補語を伴わない．動詞で文を終えることができるが，論文では動詞の後に**前置詞**や副詞が続くことが多い．表1に示すように，自動詞と前置詞との組合わせにはそれぞれのパターンがあり，特定の組み合わせしか使われないものもある．自動詞の**lead to, derive from, attach to, correlate with, stem from, belong to, interfere with, consist of, focus on**などは，自動詞と前置詞の結びつきが非常に強い代表例で，前置詞なしには意味をなさないと言っていいぐらいだ．このように，第1文型の**自動詞と前置詞とはセット**で考える必要がある場合も多い．

一方，例えば下のような例では一番よく使われるもの以外にもさまざまな前置詞の組合わせがあり，どれを使うかを決める必要がある．自動詞の後の前置詞には，前の動詞との**結びつき**が強いものと後ろの名詞との結びつきが強いものとがあることに注意しよう．場所・時・方法を表す前置詞は，次に来る名詞の影響を受けやすい．

自動詞	前置詞（結びつき度）
occur (45,000)	❶ in (30%) / ❷ at (8%) / ❸ during (5%) / ❹ with (3%) / ❺ by (3%) / ❻ through (3%) / ❼ within (2%) / ❽ after (2%) / ❾ via (2%)
emerge (3,100)	❶ as (33%) / ❷ from (15%) / ❸ in (8%) / ❹ for (2%) / ❺ with (2%) / ❻ to (1%)

（動詞の下のカッコ内数字：用例数）

自動詞＋to *do* については，6-1で示す．

表1　自動詞と前置詞の組合わせ

自動詞（用例数）	前置詞（結びつき度）		
lead（31,000）	to（100%）	～につながる	他動詞もある
derive（1,300）	from（100%）	～に由来する	他動詞の方が多い
attach（490）	to（99%）	～に結合する／～に付着する	他動詞もある
correlate（13,000）	with（99%）	～と相関する	他動詞もある
stem（320）	from（99%）	～に由来する	名詞が多い
search（610）	for（99%）	～を探索する	他動詞もある
substitute（830）	for（99%）	～の代わりになる	他動詞もある
predispose（460）	to（97%）	～（病気）の原因になる	他動詞もある
belong（2,200）	to（97%）	～に属する	
interfere（3,400）	with（97%）	～に干渉する	
consist（7,300）	of（95%）	～から成る	
focus（4,500）	on（94%）	～に焦点を当てる	他動詞もある
coincide（1,500）	with（92%）	～に一致する	
participate（6,800）	in（92%）	～に関与する／～に参加する	
suffer（490）	from（92%）	～を患う／～に苦しむ	他動詞もある
bind（22,000）	to（90%）	～に結合する	他動詞もある
distinguish（970）	between（90%）	～を区別する	他動詞もある
relate（1,000）	to（89%）	～と関連する	他動詞の方が多い
contribute（26,000）	to（88%）	～に寄与する	
correspond（3,700）	to（86%）	～に相当する	
associate（6,400）	with（82%）	～に結合する	他動詞もある
rely（2,600）	on（81%）	～に依存する	
depend（11,000）	on（80%）	～に依存する	
serve（10,000）	as（79%）	～として働く	
interact（20,000）	with（75%）	～と相互作用する	
result（64,000）	in（75%）	～という結果になる	
adhere（1,000）	to（71%）	～に接着する	
respond（8,400）	to（69%）	～に反応する	
react（3,100）	with（66%）	～と反応する	

自動詞(用例数)	前置詞 (結びつき度)		
function (12,000)	as (63%)	～として機能する	
differentiate (2,200)	into (56%)	～に分化する	
accumulate (4,200)	in (54%)	～において蓄積する	
originate (1,800)	from (53%)	～から生じる	
reside (2,700)	in (52%)	～に位置する	
develop (3,400)	in (50%)	～において発生する	他動詞の方が多い
come (1,600)	from (50%)	～に由来する	

▶ 例文

ALK1 **belongs to** the type I receptor family for transforming growth factor-beta family ligands. (Blood. 2008 111:633)
ALK1は，1型受容体ファミリーに属する

Inhibitors of LuxS should **interfere with** bacterial interspecies communication and potentially provide a novel class of antibacterial agents. (J Med Chem. 2006 49:3003)
LuxSの阻害剤は，細菌の種間コミュニケーションに干渉するはずである

This article **focuses on** recent research into depression, bipolar disorder and anxiety in older people.(Curr Opin Psychiatry. 2007 20:539)
この記事は，最近の研究に焦点を当てる

Gp1bα also **participates in** megakaryocyte endomitosis, a form of controlled and precise whole-genome amplification. (Proc Natl Acad Sci USA. 2007 104:3490)
Gp1bαは，また，巨核球核内分裂に関与する

2-1. 第2文型の自動詞（be動詞）

be動詞は，（受動態の文で使われるものを除いても）論文の中で使われる回数が圧倒的に多い．**be動詞＋形容詞**のパターンは，その中でかなりの割合を占める．be動詞＋形容詞が表現する内容は多様であるが，使い方のポイントとして形容詞に続く**前置詞**の組合わせが挙げられる．表2-1に示すような特定の前置詞との結びつきが強いものには特に注意しよう．

ここでは，「be動詞＋形容詞＋前置詞」の例だけを示すが，「**名詞＋形容詞＋前置詞**」の場合（例：genes responsible for these disorders　これらの疾患の原因である遺伝子）でも形容詞と前置詞の組合わせはだいたい同じである．

be動詞＋形容詞＋to *do* については，6-5で示す．be動詞＋名詞については，470ページの「be（＋名詞）」の項を参照してほしい．

表2-1　「be動詞＋形容詞」と前置詞の組合わせ

be動詞+形容詞（用例数）	前置詞（結びつき度）	
be capable (5,100)	of (99%)	～できる
be consistent (12,000)	with (97%)	～と一致している
be responsible (7,100)	for (97%)	～の原因である
be independent (5,100)	of (97%)	～に依存しない
be analogous (370)	to (96%)	～に類似している
be compatible (710)	with (95%)	～に適合する
be resistant (2,500)	to (95%)	～に抵抗性の
be central (800)	to (93%)	～の中心をなす
be characteristic (920)	of (91%)	～に特徴的である
be sensitive (2,800)	to (90%)	～に感受性の
be due (7,500)	to (88%)	～のせいである
be coincident (250)	with (88%)	～と同時に起こる
be homologous (1,100)	to (87%)	～と類似している
be deficient (1,000)	in (86%)	～が欠損している
be essential (13,000)	for (84%)	～に必須である

be動詞+形容詞（用例数）	前置詞（結びつき度）	
be suitable (470)	for (82%)	～に適している
be dependent (8,300)	on (81%)	～に依存している
be distinct (2,400)	from (78%)	～とは明確に異なっている
be defective (2,100)	in (75%)	～において欠陥がある
be indistinguishable (1,000)	from (70%)	～と区別がつかない
be relevant (970)	to (70%)	～に関連している
be critical (8,100)	for (69%)	～にとって決定的に重要である
be crucial (2,600)	for (66%)	～にとって決定的に重要である
be present (14,000)	in (59%)	～に存在する
be unaffected (3,000)	by (59%)	～に影響されない
be necessary (8,600)	for (59%)	～にとって必要である
be important (12,000)	for (56%)	～にとって重要である
be efficacious (220)	in (55%)	～において効果的である
be identical (2,300)	to (54%)	～と同一である
be effective (2,300)	in (53%)	～において効果的である
be equal (370)	to (53%)	～に等しい
be comparable (2,600)	to (51%)	～に匹敵する
be similar (12,000)	to (48%)	～に似ている
be different (1,800)	from (46%)	～と異なっている
be specific (2,500)	for (44%)	～に特異的である
be useful (4,400)	for (40%)	～のために有用である

▶ 例文

Conversely, human ABIN-3 **was capable of** inhibiting NF-κB activation in response to signaling from Toll-like receptor, IL-1, and tumor necrosis factor. (Mol Biol Cell. 2007 18:512)
ヒトABIN-3は，NF-κB活性化を阻害することができた

However, many cancer cells **are resistant to** rapamycin and its derivatives. (Oncogene. 2007 26:4523)
多くの癌細胞は，ラパマイシンに抵抗性である

This activation **is sensitive to** pertussis toxin treatment but independent of phosphoinositide-3 kinase activity and an intact cytoskeleton. (Mol Biol Cell. 2007 18:512)
この活性化は，百日咳毒素治療に感受性である

These activities **are independent of** its ability to regulate cyclin D1 expression.（Oncogene. 2007 26:4523）
これらの活性は,〜を制御するそれの能力に依存しない

Increased iNOS activity **was dependent on** B1R activation of the MAPK ERK.（J Biol Chem. 2007 282:32453）
増大したiNOS活性は,B1R活性化に依存していた

ENaC activity **was unaffected by** AKAP79 and AKAP-KL expression.（FASEB J. 2007 21:1189）
ENaC活性は,AKAP79に影響されなかった

2-2. 第２文型自動詞（be動詞以外）

第２文型の文の大半で動詞にはbe動詞が使われるが，それ以外の動詞も用いられる．論文に登場するbe動詞以外の第２文型の自動詞には次に示すようなものがあり，その種類は限られている．これらの動詞の後には補語が続くので，動詞をbe動詞と置き換えても文が成立することが第１文型の自動詞と区別する際のポイントである．ただし，to不定詞が補語になる場合は使い方が少し異なる．そこで自動詞+to *do* の用法については6-1で説明する．

動詞		to *do*の結びつき度
become	～になる	0%
remain	～のままである	6%
prove	～であると判明する	40%
appear	～のように思われる	80%
seem	～のように思われる	75%

▶ 例文

The BRCA1 protein **becomes** phosphorylated in response to DNA damage, but the effects of phosphorylation on recombinational repair are unknown.（Mol Cell Biol. 2004 24:708）
BRCA1タンパク質は，リン酸化された状態になる

The late region of the human neurotropic JC virus encodes a 71 amino acid protein, named Agnoprotein, whose biological function **remains** elusive.（Oncogene. 2002 21:5574）
生物学的機能は，とらえどころのないままである

The method **proved** useful in facilitating the assignment of disulfide structure in tumor necrosis factor binding protein (TNFbp), which contains 162 amino acids and 13 disulfide bonds.（Anal Chem. 1998 70:136）
その方法は，有用であると判明した

HPV-negative cells **appeared** unaffected by the anti-viral siRNAs.（Oncogene. 2002 21:6041）
HPV陰性細胞は，抗ウイルスsiRNAによって影響されないようであった

It **seems** plausible that arginine-rich peptides are able to adapt to a mosaic helical architecture in which segments as small as single base steps may be considered as modular recognition units.（Biochemistry. 2005 44:6547）
～ということはもっともらしいようである

3-1. 第3文型他動詞（能動態）

第3文型（主語＋他動詞＋目的語）の動詞は，**能動態**だけでなく**受動態（主語＋be動詞＋過去分詞）**でも使われる．能動態と受動態とでは文のスタイルが全く異なるので，使い方は分けて考えた方がよい．そこで本書では，能動態と受動態とは別々の見出し語で示してある（本書に能動態と受動態の両方が収録されている語は，お互いを参照できるように⇒で示している）．

また，すべての他動詞に「**受動態率**（受動態で使われる割合）」も示したので，ぜひ，参考にしよう．表3-1のように，受動態では使われない動詞もある．このような動詞を受動態で使わないように注意しよう．逆に，能動態ではほとんど使われない他動詞もある．

表3-1　受動態にならない他動詞

動詞（用例数）		受動態率
have（160,000）	～をもつ	0%
possess（6,400）	～をもつ	0%
harbor（1,700）	～をもつ	1%
contain（39,000）	～を含む	1%
constitute（3,800）	～を構成する	0.5%
undergo（19,000）	～を受ける／～を起こす	0%
receive（16,000）	～を受ける	0.5%
indicate（62,000）	～を示す	1%
display（16,000）	～を示す	1%
exhibit（31,000）	～を示す	0.5%
imply（4,000）	～を（暗に）意味する	1%
allow（12,000）	～を可能にする	1%
enable（3,900）	～を可能にする	0.1%
permit（3,600）	～を可能にする	1%
help（6,600）	～を助ける	0.5%
yield（8,600）	～を生み出す	0%
underlie（3,600）	～の根底をなす	0.2%
resemble（3,800）	～に似ている	0%

allow, enable, permitは第５文型でも用いられる

▶ 例文

These enzymes **undergo** acylation at a serine residue with their respective substrates as the first step in their catalytic events.（Biochemistry. 2007 46:10113）

これらの酵素は，アシル化を起こす

Group A received intravitreous VEGF only, and group E **received** intravitreous bevacizumab only.（Invest Ophthalmol Vis Sci. 2007 48:5708）

グループEは，硝子体内ベバシズマブ投与を受けた

This phenotype closely **resembles** the partial midembryonic loss and postnatal hemorrhage previously reported for both prothrombin- and factor V (F5)-deficient mice.（Blood. 2007 109:5270）

この表現型は，部分的な中期胚喪失および出生後出血に密接に似ている

3-2. 第3文型他動詞受動態

論文では，第３文型の他動詞の受動態が非常に多く使われる．この文型（主語＋be動詞＋過去分詞）は後ろに目的語や補語を伴わないので，第１文型とスタイルが似ている．第１文型の文と同様に，動詞の直後に前置詞を用いることが多い点に注意しよう．なかには特定の前置詞と組み合わされる割合がきわめて高いものがある（表3-2-1）．特定の前置詞との結びつきが高い動詞に注目し，決まったパターンを習得すると英語力を一気に上昇させることができる．どの前置詞を選択するかが動詞の使いこなしの重要なポイントになるからだ．もちろん他の前置詞が使われることもあるが，まずはよく使われるものを習得することが肝心である．

一方，さまざまな前置詞を使い分ける必要がある動詞がある．下はその一例だ（前置詞以外にusingもよく用いられる）．

他動詞（用例数）	前置詞など（結びつき度）
be obtained (11,000)	❶ from (20%) / ❷ by (11%) / ❸ in (9%) / ❹ for (9%) / ❺ with (8%) / ❻ at (4%) / ❼ using (4%) / ❽ on (1%)

（動詞の下のカッコ内数字：用例数）

ここでは，「be動詞＋過去分詞＋前置詞」のパターンのみを示すが，「名詞＋過去分詞＋前置詞」の用法（例：mechanisms involved in this process　この過程に関与する機構）でも過去分詞と前置詞の組合わせはほぼ同じである．

受動態（be動詞＋過去分詞）+to *do* については6-3で示す．

表 3-2-1 「be 動詞＋過去分詞」と前置詞の組合わせ

動詞（用例数）	前置詞（結びつき度）	
be associated (49,000)	with (98%)	～と関連している
be accompanied (4,800)	by (98%)	～を伴う
be composed (3,000)	of (94%)	～から成る
be comprised (670)	of (93%)	～から成る
be caused (3,700)	by (93%)	～によって引き起こされる
be involved (16,000)	in (93%)	～に関与している
be attributed (3,000)	to (93%)	～に起因する／～に帰する
be caused (3,700)	by (93%)	～によって引き起こされる
be catalyzed (650)	by (91%)	～によって触媒される
be influenced (2,700)	by (91%)	～によって影響を受ける
be supported (1,800)	by (89%)	～によって支持される
be based (4,100)	on (89%)	～に基づいている
be related (5,700)	to (89%)	～に関連している
be divided (1,400)	into (88%)	～に分けられる
be confined (720)	to (88%)	～に限られる
be correlated (6,400)	with (86%)	～と関連している
be implicated (8,700)	in (84%)	～に関与する
be ascribed (450)	to (84%)	～に起因する／～に帰する
be restricted (3,100)	to (80%)	～に制限される
be linked (5,700)	to (80%)	～につながる
be exposed (2,600)	to (80%)	～に曝露される
be required (34,000)	for (76%)	～のために必要とされる
be driven (1,300)	by (75%)	～によって駆動される
be explained (3,000)	by (73%)	～によって説明される
be modulated (2,500)	by (72%)	～によって調節される
be attached (570)	to (72%)	～に結合している
be blocked (6,500)	by (71%)	～によってブロックされる
be derived (3,400)	from (69%)	～に由来する
be applied (4,400)	to (69%)	～に適用される
be prevented (2,200)	by (69%)	～によって妨げられる
be mediated (11,000)	by (68%)	～によって仲介される
be treated (5,500)	with (68%)	～によって処置される

（次ページへつづく）

表3-2-1　つづき

動詞(用例数)	前置詞(結びつき度)	
be inhibited(11,000)	by(68%)	～によって阻害される
be incorporated(1,700)	into(68%)	～に組み込まれる
be tethered(230)	to(68%)	～につなぎ止められる
be controlled(4,200)	by(67%)	～によって制御される
be infected(1,800)	with(66%)	～に感染する
be converted(2,000)	to(66%)	～に変えられる
be incubated(1,300)	with(66%)	～とインキュベートされる
be immunized(640)	with(65%)	～で免役される
be regulated(11,000)	by(64%)	～によって制御される
be coupled(2,200)	to(64%)	～と共役する
be characterized(9,800)	by(63%)	～によって特徴づけられる
be digested(210)	with(62%)	～によって消化される
be occupied(430)	by(62%)	～によって占められている
be affected(6,400)	by(61%)	～によって影響を受ける
be transfected(1,200)	with(58%)	～を移入される
be enriched(2,200)	in(58%)	～に濃縮される
be added(2,100)	to(57%)	～に加えられる
be confirmed(6,200)	by(57%)	～によって確認される
be followed(2,600)	by(57%)	～を伴う
be suppressed(2,500)	by(57%)	～によって抑制される

▶ 例文

These alterations **were accompanied by** high levels of DNA damage, induction of proapoptotic proteins, and suppression of prosurvival signaling. (J Virol. 2008 82:1558)
これらの変化は,高いレベルのDNA損傷を伴った

Cell cycle arrest **is attributed to** inhibition of cyclin-dependent kinase 2 (CDK2) and concomitant dephosphorylation of retinoblastoma tumor suppressor. (Cancer Res. 2007 67:1221)　細胞周期停止は,サイクリン依存性キナーゼ2の阻害に起因する

The group **was divided into** three subtypes based on brain imaging findings. (Brain. 2005 128:2811)
そのグループは,3つのサブタイプに分けられた

Animals **were exposed to** solar simulator radiation for 7 days. (J Invest Dermatol. 2006 126:402)
動物は,人工太陽光源照射に曝露された

Fast Fourier transform analysis **was applied to** the neurograms to identify the power of fundamental spectral frequencies. (J Physiol. 2007 578:605)
高速フーリエ変換分析は，ニューログラムに適用された

能動態にほとんどならない他動詞

以下の動詞は論文では受動態でのみ使われ，能動態にはほとんどならないので注意しよう．特定の前置詞との結びつきが強いものが多いという特徴もある．

いくつかの動詞は自動詞や名詞としても使われるが，ここでは他動詞としての用法・用例のみを示す．

表3-2-2　能動態にほとんどならない他動詞

動詞（用例数）		受動態率	前置詞など（結びつき度）
be thought (7,300)	考えられる	99%	to *do* (94%)
be known (19,000)	知られている	97%	to *do* (42%), about (37%)
be associated (49,000)	関連している	99%	with (98%)
be based (4,100)	基づいている	96%	on (89%)
be composed (3,000)	(～から)成る	95%	of (94%)
be derived (3,400)	由来する	100%	from (69%)
be cultured (980)	培養される	100%	in (33%)
be incubated (1,300)	インキュベートされる	99%	with (66%)

▶ 例文

Treatment with epoetin α **is associated with** an increase in the incidence of thrombotic events. (N Engl J Med. 2007 357:965)
エポエチンαによる処置は，～の増大と関連している

The assay **was based on** the assumption that mildly denaturing solvents in an appropriate buffer can accentuate the conformational changes produced by single-base mismatches in double-stranded DNA and thereby increase the differential migration in electrophoretic gels of heteroduplexes and homoduplexes. (Proc Natl Acad Sci USA. 1998 95:1681)
そのアッセイは，～という仮定に基づいていた

The unique ring structures **are composed of** a protein named Hsr. (Infect Immun. 2003 71:2350)
その独特なリング構造は，Hsrと命名されたタンパク質から成る

Clinical data **were derived from** major clinical trials, including the AIDS Clinical Trials Group 320 Study. (N Engl J Med. 2001 344:824)
臨床データは，主要な臨床治験に由来した

文型と動詞の用法

4. 第４文型（受動態）：～を与えられる

第４文型（主語＋動詞＋目的語１＋目的語２）は，「主語＋動詞＋人＋もの」の形で用いられることが多いが，論文でこの文型が使われる場面は非常に限られている．特に能動態の用例はほとんどないので，ここでは受動態のみを示す．

「第４文型受動態」の文は，「主語＋be動詞＋過去分詞＋目的語（名詞）」のパターンで使う．**be fed** は動物が餌を与えられるとき，**be administered** や **be given** は動物や患者が投薬などをされるときに使われる．これらの動詞は，第３文型受動態でも使われるので注意しよう．

be動詞＋過去分詞	
be fed	食餌を与えられる
be administered	～を受ける／与えられる
be given	～を与えられる

▶ 例文

Twenty male New Zealand white rabbits **were fed** regular chow with and without 2% cholesterol for 10 days followed by 7 days of bile drainage.（Gastroenterology. 1997 113:1958）

20匹のオスのニュージーランドホワイトウサギは，通常の固形飼料を与えられた

Nine animals **were administered** saline as a control.（Crit Care Med. 2005 33:623）

9匹の動物は，生理食塩水を与えられた

Three days post-infection, mice **were given** saline or ethanol (5 g/kg, intragastrically).（J Biol Chem. 2003 278:8435）

マウスは，生理食塩水あるいはエタノールを与えられた

5-1.第５文型他動詞（能動態）：～を…と命名する／～に…させる

「第５文型他動詞」の文は,「主語＋動詞＋目的語＋補語」のパターンで構成される．補語には，名詞，形容詞，to不定詞が用いられる．

a. 補語が名詞となる動詞には，**name, designate, term**（～を…と命名する）あるいは**call**（～を…と呼ぶ）がある．
b. 補語が形容詞となる動詞としては，**render, make**（～を…にする）がある．
c. 補語がto不定詞である場合は，その不定詞を構成する動詞の意味上の主語となるのが文の目的語だ．このような用法の動詞としては，**allow, enable, permit**（～が…するのを可能にする），**prompt**（～が…することを促す），**lead**（～が…するように仕向ける）がある．この場合の目的語には，usが使われることが多い．

第５文型の動詞は，第３文型で使われることも多い．

a.命名する／呼ぶ（補語が名詞となる場合）

動詞	
name	～を…と命名する
designate	～を…と命名する
term	～を…と命名する
call	～を…と呼ぶ

▶ 例文

Therefore, we **have named** these protein domains ADEPTs (Additional Domains for Eukaryotic Protein Targeting). (Nucleic Acids Res. 2000 28:383)
われわれは,これらのタンパク質ドメインをADEPTと命名した

We **have called** this approach 'SAGE-Lite'. (Nucleic Acids Res. 1999 27:e39)
われわれは,このアプローチをSAGE-Liteと呼んできた

b. ～にする（補語が形容詞となる場合）

動詞	
render	…を～にする
make it ～ to	…することを～にする

▶ 例文

We have previously shown that ULBP expression **renders** a relatively resistant target cell sensitive to NK cytotoxicity, presumably by engaging NKG2D, an activating receptor expressed by NK and other immune effector cells.（J Immunol. 2002 168:671）

ULBP発現は，比較的抵抗性の標的細胞をNK細胞毒性に感受性にする

This technique **makes it** possible **to** characterize rapidly novel fusogenic agents under well-defined conditions.（Biophys J. 2006 91:233）

この技術は，～を特徴づけするのを可能にする

c. 可能にする（補語がto不定詞となる場合）

動詞	
allow ～ to	～が…するのを可能にする
enable ～ to	～が…するのを可能にする
permit ～ to	～が…するのを可能にする
prompt ～ to	～が…するよう促す
lead ～ to	～が…するように仕向ける

▶ 例文

This approach **enabled** us **to** identify previously unknown mutations in the receptor tyrosine kinase gene EPHB2.（Nat Genet. 2004 36:979）

このアプローチは，われわれが以前に知られていない変異を同定するのを可能にした

5-2. 第５文型受動態：〜と命名される／〜にされる

「**第５文型受動態**」の文は，「主語＋be動詞＋過去分詞＋補語」のパターンで使われる．補語には名詞，形容詞，to不定詞が用いられる．

a. **be named**, **be designated**, **be termed** は「〜と命名される」，**be called** は「〜と呼ばれる」の意味で，いずれの場合も**補語**には名詞が使われる．
b. **be rendered** は「〜にされる」の意味で使われ，**補語**には形容詞が用いられる．**be considered** は，形容詞と名詞の両方が**補語**として使われる．

第５文型受動態 +to *do* については6-3でまとめる．

a. 〜と命名される／呼ばれる（補語が名詞となる場合）

named, **designated**, **termed**, **called** は，「一般名詞＋**過去分詞**＋固有名詞」のパターンで使われることも多い（例：protein called huntingtin　ハンチンチンと呼ばれるタンパク質）

動詞	
be named	〜と命名される
be designated	〜と命名される
be termed	〜と命名される
be called	〜と呼ばれる

▶ 例文

The gene **was designated** xasA for extreme acid sensitive.（J Bacteriol. 1996 178:3978）
その遺伝子は,xasAと命名された

The locus **was termed** bdlA for biofilm dispersion locus.（J Bacteriol. 2006 188:7335）
その座位は,bdlAと命名された

b. ～にされる／～と考えられる（補語が形容詞あるいは名詞となる場合）

動詞	
be rendered	～にされる
be considered	～と考えられる

▶ 例文

Mice **were rendered** tolerant to morphine either by subcutaneous implantation of a pellet containing 25 mg morphine free base for 4 days or by injecting morphine（20 mg/kg, s.c.）twice a day for 4 days.（Brain Res. 1997 771:343）

マウスは，モルヒネに耐性にされた

Virus-specific T-helper cells **are considered** critical for the control of chronic viral infections.（Nature. 2000 407:523）

ウイルス特異的ヘルパーT細胞は，慢性ウイルス感染の制御にとって決定的に重要であると考えられる

6-1. 自動詞+to *do*

「自動詞+to *do*」の表現には以下のようなものがある．特に，**appear, seem, tend, aim, fail** は，このパターンで使われることが非常に多い．

「自動詞+to *do*」と「他動詞+to *do*」の区別はわかりにくい．区別を考えるよりも，「**動詞+to *do* のパターンで使う動詞**」と考える方がよいだろう．

動詞		to *do* の結びつき度
appear to	～するように思われる	80%
seem to	～するように思われる	75%
prove to	～すると判明する	40%
tend to	～する傾向がある	97%
aim to	～することを目標とする	80%
fail to	～できない	91%
remain to be	～されないままである	6%
evolve to	～するように進化する	18%
serve to	～するのに役立つ	14%

文型と動詞の用法

▶ 例文

This gene **appears to** be important for the normal development and maintenance of venous and lymphatic valves.（Circulation. 2007 115:1912）

この遺伝子は，正常発生のために重要であるように思われる

Most screen-found patients **tend to** have little or no gastrointestinal symptoms.（Gastroenterology. 2005 128:S52）

ほとんどのスクリーニングで見つかった患者は，胃腸症状をほとんどあるいは全くもたない傾向がある

The current study **aims to** determine whether monomeric beta-tryptase also can exhibit enzyme activity, as suggested previously.（Biochemistry. 2004 43:10757）

現在の研究は，～かどうかを決定することを目標とする

The E460S mutation **failed to** produce a transformant with meaningful expression.（J Biol Chem. 1999 274:12372）

E460S変異は，形質転換体を産生できなかった

6-2. 他動詞 +to *do*（～しようとする）

「**第３文型他動詞 +to *do***」の表現に使われる動詞の種類は限られている．論文では以下の動詞がそれに該当する．いずれの単語もto不定詞を**目的語**にすることが非常に多い．これらの他動詞のうち**need**以外は，あまり受動態では使われない．**help**の直後のtoは省略されることの方が多い．**begin**と**continue**は自動詞としても使われる．

「他動詞 +to *do*」と「自動詞 +to *do*」の違いや見分け方を説明することは簡単ではない．しかし，どちらも「**動詞 +to *do***」とだけ考えればよい．

動詞		to *do*の結びつき度
seek to	～しようと努める	85%
attempt to	～しようと試みる	80%
try to	～しようと試みる	79%
need to	～する必要がある	82%
begin to	～し始める	58%
continue to	～し続ける	77%
help (to)	～するのに役立つ	to *do*：32%，*do*：64%

▶ 例文

This study **sought to** evaluate the efficacy and safety of torcetrapib in patients with low high-density lipoprotein cholesterol (HDL-C) levels receiving background atorvastatin. (J Am Coll Cardiol. 2006 48:1782)

この研究は，有効性と安全性を評価しようとした

We **have attempted to** identify factors associated with T cell reconstitution in response to highly active antiretroviral therapy. (J Infect Dis. 2005 192:1577)

われわれは，T細胞再構成と関連する因子を同定しようと試みてきた

These results **need to** be further validated in a larger cohort. (J Infect Dis. 2007 195:21)

これらの結果は，さらに検証される必要がある

These results **help** define the cellular basis for plasticity underlying the development of behavioral sensitization. (J Neurosci. 2007 27:14275)

これらの結果は，可塑性に対する細胞基盤を定義するのに役立つ

6-3. 第５文型受動態+to *do*：（〜する）と考えられる／示される

「**第５文型受動態+to *do***」のパターンのto不定詞は，文法的には**補語**である．以下の動詞のうち，**be considered**以外はto不定詞のみを補語とする．この文型では，to *do*の意味上の主語が文の主語と一致することに注意しよう．また，**be considered**，**be predicted**，**be expected**，**be estimated**は，第３文型受動態の形でも用いられ，表に示す前置詞との結びつきも強い．**be believed**，**be known**，**be hypothesized**，**be postulated**，**be proposed**，**be found**，**be shown**などは，it+**be動詞＋過去分詞**＋thatの構文でもよく使われる（7-1 It 〜 that構文の項を参照）．

文型と動詞の用法

a. 〜すると考えられる／〜すると予想される

動詞		前置詞などのパターン	
be thought to	〜すると考えられる	to *do*（94%）	−
be considered to	〜すると考えられる	to *do*（17%）	in（9%）
be believed to	〜すると信じられている	to *do*（92%）	that（7%）
be known to	〜することが知られている	to *do*（42%）	about（37%）
be predicted to	〜すると予想される	to *do*（63%）	by（11%）
be expected to	〜すると予想される	to *do*（65%）	from（5%）
be estimated to	〜すると推定される	to *do*（28%）	by（15%）
be hypothesized to	〜すると仮定される	to *do*（46%）	that（48%）
be postulated to	〜すると仮定される	to *do*（61%）	that（23%）
be proposed to	〜すると提唱される	to *do*（37%）	that（20%）

▶ 例文

Antiviral CD8(+) T cells **are thought to** play a significant role in limiting the viremia of human and simian immunodeficiency virus (HIV and SIV, respectively) infections. (J Virol. 2007 81:11982)

抗ウイルスCD8(+) T細胞は，重要な役割を果たすと考えられる

The release mechanism **is believed to** result from the reduction of Pu(IV) in the anion complex to Pu(III), which has a lower tendency to form complexes. (Anal Chem. 2006 78:8535)　その放出機構は，Pu(IV)の低下に由来すると信じられている

b. 見つけられる／示される

動詞		前置詞などのパターン	
be found to	～することが見つけられる	to *do* (46%)	in (25%)
be shown to	～することが示される	to *do* (78%)	that (9%)

▶ 例文

The C-terminal RRRH sequence **was shown to** have a large effect on the insertion of the peptide into membranes with differing lipid compositions and was found to be crucial for pore formation and toxicity of the peptide to fibroblasts. (Biochemistry. 2007 46:15175)　C末端RRRH配列は，大きな効果をもつことが示された

6-4. 第３文型受動態＋to *do*：（～するために）

「第３文型受動態＋to *do*」の文は，「～するために…される」の形が多い．このパターンの用例はたくさんあるが，ここでは直後にto *do*が用いられる割合が高い動詞を示す．「第５文型受動態＋to *do*」との区別に注意しよう．

動詞		前置詞などのパターン	
be undertaken	着手される	to *do*（68%）	in（7%）
be used	使われる	to *do*（66%）	as（10%）
be needed	必要とされる	to *do*（53%）	for（17%）
be employed	使用される	to *do*（50%）	in（11%）
be utilized	利用される	to *do*（44%）	in（13%）
be conducted	行われる	to *do*（29%）	in（18%）
be developed	開発される	to *do*（23%）	for（16%）
be done	行われる	to *do*（17%）	in（15%）
be carried out	行われる	to *do*（17%）	in（16%）
be performed	行われる	to *do*（14%）	in（17%）
be required	必要とされる	to *do*（13%）	for（76%）

▶ 例文

This clinical trial **was undertaken to** determine the safety and efficacy of a combination of Vbeta3, Vbeta14, and Vbeta17 TCR peptides in Freund's incomplete adjuvant (IFA) in patients with rheumatoid arthritis (RA) . (Arthritis Rheum. 1998 41:1919)
この臨床治験は，安全性と効果を決定するために着手された

Northern blot analysis **was used to** assess mRNA levels for CP49, filensin, and gammaS-crystallin (control) . (Invest Ophthalmol Vis Sci. 2004 45:884)
ノーザンブロット解析が，メッセンジャーRNAレベルを評価するために使われた

Further study **is needed to** assess the utility of serial BSI determinations in monitoring treatment effects. (J Clin Oncol. 1999 17:948)
さらなる研究が，～の有用性を評価するために必要とされる

6-5.be動詞＋形容詞＋to *do*

「be動詞＋形容詞＋to *do*」の表現には以下のようなものがある．

be動詞+形容詞			to *do*の結びつき度
be capable	to *do*	～することができる	99%
be unable	to *do*	～することができない	99%
be likely	to *do*	～しそうである	64%
be unlikely	to *do*	～しそうにない	74%
be sufficient	to *do*	～するのに十分である	71%
be difficult	to *do*	～するのが難しい	75%

be able to *do*，be unable to *do*，be likely to *do*，be unlikely to *do* では，to *do* の意味上の主語は文の主語と同じである．一方，**be sufficient to *do*** の文の主語は必ずしもto *do*の主語とは限らない．**be difficult to *do*** は「…は～するのが難しい」という意味なので，to *do*の意味上の主語は一般の人となる．

▶例文

We have **been able to** accurately capture the gene expression profile of the pancreatic endocrine progenitors and their descendants. (Diabetes. 2008 57:654)
われわれは，遺伝子発現プロファイルを正確に捕獲することができてきた

The tpi1 mutant **was unable to** grow in the absence of inositol and exhibited the "inositol-less death" phenotype. (J Biol Chem. 2005 280:41805)
tpi1変異体は，増殖することができなかった

B cells **are likely to** play a critical role in arthritis pathogenesis, although it is unclear whether they are necessary for disease induction, autoantibody production, or disease progression. (J Immunol. 2007 179:1369)
B細胞は，関節炎の病因において決定的に重要な役割を果たしそうである

These data suggest that the ZNF216 gene **is unlikely to** be responsible for hearing loss at the DFNB7/11 and dn loci. (Gene. 1998 215:461)
ZNF216遺伝子は，難聴の原因でありそうにない

Using chicken embryonic endoderm as an assaying system, we found that ectopic Mfng expression **is sufficient to** induce endodermal cells to differentiate towards an endocrine fate.（Dev Biol. 2006 297:340）

異所性のMfng発現は，内胚葉細胞が分化するのを誘導するのに十分である

This information **is difficult to** obtain by using isolated compounds due to structural heterogeneity and possible contaminations with other inflammatory components.（J Am Chem Soc. 2007 129:5200）

この情報は得るのが難しい

It is＋形容詞＋ to *do* の構文

「**It be ＋形容詞＋ to *do***」のパターンでは，itはto不定詞以下を意味する**形式主語**である．論文でこの構文が使われることは，それほど多くはない．

It be+形容詞+to *do*		to *do*の結びつき度
it be difficult to *do*	～することは難しい	96%
it be important to *do*	～することは重要である	79%
it be necessary to *do*	～することは必要である	78%
it be possible to *do*	～することは可能である	57%

▶ 例文

It is difficult to determine what fraction of tumor cells survives after treatment with ionizing radiation.（FASEB J. 1999 13:1047）

腫瘍細胞のどのフラクションが生き残るかを決定することは難しい

It is important to identify patients who would benefit from this procedure.（J Am Coll Cardiol. 1997 29:175）

患者を同定することは重要である

Therefore, **it is necessary to** develop methodologies that can be used to evaluate the spread rate of introduced genes in A. gambiae.（Genetics. 2006 172:2359）

方法論を開発することは必要である

In this fashion, **it was possible to** obtain proteins containing both mono- and diglycosylated amino acids, including glycosylated serine and tyrosine moieties.（J Am Chem Soc. 2007 129:3586）

タンパク質を得ることは可能であった

7-1.It ～ that構文

It ～ that構文のパターンは，主に以下の３つに分けられる．

1. It+be動詞＋過去分詞＋that節
2. It+be動詞＋形容詞＋that節
3. It+自動詞（＋形容詞）＋that節

1.「It+be動詞＋過去分詞＋that節」のパターン

このパターンの文の能動態は**we+他動詞+that節**であり，多くの動詞で能動態もよく使われる（7-2 他動詞+that節の項を参照）

it was found that(1,159)	～ということが見つけられた
it is shown that(802)	～ということが示される
it is concluded that(797)	～ということが結論される
it has been suggested that(761)	～ということが示唆されてきた
it has been proposed that(744)	～ということが提唱されてきた
it is known that(377)	～ということが知られている
it is well established that(261)	～ということがよく確立されている
it has been hypothesized that(260)	～ということが仮定されてきた
it was demonstrated that(243)	～ということが実証された
it was determined that(228)	～ということが決定された
it has been reported that(220)	～ということが報告されている
it is thought that()	～ということが考えられる
it was observed that(169)	～ということが観察された
it is believed that(144)	～ということが信じられている
it has been postulated that(142)	～ということが仮定されてきた
it is argued that(99)	～ということが主張されている
it is anticipated that(94)	～ということが予想される
it has been assumed that(90)	～ということが仮定されてきた
it was discovered that(82)	～ということが発見された
it is widely accepted that(80)	～ということは広く受け入れられている

it is hoped that (73)	～ということが期待される
it is estimated that (64)	～ということが推定される

（カッコ内数字：用例数）

▶ 例文

It was found that most mutations do not have a significant energetic contribution to peptide ligand binding. (J Mol Biol. 2006 364:337)
～ということが見つけられた

It is shown that a number of these muropeptides can induce tumor necrosis factor alpha (TNF-alpha) gene expression without significant TNF-alpha translation. (Infect Immun. 2007 75:706) ～ということが示される

It is concluded that DNA sequence differences in the promoter of PRKCB1 contribute to diabetic nephropathy susceptibility in type I diabetes mellitus. (J Am Soc Nephrol. 2003 14:2015) ～ということが結論される

It has been suggested that changes in bone density are not surrogates for reduction in fracture risk and that regression to the mean invalidates serial testing. (Curr Opin Rheumatol. 2002 14:416) ～ということが示唆されてきた

It has been proposed that cell movement is controlled by propagating waves of cAMP as during aggregation and in the mound. (Development. 2001 128:4535)
～ということが提唱されてきた

It is known that baculovirus infection promotes high-frequency recombination between its genomes and plasmid DNA during the construction of recombinant viruses for foreign gene expression. (J Virol. 2002 76:9323) ～ということが知られている

It is well established that gene interactions influence common human diseases, but to date linkage studies have been constrained to searching for single genes across the genome. (Hum Mol Genet. 2006 15:1365) ～ということがよく確立されている

It has been hypothesized that anomalies in monoaminergic function underlie some of the manifestations of bipolar disorder. (Am J Psychiatry. 2000 157:1619)
～ということが仮定されてきた

It was demonstrated that replicon cells containing substitutions at NS3 protease residue 155 remain fully sensitive to interferon alpha or ribavirin. (J Biol Chem. 2007 282:22619) ～ということが実証された

It was determined that five or six copies of pRNA were required for one DNA-packaging event, while only one mutant pRNA per procapsid was sufficient to block packaging. (J Virol. 1997 71:487)　～ということが決定された

It has been reported that male mice are more susceptible to the neurotoxic effects of methamphetamine (MA) upon the nigrostriatal dopaminergic (NSDA) system. (Brain Res. 2005 1035:188)　～ということが報告されている

It is thought that myosin binds to actin and then produces force and movement as it 'tilts' or 'rocks' into one or more subsequent, stable conformations. (Nature. 1999 398:530)　～ということが考えられる

It was observed that the mutant protein expression levels paralleled the growth rates of the strains. (Eur J Biochem. 1999 262:26)　～ということが観察された

It is believed that microfibrils regulate elastic fibre formation by guiding tropo-elastin deposition during embryogenesis and early post-natal life. (Nat Genet. 1997 17:218)　～ということが信じられている

It has been postulated that diabetic retinopathy might be initiated by hypoxia during the hours of darkness. (Lancet. 2002 359:2251)　～ということが仮定されてきた

2.「It+be動詞＋形容詞＋that節」のパターン

it is likely that (744)	～ということはありそうである
it is possible that (549)	～ということは可能である
it is clear that (294)	～ということは明らかである
it is unlikely that (169)	～ということはありそうにない
it is noteworthy that (112)	～ということは注目すべきである
it is conceivable that (67)	～ということが考えられる
it is apparent that (57)	～ということは明らかである
it is important that (55)	～ということは重要である
it is evident that (52)	～ということは明らかである
it is interesting that (51)	～ということは興味深い

(カッコ内数字：用例数)

▶ 例文

It is likely that distinct cell lineages in the recipient reconstitute at different rates. (Blood. 2002 99:1442)
～ということはありそうである

It is possible that estrogen may be antiatherogenic at least in part by increasing plasma apoE levels. (J Biol Chem. 1997 272:33360)
～ということは可能である

It is clear that hydrogen bonds are able to markedly lower the pK values of carboxyl groups in proteins. (J Mol Biol. 2006 362:594)
～ということは明らかである

It is unlikely that these proteins are solely structural elements within the mineral. (Dev Biol. 2000 225:201)
～ということはありそうにない

It is noteworthy that a cluster of sodium-channel genes is located on distal chromosome 2q, near the PDC locus. (Am J Hum Genet. 1996 59:140)
～ということは注目すべきである

3.「It+自動詞（+形容詞）+that節」のパターン

it appears that (1,017)	～ということのようである
it seems that (116)	～ということのようである
it seems likely that (102)	～ということがおそらくありそうである
it has become clear that (79)	～ということが明らかになってきた

（カッコ内数字：用例数）

▶ 例文

It appears that an abnormality in the MMP3 gene is part of the genetic profile that predisposes to aneurysmal disease. (Hum Mol Genet. 2007 16:3002)
～ということのようである

It seems that CD8(+) T cells alone are insufficient to maintain long-term control of this persistent gamma-herpesvirus. (Proc Natl Acad Sci USA. 1998 95:15565)
～ということのようである

It seems likely that a high level of expression of G and F would be desirable for a live RSV vaccine. (J Virol. 2002 76:11931)
～ということがおそらくありそうである

文型と動詞の用法

7-2. 第３文型他動詞＋that節：that節を目的語とする動詞

「**第３文型他動詞**」には，that節を目的語にするものがある（that節を目的語にしない動詞もあるので注意しよう）．

特に，**conclude**，**hypothesize**，**speculate**などのように，ほとんどthat節しか目的語にしない動詞もある．主語には，著者（we, authors），結果（results, data），研究（study, analysis），仮説（model）などがよく使われ，もっぱら人（we）を主語にする動詞と，逆に人（we）を主語にしない動詞とがあることにも注目したい．

主語の組み合わせ例		動詞		that節との結びつき度
we（われわれ）	results（結果）			
1.もっぱらweが主語となるもの				
21,867	3	find that	～ということを見つける	99%
435	0	discover that	～ということを発見する	40%
1,832	0	observe that	～ということを観察する	35%
1,012	2	determine that	～ということを決定する	5%
7,262	0	report that	～ということを報告する	60%
11,466	3	conclude that	～ということを結論する	95%
7,612	1	propose that	～ということを提唱する	75%
5,199	0	hypothesize that	～ということを仮定する	100%
742	0	postulate that	～ということを仮定する	90%
364	1	estimate that	～ということを推定する	15%
839	0	speculate that	～ということを推測する	95%
396	0	believe that	～ということを信じている	70%
2.weおよびその他の語が主語となるもの				
388	112	argue that	～ということを主張する	90%
32,752	5,982	show that	～ということを示す	60%
13,469	6,362	demonstrate that	～ということを実証する	60%
243	26	predict that	～ということを予想する	15%
423	272	confirm that	～ということを確認する	35%
301	307	establish that	～ということを確立する	25%
3,355	18,302	suggest that	～ということを示唆する	80%

（表左側の２つの数字は用例数を表す）

3.we以外の語が主語となるもの				
63	530	reveal that	～ということを明らかにする	45%
3	12,706	indicate that	～ということを示す	85%
1	510	imply that	～ということを(暗に)意味する	70%
4.主にto不定詞が用いられるもの				
0	0	ensure that	～ということを確実にする	30%

（表左側の２つの数字は用例数を表す）

1. もっぱらweが主語となる動詞

◆主にweやthe authorsのみが主語となる
（study, analysis, modelなどを主語にする動詞もあるが，使われる頻度は低い）

find that ～ということを見つける　用例数　29,000

前に来る単語（主語）
we（われわれ）（用例数：21,867）
study（研究）（176）
authors（著者ら）（109）

find that

▶ **例文**

We found that omega-3 fatty acids reduced prostate tumor growth, slowed histopathological progression, and increased survival, whereas omega-6 fatty acids had opposite effects.（J Clin Invest. 2007 117:1866）

われわれは～ということを見つけた

discover that ～ということを発見する　用例数　810

前に来る単語（主語）
we（われわれ）
（用例数：435）

discover that

▶ **例文**

We recently **discovered that** CD40, a member of tumor necrosis factor (TNF) receptor family, is expressed in pancreatic beta-cells.（Diabetes. 2006 55:2437）

われわれは，最近，～ということを発見した

observe that ～ということを観察する 用例数 2,600

前に来る単語（主語）
we（われわれ） （用例数：1.832）

observe that

▶ 例文

We observed that cells exposed to gamma radiation exhibited increased levels of L1 retrotransposition.（Nucleic Acids Res. 2006 34:1196）

われわれは～ということを観察した

determine that ～ということを決定する 用例数 2,300

前に来る単語（主語）
we（われわれ）（用例数：1,012）
analysis（分析）（42）
study（研究）（38）

determine that

▶ 例文

Clonal **analysis determined that** CD27high DN3 cells generate CD4+CD8+ progeny with more than 90 % efficiency, faster and more efficiently than the CD27low majority.（Immunity. 2006 24:53）

クローン解析は～ということを決定した

report that ～ということを報告する 用例数 11,000

前に来る単語（主語）
we（われわれ）（用例数：7,262）
study（研究）（95）
authors（著者ら）（24）

report that

▶ 例文

Here **we report that** a drug used as an antidepressant in humans increases C. elegans lifespan.（Nature. 2007 450:553）

ここに,われわれは～ということを報告する

conclude that ～ということを結論する 用例数 13,000

前に来る単語（主語）
we（われわれ）（用例数：11,466）
authors（著者ら）（156）

conclude that

▶ 例文

We conclude that stimulation of the cAMP/PKA signaling pathway drives CRE-dependent MIE enhancer/promoter activation in quiescently infected cells, thus exposing a potential mode of regulation in HCMV reactivation. (J Virol. 2007 81:6669)

われわれは～ということを結論する

propose that ～ということを提唱する 用例数 9,000

前に来る単語（主語）
we（われわれ）（用例数：7,612）
model（モデル）（96）
hypothesis（仮説）（54）

propose that

▶ 例文

We propose that degeneration of autonomic nerves leads to the irreversible thymic atrophy and loss of immune-competence. (J Neurosci. 2007 27:13730)

われわれは～ということを提唱する

hypothesize that ～ということを仮定する 用例数 6,100

前に来る単語（主語）
we（われわれ）（用例数：5,199）
authors（著者ら）（115）

hypothesize that

▶ 例文

We hypothesize that NKT cells are key participants in the early innate response in IRI. (J Immunol. 2007 178:5899)

われわれは～ということを仮定する

postulate that ～ということを仮定する 用例数 1,010

前に来る単語（主語）

we（われわれ）（用例数：742）
model（モデル）（26）
hypothesis（仮説）（16）
authors（著者ら）（7）
theory（理論）（6）

postulate that

▶ 例文

We postulate that the pathogen uses triacylglycerol (TG) as a storage form of fatty acids.（J Bacteriol. 2004 186:5017）

われわれは～ということを仮定する

estimate that ～ということを推定する 用例数 520

前に来る単語（主語）

we（われわれ）（用例数：364）
model（モデル）（8）
analysis（分析）（4）

estimate that

▶ 例文

We estimate that exocytosis is accompanied by a transient change in synaptic cleft pH from 7.5 to approximately 6.9.（J Neurosci. 2003 Dec 10;23（36）:11332）

われわれは～ということを推定する

speculate that ～ということを推測する 用例数 1,000

前に来る単語（主語）

we（われわれ）
（用例数：839）

speculate that

▶ 例文

We speculate that AgrB is a novel protein with proteolytic enzyme activity and a transporter facilitating the export of the processed AgrD peptide.（J Biol Chem. 2002 277:34736）

われわれは～ということを推測する

believe that ～ということを信じている　用例数　600

前に来る単語（主語）
we（われわれ）（用例数：396）
authors（著者ら）（17）

believe that

▶ 例文

We **believe that** advances in secure renal parenchymal hemostasis will increase the applicability of the laparoscopic procedure and bring it within the grasp of ordinary urologists.（Curr Opin Urol. 2003 13:209）　われわれは～ということを信じている

2.weおよびその他の語が主語となる動詞

◆以下は，weに加えてresults, data, study, modelなどもよく主語にする動詞である

argue that ～ということを主張する　用例数　1,200

前に来る単語（主語）
we（われわれ）（用例数：388）
data（データ）（112）
results（結果）（112）
findings（知見）（42）

argue that

▶ 例文

We **argue that** nuclear localization of Armadillo is required for transcriptional pathway activity.（Trends Genet. 2004 20:177）　われわれは～ということを主張する

Together, these **data** **argue that** HIV-1 and HTLV-1 neither induce the production of viral small interfering RNAs or microRNAs nor repress the cellular RNA interference machinery in infected cells.（J Virol. 2007 81:12218）
これらのデータは～ということを主張する

文型と動詞の用法

show that ～ということを示す　用例数 89,000

前に来る単語（主語）
we（われわれ）（用例数：32,752）
results（結果）（5,982）
study（研究）（4,208）
data（データ）（2,715）
analysis（分析）（2,449）
experiments（実験）（1,510）
assay（アッセイ）（963）
findings（知見）（619）

show that

▶ 例文

We show that Rac1 function is required for tumorigenesis in this model.（Cancer Res. 2007 67:8089）
われわれは～ということを示す

Our **results show that** allogeneic CTLs are a safe and rapid therapy for PTLD, bypassing the need to grow CTLs for individual patients.（Blood. 2007 110:1123）
われわれの結果は～ということを示す

demonstrate that ～ということを実証する　用例数 52,000

前に来る単語（主語）
we（われわれ）（用例数：13,469）
results（結果）（6,362）
study（研究）（3,901）
data（データ）（3,099）
findings（知見）（1,462）
analysis（分析）（1,142）
experiments（実験）（1,007）
assays（アッセイ）（714）

demonstrate that

▶ 例文

These **data demonstrate that** Sufu is essential for development and functions as a tumor suppressor.（Oncogene. 2007 26:6442） これらのデータは～ということを実証する

predict that　～ということを予想する　用例数　1,600

前に来る単語（主語）
model（モデル）（用例数：259）
we（われわれ）（243）
theory（理論）（94）
analysis（分析）（43）
hypothesis（仮説）（33）
simulation（シミュレーション）（30）
studies（研究）（27）
results（結果）（26）
data（データ）（25）
calculations（計算）（25）
modeling（モデリング）（21）

predict that

▶ 例文

The **model predicts that** sequence hydrophobicity can affect how protein concentration impacts native-state stability in solution.（Biophys J. 2005 89:2372）

そのモデルは～ということを予想する

confirm that　～ということを確認する　用例数　4,300

前に来る単語（主語）
we（われわれ）（用例数：423）
study（研究）（318）
results（結果）（272）
analysis（分析）（255）
data（データ）（148）
experiments（実験）（139）
assay（アッセイ）（116）
findings（知見）（61）
microscopy（顕微鏡観察）（57）

confirm that

▶ 例文

DNA **analysis confirmed that** nuclear DNA was identical to donor somatic cells and that mitochondrial DNA originated from oocytes.（Nature. 2007 450:497）

DNA分析は～ということを確認した

establish that ～ということを確立する 用例数 2,500

◆It is well established thatの用例もかなり多い

前に来る単語（主語）
results（結果）（用例数：307）
we（われわれ）（301）
study（研究）（229）
data（データ）（147）
findings（知見）（92）
experiments（実験）（61）
analysis（分析）（40）
work（研究）（26）
assays（アッセイ）（22）

establish that

▶ 例文

The **results** **establish that** PRC is an immediate early gene product that can target key transcription factors as an early event in the program of cellular proliferation. (Mol Cell Biol. 2006 26:7409)

それらの結果は～ということを確立する

suggest that ～ということを示唆する 用例数 87,000

前に来る単語（主語）
results（結果）（用例数：18,302）
data（データ）（12,008）
findings（知見）（5,814）
study（研究）（4,258）
we（われわれ）（3,355）
evidence（証拠）（1,937）
observations（観察）（1,632）
analysis（分析）（777）
experiments（実験）（692）

suggest that

▶ 例文

These **data** **suggest that** S1P activity is necessary for a specialized ER stress response required by chondrocytes for the genesis of normal cartilage and thus endochondral ossification. (J Cell Biol. 2007 179:687)

これらのデータは～ということを示唆する

3.we以外の語が主語となる動詞

◆以下は, weを主語にせずresults, data, analysisなどの人以外を主語にする動詞である

reveal that ～ということを明らかにする 用例数 21,000

前に来る単語（主語）
analysis（分析）（用例数：2,414）
study（研究）（1708）
experiments（実験）（661）
assay（アッセイ）（540）
results（結果）（530）
data（データ）（424）
microscopy（顕微鏡観察）（338）
structure（構造）（216）
findings（知見）（178）
measurements（測定）（105）

reveal that

▶ 例文

Our **analyses** **revealed that** colon cancer cells display significantly higher surface expressions of TRAIL-R2 than TRAIL-R1, and are more sensitive to lexatumumab-induced apoptosis. (Cancer Res. 2007 67:6987)

われわれの分析は～ということを明らかにした

indicate that ～ということを示す 用例数 53,000

前に来る単語（主語）
iresults（結果）（用例数：12,706）
data（データ）（6,487）
study（研究）（3,570）
findings（知見）（3,090）
analysis（分析）（1,820）
experiments（実験）（1,049）
evidence（証拠）（855）
observations（観察）（704）
assay（アッセイ）（530）

indicate that

▶ 例文

These **results** **indicate that** ECA can shape dendritic Ca2+ dynamics governed by NMDARs by virtue of its regulation of concomitant activity-dependent pH(e) shifts.（J Neurosci. 2007 27:1167）

これらの結果は～ということを示す

imply that ～ということを（暗に）意味する　用例数 2,800

前に来る単語（主語）
results（結果）（用例数：510）
data（データ）（262）
finding（知見）（206）
observation（観察）（86）
study（研究）（40）

imply that

▶ 例文

These **results** **imply that** SF162 has a single pathway for acquiring CXCR4 use and that prolonged culture is sufficient to select for R5X4 variants.（J Virol. 2007 81:3657）

これらの結果は～ということを（暗に）意味する

4. 主にto不定詞が用いられる動詞

◆ to不定詞が用いられることが多い動詞もある

ensure that ～ということを確実する　用例数 720

前に来る単語（主語）
to（～するために） （用例数：369）

ensure that

▶ 例文

To **ensure that** only a single copy of a foreign gene resides in the plant genome, we used a strategy based on site-specific recombination.（Proc Natl Acad Sci USA. 1999 96:11117）

～ということを確実にするために

8. 自動詞と他動詞の両方で使われる動詞

論文を書くときには，自動詞と他動詞の区別を間違えないようにすることが重要であるが，動詞の中にはその両方で使われるものもある．

ここでは自動詞と他動詞の両方で使われる動詞を取り上げる（下表）．このような動詞には，以下のパターンがある．

1. 自動詞と他動詞が「する／させる」の関係にあるもの
2. 自動詞と他動詞受動態の意味や用法が似ている
3. 自動詞と他動詞受動態の意味が少し異なるもの
4. 自動詞と他動詞の意味が似ているもの
5. 自動詞と他動詞の意味が異なるもの

	動詞	自動詞：他動詞／他動詞受動態
1	begin	始まる：始める
1	continue	続く：続ける
1, 2a	increase／be increased	増大する：増大させる／増大する
1, 2a	decrease／be decreased	低下する：低下させる／低下する
1, 2a	translocate／be translocated	移行する：移行させる／移行する
2a	derive／be derived	由来する／由来する
2a	correlate／be correlated	相関する／相関する
2a	relate／be related	関連する／関連する
2a	attach／be attached	結合する／結合する
2b	assemble／be assembled	構築する／構築される
2b	grow／be grown	増殖する／生育される
3	associate／be associated	結合する／関連する
3	substitute／be substituted	代わりになる／置換される
4	bind	結合する：結合する
4	distinguish	区別する：区別する
5	develop	発生する：発症する
5	predispose	（病気の）原因になる：罹りやすくする
5	suffer	患う：経験する
5	lead	つながる：仕向ける

1. する（自動詞）vs させる（他動詞）のパターンの動詞

自動詞と他動詞の両方で使われる動詞は，「〜する」と「〜させる」の関係である場合が多い．このような動詞の使い方は日本語ではごく一般的だが，英語では限られた場合だけであるので勘違いしないように注意しよう．

			組み合わせ
自動詞	**begin**（用例数：1,600）	始まる	
他動詞	**begin**（3,000）	〜を始める	to *do*（58%）

Northern blot analysis showed that mouse Insm1 expression **begins** at 10.5 days in the embryo, decreases after 13.5 days, and is barely detected at 18.5 days.（Genomics. 2002 80:54）

マウスInsm1の発現は，胎生10.5日で始まる

Women who used these hormones before menopause had elevated risks, but the harmful effects **began** to decline with age after menopause.（Genomics. 2002 80:54）

有害な影響は，年齢とともに低下し始めた

			組み合わせ
自動詞	**continue**（用例数：1,100）	続く	
他動詞	**continue**（4,800）	〜を続ける	to *do*（77%）

This expression **continues** through P35, with peak somatodendritic expression at P21.（J Comp Neurol. 2003 462:342）

この発現は，P35まで続く

Tropical forest habitat **continues** to decline globally, with serious negative consequences for environmental sustainability.

熱帯林の生息地は，世界的に低下し続ける

自動詞	**increase**（用例数：8,900）	増大する
他動詞	**increase**（43,000）	〜を増大させる

CD117 expression **increased** during the first week of culture and peaked on culture days 7 to 9. After culture day 9, the level of CD117 declined to lower levels.（Blood. 2003 101:492）

CD117発現は，培養の最初の週の間に増大した

A putA null mutation **increased** the expression of the putA promoter under a variety of conditzoudaisaseta（Mol Microbiol. 1996 22:1025）

putAの無発現変異は，putAプロモーターの発現を増大させた

自動詞	decrease（用例数：3,300）	低下する
他動詞	decrease（14,000）	～を低下させる

It has been shown that NOS activity **decreases** with age.（Proc Natl Acad Sci USA. 1999 96:11648）
NOS活性は，年齢とともに低下する

Gemfibrozil treatment **decreased** the number of T-bet-positive T cells and increased the number of GATA3-positive T cells in spleen of donor mice.（Mol Pharmacol. 2007 72:934）
ゲムフィブロジル処置は，T-bet陽性T細胞の数を低下させた

自動詞	translocate（用例数：870）	移行する
他動詞	translocate（420）	移行させる

The pathophysiology of Huntington's disease reflects actions of mutant Huntingtin (Htt) (mHtt) protein with polyglutamine repeats, whose N-terminal fragment **translocates** to the nucleus to elicit neurotoxicity.（Proc Natl Acad Sci USA. 2006 103:3405）
N-末端断片は核へ移行する

Type III secretion systems are used by several pathogens to **translocate** effector proteins into host cells.（Mol Microbiol. 2003 47:1305）
エフェクタータンパク質を宿主細胞に移行させるために

文型と動詞の用法

2a. 自動詞と他動詞受動態がほとんど同じ意味になる動詞

前項1の「～させる」のパターンの他動詞を受動態にすると，「～される」になるはずである．しかし，実際には「～させる」行為の主体が明確でない受動態も多く，このような場合には「～される」は「～する」と実質的に同じ意味になることが多い．

自動詞	increase（用例数：8,900）	増大する
他動詞受動態	be increased（11,000）	増大する

Transgene expression **increased** with age and was present only in fibers expressing type IIB fast myosin heavy chain.（FASEB J. 2003 17:59）
導入遺伝子発現は，年齢とともに増大した

We also show that LAMB3 expression **is increased** in the presence of the HPV-16 E6 oncogene and this effect is mediated through miR-218.（Oncogene. 2008 27:2575）
LAMB3発現は，HPV-16 E6癌遺伝子存在下で増大する

自動詞	decrease（用例数：3,300）	低下する
他動詞受動態	be decreased（5,600）	低下する

Interestingly, hMSH2 protein expression **decreased** fourfold when HEL cells were induced to differentiate along the megakaryocyte lineage, when continuous DNA replication occurs without mitosis.（Oncogene. 1996 13:2189）

hMSH2タンパク質発現は，4倍低下した

Likewise, TNF-α levels **were decreased** by 82 and 75 % whereas IL-8 levels were reduced 54 and 82 % after 24 and 48 h, respectively, in RA ST explant CM.（J Immunol. 2000 165:2755）

TNF-αレベルは，（それぞれ）82%と75%低下した

			前置詞の組み合わせ
自動詞	translocate（用例数：870）	移行する	to（34%），into（10%）
他動詞受動態	be translocated（460）	移行する	to（33%），into（25%）

During dark exposure, these subunits **translocate** to the membrane fraction where rhodopsin is slowly dephosphorylated.（Biochemistry. 2002 41:13526）

これらのサブユニットは，膜画分に移行する

Collectively, the studies presented here support the model that mNotch1 is proteolytically processed and the cleavage product **is translocated** to the nucleus for mNotch1 signal transduction.（Proc Natl Acad Sci USA. 1996 93:1683）

切断産物は，核に移行する

			前置詞の組み合わせ
自動詞	derive（用例数：1,300）	由来する	from（100%）
他動詞受動態	be derived（3,400）	由来する	from（70%）

Macrophages and dendritic cells **derive** from a hematopoietic stem cell and the existence of a common committed progenitor has been hypothesized.（Blood. 1998 91:3892）

マクロファージと樹状細胞は，造血幹細胞に由来する

These two peptides **are derived** from a single precursor molecule called prepro-hypocretin, also known as prepro-orexin.（Gene. 2001 262:123）

これらの2つのペプチドは，ひとつの前駆体分子に由来する

			前置詞の組み合わせ
自動詞	**correlate**（用例数：13,000）	相関する	with（99%）
他動詞受動態	**be correlated**（6,400）	相関する	with（86%）

These phenotypes **correlate** with augmented levels of cyclin D1. (Cancer Res. 2006 66:10647) これらの表現型は，サイクリンD1の増大したレベルと相関する

The PET/CT findings **were correlated** with histologic findings from bone marrow or lymph node biopsy performed within 6 wk of PET/CT and with clinical follow-up. (J Nucl Med. 2006 47:1267) PET/CT知見は，組織学的知見と相関した

			前置詞の組み合わせ
自動詞	**relate**（用例数：1,000）	関連する	to（89%）
他動詞受動態	**be related**（5,700）	関連する	to（89%）

Almost all of the most extreme differences **relate** to changes in chromosome structure, including the emergence of African great ape subterminal heterochromatin. (Nature. 2005 437:88)
最も極端な差異のほとんどすべてが，染色体構造の変化と関連する

Virulence factors **are related** to the ability of a microbe to induce disease. (Curr Opin Gastroenterol. 2005 21:653) 病原性因子は，疾患を誘導する微生物の能力と関連する

			前置詞の組み合わせ
自動詞	**attach**（用例数：490）	結合する／付着する	to（99%）
他動詞受動態	**be attached**（570）	結合する	to（72%）

Rab proteins **attach** to membranes along the secretory pathway where they contribute to distinct steps in vesicle-mediated transport. (Plant Physiol. 1996 110:1337)
Rabタンパク質は，膜に結合する

An α -linked glucose moiety **is attached** to the 6'-position of A2. (Biochemistry. 2006 45:14427) α-結合したグルコース部分は，A2の6'位に結合している

文型と動詞の用法

2b. 自動詞と他動詞受動態の意味が近い動詞

前項と似ているが，ここで示す自動詞と他動詞受動態には少しだが意味の違いがある．

			前置詞の組み合わせ
自動詞	assemble (用例数：1,200)	（集まって）構築する／ 集合体を作る	into (45%)
他動詞受動態	be assembled (1,200)	構築される／ 組み立てられる	

Crystallographic and electron microscopic data further indicate that ParR dimers **assemble** into a helix structure with DNA-binding sites facing outward. (EMBO J. 2007 26:4413)
ParR二量体は，ヘリックス構造を構築する

Here, we show that CSN5A and CSN5B subunits **are assembled** into distinct CSN complexes in vivo, which are present in drastically different abundances, with CSN (CSN5A) appearing to be the dominant one. (Plant Cell. 2004 16:2984)
CSN5AおよびCSN5Bサブユニットは，別個のCSN複合体に組み立てられる

自動詞	grow (用例数：4,100)	増殖する／成長する
他動詞受動態	be grown (980)	生育される

EutH+ cells **grew** normally at Eth0 concentrations above 3 microM, close to the Km (9 microM) of the first degradative enzyme, ethanolamine ammonia lyase. (J Bacteriol. 2004 186:6885)
EutH+細胞は，Eth0濃度で正常に増殖した

When the cells **were grown** in medium supplemented with copper, the intracellular copper content increased 20-fold. (J Bacteriol. 2007 189:1616)
細胞が銅を添加した培地で生育された

3. 自動詞と他動詞受動態とでやや意味が異なる動詞

上記のように自動詞と他動詞受動態の意味が非常に近い場合も多いが，そうでない場合もある．

			前置詞の組み合わせ
自動詞	associate（用例数：6,400）	結合する／会合する	with（82%）
他動詞受動態	be associated（49,000）	関連する	with（98%）

Biochemical and immunohistochemical analyses revealed that these proteins **associate** with protein 4.1B in a macromolecular complex that is concentrated at central and peripheral paranodal junctions in the adult and during early myelination. (J Neurosci. 2006 26:5230) これらのタンパク質はプロテイン 4.1Bと結合する

This study aimed to determine whether the presence of the 5A allele in the MMP3 promoter is a risk factor for AAA, and if this allele **is associated** with an increased expression of MMP3 in the aneurysm wall. (Hum Mol Genet. 2007 16:3002) このアレルは，MMP3の増大した発現と関連する

			前置詞の組み合わせ
自動詞	substitute for（用例数：880）	～の代わりになる	for（99%）
他動詞受動態	be substituted（870）	置換される／代わりに用いられる	for（34%），with（32%）

Recombinant mammalian high-mobility group 2 (HMG-2) protein can **substitute for** this activity. (Mol Cell Biol. 2001 21:6598)
組換え型の哺乳類 high-mobility group 2（HMG-2）タンパク質は，この活性の代わりになり得る

Similar data were obtained when a luciferase reporter gene **was substituted** for the coding regions of the viral DNA. (J Biol Chem. 1996 271:5393)
ルシフェラーゼ・レポーター遺伝子は，ウイルスDNAのコーディング領域の代わりに用いられた

文型と動詞の用法

4. 自動詞と他動詞の意味がよく似ている動詞

ここでは，自動詞と他動詞の意味がほとんど同じになる珍しい例を示す．

			前置詞の組み合わせ
自動詞	bind to（用例数：19,000）	～に結合する	to（90%）
他動詞	bind（21,000）	～に結合する	
他動詞受動態	be bound（2,000）	結合している	to（42%）

The compounds **bind to** a novel modulatory site that is independent of the benzodiazepine (BZ), isosteric GABA, and neuroactive steroid binding sites.（J Med Chem. 2007 50:3369）
それらの化合物は，新規の修飾部位に結合する

Members of the Hox family of transcription factors **bind** DNA by making nearly identical major groove contacts via the recognition helices of their homeodomains.（Cell. 2007 131:530）
Hoxファミリーの転写因子のメンバーは，DNAに結合する

Cytoplasmic NF- κB **is bound** to inhibitors (IkappaB proteins).（J Periodontol. 2007 78:542）
細胞質のNF-κBは阻害因子に結合している

			前置詞の組み合わせ
自動詞	distinguish between（用例数：880）	～を区別する	between（90%）
他動詞	distinguish（2,600）	～を区別する	distinguish ～ fromが多い

Our results **distinguish between** existing models of crossover control and support the hypothesis that an obligate crossover is a genetically programmed event tied to crossover interference.（Cell. 2006 126:285）
われわれの結果は，存在するモデルを区別する

Two features **distinguish** these RNAs from established purine-sensing riboswitches.（Proc Natl Acad Sci USA. 2007 104:16092）
2つの特徴は，これらのRNAを確立されたプリン感知リボスイッチと区別する

5. 自動詞と他動詞とで意味が異なる動詞

複数の意味をもつ動詞は，自動詞として使われる場合と他動詞として使われる場合で意味が少し異なることが多い．

自動詞	develop（用例数：3,400）	発生する／発達する
他動詞	develop（19,000）	～を発症する／～を開発する

Stress-related mucosal disease **develops** in patients in the intensive care unit and can result in clinically important bleeding, which is associated with increased mortality.（Crit Care Med. 2002 30:S362）
ストレス関連粘膜疾患は，集中治療室の患者において発生する

One patient **developed** adenocarcinoma within 10 months of LARS.（Ann Surg. 2003 238:458）
ひとりの患者が腺癌を発症した

			前置詞の組み合わせ
自動詞	predispose to（用例数：370）	～（病気）の原因になる	to（95%）
他動詞	predispose（570）	～に罹りやすくする	

In muscle, the species of mtDNA harboring the deletion was exclusively associated with the species harboring the A3243G mutation, suggesting that the point mutation **predisposed to** the large-scale deletion.（Ann Neurol. 1996 39:761）
点突然変異は大規模欠失の原因になる

Inhibition of eNO **predisposes** mice to classic diabetic nephropathy.（J Am Soc Nephrol. 2007 18:539）
eNOの阻害は，マウスを古典的な糖尿病性腎症に罹りやすくする

			前置詞の組み合わせ
自動詞	suffer from（用例数：460）	～を患う／～の難点がある	from（99%）
他動詞	suffer（540）	～を受ける／～を経験する	

Fhf1-/-Fhf4-/- mice **suffer from** severe ataxia and other neurological deficits.（Neuron. 2007 55:449）
Fhf1-/-Fhf4-/-マウスは，重篤な運動失調と他の神経障害を患う

Eighteen (41 %) of the 44 patients **suffered** recurrent CVEs.（Blood. 2002 99:3144）
44名の患者のうち18名（41%）が再発性のCVEを経験した

			前置詞の組み合わせ
自動詞	lead to（用例数：31,000）	～につながる	to（100%）
他動詞	lead～to（1,000）	～が…するように仕向ける	

We show that these mutations lead to receptor loss-of-function. (Proc Natl Acad Sci USA. 2006 103:6281)
これらの変異は受容体の機能喪失につながる

These findings lead us to conclude that position 63 lies on the OxlT translocation pathway. (J Biol Chem. 2002 277:20372)
これらの知見は，われわれが～であると結論するように仕向ける

索引

欧文

A

B

be + ～

INDEX

C

D

和文

あ

い

う

え

お

か

き

く

け

す

せ

そ

た

ち

や

ゆ

よ

り

る

れ

わ

を

■ 著者略歴

河本　健
（かわもと・たけし）

広島大学医歯薬保健学研究院基礎生命科学部門口腔生化学助教．広島大学歯学部卒業，大阪大学大学院医学研究科博士課程修了，医学博士．高知医科大学助手，広島大学助手，講師などを経て現職．専門は，口腔生化学・分子生物学．概日時計の分子機構，間葉系幹細胞の再生医療への応用などを研究している．広島大学・その他で大学院生対象の論文英語の講義も担当している．

大武　博
（おおたけ・ひろし）

福井県立大学学術教養センター教授．福井大学教育学部卒業，国立福井工業高等専門学校助教授，福井県立大学助教授，京都府立医科大学（第一外国語教室）教授などを経て現職．コーパス言語学の研究成果を英語教育に援用することが，近年の研究テーマである．

ライフサイエンス英語動詞使い分け辞典

動詞の類語がわかればアクセプトされる論文が書ける！

2012 年 10 月 15 日　第 1 刷発行

著　者　河本　健，大武　博
監　修　ライフサイエンス辞書プロジェクト
発行人　一戸裕子
発行所　株式会社　羊　土　社
〒 101–0052
東京都千代田区神田小川町 2–5–1
TEL　03（5282）1211
FAX　03（5282）1212
E-mail　eigyo@yodosha.co.jp
URL　http://www.yodosha.co.jp/

ISBN978-4-7581-0843-0

印刷所　広研印刷株式会社
